Hefte zur Unfallheilkunde

Beihefte zur Monatsschrift für Unfallheilkunde, Versicherungs-, Versorgungs- und Verkehrsmedizin
Herausgegeben von Prof. Dr. Dr. h.c. H. Bürkle de le Camp†
unter Mitwirkung von Prof. Dr. J. Rehn

Heft 117

37. Jahrestagung

der Deutschen Gesellschaft
für Unfallheilkunde, Versicherungs-,
Versorgungs- und Verkehrsmedizin e. V.

22. bis 24. November 1973, Berlin

Kongreßbericht
im Auftrage des Vorstandes zusammengestellt von

H. Contzen

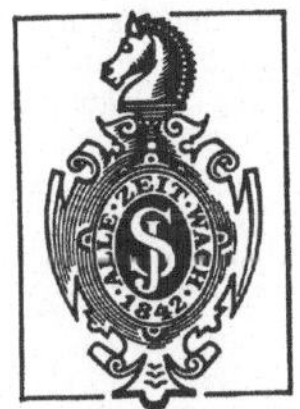

Springer-Verlag Berlin · Heidelberg · New York 1974

Deutsche Gesellschaft für Unfallheilkunde, Versicherungs-, Versorgungs- und Verkehrsmedizin e.V.

Geschäftsführender Vorstand 1973

150 Abbildungen

ISBN-13:978-3-540-06727-6 e-ISBN-13:978-3-642-80837-1
DOI: 10.1007/978-3-642-80837-1

Softcover reprint of the hardcover 1st edition 1974

Library of Congress Catalog Card Number: 74-6763.

Inhaltsverzeichnis

Referentenverzeichnis

Arens, W., Dr. med.; Chefarzt der Berufsgenossenschaftlichen Unfallklinik, 67 Ludwigshafen-Oggersheim, Pfennigsweg 13

Becher, R., Dr. med.; Oberarzt der Radiologischen Universitätsklinik Kiel, 23 Kiel, Schwanenweg 21

Becker, W., Priv.-Doz., Dr. med.; Oberarzt der Orthopädischen Klinik und Poliklinik der Universität Heidelberg, 69 Heidelberg 1, Schlierbacher Landstr. 200a

Bedacht, R., Priv.-Doz., Dr. med.; Leitender Oberarzt der Klinik, Chirugischen Klinik der Universität München, 8 München 2, Nußbaumstr. 20

Beier, G., Dipl.-Phys., Dr. rer. nat.; Institut für Rechtsmedizin der Universität München, 8 München 2, Frauenlobstr. 7a

Berger, A., Doz., Dr. med.; Oberarzt der I. Chirurgischen Universitätsklinik, A-1097 Wien, Alserstr. 4

Blohmke, F., Dr.; Bundesministerium für Arbeit und Sozialordnung, 53 Bonn-Duisdorf, Bonner Str. 85

Böhler, J., Prim., Prof. Dr. med.; Ärztlicher Leiter des Lorenz-Böhler-Krankenhauses, Arbeitsunfall-Krankenhaus, A-1200 Wien XX, Donaueschingenstr. 13

Brüggemann, H., Dr. med.; Medizinische Hochschule Hannover, Unfallchirurgische Klinik, 3 Hannover-Kleefeld, Postfach 180

Brunner, U., Priv.-Doz., Dr. med.; Leitender Arzt für periphere-vasculäre Chirurgie in der Chirurgischen Universitätsklinik B Zürich, CH-8006 Zürich, Rämiestr. 100

Bruns, H., Dr. med.; Orthopädische Universitätsklinik und Poliklinik der Universität München, 8 München 90,Harlachinger Str. 51

Buck-Gramcko, D., Priv.-Doz., Dr. med.; Leitender Arzt der Abteilung für Handchirurgie und Plastische Chirurgie des Berufsgenossenschaftlichen Unfallkrankenhauses, 205 Hamburg 80, Bergedorfer Str. 10

Burri, C., Prof. Dr. med.; Department für Chirurgie der Universität Ulm, Leiter der Abteilung für Unfallchirurgie, 79 Ulm/Donau, Steinhövelstr. 9

Chakour, K., Dr. med.; Orthopädische Klinik der Justus-Liebig-Universität, 63 Gießen, Freiligrathstr. 2

Creutzig, H., Dr. med.; Medizinische Hochschule Hannover, Unfallchirurgische Klinik, 3 Hannover-Kleefeld, Postfach 180

Dietschi, C., Dr. med.; Orthopädische Klinik und Poliklinik der Universität München, 8 München 90, Harlachinger Str. 51, CH-8703 Erlenbach, Forchstr. 14

Dotzauer, G., Prof. Dr. med.; Direktor des Instituts für Gerichtliche Medizin der Universität Köln, 5 Köln 30, Melatengürtel 60—62

Dreyer, J., Priv.-Doz.; Oberarzt der Evangelischen Diakonissenanstalt Bremen, 282 Bremen-Lesum

Düben, W., Prof. Dr. med.; Leitender Arzt der Unfallchirurgischen Abteilung des Friederikenstiftes, 3 Hannover 1, Humboldtstr. 5

Faubel, W., Prof. Dr. med.; Ärztlicher Direktor des Berufsgenossenschaftlichen Unfallkrankenhauses Hamburg, 205 Hamburg 80, Bergedorfer Str. 10

Feldkamp, G., Dr. med.; Chirurgische Universitätsklinik Heidelberg, 69 Heidelberg, Kirschnerstr. 1

Fink, D., Dr. med.; Arbeitsunfallkrankenhaus Salzburg, A-5010 Salzburg, Dr.-Franz-Rehrl-Platz 5

Finkbeiner, G., Dr. med.; Oberarzt der Berufsgenossenschaftlichen Unfallklinik, 67 Ludwigshafen-Oggersheim, Pfennigsweg 13

Fischer, S., Dr. med.; Chefarzt der II. Chirurgischen Abteilung des Hamburgischen Krankenhauses, 3118 Bevensen

Fischer, W., Dr. med.; Orthopädische Universitätsklinik und Poliklinik der Universität München, 8 München 90, Harlachinger Str. 41

Frank, E., Dr. med.; Chefarzt der Landesstelle Wien der Allgemeinen Unfallversicherungsanstalt, A-1200 Wien XX, Webergasse 2

Füger, G., Dr. med.; Allgemeine Unfallversicherungsansalt, Rehabilitationszentrum Tobelbad, A-8144 Tobelbad bei Graz/Steiermark

Gaiao, F., Dr. med.; Chirurgische Universitätsklinik Mainz, 65 Mainz, Langenbeckstraße 1

Ganz, R., Dr. med.; Orthopädische Universitätsklinik „Inselspital" Bern, CH-3008 Bern

Gassler, R., Dr. med.; Allgemeine Unfallversicherungsanstalt — Rehabilitationszentrum Tobelbad, A-8144 Tobelbad bei Graz/Steiermark

Georgi, P., Priv.-Doz., Dr. med.; Orthopädische Klinik und Poliklinik der Universität Heidelberg, Krebsforschungszentrum, 69 Heidelberg 1, Schlierbacher Landstr. 200a

Gottschalk, M., Dr. med.; Neurochirurgische Klinik der Universität Erlangen-Nürnberg, 852 Erlangen, Maximiliansplatz

Greif, E., Dr. med.; Medizinische Hochschule Hannover, Unfallchirurgische Klinik, 3 Hannover-Kleefeld, Postfach 180

Greinemann, H., Dr. med.; Leitender Arzt der Chirurgischen Poliklinik der Berufsgenossenschaftlichen Krankenanstalten „Bergmannsheil", 463 Bochum, Hunscheidtstraße 1

Grimmer, Ulrich, Dr. med.; Orthopädische Klinik und Poliklinik der FU Berlin im Oskar-Helene-Heim, 1 Berlin 33, Clayallee 229

Groher, W., Dr. med.; Oberarzt der Orthopädischen Klinik und Poliklinik der FU Berlin im Oskar-Helene-Heim, 1 Berlin 33, Clayallee 229

Gronert, H.-J., Dr. med.; Orthopädische Klinik und Poliklinik der FU Berlin im Oskar-Helene-Heim, 1 Berlin 33, Clayallee 229

Grünert, A., Dr. med.; Physikalisch-Chemisches Institut der Universität Mainz, 65 Mainz

Haberich, F. J., Prof. Dr. med.; Direktor des Institutes für angewandte Physiologie der Philipps-Universität Marburg a.d.Lahn, 355 Marburg a.d.Lahn

Havemann, D., Dr. med.; Oberarzt der Chirurgischen Universitätsklinik Kiel, 23 Kiel, Hospitalstr. 40

Heep, R., Dr. med.; Orthopädische Klinik und Poliklinik am Klinikum rechts der Isar der TU München, 8 München 80, Ismaninger Str. 22

Heinz, Ch., Dr. med.; Leitender Arzt für Handchirurgie in der Chirurgischen Universitätsklinik B Zürich, CH-8006 Zürich, Rämiestr. 100

Herzog, Kt., Prof. Dr. med.; Universität Düsseldorf, 415 Krefeld, Sollbrüggenstr. 52

Hess, H., Prof. Dr. med.; Orthopädische Universitätsklinik und Poliklinik, 665 Homburg/Saar, Universitätskliniken im Landeskrankenhaus

Hierholzer, G., Dr. med.; Ärztlicher Direktor der Berufsgenossenschaftlichen Unfallklinik Duisburg-Buchholz, 41 Duisburg 28, Großenbaumer Allee 250

Hipp, E. G., Prof. Dr. med.; Direktor der Orthopädischen Klinik und Poliklinik am Klinikum rechts der Isar der TU, 8 München 80, Ismaninger Str. 22

Hörster, G., Dr. med.; Berufsgenossenschaftliche Unfallklinik Duisburg-Buchholz, 41 Dusiburg 28, Großenbaumer Allee 250

Hofmann, G., Prof. Dr. med.; Oberarzt der Klinik Kinderchirurgie, Universitätsklinik Mainz, 65 Mainz, Langenbeckstr. 1

Imhäuser, G., Prof. Dr. med.; Direktor der Orthopädischen Universitätsklinik Köln, 5 Köln 41, Joseph-Stelzmann-Str.

Jäger, M., Priv.-Doz., Dr. med.; Oberarzt der Orthopädischen Universitätsklinik und Poliklinik der Universität München, 8 München 90, Harlachinger Str. 51

Janssen, R., Dr. med.; Orthopädische Klinik und Poliklinik am Klinikum rechts der Isar der TU München, 8 München 80, Ismaninger Str. 22

Jekić, M., Prim., Dr. med.; Abteilung Chirurgie des Allgemeinen Krankenhauses, Sonje Marinković 14, 11080 Zemun Beograd, Jugoslavija

Jochheim, K. A., Prof. Dr. med.; Leiter des Rehabilitationszentrums der Universität Köln, 5 Köln 41, Lindenburger Allee 44

Joppich, I., Priv.-Doz., Dr. med.; Leitender Arzt für Kinderchirurgie der Städtischen Krankenanstalten, Kinderchirurgische Klinik, 68 Mannheim 1, Theodor-Kutzer-Ufer

Kaeßmann, H.-J., Priv.-Doz., Dr. med.; Chirurgische Klinik der Medizinischen Hochschule, 24 Lübeck, Ratzeburger Allee 160

Kehr, H., Dr. med.; Berufsgenossenschaftliche Unfallklinik Duisburg-Buchholz, 41 Duisburg 28, Großenbaumer Allee 250

Kleining, R., Dr. med.; Berufsgenossenschaftliche Unfallklinik Duisburg-Buchholz, 41 Duisburg 28, Großenbaumer Allee 250

Klemm, K., Dr. med.; Berufsgenossenschaftliche Unfallklinik, 6 Frankfurt a.M. 60, Friedberger Landstr. 430

Klems, H., Dr. med.; Orthopädische Klinik und Poliklinik der FU Berlin im Oskar-Helene-Heim, 1 Berlin 33, Clayallee 229

Koch, F., Dr. med.; Oberarzt der Orthopädischen Klinik und Poliklinik der Universität Heidelberg, 69 Heidelberg 1, Schlierbacher Landstr. 200a

Küppermann, W., Dr. med.; Direktor der Städtischen Unfall- und Chirurgischen Klinik, 46 Dortmund, Münsterstr. 240

Larena-Avellaneda, A., Priv.-Doz., Dr. med.; Chefarzt der Chirurgischen Abteilung des St.-Katharinen-Hospitals, 502 Frechen, Klosterstr. 11

Ledermann, M., Dr. med.; Kantonsspital Liestal, CH-4410 Liestal/Schweiz

Leitz, G., Priv.-Doz., Dr. med.; Klinik für Orthopädie und Unfallchirurgie Dr. Baumann e.V., 8 Stuttgart 1, Alexanderstr. 5

Lichte, H., Dr. med.; Orthopädische Klinik und Poliklinik am Klinikum rechts der Isar der TU München, 8 München 80, Ismaninger Str. 22

Marquardt, E., Prof. Dr. med.; Abteilungsvorsteher in der Orthopädischen Klinik und Poliklinik der Universität Heidelberg, 69 Heidelberg, Schlierbacher Landstr. 200a

Matzen, K., Dr. med.; Orthopädische Universitätsklinik und Poliklinik der Universität München, 8 München 90, Harlachinger Str. 51

Mayer, K., Prof. Dr. Dr.; Neurologische Klinik und Poliklinik der Universität Tübingen, 74 Tübingen

Meier, F., Dr. med.; Chirurgische Klinik der Medizinischen Hochschule Hannover im Krankenhaus Oststadt, 3 Hannover, Podbielskistr. 380

Meierhans, R., Dr.-Ing.; Orthopädische Klinik und Poliklinik am Klinikum rechts der Isar der TU, 8 München 80, Ismaninger Str. 22 (Fällanden/Zürich)

Meinecke, F. W., Dr. med.; Leitender Arzt der Abteilung für Rückenmarksverletzte, Chirurgische Klinik und Poliklinik der Berufsgenossenschaftlichen Krankenanstalten „Bergmannsheil“ Bochum, 463 Bochum, Hunscheidtstr. 1

Mellerowicz, H., Prof. Dr. med.; Institut für Leistungsmedizin, 1 Berlin 33, Forckenbeckstr. 20

Meyner, E.-M., Priv.-Doz., Dr. med.; Universitäts-Augenklinik, 74 Tübingen

Millesi, H., Prof. Dr. med.; Wiener Medizinische Akademie für ärztliche Fortbildung, A-1097 Wien IX, Alserstr. 4

Mittelmeier, H., Prof. Dr. med.; Direktor der Orthopädischen Universitätsklinik, 665 Homburg/Saar, Landeskrankenhaus

Mockwitz, J., Dr. med.; Oberarzt der Unfallchirurgischen Abteilung der Chirurgischen Universitätsklinik mit Poliklinik Erlangen-Nürnberg, 852 Erlangen, Krankenhausstraße 12

Möseneder, H., Dr. med.; Oberarzt des Arbeitsunfallkrankenhauses Salzburg, A-5010 Salzburg, Dr.-Franz-Rehrl-Platz 5

Müller, H. J., Dr. med.; Oberarzt des Berufsgenossenschaftlichen Unfallkrankenhauses, 8110 Murnau

Müller, J., Dr. med.; Kantonsspital Liestal, CH-4410 Liestal/Schweiz

Müller, M., Prof. Dr. med.; Direktor der Orthopädischen Universitätsklinik „Inselspital“, CH-3008 Bern

Müller, W., Dr. med.; Chirurgische Universitätsklinik, Unfallchirurgie, 65 Mainz 1, Langenbeckstr. 1

Muhr, G., Dr. med.; Medizinische Hochschule Hannover, Unfallchirurgische Klinik, 3 Hannover-Kleefeld, Postfach 180

Nigst, H., Prof. Dr. med.; Bürgerspital Basel, CH-4000 Basel, Kornhausgasse 2

Nöh, E., Doz., Dr. med.; Oberarzt der Orthopädischen Klinik der Justus-Liebig-Universität Gießen, 63 Gießen

Oehl, R., Dr. med.; Orthopädische Klinik und Poliklinik am Klinikum rechts der Isar der TU München, 8 München 80, Ismaninger Str. 22

Paeslack, V., Prof. Dr. med.; Abteilungsvorsteher (Intern.) der Orthopädischen Klinik und Poliklinik der Universität Heidelberg, 69 Heidelberg, Schlierbacher Landstr. 200a

Pallesen, J., Dr. med.; Berufsgenossenschaftliche Krankenanstalten „Bergmannsheil“ Bochum, 463 Bochum, Hunscheidtstr. 1

Peič, St., Priv.-Doz., Dr. med.; Oberarzt der Orthopädischen Universitätsklinik Köln, 5 Köln 41, Joseph-Stelzmann-Str.

Perret, W., Dr. med.; München 22, Königinstr. 61

Plaue, R., Priv.-Doz., Dr. med.; Oberarzt der Orthopädischen Klinik und Poliklinik der Universität Heidelberg, 69 Heidelberg, Schlierbacher Landstr. 200a

Probst, J., Priv.-Doz., Dr. med.; Ärztlicher Direktor des Berufsgenossenschaftlichen Unfallkrankenhauses, 8110 Murnau, Asamallee 10

Puyn, Dr. med.; Akademische Rätin der Universitätskinderklinik Köln, 5 Köln 41, Joseph-Stelzmann-Str.

Quevedo, M., Dr. med.; Kantonsspital Liestal, CH-4410 Liestal/Schweiz

Radke, J., Dr. med.; Oberarzt der Orthopädischen Klinik und Poliklinik am Klinikum rechts der Isar der TU München, 8 München 80, Ismaninger Str. 22

Radloff, H., Dr. med.; Oberarzt der Orthopädischen Klinik und Poliklinik der FU Berlin im Oskar-Helene-Heim, 1 Berlin 33, Clayallee 229

Rahmanzadeh, R., Prof., Dr. med.; Oberarzt der Unfallchirurgie der Chirurgischen Universitätsklinik Mainz, 65 Mainz, Langenbeckstr. 1

Refior, H. J., Dr. med.; Orthopädische Klinik und Poliklinik der Universität München, 8 München 90, Harlachinger Str. 51

Rehn, J., Prof. Dr. med.; Chefarzt der Chirurgischen Klinik der Berufsgenossenschaftlichen Krankenanstalten „Bergmannsheil", 463 Bochum, Hunscheidtstr. 1

Rettig, H., Prof. Dr. med.; Direktor der Orthopädischen Klinik der Justus-Liebig-Universität, 65 Gießen, Freiligrathstr. 2

Ritter, G., Dr. med.; Chirurgische Universitätsklinik Mainz, 65 Mainz, Langenbeckstr. 1

Ritter, U., Dr. med.; Chefarzt der Ritter-Klinik, 5 Köln 80, Fürstenbergstr. 29

Rücker, G., Prof. Dr. med.; Chefarzt der Chirurgischen Abteilung im Martin-Luther-Krankenhaus, 1 Berlin 33, Caspar-Theyß-Str. 27—31

Rüedi, Th., Dr. med.; Department für Chirurgie, Kantonsspital Basel, Universitätskliniken, CH-4004 Basel

Rüter, A., Dr. med.; Department für Chirurgie der Universität Ulm, Abteilung Unfallchirurgie, 79 Ulm/Donau, Steinhövelstr. 9

Samii, M., Prof. Dr. med.; Neurochirurgische Universitätsklinik, 65 Mainz, Langenbeckstr. 1

Sarvestani, M., Dr. med.; Chirurgische Universitätsklinik Mainz, 65 Mainz, Langenbeckstr. 1

Segmüller, G., Dr. med.; Leitender Arzt der Handchirurgischen Abteilung in der Orthopädischen Klinik Kantonsspital St. Gallen, CH-9006 St. Gallen

Seifert, J., Dr. med.; Institut für Chirurgische Forschung an der Chirurgischen Klinik der Universität München, 8 München 2, Nußbaumstr. 20

Simon, Dr. med.; Berufsgenossenschaftliche Krankenanstalten „Bergmannsheil" Bochum, 463 Bochum, Hunscheidtstr. 1

Spann, W., Prof. Dr. med.; Direktor des Institutes für Rechtsmedizin der Universität München, 8 München 2, Frauenlobstr. 7a

Sperling, O.-K., Prof. Dr. med.; 4 Düsseldorf, Brehmplatz 3

Schauwecker, F., Dr. med.; Berufsgenossenschaftliche Unfallklinik Tübingen, 74 Tübingen, Rosenauer Weg 95

Schellmann, Dr. med.; Oberarzt der Berufsgenossenschaftlichen Unfallklinik, 6 Frankfurt a.M. 60, Friedberger Landstr. 430

Scheuba, G., Dr. med.; Chefarzt des Schwerpunktkrankenhauses, 633 Wetzlar

Schliack, H., Prof. Dr. med.; Direktor der Neurologischen Abteilung und Poliklinik im Klinikum Steglitz der FU Berlin, 1 Berlin 45, Hindenburgdamm 30

Schmelzeisen, H., Dr. med.; Berufsgenossenschaftliche Unfallklinik Tübingen, 74 Tübingen, Rosenauer Weg 95

Schmit-Neuerburg, K. P., Priv.-Doz., Dr. med.; Oberarzt der Medizinischen Hochschule Hannover, Unfallchirurgische Klinik, 3 Hannover-Kleefeld, Postfach 180

Schneider, Dr. med.; Oberarzt der Berufsgenossenschaftlichen Krankenanstalten „Bergmannsheil" Bochum, 463 Bochum, Hunscheidtstr. 1

Schnitzler, M., Dr. med.; Orthopädische Klinik und Poliklinik am Klinikum rechts der Isar der TU München, 8 München 80, Ismaninger Str. 22

Scholz, J. F., Dr. med.; Leitender Arzt des Landesarbeitsamtes Baden-Württemberg, 7 Stuttgart 40, Witikoweg 55

Schuster, K., Dr. med.; Kantonsspital Liestal, CH-4410 Liestal/Schweiz

Schweikert, C. H., Prof. Dr. med.; Leiter der Unfallchirurgie der Chirurgischen Universitätskliniken Mainz, 65 Mainz, Langenbeckstr. 1

Stoboy, H., Prof. Dr. med.; Orthopädische Klinik und Poliklinik der FU Berlin im Oskar-Helene-Heim, 1 Berlin 33, Clayallee 229

Stockhusen, H., Dr. med.; Medizinische Hochschule Hannover, Unfallchirugische Klinik, 3 Hannover-Kleefeld, Postfach 180

Stöhr, Ch., Dr. med.; Oberarzt der Berufsgenossenschaftlichen Unfallklinik, 67 Ludwigshafen 25, Pfennigsweg 13

Straub, W., Prof. Dr. med.; Direktor der Universitäts-Augenklinik der Universität Marburg, 355 Marburg a.d.Lahn

Tabatabai, A., Dr. med.; Leitender Abteilungsarzt im Kantonsspital Liestal, CH-4410 Liestal/Schweiz

Terbrüggen, D., Dr. med.; Kantonsspital Liestal, CH-4410 Liestal/Schweiz

Trojan, E., Prof. Dr. med.; Vorstand der Lehrkanzel für Unfallchirurgie I der I. Chirurgischen Universitätsklinik, A-1097 Wien IX, Alserstr. 4

Tscherne, H., Prof. Dr. med.; Medizinische Hochschule Hannover, Unfallchirurgische Klinik, 3 Hannover-Kleefeld, Postfach 180

Ungethüm, M., Dr. med.; Orthopädische Klinik und Poliklinik der Universität München, 8 München 90, Harlachinger Str. 51

Venohr, H., Dr. med.; Strahleninstitut und Klinik der FU Berlin im Klinikum Westend, 1 Berlin 19, Spandauer Damm 130

Vittali, H. P., Dr. med.; Berufsgenossenschaftliche Unfallklinik, 6 Frankfurt a.M. 60, Friedberger Landstr. 430

Voigt, G., Prof. Dr. med.; Direktor des Instituts für gerichtliche Medizin der Universität Lund, Sölvegatan 25, Lund/Schweden

Walcher, K., Priv.-Doz., Dr. med.; Leitender Arzt der Chirurgischen Abteilung II (Unfallchirurgie) im St.-Joseph-Krankenhaus, 1 Berlin 42, Bäumerplan

Weber, B. G., Priv.-Doz., Dr. med.; Chefarzt der Orthopädischen-Traumatologischen Abteilung im Kantonsspital St. Gallen, CH-9000 St. Gallen

Weigert, M., Prof. Dr. med.; Oberarzt der Orthopädischen Klinik und Poliklinik der FU Berlin im Oskar-Helene-Heim, 1 Berlin 33, Clayallee 229

Weller, S., Prof. Dr. med.; Direktor der Berufsgenossenschaftlichen Unfallklinik Tübingen, 74 Tübingen, Rosenauer Weg 95

Wessinghage, D., Prof. Dr. med.; Oberarzt der Unfallchirurgie, Universitätskliniken Mainz, 65 Mainz, Langenbeckstr. 1

Willenegger, H., Dr. med.; Chefarzt der Chirurgischen Abteilung des Kantonsspital Liestal, CH-4410 Liestal/Schweiz

zum Winkel, K., Prof. Dr. med.; Direktor des Strahleninstitutes und -klinik der FU Berlin im Klinikum Westend, 1 Berlin 19, Spandauer Damm 130

Winkler, W., Dr. phil., Dipl.-Psych.; Leiter des Medizinischen psychologischen Institutes beim TÜV Hannover, 3 Hannover-Wülfel, Loccumer Str. 63

Witt, A. N., Prof. Dr. med.; Direktor der Orthopädischen Universitätsklinik und Poliklinik der Universität München, 8 München 90, Harlachinger Str. 51

Wolf, F., Dr. med; Chefarzt der Chirurgischen Klinik, 466 Gelsenkirchen-Buer

Zrubecky, G., Prof. Dr. med.; Ärztlicher Leiter der Sonderstation für berufliche Wiederherstellung in der Allgemeinen Unfallversicherungsanstalt — Rehabilitationszentrum Tobelbad, A-8144 Tobelbad bei Graz/Steiermark

Sachverzeichnis

Eröffnungsansprache

G. Friedebold, Berlin

Es ist jetzt genau 80 Jahre her, daß sich in unserer Stadt 15 Vertrauensärzte der vereinigten Schiedsgerichte und verschiedener Berufsgenossenschaften zusammenfanden und am 12. Januar 1893 den „Verein von Unfallversicherungsärzten in Berlin" gründeten. Er wurde Vorgänger unserer jetzigen Gesellschaft, deren Gründungsvorsitzender Liniger im Jahre 1929 auch den ersten Berliner Kongreß ausrichtete. Der Todestag dieses um die deutsche Unfallchirurgie hochverdienten Mannes jährte sich am 11. November zum 40. Male.

In der Folgezeit wählten vier weitere Präsidenten Berlin zu ihrem Tagungsort: Borchard 1935, Reinwein 1959, Lauterbach 1963 und Elbel 1967, Chirurg, Internist, Versicherungsmediziner, Gerichtsmediziner und nun ein Orthopäde. Bereits diese Auswahl der Disziplinen zeigt an, wie vielfältig das Aufgabengebiet unserer Gesellschaft ist. Kaum eine andere wissenschaftliche Gesellschaft im deutschen Sprachgebiet dürfte von ähnlicher Struktur sein, wenn man ergänzt, daß auch Arbeitsmediziner, Pathologen, um nur einige zu nennen, dazu gehören.

Es gilt jedoch angesichts der Heterogenität der Aufgaben, die spezialistisches Wirken gegebenenfalls in Form von Sektionen erfordert, das gemeinsame Ziel im Auge zu behalten: Verletzungen, Erkrankungen und Schäden des Menschen, die ihm durch seine Umwelt entstehen, nicht nur zu behandeln sondern unter Aufdeckung ihrer Ursachen auch für deren Vermeidung oder Beseitigung Sorge zu tragen. *Schutz* vor einer dem Menschen so feindlichen Umwelt also und *Vorsorge*, zwei heute besonders stark in den Vordergrund gerückte Aspekte auch im Rahmen der ureigensten Belange unserer wissenschaftlichen Gesellschaft.

Der Forderung nach ständiger Aktualität im wissenschaftlichen Bereich wurde angesichts der absehbaren explosionsartigen Entwicklung des Straßenverkehrs bereits vor 15 Jahren durch Aufnahme der „Verkehrsmedizin" in den Namen unserer Gesellschaft Rechnung getragen. Seitdem sind ihr immer wieder spezielle Themen gewidmet. Der Verkehrsunfall — im Spektrum der Todesursachen mit den Erkrankungen der Kreislauforgane und dem Krebs in Konkurrenz — hat sie zum Schwerpunkt heranreifen lassen.

Analysiert man den Verkehrsunfall nach seinen Ursachen, so sind es kaum je umfallende Straßenlaternen, herabstürzende Oberleitungen oder versagende Bremsen, sondern überhöhte Geschwindigkeiten und riskante Überholmanöver bei Autofahrern, Unachtsamkeit und mangelnde Kenntnis der Verkehrsregeln bei Fußgängern und Radfahrern; Eigenschaften und Verhaltensweisen des

Menschen also. Er selbst wird zum betrohlichen Faktor seiner Umwelt. Nicht vor dem Auto gilt es sich zu schützen sondern vor dem, der sich seiner bedient, wie vergleichsweise eine Kanone erst zur Gefahr wird, wenn der Mensch den Zünder in Gang setzt.

Mit ungeheurem Aufwand an sogenannter Aufklärungsarbeit werden schädliche Einflüsse unserer Umwelt entlarvt. Das Rauchen wird in einer Weise diskriminiert, daß man bald den ersten Haftpflichtprozeß eines am Bronchialkrebs Erkrankten erwarten darf, dem zugemutet worden war, im Wartesaal einem Raucher gegenüber zu sitzen. Man spürt fast den Triumph der Entdecker, daß es endlich gelungen ist, die saftigen Cornichons ihres giftigen Grüns zu entkleiden, und braucht nur noch darauf zu warten, daß sich unsere sorgloseren Nachbarn mit ihren unentschärften Gurken selbst zugrunde richten. Man wird uns vor Whisky und Cognac schützen, um unserer Speiseröhre den Krebs zu ersparen; und man wird den Gipfel der Vorsorge erklimmen, wenn endlich der Erkenntnis gebührend Rechnung getragen wird, daß der Gebärmutterkrebs bei Klosterinsassinnen nicht vorkommen soll.

Alle diese mehr oder weniger angenehmen Schädlichkeiten unserer Umwelt stehen in keinem Verhältnis zum umweltfeindlichsten aller Faktoren, dem „Menschen", wie allein am Beispiel des Verkehrsunfalls — von einer Reihe anderer aggressiv-zerstörerischer Erscheinungen seines Wesens abgesehen — aufgezeigt werden kann.

Was aber kann die Verkehrsmedizin hier zu Umweltschutz und Vorsorge beitragen? — Gewiß kann sie den Menschen, der anstrebt ein Fahrzeug zu lenken, eingehender Prüfung unterziehen. Sie kann seine Sinnesorgane testen, sein Reaktionsvermögen, seine Besonnenheit, sein Temperament und Züge seines Charakters. Aber welche Gewähr bieten solche Art Tests angesichts der ständig wachsenden Verkehrsdichte mit ihren sich wiederholenden Stress-Situationen, die sich im Einzelfall jedem noch so sorgfältigen Test entziehen?

Die Entwicklung von Sicherheitsvorkehrungen im Kraftfahrzeug hat einen hohen Stand erreicht, aber sie erfährt ihre natürliche Grenze am Verhalten des Menschen. Die katastrophalen Folgen einer nicht rechtzeitig erfolgten Sicherung eines Bahnüberganges werden schließlich mit der Formel „Menschliches Versagen" zu den Akten gelegt, wenn Fehler der Technik nicht erkennbar sind.

Der Maßstab der Verkehrstüchtigkeit, an dem der fahrende Verkehrsteilnehmer gemessen wird, beim alten Menschen und beim Kind angelegt, würde das Gefahrenmoment auf den Straßen vergrößern; so stellt Rechtsungleichheit das kleinere Übel dar.

Es ist wahrhaftig erstaunlich, daß der Mensch — wohl wegen seiner politischen Entscheidungsfreudigkeit — heute so gern als „mündig" apostrophiert, trotz eines Großeinsatzes an sogenannter Aufklärung nicht von seiner Gefahr als umweltfeindlichster Faktor verliert, sondern lediglich mit besonderer Besorgnis um sein eigenes Wohlergehen erfüllt wird. Letztere geht bisweilen so weit, daß der seinen Patienten gewissenhaft untersuchende und beratende Arzt Mühe hat, ihn davon zu überzeugen, daß er nun einmal keinen Krebs hat.

Der Orthopäde gerät gewiß nicht in Verdacht, Vorsorgeuntersuchungen abfällig zu bewerten. Seit Jahrzehnten schon steht die Früherkennung von Körperschäden, wie z.B. der angeborenen Hüftluxation, auf seinem Programm, ebenso wie sein Anspruch, im Rahmen des Jugendarbeitsschutzgesetzes gehört zu werden.

Es sollte jedoch an der Zeit sein, auch einmal die Kehrseite solcher, auf besondere Sorgfalt abgestellten Entwicklung zu betrachten. Sie heißt *Unsicherheit* beim Gesunden und nicht selten *Angst.*

Das heute so gern gezeichnete Bild des Arztes als eines in seiner Unzulänglichkeit irrenden Menschen — sein Irrtum ist nicht wie bei einem Zeitungsartikel mit einem Dementi aus der Welt zu schaffen — ist hervorragend geeignet, diese Unsicherheit zu verstärken. An die Stelle des Vertrauens zum Arzt soll der Glaube an den Automaten, den Computer, treten. Der Platz des „Halbgottes in Weiß", als der der Arzt so gern abqualifiziert wird, wird durch den „Gott in Blech" ersetzt. Möge er jene Autorität genießen, die dem Arzt streitig gemacht werden soll; ein nicht unbedeutender Gesichtspunkt! Denn die Maschine ist relativ schwer zur Verantwortung zu ziehen, wenn sie zum Beispiel ein Elektrokardiogramm nur mit einer Zuverlässigkeit von 69% richtig auswertet. Welcher Arzt aber könnte sich leisten, ein Drittel Fehldiagnosen zu stellen?

Menschliche Empfindungen wie Unsicherheit und Angst kann kein noch so perfekt arbeitender Computer aus der Welt schaffen; das kann nur das auf Vertrauen aufgebaute Gespräch zwischen dem Arzt und seinem Patienten. Im Dickicht der öffentlichen Aufklärung durch Publikationsorgane aller Art braucht er dieses Gespräch mehr denn je.

Die Besorgnis um sein eigenes Wohlergehen ist geweckt. Der Grad seiner Mündigkeit reicht aber offenbar nicht aus, sich selbst als umweltfeindliches Element zu sehen. Wozu sonst Reglementierung von Geschwindigkeiten und Promille für den Menschen am Steuer, wenn er sich selbst beschränken könnte!

Hier liegt — so scheint es — die Grenze der Vorsorge, die der Verkehrsmedizin gezogen ist.

Die Unfallchirurgie ist aufgerufen, diesem Tatbestand Rechnung zu tragen. Wachsende Zahl und Vielgestaltigkeit dieser Verletzungen unterstreichen drei Forderungen: *Schaffung unfallmedizinischer Kliniken* und Abteilungen wenigstens in allen Schwerpunktsbereichen, hervorragende *Weiterbildung der Assistenten* und eine der Entwicklung angepaßte *Fortbildung.* Kurse und Tagungen, wie sie im ganzen deutschsprachigen Raum abgehalten werden, bieten reichlich Gelegenheit für individuelle Weiterentwicklung in jeder Richtung. Nicht zuletzt aber dienen die Kongresse unserer eigenen Gesellschaft der gegenseitigen Aussprache und Anregung, wie sie die Vielfalt des Programms deutlich macht. Beides scheint mir nötig zu sein, wenn wir dem Anspruch gerecht werden sollen, der an uns gestellt wird. Daß unsere Stadt Berlin bereits zum 6. Mal seit Bestehen der Gesellschaft ihren Beitrag dazu leisten kann, erfüllt mich mit Stolz.

Die Bedeutung Berlins für die Entwicklung der deutschen Unfallchirurgie hat auf früheren Kongressen reichliche Würdigung erfahren, so daß sie heute nicht bereits wiederholt werden muß. Lassen Sie mich daher nur zwei Namen hervorheben, die dem jüngsten Kapitel dieser Entwicklung zuzuordnen sind: Wilhelm Heim, Urberliner mit der Wiege am Kreuzberg und dem Herzen in ganz Berlin, Schüler von Erwin Gohrbandt in Kreuzberg und Moabit, bis er nach dem Krieg im Wedding seine eigentliche Wirkungsstätte fand. Ihm vor allem ist es zu danken, daß das Rudolf Virchow-Krankenhaus weit über Berlin hinaus Geltung erlangte. Mit der für ihn charakteristischen raschen Entschlußkraft und Zähigkeit setzte er frühzeitig die Einrichtung einer zentralen Blutbank für Berlin durch. Die hervorragende und in ihrer Organisation vorbildliche Unfallversorgung übte eine Anziehungskraft aus, die bis zuletzt in einem großen Aufgebot an Gastärzten ihren Ausdruck fand. Diese Anziehungskraft ist es auch, die Wilhelm Heim wie kaum einen zweiten befähigt, nach Antritt seines sogenannten Ruhestandes den Hauptteil seiner Aktivität der ärztlichen Fortbildung zu widmen. Man muß es einfach erleben, mit welch jugendlichem Elan er Sitzungen und Veranstaltungen leitet, vielleicht nur vergleichbar mit der Führung einer Stadtrundfahrt, wie er sie mit seinen Mitarbeitern durchzuführen pflegte.

Der zweite Name ist Alfred Nikolaus Witt, Schüler Max Langes. Er brach wie ein Herbststurm — er kam im September 1954 — in die Berliner Orthopädie ein. Ihm gelang in kürzester Zeit, was anderenorts bis auf den heutigen Tag Schwierigkeiten bereiten soll, die Harmonisierung von Orthopädie und Chirurgie auf dem Gebiet der Unfallmedizin. Der hohe Rang, den er dem Oskar-Helene-Heim wieder verschaffte, ist nicht zuletzt seiner besonderen Qualifikation auf dem Gebiet der Traumatologie zu danken. Weit über Deutschlands Grenzen hinaus anerkannt, hat er erreicht, was heute selten geworden ist: die Achtung und Zuneigung einer stattlichen Zahl von Schülern nicht nur erlangt sondern auch erhalten zu haben. Seinen Kongreß, den er als Präsident dieser Gesellschaft 1964 in Würzburg ausrichtete, wird jeder, der ihn miterlebte, in Erinnerung behalten. Die Weiterentwicklung der von Conrad Biesalski mit der Gründung des Oskar-Helene-Heims ins Leben gerufenen Rehabilitation war ihm ein besonderes Anliegen. Es hat mich als seinen Schüler und Nachfolger veranlaßt, dieses heute mehr denn je aktuelle Thema auf das Tagungsprogramm zu setzen und ihn um die Übernahme der Gestaltung zu bitten. Ich freue mich sehr, ihn heute hier in Berlin, das er vor fünf Jahren verlassen hat, um einem Ruf in seine Heimat nach München zu folgen, begrüßen zu können.

Lassen Sie mich nun Sie alle hier an der Spree herzlich willkommen heißen; lassen Sie mich aber auch meiner ganz besonderen Freude Ausdruck geben, daß ich den bekanntesten und wohl auch populärsten Politiker unserer Stadt, der sich angesichts der jüngsten Ereignisse jenseits der Mauer durch offene Worte, die gewiß nicht allerorts richtig verstanden werden, viele Sympathien erworben hat, hier in unserem Kreise begrüßen kann, unseren Regierenden Bürgermeister Klaus Schütz.

Grußwort

Regierender Bürgermeister von Berlin, Klaus Schütz

Wir freuen uns sehr, daß die Deutsche Gesellschaft für Unfallheilkunde, Versicherungs-, Versorgungs- und Verkehrsmedizin ihre 37. Jahrestagung hier veranstaltet. Ich heiße Sie als Teilnehmer und Gäste sehr herzlich bei uns willkommen. Und ich wünsche Ihnen einen recht angenehmen Aufenthalt in unserer Stadt.

Ihr Kongreßpensum ist beeindruckend; dies zeigt ein Blick in das Programmheft. Danach ist es nur wenigen erlaubt, länger als 15 min zu reden. Ein so minuziös ausgearbeitetes und inhaltsreiches Programm verdient Respekt. Deshalb darf ich vorweg sagen, daß auch ich die Redezeit nicht überschreiten werde.

Wir alle stehen vor einer deutschen Uraufführung. Vor uns liegen vier staatlich verordnete Volkswandertage. Was jahrelange Appelle von Ernährungswissenschaftlern, Sportmedizinern, Verkehrsexperten und Gesellschaftskritikern nicht vermocht haben, nämlich den Wohlstandsbürger von seinem liebsten Kind — dem Auto — zu trennen, das haben nun andere erreicht.

Wir werden, von wenigen Ausnahmen einmal abgesehen, eine Renaissance der öffentlichen Verkehrsmittel, Fahrräder und Fußgänger erleben. Das ist — aller Wahrscheinlichkeit nach — für unsere hochindustrialisierte Gesellschaft und unsere Bürger ein tiefer Einschnitt. Und niemand kann das Ergebnis dieses Experiments voraussagen.

Diese vier autofreien Tage sind eine Herausforderung an jeden einzelnen. Der Bürger wird seinen Tagesablauf ändern, er wird ihn anders einteilen müssen. Er wird mehr Zeit für seine Familie und seine Hobbys haben und er wird unter Umständen seine Umwelt mit anderen, nämlich kritischeren Augen sehen. Er wird seine Stadt besser kennenlernen. Die uns allen verordnete Schocktherapie kann also positive Auswirkungen auf unser Leben haben.

Mit Prognosen soll man vorsichtig sein. Aber eine kann mit Sicherheit gestellt werden: Wir werden nach diesen Wochenenden weniger Verkehrstote und weniger Verkehrsunfälle registrieren, die Spaziergänger werden die gute Luft genießen und der Senat von Berlin wird sich über die zusätzlichen Einnahmen unserer Verkehrsbetriebe freuen.

Es liegt mir fern, hier eine Rede wider das Auto zu halten. Wir verdanken dem Auto viel. Wir verdanken ihm zum großen Teil unseren Wohlstand, es ermöglicht uns, schneller und mobiler zu sein.

Das Auto macht uns unabhängiger, aber es verursacht andererseits auch enorme Kosten. Kosten in Milliardenhöhe für den Ausbau von Straßen, für den Ausfall von Millionen Arbeitsstunden, für die Rehabilitation von Verkehrsopfern und nicht zuletzt für den Ausbau der Krankenhäuser.

In unserer Stadt ist es allgemein ein wenig kälter geworden. Das liegt nicht nur am November und am spärlicher fließenden Öl. Es liegt auch an unseren Nachbarn.

Wir beobachten seit einigen Wochen mit gewisser Sorge, daß die DDR versucht, die Uhr der Entspannung anzuhalten und ihren vertraglich zugesicherten Beitrag zur Erfüllung der Entspannungspolitik so klein wie möglich zu halten.

Diese Obstruktion verbindet sie mit polemischen Angriffen gegen wichtige Bestandteile des von den vier Siegermächten ausgehandelten Berlin-Abkommens sowie gegen die Vereinbarungen über den Transitverkehr und die Besuchsregelung. Daß sie dabei sogar so weit geht und gegebene Erklärungen, beispielsweise über den Zwangsumtausch für West-Berliner verletzt, werden wir und andere nicht hinnehmen.

Der Senat von Berlin wird — wenn notwendig — in einer Serie von Gesprächen zwischen den Beauftragten beider Seiten darauf dringen, daß die DDR zur Geschäftsgrundlage — das sind Text des Berlin-Abkommens sowie alle Zusagen und Erklärungen — zurückkehrt. Die Verantwortlichen in der DDR irren, wenn sie glauben, daß wir Verstöße gegen geschlossene Abkommen einfach hinnehmen. Wer auf dem internationalen Parkett als geachteter Partner behandelt werden will, der muß sich auch an die dort üblichen Spielregeln halten.

Wir haben klare Vereinbarungen, die von beiden Seiten strikt einzuhalten und voll anzuwenden sind, und wir werden darauf bestehen, daß sich keine Seite ihrer Verpflichtungen, die sie übernommen hat, entzieht.

Sie haben in den kommenden Tagen ein umfangreiches Arbeitsprogramm zu bewältigen. Fast hundert Vorträge warten auf Sie. Ich bin sicher, daß Sie viele neue Anregungen für Ihre tägliche Arbeit mit nach Hause nehmen werden. Ich wünsche Ihnen einen erfolgreichen Verlauf Ihres Kongresses und einen angenehmen Aufenthalt in Berlin.

Prof. Friedebold dankt dem Regierenden Bürgermeister für seine klare Stellungnahme zur gegenwärtigen politischen Situation.

Ehrungen

Anschließend erfolgt die Totenehrung durch den Präsidenten:

Verstorbene Mitglieder

Prof. Dr. W. Wagemann
zuletzt Hals-Nasen-Ohrenklinik in Essen

Dr. W. Mathies
zuletzt: Leitender Arzt der chirurgisch-orthopädischen Abteilung des Bundesversorgungskrankenhauses Bad Pyrmont

Dr. K. Griep
ehemals: Leitender Arzt der chirurgischen Abteilung des Roten-Kreuz-Krankenhauses in Kassel

Reg.-Med.-Rat Dr. K. Bennemann
Facharzt für Chirurgie in Essen

Prof. Dr. F. Martin-Lagos
Anfang der zwanziger Jahre Assistent an der Chirurgischen Universitätsklinik in Freiburg/Breisgau bei Prof. E. Lexer. Seither enge Beziehungen zu den deutschen Chirurgen. Seit 1950 korrespondierendes Mitglied unserer Gesellschaft – zuletzt: Direktor der Chirurgischen Universitätsklinik Madrid

Prof. Dr. med. habil., Dr. rer. nat. h.c. G. Küntscher
seit 1965 Ehrenmitglied unserer Gesellschaft
zuletzt: Chefarzt der Chirurgischen Abteilung am Hafenkrankenhaus Hamburg

Prof. Dr. L. Böhler
seit 1958 Ehrenmitglied unserer Gesellschaft, zuletzt: Primararzt, Direktor des Unfallkrankenhauses Wien XX

Dr. E. Ganske
Facharzt für Orthopädie in Böblingen

Dr. H. Kusche
zuletzt: Chefarzt der chirurgischen Abteilung am Kur- und Krankenhaus St. Marienwörth, Bad Kreuznach

Sanitäts-Rat Dr. P. Balkhausen
Facharzt für Chirurgie in Trier

Dr. A. Möhlenbruch
zuletzt: Chefarzt des Städtischen Krankenhauses Hennef

Dr. J. Wuttke
zuletzt: Chefarzt des St. Vinzentinus-Krankenhauses Landau/Pfalz

Dr. F. Reckling
Facharzt für Orthopädie in Frankfurt a.M.

Dr. H. Calm
Facharzt für Chirurgie am Städtischen Krankenhaus Miltenberg

Dr. A. Hofmann
zuletzt: Chefarzt der I. Chirurgischen Abteilung und der Unfallambulanz des Hafenkrankenhauses Hamburg

Dr. E. Allhoff
zuletzt: Chefarzt der chirurgischen Abteilung des St. Josefs-Krankenhauses Salzkotten

Prof. Dr. H. Bohnenkamp
Professor der inneren Medizin i.R., Oldenburg
seit 1959 Ehrenmitglied unserer Gesellschaft

Dr. W. Küchel
Facharzt für Chirurgie in Lübeck

Dr. A. Dockter
zuletzt: Chefarzt am St. Petrus-Krankenhaus in Bonn

Dozentin Dr. Ch. Mahler
zuletzt: Chefärztin der Chirurgischen Klinik am Bürgerspital in Frankfurt a.M.

Dr. G. Geske
praktischer Arzt

Prof. Dr. E. Güntz
zuletzt: Direktor der Orthopädischen Universitäts-Klinik Friedrichsheim in Frankfurt a.M.

Dr. V. Riemann
Facharzt für Chirurgie in Usingen

Dr. H. Strube
zuletzt: Chefarzt der chirurgischen Abteilung des Rot-Kreuz-Krankenhauses in Neuwied

Dr. W. Rosenfeld
zuletzt: Chefarzt des St. Nikolaus-Hospitals in Rheinberg

Prof. Dr. A. Ritter
zuletzt: Direktor der chirurgischen Abteilung des thurgauischen Kantonspitals Münsterlingen, Zürich/Schweiz

Nach Verlesung der Namen der im Berichtsjahr verstorbenen Mitglieder erheben sich die Anwesenden zu Ehren der Verstorbenen.

Der Präsident bittet Prof. Dr. W. Heim, Berlin und Prof. Dr. A. N. Witt, München auf das Podium und überreicht ihnen die Urkunde mit der Ernennung zum *Ehrenmitglied* unserer Gesellschaft.

Nach den Dankesworten von Prof. Heim und Prof. Witt erteilt der Präsident Prof. Dr. Haberich, Direktor des Institutes für angewandte Physiologie der Philipps-Universität Marburg a.d. Lahn das Wort für seinen *Festvortrag*.

Festvortrag

F. J. Haberich, Marburg a. d. Lahn

Eigenschaften unseres Auges und Verkehrsunfälle

1. Einleitung

Über 20000 Tote bei Verkehrsunfällen in der Bundesrepublik pro Jahr und mehrere Hunderttausend Schwer- und Leichtverletzte sind eine äußerst traurige Bilanz. Der Herr Präsident hat in seinen einführenden Worten bereits sehr deutlich ausgesprochen, daß bezüglich der Unfallursache das sogenannte „menschliche Versagen" den allergrößten Raum einnimmt.

Ich möchte Ihnen mit diesem Vortrag deutlich machen, inwiefern die typische Arbeitsweise unseres Hauptsinnesorgans für unsere Orientierung — des Auges — als Unfallursache in Erscheinung treten kann. Abb. 1 zeigt eine Analyse der Unfallursachen bei Verkehrsunfällen mit tödlichem Ausgang (nach Lossagk). Technische Mängel der Fahrzeuge sind nur mit 3% beteiligt. Der Rest von 97% ist durch „menschliches Versagen" bedingt. Eine Detailanalyse ergibt, daß

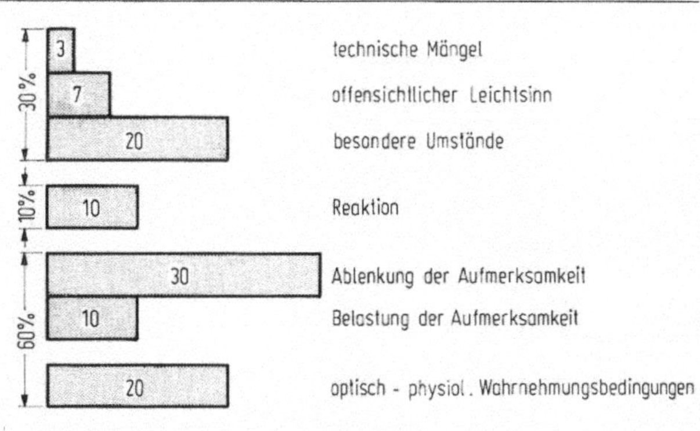

Abb. 1. Analyse der Verkehrsunfallursachen (nach Lossagk)

etwa 20 % auf spezielle optisch-physiologische Wahrnehmungsbedingungen beim Fahrer während der Unfallsituation zurückzuführen sind.

Diese Zusammenhänge zwischen der speziellen Physiologie unseres Sehens und der besonderen Reaktionsweise eines Fahrzeuglenkers, die zu einem Unfall führen können, sollen hier nicht näher erörtert werden.

2. *Grundlagen der Wahrnehmung und Information über die Sinnesorgane*

Zunächst gehört zu jeder Sinnesfunktion, wenn sie ihre Aufgaben erfüllen soll, eine gewisse Bewußtseinshelligkeit und Aufmerksamkeit. Die Wachsamkeit oder Vigilanz eines Autofahrers ist großen Schwankungen unterworfen. Sie kann z.B. durch die Eintönigkeit einer Fahrstrecke oder Ablenkung des Fahrers durch andere Gedanken derart herabgesetzt sein, daß der Betreffende geradezu wie in einem halbbewußten Zustand oder Wachtraum rein mechanisch-reflektorisch fährt. Bei längeren Fahrten während der Nacht oder im Nebel kann so etwas leicht vorkommen. Unter solchen Bedingungen ist das allgemeine Reaktionsvermögen beträchtlich herabgesetzt und das Risiko eines Unfalles entsprechend erhöht.

Allgemein ist das, was wir zu einem bestimmten Zeitpunkt im Bewußtsein empfinden, nur ein äußerst reduziertes Bild dessen, was zur gleichen Zeit an Reizen auf unsere Sinnesorgane einströmt. Der Informationsfluß aus der Umwelt, der ständig von unseren gesamten Sinnesorganen – Auge, Ohr, Geruch, Geschmack und Hautsinne – aufgenommen wird, beläuft sich auf 10^{11} Bit/sec. Dem entspricht jedoch ein gleichzeitiger Bewußtseinsinhalt von nur 10^2 Bit/sec. Die ursprünglich riesige Mannigfaltigkeit der Reize und Informationen wird um einen Faktor $1:10^9$, d.h., 1 zu 1 Milliarde herabgesetzt, bis es zur Ebene des Bewußtseins vordringt. Dies ist die wesentliche Aufgabe der verwickelten Hemmungsmechanismen in den afferenten Leitungen unseres Zentralnervensystems. Bei dieser enormen Reduktion und Selektion wird die

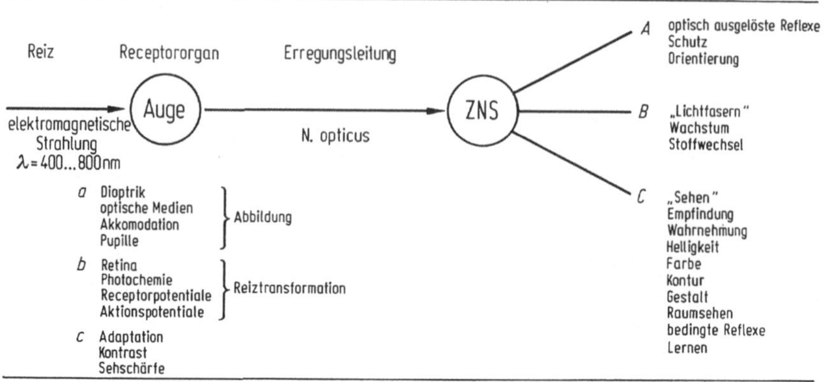

Abb. 2. Schema der Grundfunktionen des Auges

Information derart „aufbereitet", daß nur das in der betreffenden Situation für das bewußte Verhalten und die bewußte Reaktion entscheidend Wichtige zum Tragen kommt. Die gerichtete Aufmerksamkeit spielt hierbei eine große Rolle.

3. *Die Grundfunktionen des Auges*

Die nächste Abbildung soll noch einmal die Grundfunktionen des Auges in Erinnerung bringen (Abb. 2). Alle Sinnesorgane funktionieren nach dem gleichen Schema. Es gibt einen äußeren Reiz, in unserem Falle eine elektromagnetische Wellenstrahlung, die von 400 nm (blau-violett) bis 800 nm (rot) das gesamte Spektrum der Farbtöne umfaßt (etwa 150).

Zunächst werden die Gegenstände der Umgebung nach den physikalischen Gesetzen der geometrischen Optik auf der Netzhaut abgebildet. Die Retina enthält die Photoreceptoren — etwa 120 Millionen Stäbchen und 8 Millionen Zapfen —, deren Tätigkeit in Form von Aktionspotentialen über den N. opticus zum Gehirn geleitet wird. Farbtöne und Helligkeiten werden in den Photoreceptoren durch einen komplizierten photochemischen Prozeß in elektrische Potentiale umgewandelt; denn Nerven können keine Bilder leiten. Das optische Bild wird in ein Muster von Aktionspotentialen codiert.

Im Zentralnervensystem erfolgt eine Decodierung, die wiederum eine bildhafte Wahrnehmung im Gesichtsfeld entstehen läßt. Da 128 Millionen Rezeptoren nur über 1 Million Opticusfasern leiten, müssen mehrere bis viele Receptoren durch eine Faser mit dem Gehirn verbunden sein. Der Innervationsquotient — Zahl der Receptoren pro Nervenfaser — ist nur in der Fovea centralis gleich 1. Er steigt zur Peripherie der Retina hin auf mehrere Hundert an. Hierdurch ist der starke Abfall der Sehschärfe von der Fovea bis zur Peripherie zu erklären. Scharf sehen wir nur einen relativ kleinen Bereich, auf den sich jeweils der Blick richtet und der infolgedessen beiderseits auf der Foveafläche abgebildet wird. Die gesamte Peripherie, die gleichzeitig abgebildet wird, erscheint doppelt, unscharf und zur Seite zunehmend verschwommen. Bei der Exploration unserer Umgebung sind wir darauf angewiesen, mit ruckartigen kleineren oder größeren Blicksprüngen alle Einzelheiten, die sich durch Kontraste abheben, nacheinander abzutasten. Der Blick verweilt bei der optischen Orientierung nur etwa 0,4 sec jeweils an einer Stelle. Diese Art der optischen Orientierung entspricht der Arbeitsweise der oben erwähnten Informationsverarbeitung.

Würde das gesamte Gesichtsfeld überall scharf übermittelt, wären die vielen Details nur verwirrend und gleichzeitig im Bewußtsein nicht erfaßbar. Um einen Vergleich zu benutzen: Die Art und Weise, wie wir sehen, ist die mit einem fürchterlich unkorrigierten Objektiv an einer Kamera mit einer außerordentlich schlechten Randschärfe. Im Vergleich mit der Malerei ist das gesehene Bild vergleichbar mit der Ausdrucksweise eines Impressionisten, der den Kern dessen, was er darstellen will, relativ scharf in die Bildmitte rückt und die gesamte Pheripherie mehr oder weniger unscharf verschleiert.

Das Gesichtsfeld des Autofahrers ist durch die Fensterausschnitte seiner Karosserie eingeengt. Die Rückspiegel geben ihm zwar eine gewisse Erweiterung nach hinten. Im Falle von Konvexspiegeln ist jedoch die scheinbare Größe der Sehdinge oft erheblich verkleinert und damit die Entfernungsbeurteilung sehr erschwert.

Die Gesichtsfeldperipherie hat jedoch trotz ihrer Unschärfe eine sehr wichtige Funktion, insbesondere auch für den Kraftfahrer. Sobald eine Veränderung in der Peripherie auftritt, wird reflektorisch die Aufmerksamkeit und damit der Blick auf diese Stelle gelenkt, um sie scharf zu sehen und zu beurteilen. Man sagt: Die Peripherie der Retina hat eine ausgesprochene Warnfunktion.

In Abb. 2 sehen wir rechts die physiologisch ausgelösten Wirkungen der vom Auge kommenden Signale. Die optisch ausgelösten Reflexe sind für den Kraftfahrer besonders wichtig. Unter C sind die Faktoren aufgeführt, die der Analyse des eigentlichen Sehens und Wahrnehmens dienen. Besondere Erwähnung bedarf noch die Fähigkeit des räumlichen Sehens (Stereoskopie), das durch eine zentrale Analyse der beiden binocularen Teilbilder möglich wird. In Bezug auf die Sehschärfe muß noch erwähnt werden, daß sie bei der Dunkeladaptation sehr stark abfällt.

Der Übergang vom Tagsehen (photopisch) zum Nachtsehen (skotopisch) ist in der Dämmerung (mesopisch) für viele Menschen, insbesondere bei zunehmendem Alter, mit großen Schwierigkeiten verbunden. Es ist der Verlust des Farbsehens und der Übergang von der Zapfen- zur Stäbchenfunktion. Da die Fovea nur Zapfen enthält, ist sie im dunkeladaptierten Zustand praktisch blind. Wir müssen nachts an einem Stern „vorbeisehen“ um ihn zu erkennen. (parafoveales Sehen bzw. foveales Verschwinden der angeblickten Gegenstände).

4. *Dynamik des Sehens, optokinetischer Lidschlag*

Sehen ist kein kontinuierlicher Vorgang. Wir sehen zeitlich und räumlich in Sprüngen, wobei uns die Übergänge und Unterbrechungen subjektiv niemals

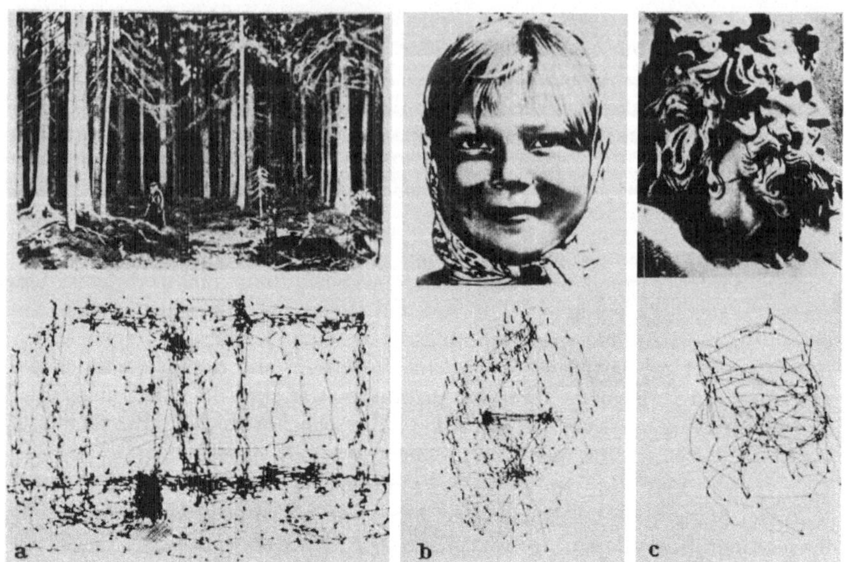

Abb. 3 a—c. Registrierung der Augenbewegungen bei freier Betrachtung

bewußt werden. In Abb. 3 sind die objektiven Augenbewegungen bei der Betrachtung registriert worden. Es wird erkennbar, wie minutiös das Auge die Einzelheiten einer Landschaft „nachfährt" bzw. bei der Betrachtung eines Gesichtes sich auf die ausdrucksstärksten Partien — Mund und Augen — konzentriert.

Größere Blicksprünge sind in der Regel mit einem Lidschlag verknüpft (Abb. 4). Zu Beginn des Blickwechsels wird das Auge geschlossen, der Bulbus dreht sich in die neue angestrebte Fixierrichtung unter den geschlossenen Lidern. Dann wird das Auge wieder geöffnet und — falls erforderlich — der Kopf bei feststehenden Blicklinien nachgedreht, um die subjektiv unangenehme asymmetrische Konvergenz auszugleichen.

Führt man solche Blickwechsel bei bewußt offenstehenden Augen durch, so werden alle Gegenstände zwischen der ersten und zweiten Blickstellung in kurzer Zeit nacheinander auf der Fovea abgebildet. Dies hat subjektiv unangenehme Zerrbilder zur Folge, da das zeitliche Auflösungsvermögen des Sehens relativ schlecht ist. Der mit Blickbewegungen (Optikinese) gekoppelte Lidschlag verhindert also die beim Wechsel auftretenden Zerrbilder und ermöglicht so die subjektive Kontinuität des Sehens.

Wenn auch subjektiv nicht spürbar, so ist doch während eines optokinetischen Lidschlages der Strahleneinfall in das Auge für einige $^{1}/_{10}$ sec unterbrochen. Diese Zeit ist einfach nicht vorhanden. Für den Kraftfahrer, der beispielsweise sich mit 60 km/Std bewegt, entspricht das einer Weglänge von 6—7 m, bei

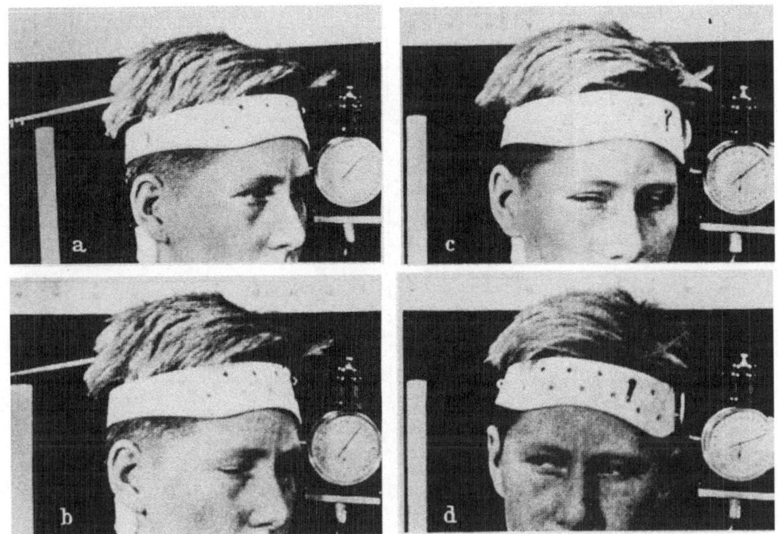

Abb. 4 a—d. Optokinetischer Lidschlag. Vergrößerte Einzelbilder aus einem Zeitlupenfilm. Die Skala über dem Kopf hat eine Strichteilung von 2°, die Stoppuhr rechts macht eine Umdrehung in 3 sec. a Ausgangstellung: Das Signal für die Drehung erfolgte zur Zeit Null. b Bei 4° Kopfdrehung (46°—42°) ist das Auge bereits völlig geschlossen. c ca. $^{1}/_{10}$ sec später, nach etwa 30° Drehung wird das Auge gerade wieder geöffnet, wobei der Bulbus der Kopfbewegung vorangeeilt ist und bereits das neue Ziel fixiert. d Der Kopf hat sich weiter um die im Raume feststehenden Bulbi gedreht (kompensatorische Gegendrehung)

höheren Geschwindigkeiten natürlich entsprechend mehr. So ist es durchaus erklärbar, wenn ein Angeklagter vor Gericht behauptet, er habe das Kind nicht gesehen, das ihm vor das Auto lief. Er hat möglicherweise gerade in dieser Zeit einen Lidschlag gemacht. Außer den optokinetischen gibt es auch noch andere Arten von Lidschlägen, z.B. reflektorische und spontane.

Die Häufigkeit des Lidschlages liegt normalerweise bei etwa 10—20 Lidschlägen/min. Bei Erregung oder „Nervosität" kann die Frequenz höher liegen. Addiert man die Intervalle des geschlossenen Auges, so erhält man für den Normalen einen „black-out"-Index von ca. 15%, d.h., diesem Anteil entsprechend ist das Auge normalerweise geschlossen. Bei Personen mit häufigem Lidschlag — aus welcher Ursache auch immer — kann dieser Index auf Werte bis zu 40, 50, 60% steigen. Es ist anzunehmen, daß dies mit erhöhtem Unfallrisiko einhergeht.

5. *Kontraste*

Für den Kraftfahrer ist es eine sehr wichtige Frage, wann Gegenstände, die sich nebeneinander befinden, als verschieden erkannt werden können. Wann hebt

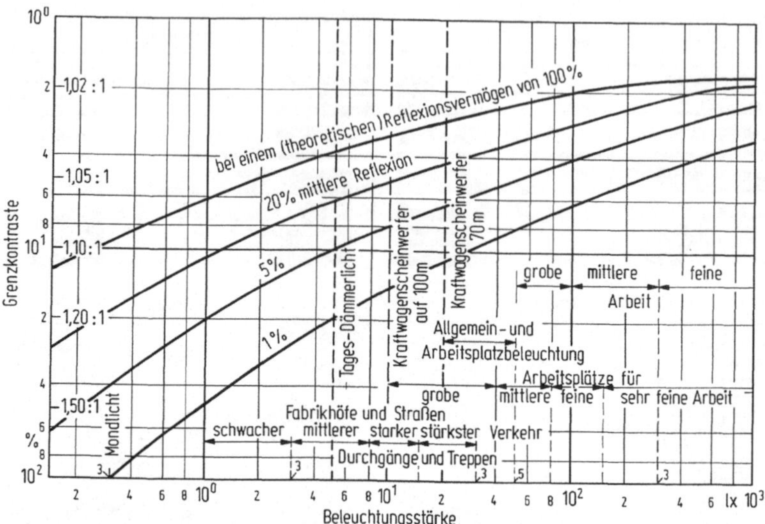

Abb. 5. Die Größe des Grenzkontrastes in Abhängigkeit von der Beleuchtungsstärke. Als Parameter: verschiedene Reflexionsvermögen der Gegenstände

sich z.B. nachts ein Fußgänger oder ein Hindernis von seiner Umgebung so ab, daß er oder es sichtbar wird?

Bei mittlerer Helligkeit müssen sich zwei Gegenstände in der Helligkeit um 1,8 % unterscheiden, um als verschieden erkannt zu werden. Man nennt das den sogenannten *Grenzkontrast.* Aus diesem Prozentsatz ergibt sich, daß wir (100/1,8) = 58 Unterscheidungsstufen, Helligkeitsstufen wahrnehmen können. Der zur Unterscheidung erforderliche Grenzkontrast wird wesentlich größer bei abnehmender Beleuchtungsstärke und vermindertem Reflexionsvermögen der Gegenstände (Abb. 5). In dieser Abbildung ist für verschiedene Beleuchtungsstärken (Lux) der erforderliche Grenzkontrast für Gegenstände mit verschiedenem Reflexionsvermögen angegeben. Beispiel: Bei einer relativ schwachen Beleuchtung von 1 Lux und einem Reflexionsvermögen von 5 % sind 20 % Grenzkontrast erforderlich. Das Reflexionsvermögen ist – wie man sieht – von entscheidender Bedeutung. Jeder Kraftfahrer kennt den wohltuenden Effekt einer hellen Betonstraße gegenüber dunklem Asphalt bei einer Nachtfahrt. Verschmutzte Schilder, Hinweiszeichen, Begrenzungsstäbe usw reflektieren kaum und sind deshalb oft nicht zu erkennen.

Abb. 6 gibt eine Situation im Dunkeln wieder, die der Alptraum eines jeden Autofahrers ist. Bei Gegenblendung tauchen im Licht der eigenen Scheinwerfer die Beine von Fußgängern auf. Achten Sie bei der rechten Person darauf, daß ihr dunkler Mantel sich praktisch von der Umgebung nicht unterscheidet. Hätte der Betreffende nicht zufällig helle Hosen an, wäre er wahrscheinlich auch auf diese geringe Entfernung nicht zu sehen. Die üblen Folgen kann man sich leicht vorstellen.

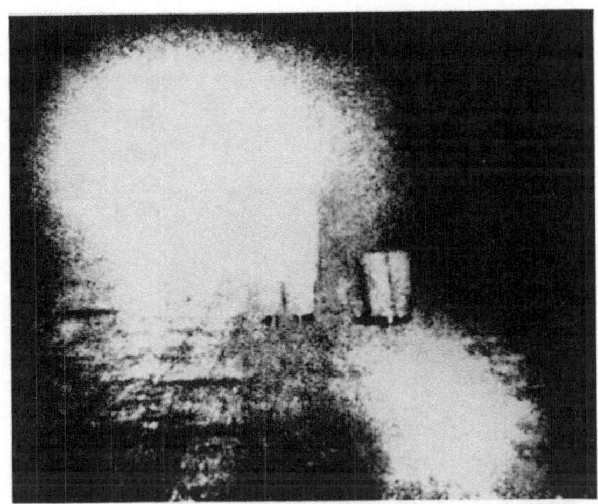

Abb. 6. Personen auf der Straße im Licht des eigenen PKW bei Gegenblendung

Deshalb die wichtigste Schlußfolgerung: Sie sind ein Todeskandidat, wenn Sie mit dunkler Kleidung abends auf einer gar nicht oder wenig beleuchteten Straße spazieren gehen. Der Autofahrer kann Sie beim besten Willen wegen des mangelhaften Grenzkontrastes zur Umgebung nicht rechtzeitig erkennen. Daher: Helle Kleidung und eventuell Reflexfolien auf Absätzen und Ärmeln befestigen. Nicht nur „sehen" sondern auch ausreichend „gesehen werden" ist eine entscheidende Devise in diesem Zusammenhang.

6. *Bereichseinstellung des Auges*

Die Kontrastfunktion des vorangehenden Abschnitts ist Teil der sogenannten Bereichseinstellung des Auges. Zum besseren Verständnis zunächst ein praktisches Beispiel, das jeder Autofahrer kennen dürfte. Abb. 7 zeigt einen relativ langen Tunnel in Berlin (Forckenbeckstraße). Die Sonne scheint auf den hellen Eingang und die Tunnelöffnung erscheint von außen als das berühmt-berüchtigte „schwarze Loch". Einzelheiten im Tunnel selbst sind nicht zu erkennen, obwohl eine relativ starke Tunnelbeleuchtung ständig brennt. Angenommen, es würde sich beispielsweise kurz hinter dem Eingang ein Hindernis befinden — ein havariertes Auto beim Radwechsel — so könnte man kaum vermeiden, daß weitere Wagen auf dieses Auto auffahren, weil ihre Fahrer zu spät das parkende Auto erkennen und ausweichen können. Befindet man sich im Tunnel, so kann man nach relativ kurzer Zeit auch dort bei der vorhandenen künstlichen Beleuchtung viele Einzelheiten erkennen. — Außerhalb des Tunnels ist das Auge des Fahrers an die relativ hohe Tageshelligkeit angepaßt (adaptiert). Beim Einfahren in den Tunnel erfolgt eine Umadaptation an die dort vorhandene niedrige Leuchtdichte. Das Auge ist immer nur imstande, einen gewissen Bereich des gesamten Adaptationsumfangs gleichzeitig zu erfassen.

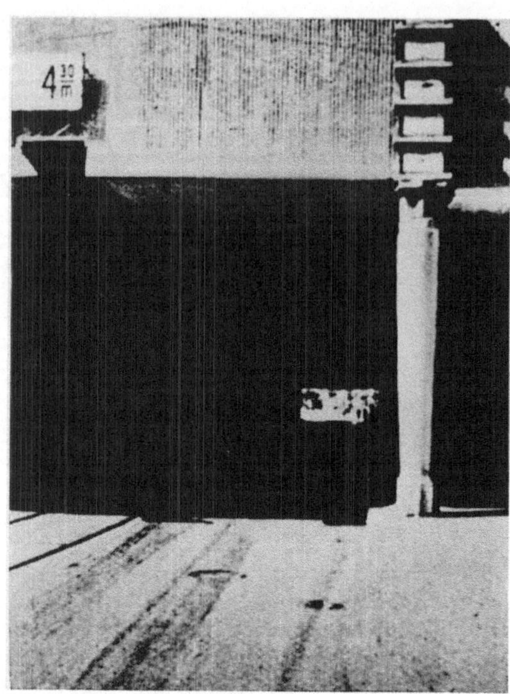

Abb. 7. Tunneleinfahrt, von der Sonne beschienen. Im Tunnel brennt das Licht

Dieser jeweils eingestellte Bereich ist in Abb. 8 als sogenannte „dynamische Kennlinie“ charakterisiert. Seine Lage richtet sich nach der jeweils vorherrschenden mittleren Adaptationsleuchtdichte der betreffenden Umgebung. Der gesamte Adaptationsumfang (Abscisse) umfaßt 9 logarithmische Dekaden — 10^{-3} bei 10^{6} —, d.h., das Auge kann sich insgesamt einem Leuchtdichtebereich von $1:10^{9}$ (1 zu 1 Milliarde) adaptieren, aber diesen Gesamtumfang nicht auf einmal erfassen. Gleichzeitig erkennbar sind jeweils nur etwa 3 Dekaden oder anders ausgedrückt, ein Leuchtdichtebereich von 1:1000. Die dynamischen Kennlinien reichen jeweils über diesen Bereich. Angenommen, unser Auge ist auf die rechte Kennlinie adaptiert — Helladaptation vor dem Tunnel — so erscheinen alle Leuchtdichten kleiner als 10^{2} absolut dunkel — Tunnelloch —. Nach der Einfahrt in den Tunnel verschiebt sich die Kennlinie — der niedrigeren und mittleren Leuchtdichte im Tunnel entsprechend — nach links. Der Bereich von 10^{-1} bei 10^{2} wird beispielsweise sichtbar. Alles was jetzt unterhalb von 10^{-1} und oberhalb von 10^{2} liegt, ist nicht erkennbar. Intensitäten oberhalb von 10^{2} würden jetzt absolut blenden. Die 58 Kontraststufen sind in der jeweiligen dynamischen Kennlinie von unten bis oben enthalten.

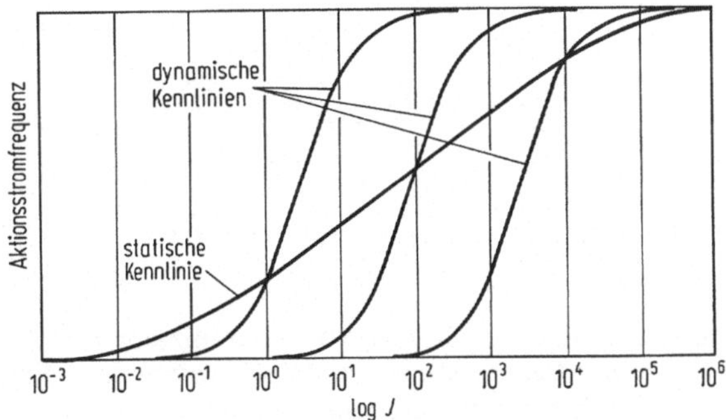

Abb. 8. Bereichseinstellung des Auges. Abszisse: Logarithmus der Leuchtdichte-Intensität Ordinate: Frequenz der Aktionspotentiale im N. opticus

Hieraus ergeben sich folgende praktische Konsequenzen:

1. Man sollte stets langsam in einen Tunnel fahren. Die adaptive Umstellung benötigt Zeit.

2. Die Tunnelbauer sollten endlich die Beleuchtung in den Tunnels erhöhen. Ein Menschenleben ist wertvoller als einige Kilowatt!

3. Bei der Konstruktion sollte man „Voradaptationsstrecken" einplanen und die Tunneleingänge dunkel halten (Vermeidung der Umfeldblendung).

7. *Dunkeladaptation und Blendung*

Unter Dunkeladaptation versteht man die Anpassung des Auges an Dunkelheit. Für den nachts fahrenden Autolenker sind ihre Gesetzmäßigkeiten verbindlich und daher sehr wichtig:

a) Die relativ vollständige Dunkelanpassung benötigt viel Zeit (ca. 1 Std).

b) Der Farbcharakter aller Gegenstände geht verloren. Alle Farben haben nur einen bestimmten Helligkeitswert – entsprechend der spektralen Empfindlichkeitsverteilungskurve V_λ.

c) Die hellste Stelle des Spektrums bei Helladaptation (555 nm) verschiebt sich nach kürzeren Wellenlängen (525 nm). Das Spektrum wird auf der roten Seite verkürzt (Purkinje-Phänomen).

d) Die Zunahme der Empfindlichkeit erfolgt nicht linear mit der Zeit. In den ersten Minuten erfolgt sie relativ rasch, erfährt nach 5–7 min eine vorübergehende Verzögerung, um dann nochmals steil in Form einer logarithischen Kurve einem Endwert zuzustreben. Durch die Verzögerung von 5–7 min hat die Adaptationskurve einen Knick (Knick nach Kohlrausch). Er kennzeichnet das Ende der Zapfenadaptation und den Übergang zur nachfolgenden Adaptation der Stäbchen.

Bei Menschen mit Vitamin A-Mangel hört die Adaptationskurve auf dem Niveau dieses Knickes auf. Diese Menschen haben ein stark vermindertes Adaptationsvermögen, sie sind nachtblind (Hemeralopie).

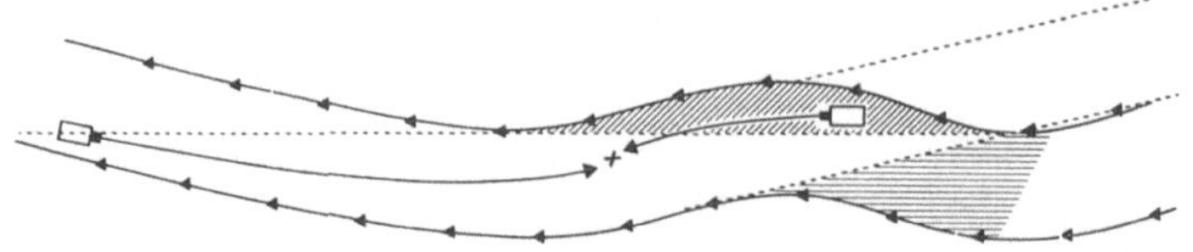

Abb. 9. Optische Täuschung an einer gewundenen Straße

Oft ist Hemeralopie weniger ein Zeichen von Vitaminmangel in der Ernährung sondern Ausdruck einer Lebererkrankung. Die Carotine der Nahrung werden in der Leber zu Retinol (Vitamin A_1-Aldehyd) umgewandelt.

e) Wird ein relativ dunkeladaptierter Autofahrer durch die Blendung eines entgegenkommenden Fahrzeugs in seiner Adaptation gestört, so verliert er für relativ kurze Zeit sein Kontrastunterscheidungsvermögen völlig. Er ist absolut geblendet. Die Leuchtdichte (Helligkeit) des blendenden Lichts ist höher als der oberste Punkt seiner dynamischen Kennlinie. Während dieser Zeit kann er überhaupt nichts sehen oder unterscheiden. Das ist natürlich für ihn und für andere Verkehrsteilnehmer ein stark erhöhtes Gefahrenmoment.

Die Readaptation in den alten Zustand erfolgt glücklicherweise durch bestimmte physiologische Zusatzmechanismen rascher als es nach der primären Dunkeladaptationskurve zu erwarten wäre. Dennoch bleibt der Fahrer nach einer solchen Blendung für mehrere Sekunden in seiner Kontrastempfindlichkeit stark gestört. Praktische Konsequenz: Bei Gegenblendung muß man die eigene Geschwindigkeit vermindern, eventuell sogar stehen bleiben, weil eine „Blindfahrt" nicht gerade zweckmäßig sein dürfte.

8. *Optische Täuschungen*

Das Gebiet der optischen Täuschungen ist sehr groß. Hier sollen nur zwei Beispiele näher erläutert werden.

a) Straße mit Windungen

Abb. 9 zeigt ein typisches Beispiel. Der Kraftfahrer links wird über den wahren Verlauf einer Straße getäuscht. Er verbindet die Begrenzungsstäbe der Straße links mit einem Straßenstück weiter entfernt (gestrichelte Linie vom Wagen ausgehend). Er ergänzt sozusagen die Begrenzung vor und nach der Windung auf der linken Seite, d.h., die Straße erscheint ihm gerade. Dennoch kann sich in der Windung, im „Sichtschatten" ein entgegenkommendes Fahrzeug befinden und bei X käme es dann zum Unfall.

Eine zweite Täuschungssituation ist in die gleiche Abbildung eingetragen. Fährt der Fahrer links etwas weiter vor (nach rechts), so kann es wiederum durch falsche Ergänzung von Begrenzungen kommen, daß er eine Straße sieht, wo gar keine ist (parallel gestrichelte Linien nach rechts oben).

Jeder Autofahrer hat solche Situationen bestimmt schon erlebt. Sie treten immer dann auf, wenn die Umgebung außer Begrenzungen sonst wenig Anhaltspunkte für die optische Orientierung gibt. Unsere Sehzentren im Gehirn sind ständig auf der Suche nach Bildern. Sie enthalten unheimlich viele fertige Gestaltprogramme, die fortwährend mit dem verglichen werden, was das Auge „nach oben" meldet. Gibt es dann eine teilweise Übereinstimmung der Muster, wird der fehlende Rest großzügig ergänzt und im Bewußtsein entsteht ein Gesamtbild, das möglicherweise in vielen Details gar nicht der Realität entspricht. Hier hilft nur eine kritische Aufmerksamkeit, die versucht, sich Rechenschaft über das Gesehene abzugeben.

b) Der Pulfrich-Effekt

Hierbei handelt es sich um eine Raumtäuschung (Pseudostereoskopisches Phänomen). Normalerweise wird unsere Fähigkeit zum räumlichen Sehen (Stereoskopie) hervorgerufen, indem wir mit zwei Augen sehen (Binoculares Sehen), die von verschiedenen Standorten aus die Umgebung erfassen. Der Augenabstand bewirkt, daß die Bilder der Gegenstände auf den Netzhäuten des rechten und des linken Auges verschieden sind. Nur die Gegenstände, die unmittelbar fixiert werden, d.h., beiderseits in der Fovea centralis abgebildet werden und solche, die gleichzeitig auf sogenannten korrespondierenden Netzhautstellen rechts und links ihr Retinabild haben, werden einfach und subjektiv in der gleichen Entfernung gesehen. Sie befinden sich in der sogenannten Horopterebene. Alle Gegenstände vor oder hinter dieser Ebene werden mit einer Querdisparation abgebildet.

Diese Querdisparation wird im Gehirn in den subjektiven Eindruck der Raumtiefe umgewandelt.

Nun ist es für das Gehirn völlig gleichgültig, wie eine Querdisparation in den beiden Augen zustande kommt. Wenn von querdisparaten Netzhautstellen gleichzeitig die Impulse (Aktionspotentiale) eintreffen, werden sie in eine subjektive Raumtiefe transformiert. Je größer die Querdisparation, umso größer die Raumtiefe. Dies ist jedoch nur bis zu einer gewissen Grenze möglich. Dann zerfällt das Raumbild und die Gegenstände erscheinen als Doppelbilder. Mit diesen Grundkenntnissen der Stereoskopie ist es relativ einfach, die Raumtäuschung nach Pulfrich zu verstehen. Läßt man ein Pendel, z.B. einen Schlüsselbund an einem Faden vor sich in einer Ebene von rechts nach links und zurück — also in einer zur Stirn parallelen (frontoparallel) Ebene —, schwingen und bringt nun vor ein Auge ein Grauglas oder Farbglas, so scheint das Pendel in einer Ellipsen- oder Kreisbahn zu schwingen. Der Eindruck der räumlichen Tiefe ist sehr zwingend.

Die Erklärung ist relativ einfach. Das Signal, das von der belichteten Retinazelle als Aktionspotential zum Sehzentrum geschickt und in die optische Empfindung umgeformt wird, braucht eine gewisse Zeit, die man als Empfindungszeit (EZ) — Reiz bis Empfindung — bezeichnet. Unter normalen Bedingungen ist die EZ auf beiden Augen gleich lang und beträgt etwa 60—80 m/sec. Wird der Strahleneinfall in ein Auge vermindert oder ist die Adaptation der Augen durch unterschiedliche Beleuchtung verschieden, so besteht eine EZ-Differenz zwischen rechtem und linkem Auge. Habe ich unter diesen Bedingungen ein sich bewegendes Objekt, so sind die Retinaorte von denen zentral das Signal zur gleichen Zeit ankommt, wegen der EZ-Differenz nicht mehr korrespondent, sondern mehr oder weniger querdisparat. Das Objekt erscheint nicht an seinem wahren Ort, sondern ist in bezug auf seine Tiefenlokalisation nach vorne oder hinten verschoben.

Dieser listige Effekt kann für den Kraftfahrer unter Umständen fatale Folgen haben. Angenommen, ein Auto fährt eine schnurgerade Allee mit Bäumen rechts und links. Indem das Auto fährt, werden die Bäume einer nach dem anderen als bewegtes Bild auf der Retina des Fahrers abgebildet. Ist nun die Beleuchtung der Augen sehr verschieden – z.B. Sonne von links und dunkle Wolken von rechts – so haben die Augen des Fahrers eine verschiedene Adaptation und damit eine Empfindungszeit-Differenz.

Resultat: die Bäume erscheinen nicht an ihrem wahren Ort, sondern sind in der Tiefe veschoben. Hierdurch erscheint die Straße dem Fahrer gebogen und er fährt dieser Biegung nach– gegen einen Baum.

Das ist manchmal die Erklärung für scheinbar mysteriöse Unfälle.

9. *Schlußbemerkung*

Es ist nicht möglich, im Rahmen dieses Einführungsvortrages alle Punkte zu behandeln, die die Physiologie unserer Augen im Zusammenhang mit Verkehrsunfällen betreffen. Es erschien mir wichtig, weniger auf Vollständigkeit zu achten, sondern einige spezielle Zusammenhänge etwas eingehender zu betrachten, die allgemein und auch in Fachkreisen weniger bekannt sind.

Nach dem Dank des Präsidenten an Prof. Haberich für dessen Vortrag erklärt der Präsident die 37. Jahrestagung der Deutschen Gesellschaft für Unfallheilkunde, Versicherungs-, Versorgungs- und Verkehrsmedizin e.V. für eröffnet.

I. Unterschenkelschaftbrüche

A. Biomechanik

W. Spann und G. Beier, München

Zur Entstehung und Deutung der Unterschenkelfraktur

Entstehung und Deutung der Unterschenkelfraktur interessierten bis vor kurzem in erster Linie den Kliniker. Im Vordergrund des Interesses standen die Fragestellungen, aus denen sich Schlußfolgerungen für die Therapie gewinnen lassen. Mit der ständig steigenden Zahl der Fälle, bei denen die Deutung der Fraktur über die Frage der Therapie hinaus einen Rückschluß auf den Geschehnisablauf zuläßt, haben diese Aspekte an Bedeutung gewonnen. Somit hat auch der behandelnde Arzt neben seinen im Vordergrund stehenden Aufgaben der Therapie im Interesse seines Patienten bei der Befunderhebung die Gesichtspunkte zu berücksichtigen, die später ex post Schlußfolgerungen für eine Rekonstruktion des Geschehnisablaufes zulassen. Diese Aspekte waren es, die auch die forensischen Mediziner seit langem veranlaßten, aus dieser Sicht an die Untersuchung der Unterschenkelbrüche heranzugehen.

Im Vordergrund des Interesses stehen die *Bruchform* und die *Festigkeit* der Knochen; beide waren während der letzten 150 Jahre Gegenstand häufiger Untersuchungen.

Die unterschiedlichen Bruchformen beschrieb Messerer bereits 1880 in zahlreichen Abbildungen: Den Schrägbruch bei der Zerreißung, die ausgedehnte Längsfissur beim seitlichen Druck (Quetschung), den Biegungsbruch als reinen Quer- oder Schrägbruch mit keilförmig zulaufenden Fissuren oder vollständiger Aussprengung von Knochenkeilen, den Torsionsbruch mit spiralförmig umlaufender Bruchfläche zunehmender Steigung und die vielfältigen Bruchformen bei Knickung (Stauchung) mit Splitterbrüchen, ähnlich der Torsionsfraktur, mit angedeuteten Keilbrüchen wie beim Biegungsbruch oder mit Stauchungen der Gelenkköpfe. Torsionsfraktur und Biegungsbruch sind die bisher wohl am häufigsten untersuchten Bruchformen.

Der *Torsionsbruch* ist die Folge eines axialen Drehmomentes, dadurch hervorgerufen, daß das eine, fixierte Ende des Knochens gegenüber dem anderen verdreht wird. Ein klassisches Beispiel ist der Skiunfall, bei dem der Fuß durch seine vollständige Fixierung am Ski der Drehung des Körpers beim Sturz nicht folgen kann.

Ursache des *Biegungsbruches* ist ein radiales Biegemoment, hervorgerufen entweder durch ein Kräftepaar, wie beim sogenannten Stiefelrandbruch, wo bei fixiertem Fuß der Unterschenkel über den Schuhrand gebogen wird, oder durch eine konzentrierte Stoßkraft in Verbindung mit den durch den Stoß hervorgerufenen Trägheitskräften, wie beim Fußgängerverkehrsunfall als typische

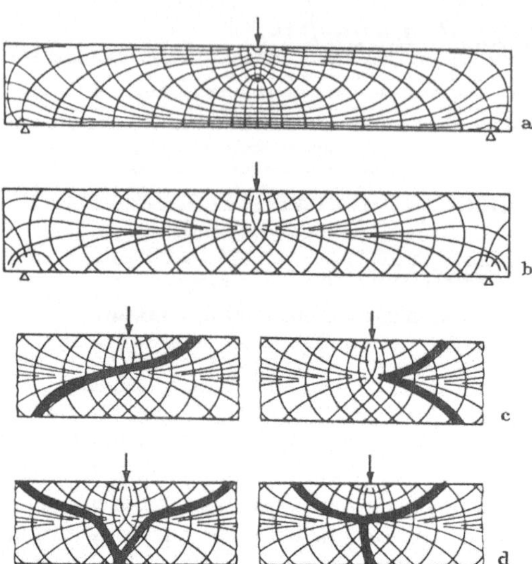

Abb. 1a—d. Verlauf der Hauptnormalspannungslinien (a) und der Hauptschubspannungslinien (b) sowie von Bruchfugen (c, d) bei Biegebelastung am homogenen Modell (nach G. Leitz)

Stoßstangenverletzung. In dieser Hinsicht ist die Entstehung des Biegungsbruches auch für den Gerichtsmediziner von besonderer Bedeutung.

Haase, eingehender noch Leitz, haben gezeigt, daß der Verlauf der Bruchfugen in erster Linie nicht durch die bei der Biegebeanspruchung des Knochens entstehenden Zugspannungen, sondern durch die dabei ebenfalls auftretenden *Schubspannungen* hervorgerufen werden. Ein Vergleich der Schubspannungsbilder mit den auftretenden Bruchfugen zeigt, daß diese den Schubspannungslinien folgen, auch wenn sie im Maximum der Zugspannungen, d.h. der Lasteinleitungsstelle gegenüber, beginnen (Abb. 1). Dabei kommt es zu der vollständigen oder teilweisen Aussprengung eines *Biegungskeiles* (Abb. 1 b).

Ursache für die Schubspannungen ist die durch die unterschiedliche Dehnung geforderte, axiale, gegenseitige Gleitbewegung der einzelnen Lagen, wie auch die Filmaufnahmen der Pendelschlagversuche von Patscheider zeigen (Abb. 2). Eindrucksvoll stellt sich dabei auch das Durchbiegen des Tibiaschaftes vor dem Bruch und das Aufreißen entlang der Schubspannungslinien dar.

Wie bereits Messerer andeutete, zeigt in der Regel die Spitze des Biegungskeiles in Richtung der Kraft, während die Basis der Krafteinwirkung zugewandt ist. Form und Lage des Biegungskeiles können somit wertvolle Hinweise zur Anstoßrichtung geben.

Allderdings fanden zahlreiche Autoren auch sogenannte *umgekehrte Messerer-Brüche*, d.h. solche, bei denen die Basis des Biegungskeiles der Kraft abgewandt st. Nach Sellier unterscheiden sich falsche und klassische Biegungskeile jedoch

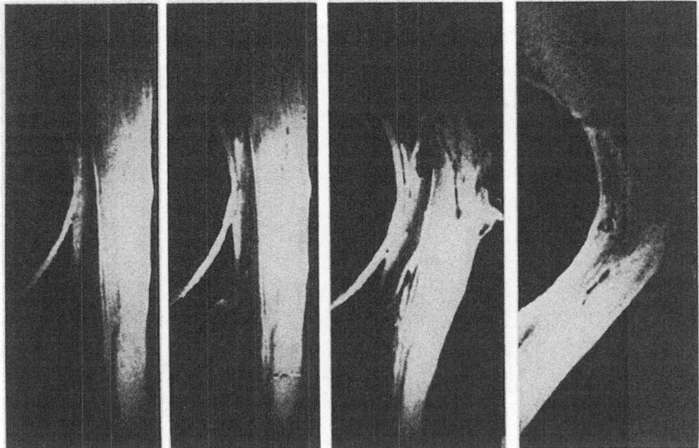

Abb. 2. Durchbiegung der Tibia und Aufreißen entlang der Schubspannungslinien beim Pendelschlagversuch von Patscheider

deutlich in ihrer Form. Im Gegensatz zum klassischen Biegungskeil weist der falsche konkave Schenkel auf und besitzt eine abgerundete Spitze. Der falsche Biegungskeil stellt damit das Paßstück zum echten dar. Ob die Entstehung dieser umgekehrten Bruchkeile etwa durch den dreieicksförmigen Querschnitt der Tibia bedingt wird, ist bisher nicht geklärt. Jedenfalls fand Patscheider beim Schlag gegen das Schienbein von ventral stets typisch gelagerte Keilbrüche, während beim Schlag aus dorsaler Richtung auch Keilbrüche mit ventral liegender Basis auftraten.

Der häufig zu beobachtende, reine *Querbruch* folgt nicht den Schubspannungslinien, sondern dem Verlauf der Normalspannung. Aus der Werkstoffkunde ist bekannt, daß spröde Materialien einen solchen Bruchverlauf zeigen. Es wurde daher verschiedentlich diskutiert, daß diese Bruchform deshalb zustande kommt, weil bei dynamischer Belastung mit hoher Stoßgeschwindigkeit es zu einer Versprödung des Knochens komme (Rössle, Haase u. Richter, Knese *et al.*, Patscheider, Leitz).

Patscheider fand bei der Auswertung von 31 Verkehrsunfällen jedoch keine Korrelation zwischen Frakturform und Anstoßgeschwindigkeit. Untersuchungen an macerierten Unterschenkelknochen zeigten in der Mehrzahl der reinen Querbrüche Fissuren, deren Verlauf dem typischen Biegungskeil entspricht, die allerdings röntgenologisch nicht immer darstellbar sind. Sellier wie Leitz sind der Meinung, daß neben der Materialversprödung insbesondere eine punktförmige Lasteinleitung zum Querbruch führt. Zink u. Reinhardt wiesen kürzlich darauf hin, daß auch beim Querbruch eine Aussage zur Anstoßrichtung möglich sei, da die aufeinandergefügten, macerierten Bruchenden sich eindeutig in der Stoßrichtung wie in einem Scharnier bewegen lassen, während in anderer Richtung ein Widerstand oder ein Verhaken zu spüren ist.

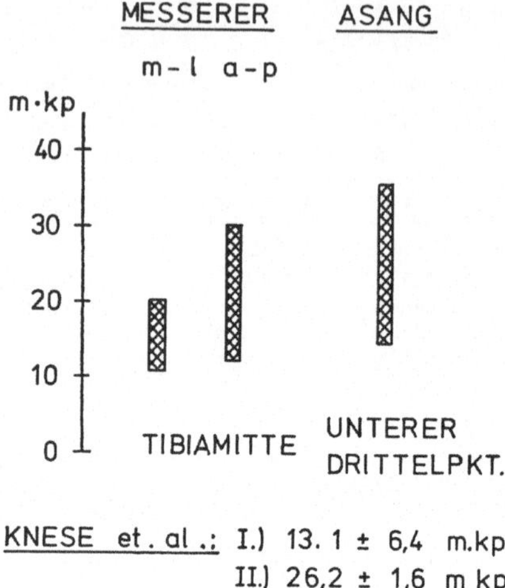

Abb. 3. Biegebruchmomente der menschlichen Tibia nach Messungen von Messerer, Asang u. Knese *et al.*

Die geschilderte Problematik bei der Deutung der Bruchform und die Schwierigkeiten der Darstellung verlangen für die Rekonstruktion darüber hinaus eine sorgfältige Feststellung von Art und Lokalisation der Weichteilverletzungen. So gilt z.B. für die häufig zu beurteilende *Stoßstangenverletzung* eine unterschiedliche Höhe der Weichteil- und Knochenverletzungen. Die Tibiafraktur liegt in der Regel tiefer als die einwirkende Gewalt und die dadurch erzeugte Weichteilverletzung. Sellier führt dies auf die Abnahme der Bruchfestigkeit der Tibia infolge der Querschnittsverringerung im unteren Drittel zurück. Wenn auch bei der heute weitgehend einheitlichen Stoßstangenhöhe ein Rückschluß auf das verursachende Fahrzeug in der Regel nicht zu führen ist, bildet die Kenntnis der Anstoßsituation doch eine wesentliche Grundlage für die spätere Rekonstruktion des Unfallgeschehens.

Bei der Rekonstruktion stellt sich häufig auch die Frage, ob und gegebenenfalls welche Rückschlüsse aus dem Vorliegen einer Unterschenkelfraktur auf die Größe der einwirkenden Gewalt oder auf die Geschwindigkeit des Anstoßes gezogen werden können. Hierzu liegen Ergebnisse sowohl quasistatischer Biegeversuche wie auch Versuche mit dynamischer Belastung (Pendelschlag) vor. Von den mitgeteilten Belastungswerten vielfältiger Art ist das Biegemoment die für die Praxis relevante Größe. Die Mitteilung der Bruchlast allein ist nicht ausreichend, da auch der Hebelarm von entscheidender Bedeutung ist.

In Abb. 3 sind die nach den Angaben von Messerer von uns berechneten und die von Asang gefundenen *Biegebruchmomente* der menschlichen Tibia aufgetragen. Sie liegen zwischen 10 und 35 mkp. Knese u.Mitarb. fanden in Messerers und eigenen Messungen zwei Kollektive mit 13,1 bzw. 26,2 mkp.

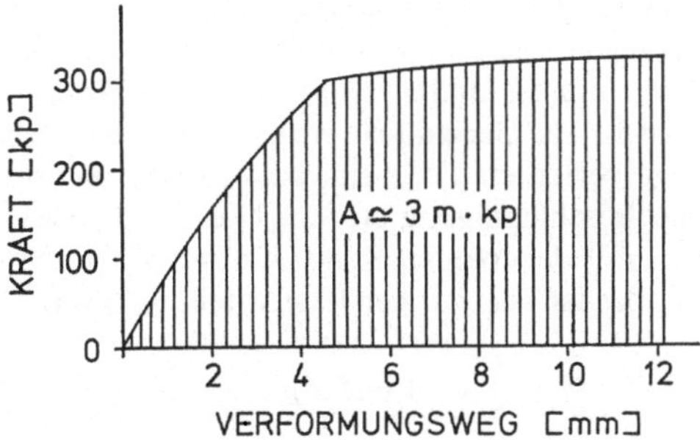

Abb. 4. Beispiel eines Kraft-Wege-Diagrammes bei Biegebelastung der menschlichen Tibia bis zum Bruch (Werte nach Messerer)

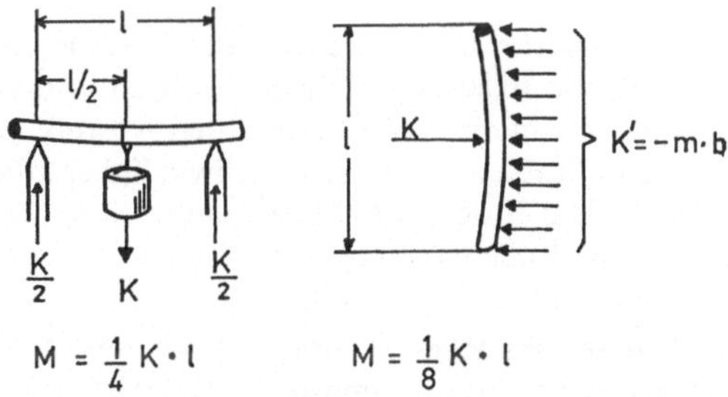

Abb. 5. Schematische Darstellung der Biegebelastung bei (quasi-)statischer (links) und Stoßbelastung (rechts)

Trägt man im quasistatischen Biegeversuch die Kraft gegen den durch sie erzeugten Verformungsweg auf (Abb. 4), so entspricht die Fläche unter dieser Kurve der beim Bruch der Tibia geleisteten Arbeit. Sie ergibt sich aus den Messungen von Messerer zu etwa 3 mkp. Zur Berechnung der notwendigen kinetischen Energie des Stoßkörpers bei Stoßbelastung der Tibia reicht diese Angabe jedoch nicht aus. Vielmehr ist dazu ein Vergleich der sehr unterschiedlichen Bedingungen bei quasistatischem Biegeversuch und bei der Unterschenkelfraktur als Anstoßverletzung notwendig.

Wie in Abb. 5 schematisch dargestellt, werden im quasistatischen Experiment durch die Last K in den Auflagestellen Gegenkräfte erzeugt, so daß sich das Biegemoment M aufbauen kann. Es beträgt bei mittiger Lasteinteilung

$$M = \frac{1}{4} K \cdot l$$

und damit die zum Bruch notwendige Kraft K_B bei gegebenem Biegebruchmoment M_B

$$K_B = 4 \frac{M_B}{l}.$$

Sind bei der Stoßbelastung der Tibia oder des Unterschenkels diese nicht oder nur unvollständig fixiert – wie etwa das Spielbein beim Stoßstangenanprall –, so können Gegenkräfte nur dadurch erzeugt werden, daß das Objekt durch den Stoß beschleunigt wird. Als Gegenkraft wirken dann die dabei auftretenden, über die ganze Länge verteilten Trägheitskräfte $K' = -m \cdot b$ wobei m für die Masse und b für die Beschleunigung stehen. Die Trägheitskräfte K' erzeugen im Zusammenwirken mit der lokalen Kraft K das zum Bruch führende Biegemoment M bzw. M_B. Es ist bei mittiger Lasteinteilung am homogenen Modell

$$M = \frac{1}{8} K \cdot 1 \text{ und } K_B = 8 \frac{M_B}{l}$$

und die zum Bruch erforderliche Beschleunigung

$$b_B = \frac{K_B}{m} = 8 \frac{M_B}{m \cdot l}$$

Notwendige Voraussetzung für das Entstehen einer Fraktur bei Stoßbelastung des nicht oder nur teilweise fixierten Unterschenkels ist also eine hinreichend große Beschleunigung des Unterschenkels durch den Anstoß. Dadurch hat der Unterschenkel nach dem Stoß eine gewisse Geschwindigkeit, die aber auch der stoßende Körper nach dem Stoß noch haben muß, da sonst der getroffene Unterschenkel dem Stoßkörper davoneilen würde und es nur zu unvollständiger oder gar nicht zur Fraktur kommen könnte.

Nicht nur aufgrund dieser einfachen Überlegung sondern auch aufgrund des Gesetzes für den plastischen Stoß – und als solcher ist der Stoß gegen den Unterschenkel mit Bruch der Tibia zu betrachten – folgt, daß nach dem Stoß die Geschwindigkeiten des stoßenden Körpers v'_1 und des getroffenen Unterschenkels v'_2 gleich sind:

$$v_1' = v_2' \triangleq v'.$$

Damit erhält man aus dem Impulssatz der Mechanik das Verhältnis der Geschwindigkeiten vor und nach dem Stoß zu

$$\frac{v_1}{v'} = \frac{m_1 + m_2}{m_1}$$

wenn m_1 die Masse des stoßenden und m_2 die des gestoßenen Körpers ist und letzterer vor dem Stoß in Ruhe war.

Aufgrund dieser Überlegungen ergibt sich folgende *Energiebilanz* für die Fraktur des nicht fixierten Unterschenkels bei stoßartiger Belastung: Die vom Fahrzeug oder Pendelschlagwerk eingebrachte, kinetische Energie E^1 muß gleich sein der beim Brechen der Tibia geleisteten Arbeit A plus der kinetischen Energie des Stoßkörpers (E_1') und der kinetischen Energie des Unterschenkels (E_2') nach dem Stoß:

$$E^1 = A + E_1' + E_2'$$

oder

$$\tfrac{1}{2} m_1 \cdot v_1^2 = A + \tfrac{1}{2} m_1 v_1'^2 + \tfrac{1}{2} m_2 v_2'^2$$

Man erhält so aus Gründen der Energiebilanz eine Abschätzung der zum Tibiabruch führenden Mindestgeschwindigkeit von

$$v_1 = \sqrt{2A \frac{m_1 + m_2}{m_1 \cdot m_2}}$$

Für einen PKW mittlerer Größe und einen frei beweglichen Unterschenkel errechnet sich daraus eine Mindestgeschwindigkeit von etwa 4 m/s oder 14 km/h. Die auf diesem Wege für die Mindestgeschwindigkeit erhaltenen Werte liegen sicherlich zu niedrig, insbesondere wenn auch die gleichzeitig erfolgende Beschleunigung des gesamten Fußgängers in Rechnung gestellt wird. Die obige Energiebilanz ist also zwar eine notwendige Bedingung, sie reicht jedoch nicht zur vollständigen Beschreibung aus, da sie nur eine Bilanz der Geschwindigkeiten und Energien vor und nach dem Stoß darstellt, nichts jedoch über den zeitlichen Ablauf des Stoßvorganges aussagt. Nur dieser aber kann zeigen, ob unter den gegebenen Umständen die zur Erzeugung der Bruchkraft notwendige Beschleunigung erreicht werden kann, d.h. ob der Stoßvorgang schnell genug abläuft.

Eine Darstellung der Weg-Zeit-Verhältnisse gewinnt man mit der Annahme, daß die Kraft und damit die Beschleunigung während der Stoßzeit annähernd linear ansteigen. Für eine näherungsweise Abschätzung ist diese Annahme auf Grund der in Abb. 6 wiedergegebenen Kraft-Weg-Diagramme nach Messerer und der Kraft-Dehnungs-Diagramme von Leitz in Verbindung mit den Kraft-Zeit- bzw. Dehnungs-Zeit-Diagrammen von Sellier erlaubt. Es ergibt sich dann nach Abb. 7 (rechts) für die Wegebeziehung, daß der Stoßweg s_s, das ist der Weg, den der stoßende Körper bis zum vollständigen Bruch der Tibia zurücklegt, gleich sein muß dem Beschleunigungsweg s_b, über den der getroffene Unterschenkel beschleunigt wird, plus dem Verformungsweg s_v.

Der Verformungsweg ist aus experimentellen Untersuchungen bekannt und beträgt für die Tibia ca. 1 cm.

Den Beschleunigungsweg erhält man bei linearem Anstieg der Beschleunigung durch Integration über die Stoßzeit t_s:

$$s_b = \frac{1}{2} \int_0^{t_s} a \cdot t^2 dt = \frac{1}{6} a \cdot t_s^3 = \frac{1}{6} b_B \cdot t_s^2 \qquad \text{mit} \qquad a = \frac{b_B}{t_s}$$

Den Stoßweg erhält man durch Integration der Fahrzeuggeschwindigkeit v über die Stoßzeit:

$$s^s = \int_0^{t_s} v dt \cong v_1 \cdot t_s \qquad \text{bzw.} \qquad v_1' \cdot t_s = v' \cdot t_s$$

wenn die Geschwindigkeitsabnahme des Fahrzeugs vernachlässigt wird. Dies ist zulässig, solange die Masse des stoßenden Körpers sehr viel größer als die des Unterschenkels bzw. des Fußgängers ist.

Schließlich ergibt sich die Stoßzeit

$$t_s = 2 \frac{v'}{b_B}$$

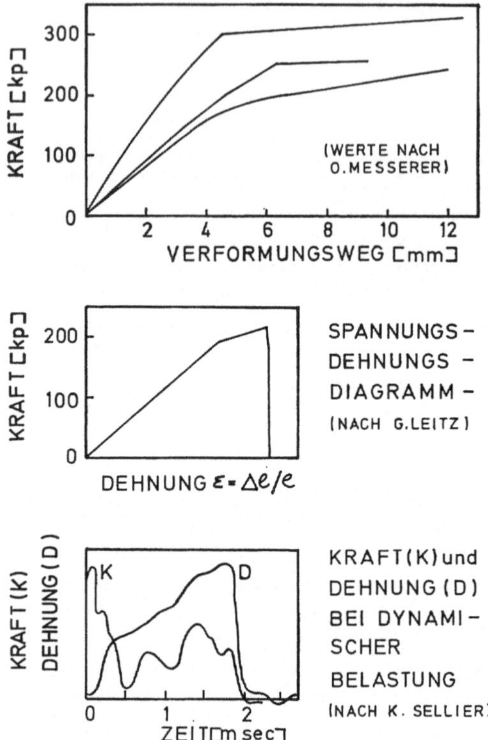

Abb. 6. Verformungsdiagramme bei Biegebelastung nach Messerer, Leitz u. Sellier

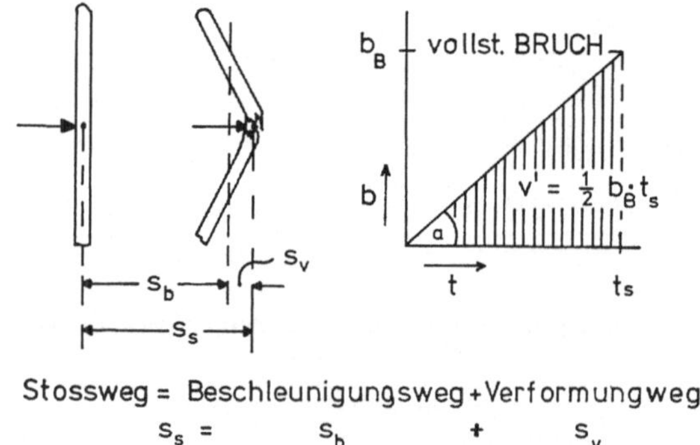

Abb. 7. Diagramm zur Weg-Zeit-Beziehung beim Stoßstangenanstoß (Erläuterung im Text)

aus der Bedingung, daß bei gegebener Endgeschwindigkeit v' die zum Bruch notwendige Beschleunigung b_B auch tatsächlich erreicht werden muß. Aus diesen Beziehungen erhält man die Schätzung der Geschwindigkeit:

$$v' \cong \sqrt{\tfrac{3}{4} s_v \cdot b_B}$$

Nehmen wir als Bruchbeschleunigung einen Mindestwert von ca. 1000 m/s² und einen Verformungsweg von ca. 4 cm an, der sich aus dem Quetschweg der Weichteile, dem Verformungsweg des Knochens und gegebenenfalls einem Verformungsanteil des stoßenden Körpers zusammensetzt, so erhält man mit diesen Werten eine Geschwindigkeit von 5,5 m/s, das entspricht 20 km/h.

Zink u. Reinhardt fanden bei Pendelschlagversuchen (!) einen unteren Grenzwert von ca. 25 km/h, Patscheider bei der Auswertung tatsächlicher Verkehrsunfälle einen solchen von 30 km/h.

Inwieweit die Ergebnisse der Versuche an Leichen, Präparaten oder macerierten Knochen auf die Verhältnisse in vivo übertragbar sind, liegen bisher nur Spekulationen vor. Erkenntnisse hierüber sind unseres Erachtens nur zu gewinnen durch eine sorgfältige verletzungs- und bewegungsmechanische Analyse aktueller Fälle aus den Unterlagen unfallchirurgischer Kliniken und einem, nach biomechanischen Gesichtspunkten untersuchten Obduktionsgut.

Literatur

Asang, E.: 20 Jahre Skitraumatologie, Grundlagenforschung zum Verletzungsschutz im alpinen Skisport. Habilitationsschrift. Technische Universität München 1970

Haase, W.: Schubebenen und Zerrüttungszonen beim Knochenbruch. Arch. orthop. Unfall-Chir. **37**, 592 (1937)

Haase, W., Richter, G.: Knochenbrüche, beurteilt nach den Grundsätzen und Erkenntnissen der technischen Mechanik. Arch. orthop. Unfall-Chir. **36**, 541 (1936)

Knese, K. H., Hahne, O. H., Biermann, H.: Festigkeitsuntersuchungen an menschlichen Extremitätenknochen. Gegenbaurs morph. Jb. **96**, 141 (1956)

Leitz, G.: Ursachen des Bruchverhaltens langer Röhrenknochen. Stuttgart: F. Enke 1970.

Messerer, O.: Über Elastizität und Festigkeit der menschlichen Knochen. Stuttgart: Cotta 1880

Patscheider, H.: Über Anprallverletzungen der unteren Gliedmaßen bei Straßenverkehrsunfällen. Dtsch. Z. ges. gerichtl. Med. **54**, 336 (1963)

Rössle, R.: Versuche über die Schlagfestigkeit des menschlichen Oberschenkelknochens. Beitr. path. Anat. **83**, 261 (1930)

Sellier, K.: Zur Mechanik des Knochenbruchs. Dtsch. Z. ges. gerichtl. Med. **56**, 341 (1965)

Zink, P., Reinhardt, G.: Anstoßverletzungen am Unterschenkel. 52. Jahrestagung d. Dtsch. Ges. f. Rechtsmed., München 1973

G. Leitz, Stuttgart

Das mechanische Verhalten von Schien- und Wadenbein

Wenn mehr als 350 Publikationen zum Mechanismus der Röhrenknochenfrakturen ohne Konsequenz auf die praktische Frakturenbehandlung geblieben sind, so hat dies 2 Ursachen: Einmal brachten erst operative Maßnahmen iatrogene Änderungen der mechanischen Eigenschaften des Knochens, zum anderen standen die Bruchhypothesen nicht im Einklang mit der in der Technik geläufigen Festigkeitslehre.

Zwar führt der praktische Baustatiker bei *bekannten* Baumaterialien in der Regel nur Querschnittsberechnungen durch, aus denen jedoch der *grundsätzliche Spannungsverlauf im gesamten Kraftträger* nicht abgeleitet werden kann. Denn in anderen Schnitten können *größere* Normal- oder Schubspannungen auftreten, was für Eintritt und Verlauf statischer Frakturen von entscheidender Bedeutung sein muß.

Normalspannungen σ sind einer Zusammenhangstrennung oder Stauchung entgegenwirkende innere Kräfte *senkrecht* zur Schnittebene. Schubspannungen τ treten unter einachsiger Belastung nicht an queren Schnitten und *parallel* zu diesen auf; an zwei Balken lassen sich auch unter Biegebelastung sogenannte *Längsschubspannungen* darstellen. Wird aus der biegenormalspannungsfreien 0-Linie ein kleiner Würfel herausgeschnitten, so zeigt sich, daß drehungsfreies Gleichgewicht nur vorliegt, wenn ein Schubspannungs*paar* von gleicher Größe in *zwei senkrecht zueinander stehenden Ebenen* wirksam ist. Das ist von höchster Bedeutung für Torsionsbeanspruchung; das in einem Querschnitt anzubringende innere Gegenmoment sind ja nur schnittparallele Schubspannungen in Gegendrehrichtung, die damit *auch in Längsachsenrichtung* wirksam sind.

Werden für viele Punkte die Schnittwinkel bestimmt, in denen die Normal- oder Schubspannungen ihre größten Werte haben und dann diese Winkel von Punkt zu Punkt weitergezeichnet, entstehen solche sogenannte *Hauptspannungslinien.* Sie können auch spannungsoptisch als Interferenzlinien doppelbrechender Modelle in polarisiertem Licht unter Belastung ermittelt werden. Die Richtung der Hauptschubspannungen unterscheidet sich vom Winkel der Hauptnormalspannungen *stets um 45°*. Es ist offensichtlich, daß der Verlauf dieser Liniensysteme keineswegs in die Querschnittsebene fällt.

Auffällig ist nun die Übereinstimmung der Biegebrüche mit dem Hauptschubspannungsliniensystem (Abb. 1); nur am Schienbein waren $^{1}/_{5}$ aller Frakturen mit den Regeln der Festigkeitslehre nicht deutbar.

Bei reiner Torsion erhält man im Experiment die bekannten klassischen *Spiralbrüche*, bei denen schon Matti klar die Änderung des Neigungswinkels von rund 70° auf 45° beschrieben hat (Abb. 2). Diese Spiralbrüche werden erst deutbar durch das Gesetz der *Wölbkrafttorsion*, das bei sogenannten offenen Querschnitten Gültigkeit hat. Dabei treten außer Torsionsschubspannungen zusätzliche Biegemomente auf. Ein Spiralbruch zeigt ja tatsächlich auch einen *Längsaufriß*, der den Sprialbruch einleitet und von dessen Enden dann die Spiralen aufeinander zulaufen, bis in der Mitte unter einem Neigungswinkel von 45° dann ein Trennbruch eintritt.

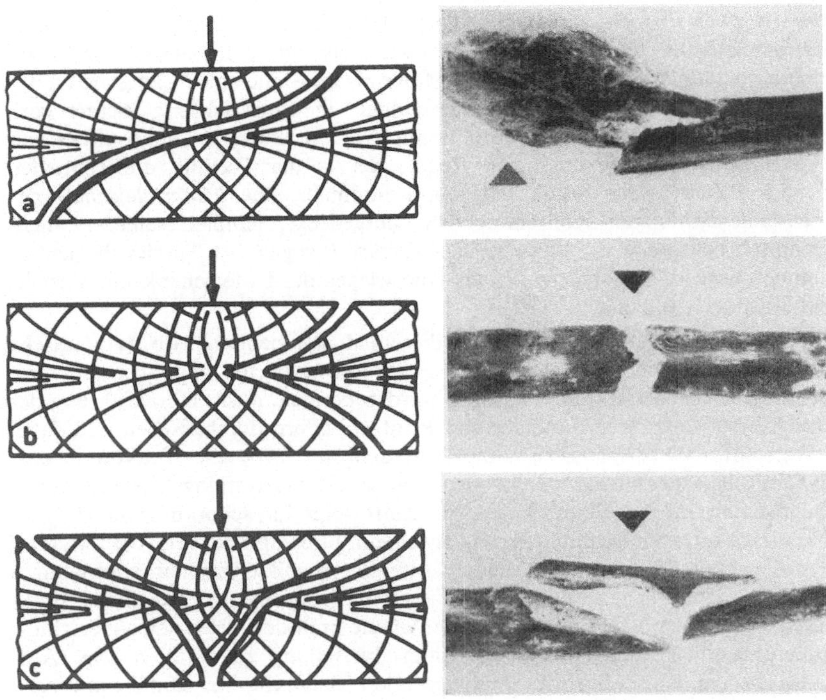

Abb. 1a—c. Typische Biegungsschubbruchbilder am menschlichen langen Röhrenknochen, deren Bruchfugenverlauf dem Verlauf der Hauptschubspannungslinien entspricht

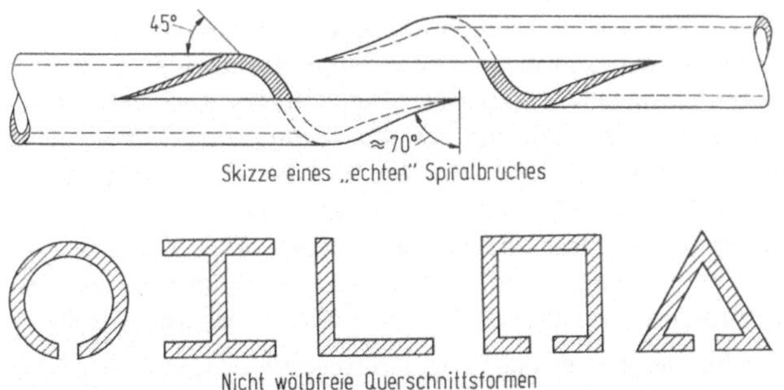

Abb. 2. Typischer Spiralbruch, der nur bei sogenannten nicht wölbfreien Querschnittsformen unter Torsionsbelastung entstehen kann. Damit wird der Längsaufriß des menschlichen langen Röhrenknochens, wie er wegen der paarweise auftretenden Schubspannungen in zwei senkrecht zueinanderstehenden Ebenen und ausgeprägter mechanischer Inhomogenität des Materials vor einem Bruch im Querschnitt auftreten kann, als einleitende Phase bzw. Voraussetzung des torsionsbedingten, typischen statischen Sprialbruches mit sich änderndem Neigungswinkel ausgewiesen

Die in zwei Ebenen wirksamen Torsionsschubkräfte vermögen aber einen Längsaufriß des menschlichen Röhrenknochens nur dann auszulösen, wenn eine *ausgeprägte* Inhomogenität des Materials im Sinne einer Längsstrukturierung vorliegt, wobei die „Längsfaserbündel" in Längsrichtung leichter voneinander getrennt, als quer durchtrennt werden können. Die Analyse von Frakturbildern streng nach den Regeln der in der Technik unbestrittenen Festigkeitslehre oder Statik hat damit nunmehr eine *Materialeigenart* des menschlichen langen Röhrenknochens aufgedeckt, nämlich seine — meßtechnisch bewiesene — relativ *geringe Festigkeit* gegenüber Torsionsbeanspruchung. Diese ist die Ursache für das Überwiegen der Unterschenkeldrehbrüche bei Skisportverletzungen.

Eine grundlegende Frage ist nun in diesem Zusammenhang, ob traumatische Frakturen bei Unfällen als *statische* Frakturen auftreten und überhaupt mit den beschriebenen Mitteln analysiert werden können. Nach Durchführung der Bruchversuche wurden hunderte von Röntgenbildern durchgesehen und dabei festgestellt, daß beispielsweise am Wadenbein nur 2,9% aller Frakturen reine dynamische Querbrüche waren, also sogenannte verformungslose Frakturen. Querbrüche finden sich am Schienbeinschaft immerhin schon in rund 25% der Fälle nach direkter Traumatisierung etwa beim Fußballspiel, wenn die Dynamik der Gewalteinwirkung nicht mehr Zeit zur Ausbildung einer sogenannten statischen Fraktur gelassen hat. Daß auch experimentell nicht deutbare Frakturen am Schienbeinschaft entstehen, dürfte mit der über den Querschnitt außerordentlich ungleichmäßigen Materialverteilung zu erklären sein. Auffällig ist dennoch, daß in der überwiegenden Mehrzahl aller Unfälle praktisch immer statische Frakturbilder entstehen und damit die einwirkende Gewalt meist recht genau rekonstruiert werden kann. Auf die gesetzmäßige Gestaltsänderung des Frakturverlaufs im metaphyseren Bereich soll hier nicht weiter eingegangen werden.

Betrachten wir noch einmal die Hauptschubspannungslinien, so finden wir auch hier eine Übereinstimmung mit den eine Schienbeinbiegungsfraktur gelegentlich begleitenden Fissuren. Diese Begleitfissuren sind nicht etwa Folge einer besonders massiven Traumatisierung, sonders eines besonders langsamen Schädigungsablaufs, der Zeit für die Ausbildung sogar mehrfacher Frakturfugen hatte. Die „Hauptfraktur" entspricht dabei einem, quer am Ort *konzentrierter Krafteinleitung* beginnenden, sogenannten *unreinen Biegeschubbruch*, dem wir später noch einmal begegenen werden. Für alle Osteosynthesemaßnahmen müssen wir auch beim Fehlen röntgenologischer Zeichen den Biegungsbruch immer als verdächtig auf zusätzliche Fissuren ansehen.

Auffällig war bei der Durchsicht von Röntgenbildern, daß niemals *dynamische Torsionsfrakturen* gefunden wurden. Experimentell sind diese charakterisiert durch einen *doppelten Längsaufriß* und eine umlaufende Bruchfuge von gleichbleibend 45° Neigungswinkel, so daß es zur Aussprengung eines Torsionsfragmentes in Form eines Parallelogrammes kommt. Unfallbedingte Torsionskraft scheint dagegen immer eine so weitgehende Abschwächung durch zwischengeschaltete Gelenke oder Weichteile zu erfahren, daß nur der typisch statische Sprialbruch entsteht.

Nach diesen recht kursiven Ausführungen über innere Spannungen und Materialeigenschaften des menschlichen langen Röhrenknochens noch einige Worte über Gefahren bestimmter chirurgischer Maßnahmen, die eine Änderung der Verteilung und Größenordnung dieser inneren Spannungen zur Folge haben. An einem ganz einfachen Beispiel läßt sich zeigen, daß bei mehrachsiger Belastung sich entgegenwirkende *Schubspannungen* auftreten. Dies führt zwangsläufig zu einer höheren statischen Belastbarkeit, aber leider auch zu einer Einschränkung der *Formänderungsfähigkeit* und damit zu einer *Versprödung.* Diese sogenannte *Spannungsversprödung* ist keine Materialeigenschaft, sondern Folge der Beanspruchung; dennoch prädisponiert sie zu schon unter kleinsten dynamischen Belastungen überraschend auftretenden verformungslosen Sprödbrüchen.

Beispiele für eine Spannungsversprödung, also einen zwei- oder dreiachsigen Spannungszustand sind einmal Kerben, in denen eine asymptotisch unendlich große Normalspannung *umschrieben* eine extreme Sprödheit zur Folge hat. Solche Kerben treten z.B. in Ecken eines Spanentnahmebettes auf, weshalb wir die Frakturen nach Spanentnahme am Schienbein praktisch immer von einer der Ecken ausgehen sehen; diese sind also nicht allein Folge einer Schwächung des Knochens durch die Spanentnahme, sondern einer unzweckmäßigen Spanbettform oder Entnahmetechnik mit zu kleinem *Kerbradius.*

Analoge Änderungen sehen wir auch durch sogenannte *Kraftumlenkung*, wie sie durch die Anlage einer Osteosyntheseplatte zustande kommt. Es entsteht hier am Plattenbeginn und am Plattenende eine besonders große *Querkraft* mit nachfolgender Spannungsversprödung, die durch leichtes Anbiegen des Pattenendes nicht entscheidend beeinflußt werden kann. Reduziert werden durch dieses leichte Anbiegen allerdings die durch den Anpreßdruck einer Metallplatten*kante* zusätzlich entstehenden Kerbeeffekte.

Dank der sehr umschriebenen Spannungsversprödung an einem Plattenende zeigen die sogenannten *Plattenendfrakturen* aber nun nicht das Bild verformungsloser Querbrüche, sie gleichen vielmehr dem erwähnten unreinen Biegeschub- oder Biegetorsionsbruch bei konzentrierter Krafteinleitung, der als Querbruch am Orte der Versprödung beginnt, dann jedoch dem Verlauf der Hauptschubspannungslinien seitwärts ausweichend folgt. Es bedarf wohl keiner weiteren Ausführungen, daß die Anlage von zwei auch verschieden langen Platten das Sprödbruchrisiko nicht verkleinern kann, vielmehr lediglich zu einer ausgedehnteren Spannungsversprödung führen muß.

Da das menschliche Skelet beachtlichen dynamischen und statischen Belastungen ausgesetzt ist, darf heute vom Unfallchirurgen und Orthopäden wohl auch eine gewisse Kenntnis der sogenannten Festigkeitslehre verlangt werden, nachdem er mit therapeutischen Maßnahmen eindeutig *Einfluß auf das mechanische Verhalten* der Röhrenknochen nimmt.

M. Jäger, C. Dietschi und M. Ungethüm, München

Experimentelle Untersuchungen zur Bruchlastverminderung der Tibia nach Osteosyntheseplattenentnahme

Unserer Klinik wurden zwischen 1968 bis 1971 *15 Refrakturen* und *neue Frakturen* (d.h. Frakturen an anatomisch anderer Stelle mit anderer Frakturform) nach Osteosyntheseplattenentfernung zugewiesen. Für $^2/_3$ der Fälle konnten Dietschi u. Zenker Fehler in der Osteosynthesetechnik oder im Entnahmezeitpunkt als wohl wesentliche Ursache für neue Fraktur bzw. Refraktur nachweisen. Unabhängig von der Ursache der neuen Fraktur bzw. Refraktur verlief die neue Frakturlinie ausnahmslos entlang einem der Schraubenkanäle (Abb. 1).

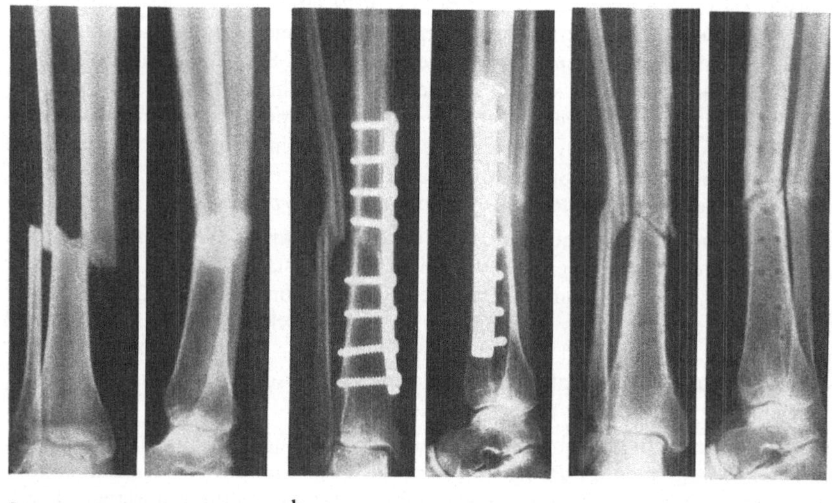

a b c

Abb. 1. a Offene Unterschenkelfraktur, b 19 Monate post op., c 3 Wochen nach Metallentfernung Refraktur

Neben der klinischen Analyse für die wesentlichen Ursachen der Refraktur bzw. neuen Fraktur interessierte uns besonders die Bruchlastverminderung der Tibia, bedingt durch Schraubenlöcher. Wir haben deshalb in Biegeversuchen den quantitativen Stabilitätsverlust einer durchbohrten Leichentibia gegenüber einer unversehrten bestimmt.

Es wurden insgesamt 80 Bruchuntersuchungen an autoptisch gewonnenen Tibiae vorgenommen. Bei 16 Versuchen handelte es sich zur Festlegung der Methodik und damit zusammenhängenden Fragestellungen um Vorversuche. Zur Auswertung kamen letztendlich 64 Bruchlastversuche. Als Prüfgerät diente die Universalprüfmaschine „Zwick" mit elektronischer Kraft- und Dehnungsmessung (Abb. 2 und 3).

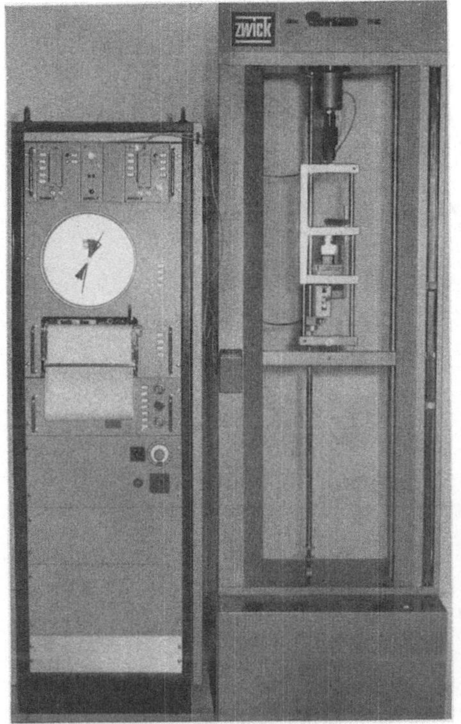

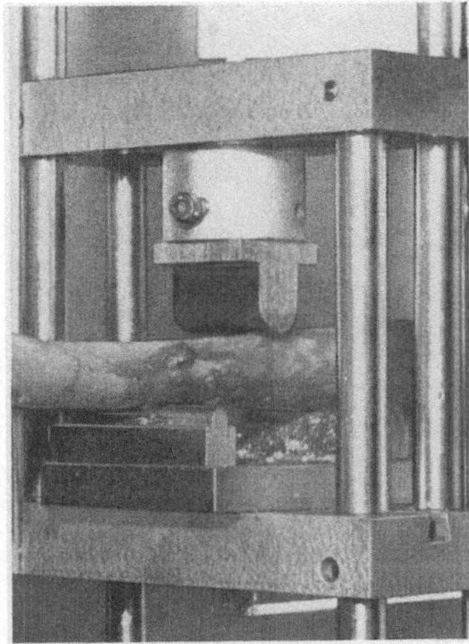

Abb. 2 Abb. 3

Abb. 2. Universalprüfmaschine Typ „Zwick 1442“

Abb. 3. Biegevorrichtung

Beide Tibiae des Probanden wurden in Drittel eingeteilt. Die linke Tibia wurde nach Vorlage einer Sechslochplatte mit Plattenmitte einmal am Übergang proximales-mittleres und am Übergang mittleres-distales Drittel mit einem 3,2-Bohrer quer durchlöchert. Zusätzlich wurden je zwei Corticaliszugschraubenlöcher mit Aufbohren der ersten Corticalis auf 4,5 mm in schräger Richtung gelegt. Damit sollte die Bohrlochlage dem Modell einer Torsionsfraktur mit Drehkeil entsprechen. Die rechte Tibia blieb unversehrt. Die Proben wurden mit einer konstanten Geschwindigkeit von 12 mm/min belastet. Das Kraft- und das Durchbiegeverhalten des aufgelegten Schienbeins bis zum Bruch wurde von einem Schreibgerät im Diagramm festgehalten.

Ergebnisse

In allen 64 Hauptversuchen war die Form des erzeugten Bruches eine einfache Querfraktur, welche direkt unter dem Kraftangriff an der Stelle des größten Biegemomentes entstand und fast ausnahmslos durch ein Bohrloch verlief.

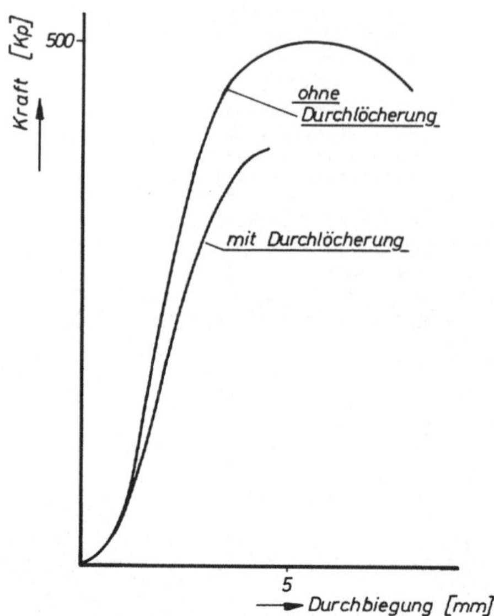

Abb. 4. Typisches Kraft-Durchbiegungs-Diagramm des Biegebruchversuches bei nichtdurchlöcherter und durchbohrter Tibia

Die Aufzeichnung des Durchbiegeverhaltens (= Dehnungsverhalten) der durchlöcherten und der unversehrten Tibia als Funktion der einwirkenden Kraft graphisch dargestellt, ergab, daß der Übergang vom elastischen zum plastischen Bereich häufig durch eine Unstetigkeitsstelle gekennzeichnet war. (Ähnliches beobachteten wir auch an der Streckgrenze beim Zugversuch als Ausdruck einer Art Umlagerung der Strukturen.) Bei der *durchlöcherten Tibia* war durch den früher eintretenden Bruch der *plastische Bereich stark verkürzt* (Abb. 4).

Für die Bestimmung der Bruchlastverminderung war der Ausgangswert jeweils die Bruchfestigkeit der nichtdurchlöcherten Tibia, ausgedrückt in Kilopond (Kp). Die Subtraktion der beiden Werte ergab die Bruchfestigkeitsverminderung bei der Durchbohrung, die wir sowohl in Kp als auch in Prozent bestimmten. (Bei der Prozenteinteilung wurde die Bruchfestigkeit ohne Durchlöcherung als Ausgangswert mit 100% festgelegt.)

Bei den 64 Untersuchungen ergab das arithmetische Mittel eine *Bruchfestigkeitsverminderung* von 13,5%. Die Standardabweichung betrug 10,05% (berechnet nach

$$s = \sqrt{\frac{1}{n-1} \sum_{i=1}^{n} (x_i - \overline{x})^2}$$

Wenn wir unsere Ergebnisse nun analysieren, so ist festzustellen, daß die mit der Universalprüfmaschine erhaltenen einzelnen Bruchlasten in Kp keinen

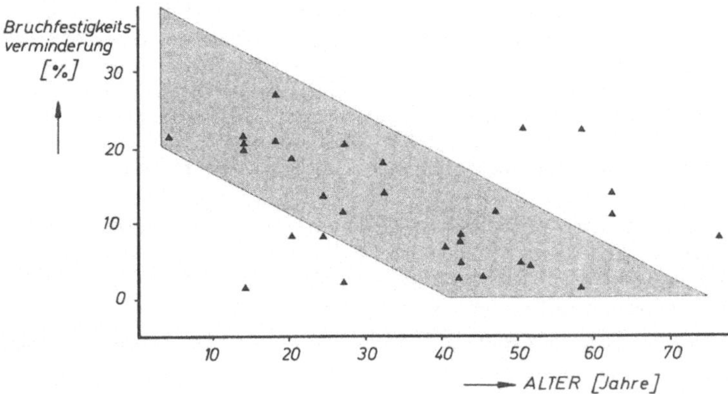

Abb. 5. Abhängigkeit der Bruchfestigkeitsverminderung bei Durchlöcherung vom Alter

absoluten Wert darstellen, sondern gemäß der Definition des Biegemomentes $M_{\beta}=P \cdot l$ in großem Maße von der Distanz L der beiden Kraftstützen abhängen. Deshalb erschien uns die Bestimmung der prozentualen Bruchlastverminderung notwendig.

Eine generelle Abhängigkeit der Bruchlastverminderung des durchlöcherten Schienbeins vom jeweiligen Alter des entnommenen Knochens konnte dabei nicht gefunden werden. Aus unseren Versuchen scheint aber hervorzugehen, daß mit zunehmendem Alter die Durchlöcherung für die Bruchlastverminderung eine geringere Bedeutung hat, d.h., daß die Durchlöcherung eines älteren Knochens eine weniger große Rolle spielt, wahrscheinlich bedingt durch den altersabhängigen Knochenum- bzw. -abbau (Abb. 5).

Das Dehnungsverhalten des Schienbeins beim Biegeversuch, bei welchem ein elastischer und plastischer Bereich unterschieden werden kann, entspricht im Prinzip dem Dehnungsverhalten langer Röhrenknochen beim Zugversuch. Eine Verkürzung des plastischen Bereiches beim durchbohrten Schienbein war auf Grund der Störung der Homogenität der Längsstruktur zu erwarten.

Die von uns experimentell an der durchlöcherten Tibia gefundene Bruchlastverminderung von 13,5% ist in praxi deshalb immer mit der zusätzlich die Knochenbruchfestigkeit vermindernden Spongiosierung zu betrachten. Der quantitative Spongiosierungsgrad, welcher von der Plattendimensionierung und der Belassungszeit des Osteosynthesematerials am Knochen abhängt, ist eine unbekannte, jedoch für die Entstehung neuer Frakturen im ehemaligen Osteosynthesebereich wichtige Größe.

In diesem Zusammenhang seien die Ergebnisse von Gördes erwähnt, die dieser an 165 ausgewachsenen weiblichen Kaninchen in bezug auf die Spongiosierung nach Plattenstabilisierung einer queren Osteotomie feststellen konnte. Die Untersuchungen wurden während des Heilverlaufes bis zur 24. Woche makroskopisch, mikroskopisch, histomorphometrisch durchgeführt. Außerdem wurden Messungen des Hydroxylapatit-Gehaltes mittels Profil-Scanning (Jod 125) durchgeführt. Es fand sich ein foudroyanter Umbau nicht nur im Bereich der Osteotomie, sondern auch im Bereich der gesamten Plattenanlagerungsstrecke, beginnend mit der 1. Woche bis über die 12. Woche anhaltend. In der 24. Woche sind die Umbauvorgänge zurückgegangen, die Corticalis bestand im wesentlichen jedoch nur aus Generallamellen und wenigen Osteonen. Der Um- und Abbau geht von den Havesschen Kanälen aus, und zwar auffälligerweise dann, wenn die Osteotomie knöchern oder bindegewebig stabilisiert war.

Unabhängig von der Art der Knochenheilung (primär-angiogen, desmogen) konnte ein signifikanter Knochenverlust bis zur 24. Woche von 26% bestimmt werden. Die Streuung um die Mittelwerte betrug für sämtliche Versuchsserien 20%.

Was bedeuten unsere Ergebnisse für die Praxis?

Bei biomechanisch einwandfreier Osteosynthese und richtigem Entnahmezeitpunkt sowie Ausheilung ohne infektiöse Komplikation ist das Risiko der Refraktur bzw. neuen Fraktur gering.

Bei Verstößen gegen diese Prinzipien bzw. bei Eintritt von Komplikationen stellen die Schraubenlöcher Sollbruchstellen dar.

Bei normalem Heilverlauf soll nach Plattenentnahme auf Grund der Spongiosierung und der Störung der Homogenität der Längsstrukturen des Knochens durch Schraubenlöcher eine Teilentlastung über 4—6 Wochen durchgeführt werden.

Bei der Indikationsstellung sollte man bei Unterschenkelfrakturen grundsätzlich unterscheiden zwischen Frakturen, die operiert werden müssen und Frakturen, die konservativ behandelt werden können und sollen.

Literatur

Gördes, W.: Persönliche Mitteilung

Dietschi, C., Zenker, H.: Refrakturen und neue Frakturen der Tibia nach A.O.-Platten- und Schrauben-Osteosynthesen. Arch. orthop. Unfall-Chir. **76**, 54 (1973)

G. Ritter und A. Grünert, Mainz

Zu den biomechanischen Voraussetzungen für Druckosteosynthesen an der Tibia

Mechanische Grundlage moderner Druckosteosynthese-Verfahren (Müller, Allgöwer, Willenegger, 1969) ist ein in der Technik schon lange universell angewandtes Prinzip, und zwar die Verbindung zweier Materialteile durch Druck, wie sie praktisch jede Schraubverbindung darstellt. Der Druck wird durch elastische Verformung einerseits der zwei zu verbindenden Teile und andererseits durch die Elastizität des die Kompression bewirkenden Mittels (meist Schraube) aufrechterhalten. Der Druck erzielt eine hohe Stabilität gegen Biegekräfte und über die Flächenreibung gegen Rotation.

Das Prinzip der Druckverbindung kann biomechanisch sinnvoll genutzt werden, seit wir durch die Grundlagenforschung insbesondere der schweizerischen A.O. wissen, daß die Corticalis des Knochenschaftes unter bestimmten Bedingungen hohe statische Drucke auch an der Frakturstelle ohne Knochenresorption toleriert (Perren *et al.*, 1969).

Jede Druckosteosynthese stellt ein geschlossenes System von drei Komponenten dar: Knochen – Stabilisierungsmittel (z.B. Platte) – und Druckübertragungsmittel (z.B. Schrauben). Dabei steht der Knochen stets unter Druck- und das Stabilisierungsmittel unter Zugspannung. Der das System verbindende Osteosynthesedruck wird durch die elastische Zugverformung des Metalls und die elastische Druckverformung des Knochens in der Größenordnung von einigen µm erzeugt und aufrechterhalten (Ritter, Grünert, Schweikert, 1973).

Für die Effektivität jeder Druckosteosynthese, d.h. für ihre mechanische Stabilität, ist daher entscheidend, daß es sowohl unter dem statischen Osteosynthesedruck als auch unter den bei Gebrauch der operierten Extremität zusätzlich auftretenden dynamischen Belastungen zu keinerlei Nachgeben des Knochens kommt. Denn schon Knochendestruktionen von wenigen µm führen zu Verlust des Osteosynthesedruckes und damit der Stabilität.

Entscheidendes Glied jeder Druckosteosynthese ist die Übertragung der Druckkräfte zwischen Metall und Knochen, was bei den üblichen Platten über mehrere quere Schrauben, bei den äußeren Spannern über Steinmann-Nägel auf die Schaftcorticalis erfolgt, bei manchen Verfahren aber auch über verschiedene Abstützlager auf die Spongiosa. Für Entwicklung und Beurteilung von Druckosteosyntheseverfahren ist es daher von grundlegender Bedeutung zu prüfen, welche maximalen Drucke an den einzelnen Schaftabschnitten der Tibia durch quere Schrauben oder Bolzen oder an der Spongiosa des Tibiakopfes durch spezielle Lager ohne Strukturzerstörung des Knochens übertragen werden können.

Ergebnisse experimenteller Untersuchungen

Mit Hilfe einer Instron-Material-Prüfmaschine und eines speziell entwickelten Meßverfahrens (Grünert, Ritter, 1973), welches über cyclische Wechseldruckbelastungen den Nachweis von plastischen Knochenveränderungen im Bereich weniger µm erlaubt, wurde an frischen Leichenknochen die maximale Druckbelastbarkeit in den verschiedenen Abschnitten der Tibia bei Druckübertragung über einen 5 mm im Durchmesser starken Querbolzen gemessen. Methodik und Meßverfahren sind an anderer Stelle mitgeteilt (Ritter, Grünert, 1973). In einer speziell angefertigten Halterung ist die proximale oder distale Hälfte einer Tibia befestigt. Der durch die jeweilige Prüfbohrung geführte Querbolzen wird über einen zentral im Markraum liegenden Zuganker belastet (Abb. 1a). Beim Überschreiten der maximalen Belastbarkeit kommt es zu einem Einschneiden des Querbolzens in die Corticalis. Die an den einzelnen Schaftabschnitten der Tibia ermittelten Werte der maximalen Druckbelastbarkeit sind in der Abb. 2 schematisch zusammengestellt.

Daraus wird ersichtlich, daß sich bei einem, für eine stabile Osteosynthese im Schaftbereich der Tibia notwendigen Osteosynthesedruck von 50–80 Kp für die dauerhafte Druckübertragung bei jüngeren Menschen bis in die gelenknahen Abschnitte keinerlei Probleme ergeben. Bei der Tibia älterer Menschen

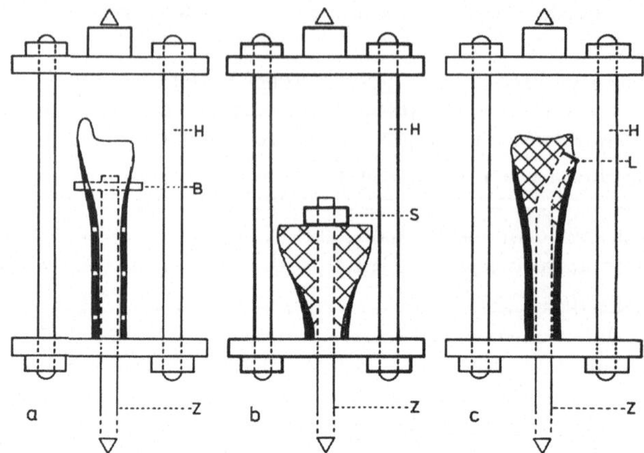

Abb. 1a–c. Schematische Darstellung der Versuchsanordnung. a bei Prüfung der max. Druckbelastbarkeit der Corticalis bei Druckübertragung über einen Querbolzen in den verschiedenen Abschnitten der Tibia. b bei Prüfung der Druckbelastbarkeit der Spongiosa des Tibiakopfes. c bei Prüfung eines Kompressionsnagels. (*H* starre Halterung, *B* Querbolzen, *S* Stahlscheibe, *L* Lippe des Kompressionsnagels)

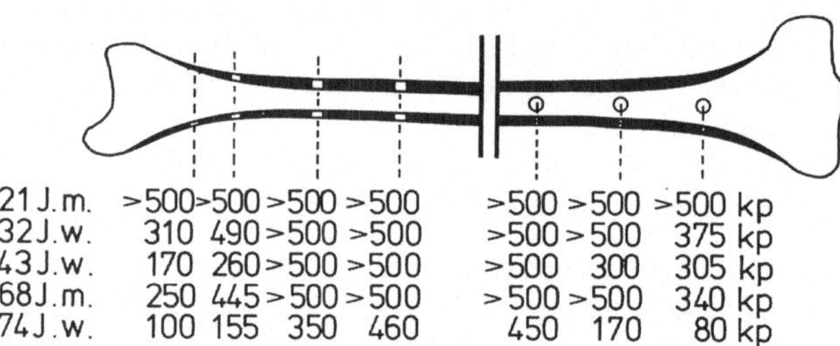

Abb. 2. Werte der maximalen axialen Druckbelastbarkeit der Corticalis unter einem Querbolzen in verschiedenen Abschnitten der Tibia

hingegen kann in Gelenknähe die kritische Grenze erreicht werden. Dabei ist zu berücksichtigen, daß bei Platten-Osteosynthesen nur die der Platte anliegende Corticalis zur Druckübertragung herangezogen wird. In unseren Experimenten wurde unter den Querbolzen eine axiale Druckbelastbarkeit der Corticalis in Altersabhängigkeit von max. 600–1500 Kp/cm² gemessen.

In Hinblick auf verschiedene Osteosyntheseverfahren, die den Druck proximal auf die Spongiosa des Tibiakopfes überleiten, wurde weiterhin die für Druckosteosynthese nutzbare maximale Druckbelastbarkeit der Spongiosa des Tibiakopfes ermittelt, d.h. die Druckbelastbarkeit, bei der rein elastische Verformung aber noch keine Strukturzerstörung am Knochen im Sinne einer plastischen Verformung auftritt.

Die schematische Versuchsanordnung zeigt Abb. 1b. Die maximale Druckbelastbarkeit bei rein elastischer Verformung liegt mit dem Alter abnehmend nur zwischen 15 und 25 Kp/cm^2. Aus den Ergebnissen wird deutlich, daß selbst bei sehr großflächiger Druckübertragung, z.B. durch die 1 cm breite Klinge einer Kondylenplatte schon — ohne Berücksichtigung zusätzlicher dynamischer Belastungen — die maximale Druckbelastbarkeit der Spongiosa erreicht oder überschritten wird.

Einbezogen in die Untersuchungen wurde auch ein Kompressionsnagel, der proximal den Druck auf die Spongiosa im Bereich der Tuberositas tibiae über eine kleine Lippe am Nagelrand übertragen soll (Kaessmann, Weber, 1969) (Abb. 1c). Bei annähernd 0,5 cm^2 Druckübertragungsfläche läßt sich dabei höchstens ein Druck von 30 Kp erreichen, der aber schon nach kurzer Krafteinwirkung von einigen Minuten fast ganz verschwindet und unter zusätzlichen Belastungen aufgrund weiterer Strukturzerstörungen völlig abgebaut wird. Solche Osteosynthesemittel ermöglichen also keine Druckosteosynthesen, sondern sind Verfahren mit kurzzeitiger Kompressionsadaptation. Als Druckosteosynthesen sollten nur solche Verfahren bezeichnet werden, die eine langzeitige Erhaltung des Druckes und damit der vollen Stabilität garantieren.

Zusammenfassung und Schlußfolgerungen

Die Verwirklichung einer stabilen Osteosynthese ist aus anatomischen und biomechanischen Gründen an der Tibia besonders problematisch. Bei der Markraumnagelung kann infolge der sehr ungleich weiten Markhöhle bei gelenknahen Frakturen keine volle Festigkeit erzielt werden.

Druckosteosynthesen bieten vom Prinzip her die besten mechanischen Voraussetzungen für eine hohe Stabilität. Die biomechanische Tatsache jedoch, daß es an der Tibia keine ausgesprochene Zugseite wie bei dem exzentrisch belasteten Oberschenkel gibt, läßt uns mit Plattenosteosynthesen das Ziel einer voll belastungsstabilen Osteosynthese bis heute noch nicht erreichen; denn bei normaler Belastung der Tibia treten Biegekräfte in allen Richtungen auf.

Biomechanisch günstig ist die zentrale axiale Kompression, wie sie bei Verwendung der sogenannten äußeren Spanner zur Anwendung kommt. Sie ermöglicht Biegestabilität in allen Richtungen. Mangelnde Frakturschienung, Offenheit des Systems u.a. schränken aber deren Anwendbarkeit ein. Bis heute bekannte intramedulläre Kompressionsnägel scheitern an ungeeigneter Druckübertragung. Über ein eigenes, neu entwickeltes Druckosteosyntheseverfahren mit zentraler, axialer Kompression und gesicherter Druckübertragung werden wir in Kürze berichten.

Die experimentellen Untersuchungen haben deutlich gemacht, daß nur solche Osteosyntheseverfahren eine langzeitige Erhaltung des Osteosynthesedruckes und damit der vollen Stabilität gewährleisten können, die den Druck nicht auf die Spongiosa, sondern in geeigneter Weise auf die druckfeste Schaftcorticalis überleiten. Die Beachtung dieser biomechanischen Voraussetzungen ist für die Effektivität jedes Druckosteosyntheseverfahrens nicht nur an der Tibia von ausschlaggebender Bedeutung.

Literatur

Grünert, A., Ritter, G.: Meßverfahren zum Nachweis von plastischen Knochenveränderungen im μm-Bereich. Res. exp. Med. **160**, 213 (1973)

Kaeßmann, H. J., Weber, H.-G.: Der Kompressionsnagel, eine Modifikation des Marknagels nach Küntscher. Bruns' Beitr. klin. Chir. **217**, 315 (1969)

Müller, M. E., Allgöwer, M., Willenegger, H.: Manual der Osteosynthese. Berlin-Heidelberg-New York: Springer 1969

Perren, S. M., Huggler, A., Russenberger, M., Allgöwer, M., Mathys, R., Schenk, R., Willenegger, H., Müller, M. E.: The reaction of cortical bone to compression. Acta orthop. scand. Suppl. **125**, 19 (1969)

Perren, S. M., Staumann, F., Müller, M. E., Allgöwer, M.: A method of measuring the change in compression applied to living cortical bone. Acta orthop. scand. Suppl. **125**, 7 (1969)

Ritter, G., Grünert, A.: Experimentelle Untersuchungen zu den mechanischen Eigenschaften des Knochens im Hinblick auf die Druckosteosynthesen. Arch. orthop. Unfall-Chir. **75**, 302 (1973)

Ritter, G., Grünert, A., Schweikert, C.-H.: Experimentelle Untersuchungen über die elastische Druckverformung des Knochenschaftes. Z. Orthop. (im Druck)

B. Die Behandlung der geschlossenen Frakturen

Die konservative Therapie

J. Rehn und R. Labitzke, Bochum

Die konservative Therapie (Übersichtsreferat)

Es mag manchem von Ihnen merkwürdig erscheinen, daß die konservative Behandlung der Unterschenkelbrüche noch diskutiert wird. Nach dem Siegeszug der Osteosynthesen für zahlreiche Indikationen der Knochenbrüche, den wir selbst mit Initiative und Begeisterung mitbestreiten, wird hier offensichtlich ein Anachronismus abgehandelt. Daß dem nicht so ist, will ich Ihnen im folgenden zu beweisen versuchen.

Es gehört zum Thema, daß die Indikation zu allen möglichen Therapieformen, also auch zur Osteosynthese, abgegrenzt wird.

Die grundsätzliche Überlegung für die Therapie bei allen Frakturen lautet: Mit welchem Vorgehen kann man bei geringstmöglichem, allgemeinem und lokalem Risiko für den Patienten eine optimale funktionelle und anatomische Wiederherstellung der verletzten Gliedmaße in kürzester Zeit ohne Spätfolgen erreichen?

Wendet man diesen Leitsatz korrekt an, so wird man meist zu klaren Entscheidungen kommen. Es verbleiben aber Frakturen, die sich einem Schema nicht unterordnen lassen und auf verschiedene Weise behandelt werden können. Hierher gehört zweifelsohne der geschlossene Unterschenkelschaftbruch.

Tabelle 1. *Indikationen zur konservativen Behandlung des geschlossenen Schienbeinschaftbruches*

Allgemein	Lokal	
Kinder und Jugendliche	Gutes Repositionsergebnis	bei verschiedenen Bruchformen
Alter Mensch mit Durchblutungsstörungen	Stabilität	
	Fissuren und nicht dislozierte stabile Frakturen	

Die Entscheidung über die einzuschlagende Therapie muß bei der Aufnahme gestellt und sorfort verwirklicht werden. Die beinhaltet aber auch, daß das Verfahren jederzeit — möglichst frühzeitig — im Verlauf der Behandlung gewechselt wird, wenn sich die Fraktur als instabil herausstellt, wenn eine nicht zu korrigierende Fehlstellung, oder eine verzögerte Bruchheilung festgestellt wird, d.h. also im Falle eines Versagens der primär eingeschlagenen Therapie. Die Indikation für die grundsätzliche Entscheidung — konservativ oder operativ — ist unter anderem abhängig von der Art der Fraktur, dem Zustand der Weichteile, dem Vorhandensein weiterer Knochen-Verletzungen und auch vom Alter und Beruf des Verletzten. Eine generelle Indikation zur einen oder anderen Therapieform des Schienbeinschaftbruches existiert keineswegs.

Die Entscheidung zum konservativen Vorgehen wird durch folgende prinzipielle Überlegungen bestimmt:

1. Wenn keine primäre Indikation zur Operation vorliegt, beinhaltet die konservative Behandlung das geringste Risiko, zumal bei richtiger Indikation und guter Technik konservativ behandelte Tibiafrakturen in einem hohen Prozentsatz ein gutes anatomisches und funktionelles Resultat ergeben.

2. Die größte Gefahr der operativen Behandlung liegt im Entstehen einer Osteomyelitis. — 52% der von uns in 4 Jahren behandelten 384 posttraumatischen Osteomyelitiden betrafen die Tibia, überwiegend nach vorangegangenen Osteosynthesen. — Ihre Behandlung wirft an dem schlecht mit Weichteilen gedeckten Knochen schwere Probleme auf. Eine Defektheilung oder eine Unter- oder Oberschenkelamputation nach Osteosynthese einer geschlossenen Tibiafraktur wegen nachfolgender Osteomyelitis wird jedem Chirurgen unvergessen bleiben und seine Anzeigestellung beeinflussen.

Konservativ behandeln wir die geschlossenen Unterschenkelschaftbrüche, die sich reponieren und in guter Stellung halten lassen (Tabelle 1). Das ist bei verschiedenen Frakturtypen möglich, sofern eine Verzahnung der Fragmente Stabilität erbringt.

Bedingung ist fast immer eine mitfrakturierte, nicht sperrende Fibula. Selbstverständlich zählen auch nichtverschobene Brüche und Fissuren, die keine Reposition erforderlich machen, hierher.

Die folgende Zusammenstellung (Tabelle 2) zeigt Ihnen, daß unterschiedlichste Frakturformen der Tibia einer konservativen Therapie zugänglich sind, wenn die Voraussetzung einer ausreichenden Stabilität gegeben ist.

Tabelle 2. *Die verschiedenen Bruchformen und die Therapie von 280 konservativ behandelten geschlossenen Unterschenkelbrüchen*

Bruchform		
Querbruch	104	= 37%
Schräg-/Drehbruch	118	= 42%
Trümmerbruch	58	= 21%
(davon 2-Etagenbruch)	(10)	= (4)%
Behandlung		
Keine Reposition (unverschobene Brüche, Fissuren — hierunter 33 isolierte Tibiafrakturen)	69	= 25%
Reposition mit Narkose	211	= 75%

Kindliche Unterschenkelfrakturen werden konservativ behandelt. Das gute Regenerationsvermögen ermöglicht eine schnelle Frakturheilung, auch bei einer gewissen Instabilität.

Der volle Bewegungsumfang der Nachbargelenke wird nach Ruhigstellung schnell wieder erreicht. Achsenfehlstellungen von 10—15 Grad werden außer denen der Rotation spontan ausgeglichen. Selbstverständlich sollte trotzdem auf eine möglichst exakte Reposition und Retention auch bei Kindern Wert gelegt werden.

Die Heilung einer Fraktur benötigt eine bestmögliche Ruhigstellung bis zur knöchernen Überbrückung. Die Durchblutung des Knochens, die durch das Trauma bereits geschädigt ist, sollte durch die Behandlung nicht weiter verschlechtert werden. Wie bei jeder Wundheilung sind die Gefäßaussprossungen, d.h. die Vascularisation im Bruchbereich, die notwendige Voraussetzung für die knöcherne Überbrückung. Eine Instabilität der Fraktur zerstört die neugebildeten Gefäße, die der Wegbereiter jeder Callusbildung sind.

Die Ruhigstellung mit konservativen Verfahren läßt sich, wie Lorenz Böhler immer wieder betont hat, nur unter einer gewissen Verkürzung, d.h. Einstauchung und Verzahnung der Fragmente, erreichen. Daß diese Stabilisierung bei gegebener Anzeigestellung zur Bruchheilung ausreicht, beweisen zahlreiche Statistiken.

Wir streben die achsengerechte und rotationsfehlerfreie Stellung der unteren Extremität an. Verschiebungen ad latus sind bei ausreichendem Kontakt der Bruchflächen belanglos gegenüber Abweichungen im X- oder O-Sinne. Mit konservativen Methoden können wir nie die anatomisch vollkommene Wiederherstellung wie nach einer Osteosynthese erreichen. Die Wiederherstellung normaler Achsenverhältnisse garantiert jedoch die volle funktionelle Belastbarkeit ohne Spätfolgen.

Tabelle 3. *Indikationen zur primären bzw. sekundären Osteosynthese des geschlossenen Schienbeinschaftbruches*

Allgemein	*Lokal*
Mehrfachverletzung	Unzureichendes Repositionsergebnis
Querschnittslähmung	Instabilität
Mehrfachfrakturen der gleichen Extremität	
Alter Mensch	
Sekundäre Osteosynthese	
Erneute Dislokation	Pseudarthrose
Fehlstellung	Osteomyelitis
Verzögerte Bruchheilung	

Alle verschobenen Brüche reponieren wir in Narkose unter Zuhilfenahme des Fernsehbildwandlers. Ein Fersenbeindrahtzug oder Steinmann-Nagel erleichtert die Reposition und hilft die Verkürzung ausgleichen.

Wir verwenden grundsätzlich nur lange, u-förmige, gespaltene Gipsverbände unter leichter Beugung im Kniegelenk. Das verletzte Bein wird anschließend auf einer Braunschen Schiene hochgelagert. Zunächst kurzfristige, in 7tägigen Abständen durchgeführte Röntgenkontrollen überwachen unsere Maßnahmen. Das Prinzip der vorsichtigen Reposition mit Zug und Gegenzug wurde bereits 1497 in Brunschwigs „Chirurgia" beschrieben.

Gefahren bei der konservativen Behandlung von geschlossenen Unterschenkelbrüchen sehen wir im wesentlichen in Achsenfehlern, unter denen Rotationsfehler am schwersten erkennbar und klinisch gravierend sind; weiter in der Möglichkeit der verzögerten Bruchheilung bzw. Pseudarthrosen, vor allem nach häufigem Reponieren einer instabilen Fraktur. Es kann schwieriger sein, eine Unterschenkelfraktur gut und vorsichtig zu reponieren und mit konservativen Methoden zu retinieren, als eine Osteosynthese auszuführen. Außerdem erfordert die Überwachung einer in Abheilung befindlichen Fraktur mehr Aufwand als nach einer technisch einwandfreien übungsstabilen Osteosynthese.

Ein weiterer Nachteil der konservativen Behandlung ist die gegenüber einer Osteosynthese notwendige ausgedehntere Liegezeit, die auch den Aufenthalt im Krankenhaus gegenüber einer Osteosynthese verlängert. Andererseits ist die im Röntgenbild sichtbare Callusbildung ein guter und leicht erkennbarer Parameter für die Bestimmung des Termins der Belastbarkeit. Statistiken, die unter nach Osteosynthese möglicher Frühmobilisation eine deutliche Verringerung der thromboembolischen Zwischenfälle beweisen, stehen noch aus.

Nach Darlegung der für uns maßgeblichen Überlegungen zur konservativen Behandlung möchte ich Ihnen unsere Indikation zur Osteosynthese darstellen (Tabelle 3).

Tabelle 4. *Die verschiedenen Therapieverfahren der von 1968-1972 in „Bergmnannsheil", Bochum behandelten 517 geschlossenen Unterschenkelschaftbrüche*

Erwachsene, konservative Behandlung	280	=	55%
Kinder, konservative Behandlung	43	=	9%
Sekundäre Osteosynthesen	92	=	17%
Primäre Osteosynthesen	102	=	19%
Gesamt	517	=	100%

Eine primäre Osteosynthese führen wir bei allen als instabil erkennbaren Brüchen durch. Hierzu zählen kurze und lange, glatte Schrägbrüche und in erster Linie isolierte Schienbeinschaftbrüche mit Dislokation. Die sperrende Fibula verhindert meist eine stabilisierende Verzahnung und Verkürzung. Die traumabedingte Randnekrose der Fraktur verstärkt die Diastase und damit die Instabilität.

Dieses bekannte Verhalten wird durch die langsame knöcherne Durchbauung isolierter Schienbeinschaftfissuren ohne jede Dislokation unterstrichen.

Bei mehreren, durch Osteosynthese versorgten Frakturen der gleichen Extremität stabilisieren wir auch die Tibia operativ, um die Voraussetzung zur aktiven Übung der gesamten Extremität gewährleisten zu können. Auch bei Mehrfachverletzten und Querschnittsgelähmten sehen wir eine Indikation zur primären Osteosynthese wegen der Pflegeerleichterung. Beim alten Menschen wird durch Übungsstabilität die zur späteren Funktion unbedingt notwendige Mobilisierung erleichtert.

Demgegenüber stellen eine schlechte periphere arterielle Durchblutung oder Ulcera cruris eine Kontraindikation zur Osteosynthese dar, die mit dem Fixateur extern gelegentlich zu umgehen ist. Die Faszination, die vom Röntgenbild ausgeht, führt nur allzuleicht dazu, daß der Zustand der Weichteile über der Fraktur, also auch der Osteosynthese, übersehen oder falsch eingeschätzt wird.

Die im vorliegenden Material (Tabelle 4) durchgeführten 92 sekundären Osteosynthesen zeigen, daß die Erkennung einer Instabilität primär nicht immer gelingt. Beweis für Instabilität ist die nach höchstens zweimaliger Reposition und anschließend richtiger Fixation erneut aufgetretene Dislokation.

Hier stellen wir bereits in den ersten Wochen der primär konservativen Behandlung die Indikation zur Osteosynthese. Dies gilt ebenso für Fehlstellungen, die sich konservativ nicht beseitigen lassen und später für die verzögerte Bruchheilung.

Fast 50% der sekundären Osteosynthesen wurden aus diesen Gründen in den ersten 4 Wochen nach anfänglicher konservativer Behandlung operiert. Die Osteosynthese mit oder ohne Spongiosaanlagerung oder, bei teilweisem knöchernen Durchbau, die alleinige Transplantation autologer Spongiosa kürzen das Heilverfahren ab und ermöglichen unter Vermeidung der Frakturkrankheit die Einleitung der dringend notwendigen Übungsbehandlung. Mit diesem Vorgehen sahen wir in der gesamten Untersuchungsserie kein Falschgelenk.

Tabelle 5. *Die anatomischen Ergebnisse von 280 konservativ behandelten Unterschenkelbrüchen (Erwachsene)*

Anatomisch (achsengerecht)	192 = 68%	
ad latus	21 = 8%	
Antekurvation	13 = 5%	Achsenfehler unter 10%
Rekurvation	13 = 5%	
Valgus	9 = 2%	
Varus	16 = 6%	
Kombinierter (2achsiger) Fehler	16 = 6%	
Insgesamt	280 = 100%	

Jede Therapie wird an ihren Ergebnissen gemessen: Die anatomischen Resultate nach Auswertung der Röntgenbilder erreichen niemals die Perfektion einer guten Osteosynthese, zeigen aber, daß auch nach konservativer Behandlung überwiegend gute Ergebnisse (Tabelle 5) zu erreichen sind. Die uns bekannten funktionellen Resultate sind ebenfalls überwiegend gut. Auf eine exakte Auswertung des gesamten Krankengutes unter diesem Aspekt mußten wir aus organisatorischen Gründen verzichten.

Die möglichst anatomische Wiederherstellung des Knochens nach einer Fraktur vermeidet Spätfolgen an den benachbarten Gelenken, wie sie sich hauptsächlich in Form der posttraumatischen Arthrose dokumentieren. Die sogenannte Frakturkrankheit wird häufig pauschal als Folge der konservativen Behandlung bezeichnet. Nach Entfernung des Gipsverbandes sind Schwellungen ebenso wie petechiale Blutungen der Haut mit röntgenologisch erkennbarer Entkalkung des Knochens als Folge von Durchblutungsstörungen und Einschränkungen der Gelenkbeweglichkeit häufig.

Nicht der Knochenbruch als solcher, sondern Weichteilschäden und sekundäre Gelenkveränderungen stellen das Hauptkontingent der z.B. in Gutachten erhobenen Spätfolgen dar.

Mit einer intensiven, ausschließlich aktiven Übungsbehandlung, wobei uns das Schreitbad wertvolle Dienste leistet, lassen sich diese Komplikationen, die sowohl nach operativer als auch konservativer Behandlung auftreten, im allgemeinen bald beheben.

Die folgenden Vorträge sowie das Podiumsgespräch werden zwar kaum eine einheitliche, aber hoffentlich eine richtungsgebende Indikationsstellung für die Behandlung der Schienbeinbrüche erbringen. Nichts hemmt den Fortschritt in der Medizin mehr, als ein Beharren auf einer vorgefaßten Meinung und damit einer bestimmten Therapieform.

Ich hoffe Ihnen gezeigt zu haben, daß auch beim Unterschenkelschaftbruch eine individuell gewählte Indikationsstellung die Benutzung verschiedener Verfahren erforderlich macht.

F. Koch und H. Krahl, Heidelberg

Die konservative Behandlung von Unterschenkelfrakturen mit einem funktionellen Unterschenkelgips

Das Idealziel einer jeden Knochenbruchbehandlung, nämlich eine freie Beweglichkeit der angrenzenden Gelenke und eine regelrechte muskuläre Belastungsfähigkeit, wird bei der bislang geübten konservativen Frakturenbehandlung nur unvollkommen erreicht. Nach knöcherner Konsolidierung der Fraktur ist stets eine mehrwöchige Nachbehandlungszeit zu berücksichtigen, während der die durch die meist vielwöchige Gipsruhigstellung versteiften Gelenke mobilisiert und die Muskulatur auftrainiert wird. Die Folge hiervon bedeutet aber oft eine mehrwöchige Verlängerung der Arbeitsunfähigkeit.

Auf der Suche nach einer Verkürzung der Behandlungszeit speziell bei Unterschenkelfrakturen stießen wir vor einiger Zeit auf Arbeiten von Sarmiento, der sich das technische Prinzip der PTB-Prothese in der Behandlung bei Unterschenkelbrüchen nutzbar machte.

In der PTB-Prothese wird bekanntlich das Körpergewicht ohne Belastung der Stumpfspitze von der Patellasehne, sowie vom medialen und lateralen Tibiaplateau getragen. Durch konsequentes Übertragen dieser Konstruktionsprinzipien auf die Verbandsanordnung bei Unterschenkelbrüchen gelang es, Unterschenkelfrakturen ohne Knieruhigstellung und ohne Liegezeit zur Ausheilung zu bringen. Die von Sarmiento mitgeteilten Ergebnisse ermutigten uns, dieses Verfahren in der Behandlung von Unterschenkelbrüchen zu berücksichtigen.

Es ist unser Bestreben, den Gipsverband so früh wie möglich anzulegen, um einer voluminösen Anschwellung der Gliedmaße vorzubeugen. In den meisten Fällen war eine Allgemeinnarkose zu umgehen. Zur Reposition und zum anschließenden Eingipsen setzen wir den Patienten auf den Gipstisch und lassen die frakturierte Extremität frei herunterhängen. Durch das Eigengewicht des Beines wird eine leichte Extensionswirkung erzielt, wodurch vielfach gröbere Repositionsmanöver zu umgehen sind. Nach erfolgter Reposition wird ein nur an den prominenten Knochenpartien gepolsterter Unterschenkelgipsverband, der zunächst über das rechtwinklig gebeugte Kniegelenk reicht, angelegt.

Es ist streng darauf zu achten, daß der Gips häufig glatt gestrichen und möglichst eng anmodelliert wird, um ein späteres Abweichen der Fragmente zu verhindern. Insbesondere das häufige Glattstreichen in Unterschenkellängsachse entlang der vorderen Tibiafläche ist von wesentlicher Bedeutung.

Nach dem Anwickeln von 3–4 Cellonagipsbinden wird der wichtigste Teil des Gipses, nämlich der Tibiakopfbereich modelliert. Zur Erleichterung der Modellierung dieses Beinanteils haben wir uns ein kleines Hilfsmittel konstruiert, das aus zwei Brettchen besteht, die mittels zweier Zwingen miteinander verbunden werden können. (Abb. 1a) Im vorderen Brettchen finden sich zwei Vortreibungen für die neben der Patellasehne befindlichen parapatellaren Gruben, während dorsalseitig ein planes Brett Verwendung findet.

Nach Anlegen dieser beiden Hilfsmittel auf den Gips werden sie mit zwei Schraubklemmen kräftig komprimiert. Hierdurch kommt es zu einer Planierung der in der Kniekehle befindlichen Gipsanteile, während ventralseitig die Druck-

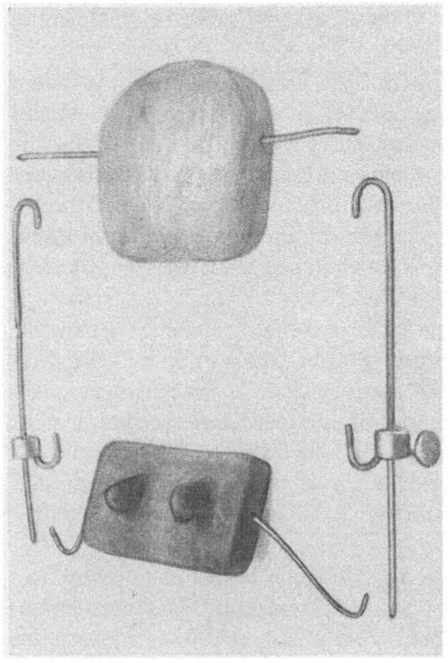

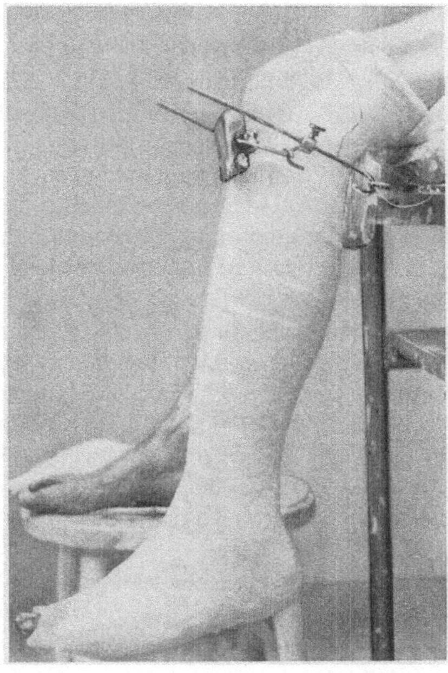

a b

Abb. 1. a Von uns konstruierte Hilfsmittel zur besseren Modellierung des proximalen Gipsendes, bestehend aus einem Vorderteil mit 2 Höckern für die Parapatellargruben und einem planen hinteren Teil zur Planierung der Kniekehlenweichteile sowie 2 Schraubenzwingen. b Hilfsmittel in situ

bänkchen für die spätere Belastung in den Parapatellagruben geformt werden. Mit diesen beiden kleinen Hilfsmitteln kann ein solcher Gips praktisch ohne fremde Hilfe angelegt werden (Abb. 1b) .

Während der Abbindephase des Gipses wird mit den nun freien Händen das Tibiakopfmassiv herausmodelliert, so daß auch hier eine ausreichende Abstützung des Gipses an den knöchernen Anteilen gegeben ist.

Nach Röntgenkontrolle und Korrektur ggf. verbliebener Achsenfehler wird der Gips nun zu einem Gehgips komplettiert und in typischer Weise ausgeschnitten. Nach Austrocknen des Gipses wird dem Verletzten gestattet, aufzustehen und nach eigenem Belieben das verletzte Bein im Gipsverband zu belasten.

Nach unseren Erfahrungen laufen praktisch alle Patienten nach etwa 14 Tagen bis spätestens 3 Wochen ohne Stockstützen und belasten das frakturierte Bein voll. Durch die beschriebene Verbandsanordnung gelingt es, den Belastungsdruck während der Standbeinphase vom Boden auf das proximale Tibiaende bei weitgehender Umgehung der Fraktur zu übertragen. Die im Idealfall dreieckige Form des oberen Gipsendes in der Aufsicht, sowie die über die

Femurkondylen hochgezogenen seitlichen Gipsbacken verhindern eine Drehung und eine Verkürzung der Fragmente.

Im Jahre 1970 berichteten Sakurai u. Mitarb. über Druckmessungen in einem solchen PTB-Gips. Sie konnten feststellen, daß bei gut sitzendem Gipsverband und voller Belastung nur etwa 1–2% des Körpergewichtes die Fußsohle erreichten. Ähnliche Feststellungen konnten wir treffen, indem wir unter der Ferse einer Versuchsperson einen mit einem Kontrastmittel gefüllten Gummibeutel befestigten und Röntgenaufnahmen mit und ohne Belastung anfertigten. Eine Verformung des Kontrastmittelbeutels unter voller Belastung wurde nicht beobachtet.

Wir haben nach dieser Methode bisher 93 Unterschenkelbrüche behandelt. Dabei handelte es sich um Quer-, Schräg-, Dreh-, Stück- sowie Trümmerbrüche. Keine Berücksichtigung fanden Tibiakopfbrüche sowie Sprunggelenksfrakturen. Bei 5 Patienten mußte die Behandlung abgebrochen werden, weil es zweimal zu einer verzögerten Bruchheilung kam, welche eine Fibulaosteotomie notwendig machte. Bei 3 Patienten lag eine hochgradige Adipositas vor, so daß es trotz lege artis angelegten Gipsverbänden rezidivierend zu Achsenabweichungen kam.

Gröbere Fehlstellungen beobachteten wir in 2 Fällen, wobei das Ausmaß in einem Fall 10 Grad, im anderen 15 Grad Rekurvation zeigte. 79 Unterschenkelbrüche heilten achsengerecht, bei weiteren 7 kam es zu Abweichungen bis 5 Grad.

Die effektive Konsolidierungszeit konnte durch dieses Verfahren nicht verkürzt werden. Die kürzeste Heilungszeit betrug 8, die längste 22 Wochen.

Die Vorteile dieser Behandlungsmethode gegenüber bisher geübten konservativen Behandlungsverfahren sind evident: Durch die von Anfang an erhaltene Kniegelenkbeweglichkeit bleiben die Oberschenkelmuskeln kräftig. Die sonst stets beobachtete Weichteilatrophie sowie die Kalksalzminderung an Kniegelenk, Unterschenkel- und Sprunggelenk waren lange nicht so deutlich ausgeprägt. Alle diese Befunde weisen unseres Erachtens auf eine annähernd normale Stoffwechselaktivität an der verletzten Extremität hin.

Abschließend und zusammenfassend ist festzustellen, daß das soeben aufgezeigte Vorgehen bei frischen Unterschenkelbrüchen zwar keine schnellere Bruchheilung mit sich bringt, daß aber die unter konservativer Behandlung stets zu beobachtenden unangenehmen Folgeerscheinungen wie Gelenkkontrakturen, Muskelatrophien und dystrophische Veränderungen an der oft über Monate hin ruhiggestellten Extremität vermieden werden können, ohne daß diesem Verfahren eine größere Komplikationsrate innewohnt.

H. Greinemann, Bochum

Der kindliche Unterschenkelbruch

Die Behandlung des geschlossenen kindlichen Unterschenkelbruches ist im allgemeinen problemlos, erfolgt in der Regel konservativ und kann in vielen Fällen von vornherein ambulant durchgeführt werden.

Indikationen zur stationären Aufnahme sind gröbere Haut- und Weichteilschäden, stärkere Verschiebungen und Verkürzungen, die reaktive Weichteilschwellungen nach der Brucheinrichtung erwarten lassen sowie die äußerst seltene Notwendigkeit einer operativen Versorgung und Osteosynthese. Weitere Indikationen können sich aus den Begleitverletzungen sowie aus der zur Brucheinrichtung angewandten Narkose ergeben.

Voraussetzungen zur ambulanten Behandlung sind außer der entsprechenden Verletzung:

1. die gesicherte Mitarbeit vernünftiger Eltern
2. ein Versicherungsschutz, der der Behandlung keine Schranken auferlegt und der insbesondere die Zahl der notwendigen Röntgenaufnahmen und späteren Röntgennachschaubilder nicht einschränkt.

Auch beim kindlichen Unterschenkelbruch ist die Röntgenmituntersuchung von Kniegelenk und Knöchelgabel unerläßlich.

Die Beurteilung von Schäden der Wachstumsfugen wird häufig erst im Vergleich mit Bildern der gesunden Seite oder erst bei zusätzlicher Durchleuchtung mit dem Bildwandler möglich.

Seitdem die Behandlung des Kindergarten- und Schulunfalles durch die berufsgenossenschaftliche Versicherung den umfassenden Schutz des § 556 Absatz 1 RVO — *mit allen geeigneten Mitteln* — genießt und nicht mehr durch drohende Regreßforderungen der KV beeinträchtigt ist, kann heute eine viel größere Zahl kindlicher Unterschenkelbrüche von vornherein ambulant behandelt werden.

Zur Therapie

Nach Brucheinrichtung polstern wir über Trikotschlauch und stellen zunächst durch langen gespaltenen Gipsverband ruhig.

Die beim Kind nur geringfügigen Weichteilschwellungen klingen schnell ab und erlauben durchweg, nach einer Woche zum Rundgipsverband überzugehen, den wir ebenfalls polstern. Durch das Polstern wollen wir iatrogenen Haut- und Wadenbeinnervenschäden vorbeugen, müssen aber auf der anderen Seite wegen der raschen Muskelabmagerung mit häufigeren Verbiegungen nach anfänglich achsengerechter Brucheinrichtung als im ungepolsterten Verband rechnen.

Sekundäre *Achsenknicke* treten beim Kind etwa 10—14 Tage nach dem Unfall auf. Zu diesem Zeitpunkt sind Röntgennachschaubilder erforderlich, um gröbere Achsenknicke durch Gipskeilausschneidung beseitigen zu können. Geringere Achsenknicke bis etwa 10 Grad darf man beim Kind belassen, sie gleichen sich später überwiegend spontan aus.

Bei diesem Schienbeinaußendrehbruch (es folgt die Demonstration einer Reihe von Röntgenbildern von Oktober 1970) wurde ohne Reposition $6^1/_2$ Wochen ruhiggestellt. Bei der Nachuntersuchung im November 1973 ist die verletzte Seite kaum mehr zu erkennen.

Ausheilung eines Schienbeinaußendrehbruches nach Sturz von der Schaukel im August 1971 mit 8 Grad Varus- und 12 Grad Rückwärtsverbiegung. Im November 1973 waren die Gelenkachsen von Fuß und Kniegelenk rechts und links wieder seitengleich.

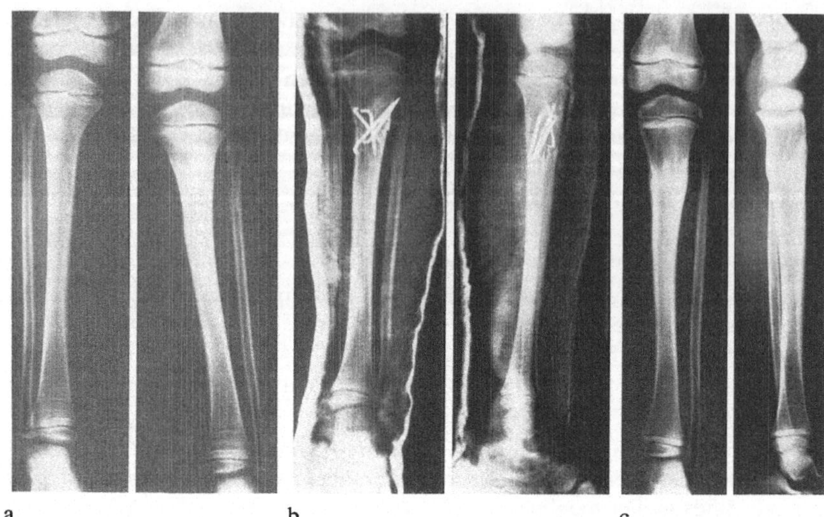

Abb. 1. a Valgusverbiegung im linken Unterschenkel eines 6jährigen Jungen 18 Monate nach kniegelenknahem Unterschenkelbruch. b 24 Monate nach Unfall hat die Valgusverbiegung weiter zugenommen, am 22. 5. 1973 Umstellungsosteotomie. c 4 Monate nach Operation. Der Achsenknick ist ausgeglichen

33 Monate nach Unfall hat dies Mädchen, das im Alter von 6 Jahren im Februar 1971 vor ein Auto gelaufen war, im linken Unterschenkel keinen wesentlichen Achsenknick mehr.

Zur Zeit der Stoßstangenverletzung 3 Jahre altes Mädchen. Der bei Abschluß der Behandlung noch bestehende Valgusknick ist 5 Jahre später nicht mehr nachweisbar

Nicht jeder Achsenknick bildet sich spontan zurück. Diesen Jungen sahen wir 6jährig, erstmals 18 Monate nach Unfall (Abb. 1). Bei der zweiten Untersuchung 24 Monate nach Unfall, hatte die Valgusverbiegung noch zugenommen. Im Mai 1973 Umstellungsosteotomie. Abschlußbild Ende September 1973.

Man darf geringe Achsenknicke bei der Behandlung des kindlichen Unterschenkelbruches unberücksichtigt lassen, muß sich aber in den Jahren danach von ihrer Spontanrückbildung überzeugen, um notfalls durch Osteotomie ausgleichen zu können.

S. Hofmann, Mainz

Besonderheiten des Unterschenkelschaftbruches im Wachstumsalter

Unterschenkelfrakturen im Kindesalter sind die Domäne der konservativen Behandlung. Sie erscheinen unproblematisch. Dies bezieht sich insbesondere

Tabelle 1. *237 diaphysäre Unterschenkelfrakturen, Alters- und Geschlechtsverteilung*

Alter	Gesamtzahl	Männlich	Weiblich
1– 5	45	28	16
6–10	135	77	59
11–15	57	35	22
	237	140	97

Tabelle 2. *237 diaphysäre Unterschenkelfrakturen*

Alter	Offene Frakturen	Geschlossene Frakturen
1– 5	6	39
6–10	20	115
11–15	10	47
	36 = 17%	201

auf die rein diaphysären Frakturen. Die Probleme der metaphysären und epiphysären Frakturen sind nicht Thema dieses Vortrags.

Von 1964 bis 1973 wurden in der Chirurgischen Universitätsklinik Mainz 237 rein diaphysäre Unterschenkelfrakturen bei Patienten in den ersten 14 Lebensjahren behandelt. Die Tabelle 1 zeigt die Aufschlüsselung der Gesamtzahl nach Alter und Geschlecht. Sie entspricht der allgemeinen Unfallstatistik, nämlich, daß die Altersgruppe zwischen 6 und 10 Jahren besonders häufig betroffen ist und eindeutig mehr Knaben als Mädchen verunglückten.

Entsprechend Tabelle 2 waren 17% der Frakturen offene Verletzungen. Insgesamt handelt es sich um 36 Fälle, wobei allein 20 auf das 6.–10. Lebensjahr entfallen.

Obgleich in der Regel auch konservativ mühelos eine exakte Reposition und Fixation erreicht, dabei eine geringe Fehlstellung belassen werden kann, die sich allerdings erfahrungsgemäß während des Wachstums wieder ausgleicht, verbleiben in Einzelfällen doch Fehlstellungen oder entstehen andere Probleme, die anhand einzelner Verlaufsformen hier dargestellt werden sollen:

Der Ausgleich unter dem Wachstum und regelrechte Frakturheilung zeigen folgende beiden Fälle:

Ein 3jähriges Mädchen erlitt eine Fraktur am Übergang vom mittleren zum unteren Unterschenkeldrittel mit erheblicher Dislokation. Nach der Reposition konnte der Fibulaknick im Valgussinne bis auf 25° ausgeglichen werden. Die Fraktur baute knöchern durch. Die Röntgenkontrollen 11 Monate später zeigen eindeutig, wie Umbauvorgänge im Bereich der Fibula zu einer zunehmenden Aufrichtung des Knochens führen.

Bei einem 10jährigen Mädchen entstand ein langer Torsionsbruch, der konservativ behandelt wurde und in geringer Antekurvation ausheilte. Die Kontrollen 7 Jahre nach der Fraktur zeigen eine achsengerechte Stellung und im Vergleich mit der gesunden Seite keine Längendifferenz.

Anders war der Verlauf bei einem 10jährigen Jungen, der einen Biegungskeil in Schaftmitte der Tibia aufwies und bei dem die Fibula eine Sperrwirkung erzeugte. In solchen Fällen kommt es auch bei Kindern zu erheblichen Heilungsverzögerungen. Nach 3 Monaten stellte sich ein Bild dar, das beinahe an eine Pseudarthrose denken ließ. Die Kontrollen 3 Jahre später zeigten jedoch einen festen Durchbau der Fraktur.

Bei einem 4jährigen Jungen war ein größerer Stückbruch im Unterschenkelbereich entstanden. Das Kind wurde 8 Wochen nach dem Unfall in unsere Klinik verlegt. Zu diesem Zeitpunkt war die Fraktur noch beweglich. Es zeigte sich kaum Callusbildung. Das Bruchstück sperrte offensichtlich in den Weichteilen. Es wurde in Anlehnung an die Rundumverschraubung die operative Versorgung vorgenommen und die z.T. auch längsgespaltenen Bruchstücke in den Defekt adaptiert.

3 Monate später war es bereits zum festen Durchbau der Fraktur gekommen so daß das Metall entfernt werden konnte. Die Röntgenkontrollen 1 Jahr später zeigten einen achsengerechten Stand der Fraktur. Jedoch war gegenüber der gesunden Seite eine deutliche Verlängerung von 2 cm aufgetreten.

Diese Fälle zeigen, daß verbliebene Knickstellungen und auch lange Torsionsbrüche bei Kindern durch konservative Behandlung folgenlos und komplikationslos zur Ausheilung gebracht werden können. Andererseits sind Stückbrüche, insbesondere Biegungsbrüche mit sperrender Fibula auch im Kindesalter gelegentlich operativen Maßnahmen zuzuführen. Unseres Erachtens braucht man damit in diesen besonderen Fällen nicht zu zögern.

Die im Kindesalter bekannte Extremitätenverlängerung durch *Reizwuchs* sieht man — dies ist weniger bekannt — auch bei Unterschenkelfrakturen häufig. Wir konnten in $^2/_3$ aller nachuntersuchten Fälle Verlängerungen von einem- und mehreren Zentimetern feststellen. Sie treten unseres Erachtens dann auf, wenn in der posttraumatischen Phase längere Zeit Unruhe besteht, wie z.B. bei Extensionsänderungen, Nachrepositionen, Keilungen des Gipses. Hingegen stehen wir der Ansicht skeptisch gegenüber, daß primär operative Maßnahmen am kindlichen Unterschenkel zu besonders starken Verlängerungen führen sollen.

Ein anderes Problem ist der posttraumatische Valgus im Anschluß an Frakturen oder Fissuren im Bereich der proximalen Tibiametaphyse. Bei einem 12jährigen Jungen war eine ähnliche Fraktur, jedoch fernab von der Tibiaepiphyse schon im diaphysären Bereich entstanden. Dennoch kam es hier zum massiven Unterschenkelvalgus innerhalb eines Jahres, der schließlich operativ korrigiert werden mußte, um den progressiven Verlauf aufzuhalten. In der Regel kommt es nicht zum Spontanausgleich des posttraumatischen Valgus am Unterschenkel Damit zeigt sich, daß die Operation der Schaftfraktur im Kindesalter nur Einzelfällen vorbehalten bleibt.

Besondere Aufmerksamkeit verlangen aber heute vielmehr schwere und ungewöhnliche Verletzungen, die gewissermaßen sekundär den Unterschenkel mit einbeziehen und eine scheinbar harmlose Fraktur zum Problem werden lassen.

Ein 13jähriger Junge erlitt einen schweren Verkehrsunfall mit offenem Stückbruch des linken Oberschenkels, mit Zerreissung der Arteria und Vena femoralis und offener Unterschenkelfraktur am gleichen Bein. Die Gefäßverletzung wurde nicht erkannt und das Kind kam spät in unsere Behandlung. Hier wurde zunächst der Oberschenkel stabilisiert und die A. femoralis rekonstruiert. Die durch die verzögerte Behandlung aufgetretene schwere Durchblutungsstörung im Bereich des Unterschenkels führte zur massiven Ödembildung und zu erheblichen Schäden im Bereich der Haut, der Muskulatur und der Knochen. Aufgrund der schlechten Durchblutungsverhältnisse bildete sich im Bereich des Unterschenkels eine bakterielle Infektion mit Osteomyelitis und Infektpseudarthrose aus, die sich jedoch über eine paratibiale Callusspange zu stabilisieren begann. Bei diesem Jungen, der das Bein inzwischen voll belastet, ist eine Spongiosa-Plastik mit Saug-Spül-Drainage vorgesehen.

Einen weitaus schlimmeren Verlauf nahm der Befund bei einem 5jährigen Jungen, der nach einem Verkehrsunfall mit großen Weichteilverletzungen im Bereich des Unterschenkels mit Fraktur im unteren diaphysären Bereich der Tibia auswärts versorgt und nach wenigen Tagen wegen eines Gasbrandes zu uns verlegt wurde. Es bestanden bereits erhebliche Nekrosen in den Weichteilen. Der Gasbrand konnte durch Behandlung in der Sauerstoff-Überdruckkammer beherrscht werden. Die Superinfektion führte jedoch zum weiteren Wegschmelzen der Muskulatur an der Vorderseite des Unterschenkels und zum Freiliegen der Tibia. Nach guter Granulation konnten wir dann die Weichteile zunächst mit Haut decken. Nur die Fraktur lag noch frei.

Der völlig abgestorbene Knochen mußte reseziert werden. Bis auf einen geringen Rest ist jetzt der Unterschenkel zirkulär mit Haut gedeckt, jedoch ist mit einem noch langwierigen Verlauf zu rechnen.

Die Darstellung verschiedener besonderer Verlaufsformen der Unterschenkelfraktur im Wachstumsalter sollte einen Kontrast bieten zu der üblichen Problemlosigkeit solcher Brüche. Die konservative Behandlung, vom Erfahrenen vorgenommen und möglichst ohne wiederholte Korrekturen augeführt, bleibt die Therapie der Wahl. Lediglich für besondere Stückbrüche muß unseres Erachtens ein operatives Konzept diskutiert werden, das sich an das A.O.-Verfahren anlehnen sollte. Schwierige Einzelfälle allerdings werden immer wieder auf uns zukommen.

E. Frank, Wien

Die Behandlung geschlossener Unterschenkelbrüche

Wir schreiben das Jahr 1973 und können nicht darüber einig werden, wie man optimal einen geschlossenen Unterschenkelbruch behandelt.

Wir reden wie nie zuvor über Rehabilitation und erzeugen iatrogen Krüppel wie nie zuvor, nicht zuletzt bei der Behandlung des geschlossenen Unterschenkelbruches. Wie heißt es so treffend auf dem Titelblatt des Programmes dieser Tagung „Weeßte — man darf jar nicht darüber nachdenken."

Schon 2600 v. Chr. lehrte der Ägypter Imhotep den Verkürzungsausgleich, im 3. Jahrhundert gab Hippokrates über Extension und „Kontraextension" genaue

Angaben, warnte vor Überstreckung, und im 16. Jahrhundert stellte Ambroise Paré drei Kardinalspunkte für die Behandlung von Knochenbrüchen auf:

1. Reposition
2. Retention und
3. Verhütung und Behandlung der übrigen Zufälle.

Lorenz Böhler sprach analog vom:

1. Einrichten
2. Ruhigstellen und
3. Bewegen der nicht in den Verband eingeschlossenen Gelenke unter ständiger Beobachtung des Blutumlaufes.

1958 kam die Schweizer A. O. und nun gestatten Sie mir trotz der durchaus ernsten Thematik heute in Berlin an dieser Stelle aus einem Chansons einer Berlinerin ihre Feststellung — zumindest für den geschlossenen Unterschenkelbruch — zu wiederholen „von da an ging's bergab."

Do it yourself-Künstler glaubten nun in Mini-Kursen in gepflegtem Alpenklima sich eine Technik der Knochenbruchbehandlung aneignen zu können, die den lebenden Knochen wie Holz betrachtet und die dem rastlosen Managertyp von heute ein Schnell-Service zu bieten schien.

Die Folge (auszugsweise):

K. F. Schlegel, Essen: 72 verschiedene Krankenhäuser, bei jedem 5. Patienten endete die operative Behandlung mit einem Mißerfolg.

Oder A. Voorhoeve, Chr. Stöhr, H. Schmidt und E. Michele, Duisburg: ... in 4 Jahren über 800 Osteomyelitiden behandelt, über die Hälfte der Fälle war entstanden nach operativer Einstellung geschlossener Frakturen. Es muß doch zu denken geben, wenn es heute eigene Behandlungsstätten für posttraumatische Osteomyelitiden gibt.

Folgerung (K. Zobel, Lindau):

Die Anwendung der Osteosynthese beim geschlossenen Unterschenkelbruch ist unverantwortlich.

J. Rehn, Bochum: Jede gute konservative Behandlung ist auch heute noch einer schlechten Osteosynthese überlegen.

Derselbe: die postoperative Osteomyelitis ist — auch bei frühzeitiger Behandlung — ein schwerer Zwischenfall, der zur Katastrophe werden kann.

Entsprechend der Mißerfolge nach Osteosynthesen konnte J. Probst, Murnau, Stoff genug für ein Buch und den Begriff der „Reosteosynthesen" finden.

S. Weller, Tübingen: ... der Knochen ist zur Erhaltung und Wiederherstellung seiner biomechanischen Einheit auf seinen Weichteilmantel mit der Blutversorgung angewiesen.

Über Korrosions- und Metalloseschäden möchte ich hier gar nicht reden, sondern auf die Literatur verweisen, z. B. Contzen, Frank-Zitter, Schuster und viele andere.

Und nun, gestatten Sie mir, meine Damen und Herren, daß ich Ihnen kurz über die Ergebnisse der konservativen Behandlung geschlossener Unter-

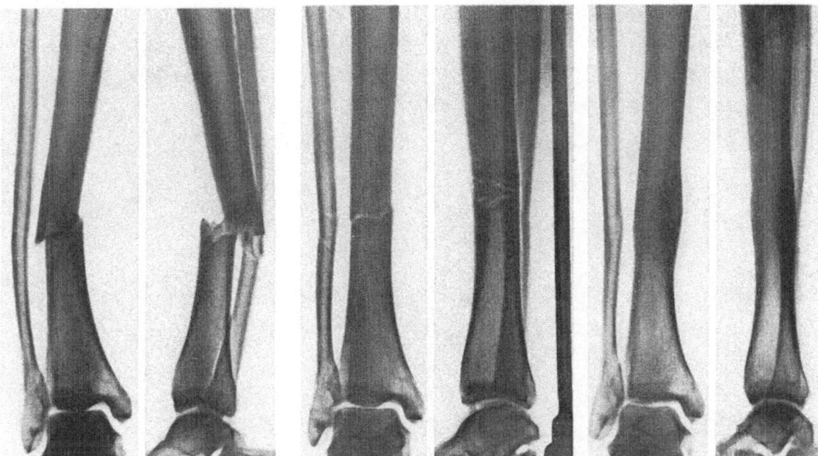

Abb. 1. Solide konservative Technik mit idealen Ergebnissen

schenkelbrüche berichte, zusammengestellt von J. Ender, H. Krotschek und H. Jahna, (Unfallheilk. 54 [1957]) unter L. Böhler:

Tabelle 1. *Behandlungsergebnisse von 1009 frischen konservativ behandelten Unterschenkelschaftbrüchen*

Verlust des Beines	0 = 0%
Infektion der Bruchstelle	0 = 0,19%
Knöchern geheilt	1007 = 99,81%
Pseudarthrosen	2 = 0,19%
Festigungszeit in Wochen	10,9
Verzögerte Heilung	37 = 3,7%
Achsengerecht und Verbiegung	
bis 5 Grad	979 = 97,0%
6–10 Grad	27 = 2,6%
11–15 Grad	3 = 0,4%

Wenn jemand in der Lage ist, über bessere Ergebnisse zu berichten, möge er sich melden (Abb. 1 und 2).

Ich komme zum Schluß meiner Ausführungen. Ludolf v. Krehl (1861–1937) sagte so treffend, daß nicht die Technik den Arzt, sondern der Arzt die Technik beherrschen möge. Und ich erlaube mir hinzuzufügen, daß stets bei operativen Eingriffen, die fachliche, aber vor allem die moralische Verantwortung des Arztes im Vordergrund stehen sollte.
primum nil nocere!

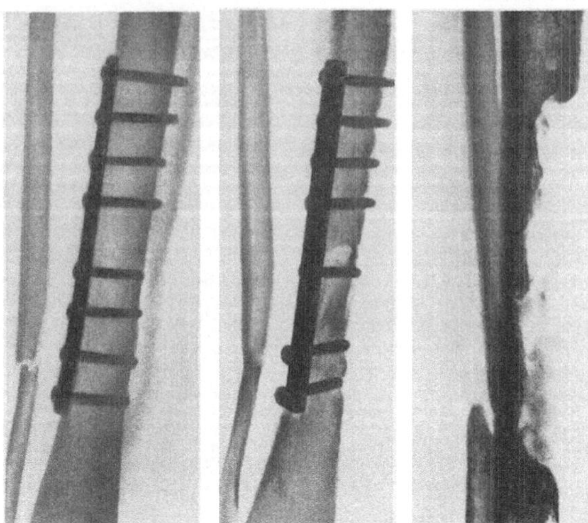

Abb. 2. Inferno einer Osteosynthese

Die Tabelle 1 und die Abb. 1 wurden freundlicherweise von H. Jahna, Wien, zur Verfügung gestellt. Die Abb. 2 ist der Arbeit S. Wellers „Vermeidung technischer Fehler bei der operativen Behandlung von Frakturen", Chirurg **43** (1972), 100 entnommen.

K. Matzen, V. Fischer und H. Bruns, München

Nachuntersuchungsergebnisse von 93 konservativ behandelten Unterschenkelfrakturen

Als wesentlicher Nachteil der nicht operativen Behandlung von Tibiaschaftfrakturen werden Immobilisationsschäden genannt. Bei unseren Nachuntersuchungen von 93 konservativ behandelten Unterschenkelfrakturen stand die Frage dieser Immobilisationsschäden im Vordergrund. Wir haben die Funktion der ehemals immobilisierten Knie- und Sprunggelenke registriert, um aus der Kenntnis der Dauerschäden die Grenzen zur konservativen Behandlung festzulegen.

Es handelte sich überwiegend um nicht offene Sportverletzungen bei Patienten zwischen 14 und 67 Jahren. Der Nachuntersuchungszeitraum betrug zwischen 2 und 18 Jahren, durchschnittlich 7 Jahre und 3 Monate.

Vereinfachend wurden die Frakturtypen folgendermaßen festgelegt: Nach dem Frakturverlauf in Längs-, Schräg- und Querfrakturen und nach der Lokalisation der Fraktur, d. h. Frakturen im Bereich der proximalen Metaphyse, Diaphyse und Diaphyse mit distaler Metaphyse.

Alter bei Unfall und Bruchform wurden mit der Behandlungsdauer und der gefundenen Gelenkfunktion korriliert. Dabei zeigte sich, daß sich mit steigendem Unfallalter vor allem die Entlastungsdauer, etwas geringer die Immobilisationsdauer, verlängerten.

Der Verlauf der Frakturspalte wirkte sich dahingehend auf die Behandlungszeiträume aus, daß Schräg- und noch stärker Querfrakturen die längsten stationären Aufenthalte, Immobilisations- und Entlastungszeiten erforderten.

Beim Vergleich der Behandlungszeiten mit der Frakturlokalisation fiel eine verlängerte Immobilisationsdauer bei den mehr distal gelegenen Brüchen auf.

Die Überprüfung der Kniegelenksfunktion erbrachte keine vergleichbaren Ergebnisse, in nur 5 Fällen war die Kniegelenksbeweglichkeit vermindert. Wir beschränken uns daher auf die Auswertung der Beweglichkeit des oberen und unteren Sprunggelenkes.

Die Beweglichkeit der oberen Sprunggelenke war in der Patientengruppe unterhalb des 30. Lebensjahres erwartungsgemäß bei 23% weniger häufig gegenüber 32% bei älteren Patienten eingeschränkt. Den Grund sehen wir in der bei den älteren Patienten gesteigerten Kontrakturneigung und der verlängerten Immobilisationsdauer.

Einheitlich hatte eine Ruhigstellung über 16 Wochen eine Steigerung von Gelenkrestriktionen um mehr als das Doppelte zur Folge.

Bei den Querfrakturen fanden sich die häufigsten Restriktionen der oberen und unteren Sprunggelenke. Es dürfte sich um eine Folge der bei diesem Frakturtyp verlängerten Behandlungsdauer handeln.

Überraschend bemerkten wir eine deutliche Diskrepanz der behinderten oberen zu den eingeschränkten unteren Sprunggelenken bei den Längsfrakturen. Die oberen Sprunggelenke waren um 15% häufiger in der Beweglichkeit behindert. Der vermehrte Funktionsverlust des oberen Sprunggelenkes muß als Eigentümlichkeit dieses Frakturtyps gedeutet werden, da Muskellogen und Ansätze der Extensorengruppe und des Musculus tibialis anterior mit zunehmender Länge des Frakturspaltes stärker geschädigt werden.

Die Beziehung zwischen Frakturlokalisation und Funktionsverlusten zeigte eine Anhäufung bei den mehr distal gelegenen Bruchformen.

Zusammenfassend muß betont werden, daß die Behandlung unbedingt so zu erfolgen hat, daß sie das geringste örtliche und allgemeine Risiko setzt. Die Risiken der konservativen Behandlung sind neben den besprochenen Immobilisationsschäden verzögerte oder ausbleibende Frakturheilung.

Bei statistischer Auswertung von 72 pseudarthrotisch verheilten Tibiaschaftfrakturen konnten wir die Häufung von Fehlheilungen bei Schräg- und Querfrakturen vor allem im distalen Tibiabereich nachweisen.

Auf Grund unserer Ergebnisse sehen wir eine Indikation zur konservativen Behandlung

1. bei Longitudinal- und Schrägfrakturen im Bereich der proximalen Metaphyse und Schaftmitte bei Verletzten aller Altersgruppen und

2. bei distalen Longitudinal- und stabilen Schrägbrüchen nur bei Patienten unter 30 bis 40 Jahren.

Eine Indikation zur operativen Therapie zur Vermeidung von unnötig langen Behandlungszeiträumen mit zunehmender Gefahr von Immobilisationsschäden ist bei

1. allen Quer- und instabilen Schrägfrakturen und
2. bei Patienten über 30–40 Jahren mit distalen stabilen Schräg- und Längsfrakturen gegeben.

F. Meier, Hannover, U. Brunner und Ch. Heinz, Zürich

Tibialis-anterior-Syndrom nach Frakturen am Unterschenkel, Akuttherapie und Wiederherstellungschirurgie

Das *Tibialis-anterior-Syndrom* [14], die ischämische Nekrose der in der Tibialis-anterior-Loge gelegenen Muskulatur und des N. peronaeus profundus, tritt bis zu 1% [6, 8] als Komplikation nach Unterschenkelfrakturen in Erscheinung. Seit 1970 wurden in der Chirurgischen Universitätsklinik B, Zürich, 9 Patienten mit einem Tibialis-anterior-Syndrom behandelt. Primär war die Fraktur 4mal extendiert und 5mal durch eine geschlossene Küntscher-Marknagelung oder Plattenosteosynthese stabilisiert worden.

Das Tibialis-anterior-Syndrom entsteht als Folge einer traumabedingten Volumenzunahme und damit Druckerhöhung in der unnachgiebigen, teils knöchernen, teils bindegewebigen Tibialis-anterior-Loge. Im Verlauf der druckischämischen Gewebsschädigung haben wir in therapeutischer Sicht deutlich Frühsymptome [8] vom Spätzustand [1,3, 7, 9, 10, 12, 13, 15] zu unterscheiden.

Als frühestes Symptom zeigt sich der Verlust der Muskelfunktion. Die *Parese der Fuß- und Zehenheber* mit Fallfußstellung wurde bei unseren Fällen wenige Stunden nach dem Unfall, spätestens 60 Std danach beobachtet. Gleichzeitig oder später können sich Kompressionszeichen am N. peronaeus profundus, und, je nach Druckverhältnissen in der Loge, an der A. tibialis anterior einstellen. Wir finden dann eine Anästhesie in der 1. Interdigitalfalte am Fuß und einen abgeschwächten oder fehlenden Dorsalis pedis-Puls.

Entscheidend ist aber im Ablauf des Tibialis-anterior-Syndroms der kompressionsbedingte Ausfall der Mikrozirkulation für die Muskulatur. Einen Eindruck, wie kurz die Zeit bis zur irreversiblen Muskelschädigung sein kann, vermittelt folgender Fall: Hier betrug das Zeitintervall zwischen Funktionsverlust der Muskulatur und Fasciotomie weniger als 12 Std. Die gesamte prätibiale Muskulatur wurde nekrotisch.

Für die *Akuttherapie* des Tibialis-anterior-Syndroms muß die Diagnose also frühzeitig gestellt werden. Insbesondere ist bei jeder Peronaeusparese nach Fraktur oder Operation am Unterschenkel ein Tibialis-anterior-Syndrom auszuschließen. Im Zweifel verwenden wir die intramuskuläre pH-Messung [4], mit der sich die ischämische Gewebsacidose beim Tibialis-anterior-Syndrom objektivieren läßt.

Zur *Druckentlastung* spalten wir die Fascia cruris anterior in ganzer Länge. Die Muskulatur blieb bei 5 Patienten vital. Die Fasciotomie hatte sich jeweils unmittelbar angeschlossen, sobald der Fuß nicht mehr dorsal extendiert werden konnte.

Anläßlich solcher Fascienspaltungen konnten wir uns überzeugen, daß dem Tibialis-anterior-Syndrom tatsächlich primär ein Stillstand der Mikrozirkulation zugrunde liegt. Im Muskel-Biopsie-Material fanden wir frischere Thromben in vielen Venolen, während die Arteriolen noch frei durchgängig waren. Aufgrund dieser Befunde ist eine *hochdosierte Anticoagulantientherapie* erforderlich.

Nur bei einem Patienten wurde nach der Fasciotomie die Haut primär verschlossen, jedoch unter dem Eindruck einer noch zunehmenden Schwellung des Unterschenkels 6 Std später wieder geöffnet. Die freiliegende Muskulatur decken wir deshalb primär zur Infektprophylaxe mit einem Spalthautlappen. Die *Wiederherstellungschirurgie* bezieht sich auf 4 Patienten mit einem Tibialis-anterior-Syndrom im Spätzustand. Sie hat zwei Aufgaben, die Behandlung einmal der infizierten Muskelloge und zum anderen der Fallfußdeformität.

Die Sanierung der infizierten Muskelloge beanspruchte eine Zeit von 7 Wochen bis zu $15^1/_2$ Monaten. Die drei Muskeln in der Tibialis-anterior-Loge waren jeweils nekrotisch. Sie wurden abgetragen. Unter antiseptischen Verbänden wurde eine saubere Granulationsfläche abgewartet. Der Wundverschluß erfolgte dann zwischenzeitlich mit Homografts, später mit autologen Mesh-Grafts und definitiv mit einem Verschiebelappen.

In der rekonstruktiven Behandlung der Fallfußdeformität kommt einerseits die *Arthrodese des Sprunggelenks* in Frage. Bei zwei ausgewählten Patienten konnte mit der *Transposition des M. tibialis posterior* [5, 11, 16] eine aktive Dorsalextension im Sprunggelenk und damit eine funktionelle Wiederherstellung erreicht werden.

Die Operationstechnik [2] der Neu-Insertion der Sehne des M. tibialis posterior am Fußrücken ist problemlos. Wichtig für den funktionellen Erfolg dieser Muskelersatzplastik sind aber zwei Vorbedingungen:

1. Die Dorsalextension im Sprunggelenk muß passiv frei sein oder durch elne Verlängerung der Achillessehne wiederhergestellt werden.

2. Der Patient muß nach geeigneten Lernübungen prae op. seinen M. tibialis posterior isoliert innervieren können.

Post op. achten wir streng darauf, daß der transponierte Muskel während der Gehübungen bei jedem Schritt aktiv betätigt wird. Ein schlechtes Resultat kommt dann zustande, wenn der Patient den transponierten Muskel als Tenodese mißbraucht.

Literatur

1. Bidon, G. J., Van Grunderbeek, A. V., De Doncker, K. F., Moens, C. C.: Ischemic necrosis of the anterior tibial muscle. Report of a case. Arch. phys. Med. **45**, 473 (1964)

2. Campbell's operative orthopedic Surgery, p. 1382. Saint Louis: C. V. Mosby 1963

3. From a special correspondent: Ischaemic muscle necrosis after fracture. Brit. med. J. **1966**, 1122
4. Glinz, W.: pH-Messung in der Muskulatur. Langenbecks Arch. klin. Chir. **326**, 306 (1970)
5. Gunn, D. R., Molesworth, B. D.: The use of tibialis posterior as a dorsiflexor. J. Bone Jt Surg. B **39**, 674 (1957)
6. Heim, U., Grete, W.: Das Tibialis-anterior-Syndrom nach Osteosynthese am Unterschenkel. Helv. chir. Acta **39**, 667 (1972)
7. Horwitz, T.: Ischemic contracture of the lower extremity. Arch. Surg. **41**, 945 (1940)
8. Meier, F., Heinz, Ch.: Tibialis-anterior-Syndrom, Komplikation nach Frakturen am Unterschenkel. Chir. Praxis (im Druck 1974)
9. Mumenthaler, M., Baasch, E., Ulrich, J.: Das Tibialis-anterior-Syndrom. Schweiz. Arch. Neurol. Psychiat. **86**, 137 (1960)
10. Mumenthaler, M., Mumenthaler, A., Medici, V.: Das Tibialis-anterior-Syndrom nach Operationen am Unterschenkel. Arch. Orthop. Unfall-Chir. **66**, 201 (1969)
11. Ober, F. R.: Tendon transplantations in the lower extremity. New Engl. J. Med. **209**, 52 (1933)
12. Phalen, G. S.: Ischemic necrosis of the anterior crural muscles. Ann. Surg. **127**, 112 (1948)
13. Sirbu, A. B., Murphy, M. J., White, A. S.: Soft tissue complications of the fractures of the leg. Calif. west. Med. **60**, 53 (1944)
14. Vogt, P. R.: Ischemic muscular necrosis following marching. Unpublished, but read before the Oregon. State Medical Society, September 4, 1943
15. Waibel, P., Nigst, H., Hess, R.: Spätzustand nach akutem traumatischemTibialis-anterior-Syndrom. Schweiz. med. Wschr. **90**, 700 (1960)
16. Watkins, M. B., Jones, J. B., Ryder, C. T., Brown, T. H.: Transplantation of the posterior tibial tendon. J. Bone Jt Surg. A **36**, 1181 (1954)

K. Walcher, Berlin, und A. N. Witt, München

Zur Differential-Indikation der operativen oder konservativen Behandlung der Unterschenkelfraktur

Die Abhandlung dieses anspruchsvollen Themas durch den Traumatologen, der aus der Chirurgie und der orthopädischen Chirurgie hervorgegangen ist, hat sicher einige Berechtigung; er sieht den frischen Unfall wie auch das in den verschiedensten Kliniken vom Unfallzentrum bis zum Kreiskrankenhaus vorbehandelte Krankengut. So ergibt sich ein komplexes Bild von der Fraktur und den Spätzuständen nach den verschiedensten konservativen und operativen Behandlungsmethoden. Möglichkeiten und Grenzen der Verfahren sind von dieser Warte aus besonders gut zu erkennen.

Die konservative Therapie der Unterschenkelschaftfraktur muß wie die operative Technik im Detail erlernt werden, sie erfordert in ähnlichem Maße Erfahrung und manuelles Geschick bei der Einstellung der Fraktur und schließlich eine gekonnte Gipstechnik. Gerade die Anforderungen an die Feinheiten der Repositions- und Gipstechnik werden heute allzuleicht unterschätzt.

L. Böhler hat die bekannten Gesetzmäßigkeiten und Richtlinien aufgestellt; sie haben auch nach Jahrzehnten noch ihre volle Gültigkeit. Die Resorptionsvorgänge an den Fragmentenden und die daher geforderte Einrichtung unter geringer Verkürzung sowie die Übungsbehandlung aller nicht im Gipsverband eingeschlossenen Gelenke sind die Grundpfeiler, auf denen die Böhlersche Lehre aufgebaut ist.

Die richtige Indikation wie auch strikte Befolgung dieser Richtlinien führt zu durchwegs guten Resultaten. Eine posttraumatische Arthrose mit Beschwerden und Bewegungseinschränkung besonders im oberen Sprunggelenk wird nicht oder nur gelegentlich beobachtet, wie Nachuntersuchungsergebnisse verschiedener Kliniken ergeben haben. Dies gilt für Kinder, Jugendliche und Erwachsene im mittleren Lebensalter.

Einziger, aber entscheidender Nachteil der konservativen Behandlung ist ein trotz Prophylaxe gelegentlich zu beobachtender Immobilisationsschaden; Danis sprach von der sogenannten Frakturkrankheit. Prinzipiell sind daher ältere Menschen von der konservativen Therapie auszuschließen, soweit keine Kontraindikation vom Allgemeinzustand her besteht.

Ziel ist über eine rasche Heilung der Fraktur die funktionelle Wiederherstellung der verletzten Extremität, ohne den alten Patienten länger als unbedingt nötig zu immobilisieren. Die operative Stabilisierung eigentlich aller Frakturformen am Unterschenkel mit der Möglichkeit der frühzeitigen Mobilisierung und u.U. Belastung hat hier gerade für den alten Menschen eine entscheidende Wendung gebracht.

Ein weiterer Gesichtspunkt bei unseren differentialtherapeutischen Überlegungen ist die Tatsache, daß die Hospitalisierungszeiten durch die operative Therapie auch der Unterschenkelschaftfraktur abgekürzt werden. Dadurch kann es gelingen, auch kleinere Häuser und Abteilungen für einen größeren Patientenkreis voll funktionsfähig zu machen.

Immer noch und immer wieder aktuell ist die Frage nach der Gesamtbehandlungszeit auch bei der Unterschenkelfraktur. Eine Abkürzung der Gesamtbehandlungszeit gilt sicher für die Nagelung, bedingt für die Verschraubung mit oder ohne Neutralisationsplatte, sicher nicht für die verschiedenen Formen der Drahtumschlingung, auch nicht die sogenannte gedeckte Drahtcerclage nach Goetze.

Andere Osteosynthese-Verfahren kommen heute wohl kaum mehr in Frage, zumindest alle die, bei denen trotz Osteosynthese für längere Zeit im Gips immobilisiert werden muß, d.h. bei denen die Nachteile beider Verfahren zusammenkommen.

Nicht geeignet für die Extensions- und Gipsbehandlung sind darüber hinaus die allbekannten besonderen Frakturformen, so die Quer- und Mehrfragmentbrüche, sowie die kurzen Schrägbrüche, die sich oftmals in der Extension oder im Gipsverband nicht befriedigend einstellen lassen, es handelt sich hierbei um primär oder sekundär instabile Frakturformen.

Hierher gehört besonders der sogenannte „halbe“ Unterschenkeldrehbruch nach Ender, bei der die Spitze des proximalen Bruchstückes nicht medial oder lateral sondern in der Mitte des Schienbeins liegt. Im Längszug verschieben sich die Fragmente manchmal um volle Schaftbreite. Wenn sie nicht eingerichtet — und es sei hinzugefügt — operiert werden, kommt es zumindest zur verzögerten Frakturheilung. Dieses Stadium der verzögerten Konsolidierung sollte jedoch nicht abgewartet werden; bei retrospektiv falscher Indikation zum konservativen Vorgehen muß das Verfahren jederzeit gewechselt werden können.

Eine Indikation zur operativen Behandlung der Unterschenkelfraktur ist heute sicher gegeben beim schweren Kombinationstrauma, wobei der Zeitpunkt der Osteosynthese bestimmt wird von der Schwere der Körperhöhlenverletzung und der bestehenden Kreislaufsituation. Ist jedoch eine primäre oder früh sekundäre Osteosynthese durchführbar, sind die Möglichkeiten der Intensivpflege durch Wegfall von Gips- und Extensionsverbänden deutlich besser.

Eine ähnliche Situation liegt beim Querschnittsverletzten vor, dessen fachgerechte Pflege durch Stabilisierung der Extremitäten und so auch der Unterschenkelfraktur erst ermöglicht wird.

Ein nicht zu unterschätzendes Moment bei den Überlegungen operativ oder konservativ ist in der Persönlichkeit des Chirurgen selbst zu suchen. Es braucht heute nicht betont zu werden, daß von einem Traumatologen die Technik der Knochenchirurgie souverän beherrscht wird. Diese Knochenchirurgie hat heute einen Grad der Differenzierung erreicht, der besondere Kenntnisse und spezielle personelle Voraussetzungen erfordert. Aus dem Wissen um das eigene operative Können und der Freude an der aktiven Traumatologie darf der Unfallchirurg jedoch auch bei der Behandlung der Unterschenkelfraktur niemals eine operative Indikation ableiten.

Ein operatives Vorgehen ist erlaubt, wenn es für den Patienten ein besseres und gefahrenärmeres Resultat erwarten läßt und wenn das aktive Vorgehen eine frühere funktionelle Therapie und schließlich Belastung gestattet. Eine routinemäßige Entscheidung besonders zu Gunsten der aktiven Therapie sollte auch unter dem Eindruck eleganter operativer Methoden nicht vorgenommen werden.

Durch Veröffentlichungen, Vorträge und Kurse informiert, fühlen sich heute viele Chirurgen und Orthopäden zur operativen Frakturbehandlung aufgerufen. Die demonstrierte Erfolgssicherheit gerade der operativen Frakturfixation führt so leicht zu einer Überschätzung der operativen Möglichkeiten, Mißerfolge konnten nicht ausbleiben. Ungenügende Schulung und instrumentelle Ausrüstung sowie Lücken in der Asepsis sind die Gründe hierfür. Müller, Allgöwer und Willenegger selbst erklärten, Anhänger ohne genügend Selbstkritik seien für die Methode der operativen Frakturbehandlung viel gefährlicher als Skeptiker oder klare Gegner.

Zusammenfassend sollte somit eine geschlossene Unterschenkelfraktur zum Zwecke einer Osteosynthese nur dann in eine offene verwandelt werden, wenn das Operationsteam sowie das ärztliche Hilfspersonal genügend geschult, die Asepsis lückenlos, die entsprechende Ausrüstung vorhanden und nicht zuletzt eine klare Indikation gegeben ist.

G. Finkbeiner und S. Hausmann, Ludwigshafen

Vergleichender Kurzbericht über 100, nach verschiedenen Methoden behandelte Unterschenkelbrüche

Beim Vergleich mit anderen Röhrenknochen fallen uns gerade am Unterschenkelschaft die Vielzahl miteinander konkurrierender Behandlungs- und Operationsverfahren auf. Die Beurteilung ihrer Effizienz, respektive ihrer jeweils sinnvollen Indikation unterliegt häufig einer subjektiven Interpretation. Uns hat es interessiert, in welchen statistischen Korrelationen bezüglich bestimmter Endwerte einzelne Behandlungsverfahren zueinander stehen.

An der Berufsgenossenschaftlichen Unfallklinik Ludwigshafen wurden von 1968–1972 274 Unterschenkelschaftbrüche behandelt; davon 21 Fälle konservativ und 253 Fälle operativ.

Wir haben nun diese Fälle nachuntersucht im Hinblick auf die knöcherne Heilungszeit, die Arbeitsunfähigkeitsdauer, das funktionelle Endresultat und die durchschnittliche Minderung der Erwerbsfähigkeit (MdE).

Bei 21 konservativen Fällen handelte es sich um 7 Jugendliche und um 14 Erwachsene. Die mittlere Behandlungszeit bzw. Arbeitsunfähigkeit lag bei 12,5 Monaten, wobei diese hohe Zahl im wesentlichen durch 2 Fälle mit einer deutlich verzögerten Heilung und Arbeitsunfähigkeit von mehr als 20 Monaten bedingt war. Im übrigen lag die Mehrzahl der Fälle bei einer mittleren Arbeitsunfähigkeit von 6 Monaten. Die MdE lag bei 25 %.

Von insgesamt 253 operierten Fällen waren 176 statistisch mit mehreren Parametern zur Auswertung zugänglich und zwar 115 frische Unterschenkelschaftbrüche und 61 veraltete, wobei Spananlagerungen, Fibulaosteotomien, Aufbohrungen, Marknagelungen in Frage kamen.

Bei den frischen Unterschenkelschaftbrüchen handelte es sich je um 75 geschlossene und 40 offene Frakturen; bei 39 Patienten in Kombination mit anderen Verletzungen, wobei in 22,7 % der Fälle Verletzte mit geschlossenem und in 55,5 % der Fälle Verletzte mit offenem Unterschenkelschaftbruch betroffen waren.

Die frischen Unterschenkelschaftfrakturen wurden wie folgt versorgt (Tabelle 1): 54 Küntschernagelungen, 24 Plattenosteosynthesen, 23 Nagelungen nach A.O., 9 Rushpin-Fixierungen und 5 Aufbohrungen und Marknagelungen.

Insgesamt wurden von den 75 geschlossenen Frakturen 17 offen eingestellt, davon 15 durch Plattenosteosynthese.

Ergebnisse (Tabelle 2)

a) Bei 50 durch Nagelung versorgte frische Unterschenkelschaftfrakturen, die statistisch auswertbar waren, waren Belastbarkeit und röntgenologisch knöcherne Konsolidierung nach 3,2 Monaten im Mittel festzustellen. Arbeitsfähigkeit trat bei 42 von diesen Fällen nach 6,1 Monaten ein. Die MdE lag zwischen 25 und 30 %. Bei einem Patienten trat ein Peronaeusschaden auf,

Tabelle 1. *Versorgung von 115 frischen Unterschenkelschaftbrüchen nach verschiedenen Methoden 1968—1973*

	Küntscher-Nagel	A.O.-Nagel	Aufbohrung und Nagelung	Osteosynthese mit Platte und Schraube	Rushpin
frisch geschlossen					
polytraumatisiert	6	7		4	5
isolierter Bruch	26	12	4	11	
frisch offen					
polytraumatisiert	9	2		7	4
isolierter Bruch	13	2	1	2	
	54	23	5	24	9
			115		

Tabelle 2. *Ergebnisse von 71 auswertbaren Fällen frischer Unterschenkelschaftbrüche (Heilung, Arbeitsfähigkeit, MdE und notwendige Zweitoperationen)*

Art der Osteosynthese	*n*	Röntgenologisch durchbaut in Monaten	Länge der Arbeitsunfähigkeit in Monaten	MdE (%)	Notwendige Zweitoperationen
Osteosynthese durch Nagelung	50	3,2	6,1	25—30	2mal Osteomyelitis, 2mal sekundäre Aufbohrung
Plattenosteosynthese	17	3,6—3,7	7,2	25—30	1mal Osteomyelitis
Osteosynthese durch Rushpin	4	3,2	6,3	30	1mal sekundäre Aufbohrung

2 Osteomyelitiden kamen zustande, 2 sekundäre Aufbohrungen waren notwendig.

b) 17 statistisch zugängliche Osteosynthesen durch Platten waren röntgenologisch nach 3,6—3,7 Monaten knöchern konsolidiert. Die Arbeitsfähigkeit trat bei 12 dieser Fälle nach 7,2 Monaten wieder ein. Die MdE betrug 25 und 30%. Die Funktion war in 3 Fällen endgradig, sonst zu $^1/_4$ und $^1/_3$ eingeschränkt. In einem Fall kam es zu einer Osteomyelitis.

c) 4 Fälle mit Rushpin-Versorgung waren knapp 3 Monate später röntgenologisch konsolidiert. Arbeitsfähigkeit trat nach 6 Monaten ein. Die MdE lag bei 30%. Die Funktionseinschränkung lag zwischen $^1/_3$ und $^1/_2$ im Sprung- bzw.

Kniegelenk. Wahrscheinlich bedingt durch die dabei notwendige längere Gipsfixierung.

Von 61 veralteten uns überwiesenen Unterschenkelschaftfrakturen handelte es sich bei 53 um eine Pseudarthrosenbehandlung. In 8 Fällen erfolgte eine Umstellungsosteotomie (Tabelle 3).

Tabelle 3. *Ursachen und Art der Behandlung alter Unterschenkelfrakturen 1968—1973*

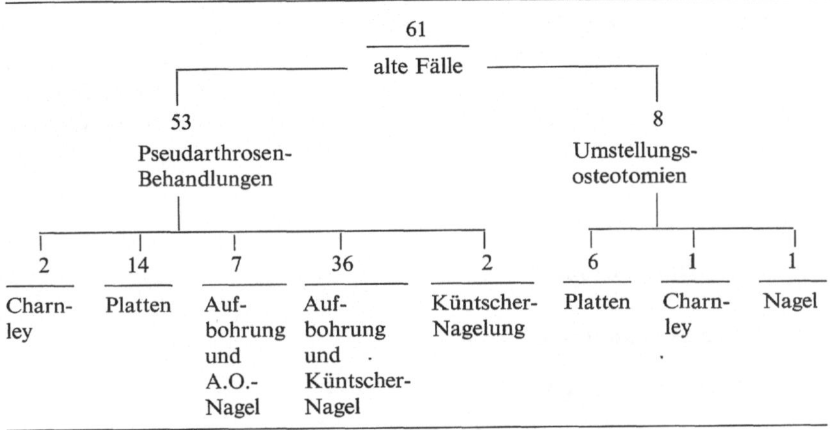

Die operative Versorgung erfolgte in 36 Fällen durch Aufbohrung und Küntschernagelung, in 14 Fällen durch Plattenosteosynthese, in 7 Fällen durch Aufbohrung und Nagelung, in 2 Fällen durch einfache Küntschernagelung und in weiteren 2 Fällen mit Charnley-Spannern. Im einzelnen war bei den 8 Korrekturen in 6 Fällen Plattenosteosynthese, in einem Fall Charnley-Spanner, in einem weiteren Fall Nagelversorgung erforderlich.

Für uns war es statistisch interessant, zu erfahren, im Rahmen welcher Behandlung es zur Pseudarthrosenbildung gekommen war:

In 32 Fällen lag konservative Behandlung zugrunde; in 13 Fällen war eine Plattenosteosynthese vorausgegangen, in 10 Fällen eine Nagelungsosteosynthese, eine Cerclage, ein Charnley-Spanner, ein Rushpin.

Als Diskussionsbeitrag können wir folgendes aussagen:

Die frischen Unterschenkelschaftbrüche zeigen bei den einzelnen operativen Behandlungsverfahren keine wesentlichen Abweichungen bezüglich der Heilungstendenz, der Arbeitsunfähigkeitsdauer und der resultierenden Behinderung bzw. MdE. Die Komplikationsrate ist bei allen 3 operativen Behandlungsverfahren gleich groß. Ebenso ergab sich eine fast gleich hohe Pseudarthrosenrate nach Platten- bzw. nach Nagelungsosteosynthesen. Unverhältnismäßig hoch war die Zahl der Pseudarthrosen nach konservativer Behandlung.

Resümierend ist zu sagen: Wir ziehen die operative Versorgung des Unterschenkelschaftbruches in der Mehrzahl der Fälle der konservativen Behandlung vor, da hier überwiegend eine übungsstabile Osteosynthese erreicht werden kann, das funktionelle Endergebnis günstiger ist und die Behandlungsdauer verkürzt wird, wie dies auch die Auswertung der Pseudarthrosenfälle mit 32 konservativ Vorbehandelten dokumentiert.

Bei den operativen Verfahren hat sich in den anfänglichen Erwartungen ein weitgehend identisches statistisches Ergebnis gefunden. Hiernach ist also keine der Methoden der anderen wesentlich überlegen. Eine monomane Anwendung einer Behandlungsmethode ist nicht vertretbar.

Uns erscheint wichtig, daß bei dem jeweiligen Frakturtyp die entsprechend richtige Methode gewählt wird, wobei die mittleren $^3/_5$ des Unterschenkelschaftes sicherlich dem Nagel gehören. Den mehr proximal und distal liegenden Frakturen gilt sparsame und sinnvolle Indikation zur Plattenosteosynthese.

Die operativen Verfahren

a) Die Kompressionsosteosynthese

H. Mittelmeier, Homburg/Saar

Kompressionsosteosynthese der frischen geschlossenen Unterschenkelschaftfrakturen mit Verschraubung und Verplattung

1. Historische Entwicklung

Gurlt hat 1862 die erste bekannte Knochenverschraubung dargestellt. Die erste interne Schienung des Unterschenkels mit einer Metallplatte wurde von Hansmann 1886 in Berlin mit percutan vorstehenden Schrauben durchgeführt. Systematisch wurde die Verschraubung und Verplattung dann von den Brüdern Lambotte (1907) sowie in der Zeit um den 1. Weltkrieg von Lane u. Sherman aufgebaut. Die schmächtigen Plättchen der letzteren Autoren gaben aber keine zuverlässige Stabilität und ließen in Verbindung mit Infektionen die Schrauben- und Plattenosteosynthese nicht zum Durchbruch kommen. Die Platten-Osteosynthese kam vor allem in den USA voran, nachdem Venable und Stuck 1936 kräftigere Platten aus Vitallium entwickelten.

Wegen der häufigen *Mißerfolge nicht verspannter Osteosynthesen* mit Rundlochplatten, die auf einen „Sperreffekt“ der Schrauben zurückgeführt wurden, entwickelte Eggers Langlochplatten, die ein Verrutschen der nicht fest angezogenen Schrauben und damit ein Nachrücken der Fragmente unter der Wirkung des Muskelzuges ermöglichen sollten („Contact-Splint“). Sie hatten jedoch — zweifellos wegen der dabei bestehenden Unruhe am Fragmentspalt — eine erhöhte Pseudarthrosenrate im Gefolge.

Der größte Fortschritt geht dann auf Danis in Belgien zurück, der das von Key bei der externen Osteosynthese schon 1932 verwendete Prinzip der interfragmentären Druckanwendung auf die Schrauben- und Plattenosteosynthese übertrug (1932/49). Er schuf nicht nur Druckplatten mit eingebauter Spannschraube, sondern verbesserte auch die Verschraubungstechnik durch Entwicklung spezieller Corticalisschrauben mit Sägezahnprofil sowie Spongiosaschrauben mit weiträumigem hinterdrehtem Gewinde, Bohrlehren, Schraubenmessgeräte und Gewindeschneider sowie komplette Instrumentensätze. Er erkannte auch zuerst, daß es bei absoluter Stabilität der Osteosynthese zur sogenannten primären callusfreien Knochenheilung kommt. Venable hat 1952 das Prinzip der Kompressionsosteosynthese mit Platten übernommen und zur Plattenspannung ein separates Spanngerät entwickelt.

Insbesondere hat dann die 1958 gegründete Schweizer Arbeitsgemeinschaft für Osteosynthese (A. O.) zur Verbreitung der Schrauben- und Plattenosteosynthese — speziell auch bei den Unterschenkelfrakturen beigetragen.

Ihr Instrumentarium beruht im wesentlichen auf den Grundprinzipien von Danis. Für die Plattenosteosynthese wurde jedoch zunächst auf Rundlochplatten mit konischer Lochansenkung zurückgegriffen. Die Plattenspannung erfolgt dabei im allgemeinen durch ein separates Spanngerät, dessen Spannschraube mit verschiedenen Schlüsseln angezogen werden kann. Nach Angaben der A. O. kann damit eine Kompressionskraft von durchschnittlich etwa 100 kp erreicht werden. Die Applikation des Spanngerätes am Ende der Platte ist mit einer Vergrößerung der Operationswunde und erhöhter Muskelablösung über die erforderliche Plattenlänge hinaus verbunden. Bei gewissen Fällen können dadurch Schwierigkeiten entstehen, daß das Spanngerät aus anatomischen Gründen gar nicht angesetzt werden kann, so daß dann nur eine Adaptationsosteosynthese möglich ist. Die Führung des spannseitigen Fragmentes während des Spannvorganges wurde ursprünglich mit Cerclagen, später mit Faßzangen empfohlen, was bei Schrägbrüchen- und -Frakturen eine Abgleittendenz und Spannungsverlust beinhaltet. Dementsprechend wird teilweise vorgeschlagen, die Platte an die Gegenseite zu legen (Schauwecker), was aus biomechanischen oder Weichteilgründen nicht immer geht oder sinnvoll ist.

Dennoch wurden mit der „klassischen“ A. O.-Technik wesentliche Fortschritte bei der Verschraubungs- und Verplattungsosteosynthese im allgemeinen und speziell auch am Unterschenkel erzielt. In dem grundlegenden Werk von Müller, Allgöwer u. Willenegger über die „Technik der operativen Frakturenbehandlung“ (1963) wurde auch die erste größere Statistik von Unterschenkelfrakturen mit Schraubenosteosynthesen (83 Fälle) und Plattenosteosynthesen (76 Fälle) mit überwiegend sehr guten Ergebnissen dargelegt. Weitere Erfahrungen fanden in der Darlegung der Operationstechnik im A. O.-Manual (1969) ihren Niederschlag.

1957 leiteten Bagby u. Janes die Entwicklung einer Druckplattentechnik ein, bei der die Fragmentkompression nicht durch irgendeine Spannvorrichtung, sondern durch die zwangsweise Verschiebung der Fixationsschrauben beim Eindrehen derselben in besonders gestalteten Plattenlöchern erfolgte. Es handelte sich dabei um eine modifizierte Collison-Langlochplatte. Nach dem gleichen Grundprinzip funktionieren auch die bald darauf von der Schweizer A. O. herausgebrachten Halb- und Drittelrohrplatten, eine von Bertolin 1964 publizierte Hüftplatte sowie die Platten von Tamai u. Hosiko (1967). 1969 publizierte die Schweizer A. O. ihre neuen, auf dem gleichen Prinzip beruhenden „dynamischen Kompressionsplatten“, welche lauter gleichartige, relativ steile, auf beide Plattenhälften symmetrisch angeordnete Spannlöcher aufweisen und

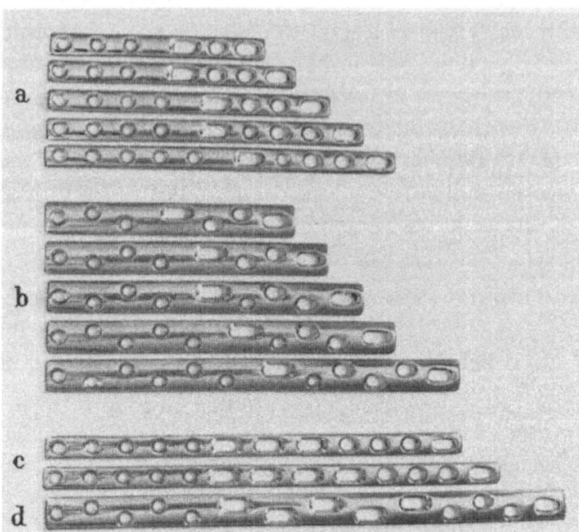

Abb. 1 a—d. Selbstspannende Druckplatten (Typ Mittelmeier). a schmale; b breite gerade Platte; links Fixationsseite mit Rundlöchern, rechts Spannseite mit Adaptationsgleitloch und Drucklöchern; c schmale; d breite selbstspannende Mehrfragmentenplatte mit mehreren mittelständigen (nicht geneigten) Adaptationsgleitlöchern

deren Oberflächengestaltung an halbkugelförmige Schraubenköpfe angepaßt ist, wie sie in Frankreich schon seit längerem genormt sind (Maconor).

Bei der Osteosynthese von kindlichen intertrochanteren Femurosteotomien mit einer von Witt u. Mittelmeier (1959) publizierten Winkelplatte machten wir Anfang der sechziger Jahre – in Unkenntnis der damals bereits vorliegenden Arbeit von Bagby u. Janes – die Beobachtung, daß in Langlöchern exzentrisch eingedrehte Halteschrauben einen Verschiebeeffekt erfahren, der eine Fragmentkompression bewirken kann. Seit 1964 haben wir dieses Prinzip der Kompressionserzeugung systematisch ausgebaut, was zur Entwicklung unserer 1968 erstmals bekanntgegebenen „selbstspannenden Druckplatten" bzw. „Autokompressionsplatten" führte, die mit entsprechenden „Drucklöchern" bzw. „Spannlöchern" ausgestattet sind. Nach guten Anfangserfolgen führen wir seit 1969 praktisch alle Druckosteosynthesen von Frakturen, Osteotomien, Pseudarthrosen und Arthrodesen, die sich überhaupt für eine Plattenanwendung eignen, mit unseren selbstspannenden Druckplatten durch, insbesondere auch die Osteosynthese von Unterschenkelfrakturen.

Unsere selbstspannenden Druckplatten unterscheiden sich von den übrigen Autokompressionsplatten durch verschiedene Konstruktionseigentümlichkeiten, die eine besonders hohe und damit stabile Verspannung ermöglichen sowie den Osteosynthesevorgang vereinfachen.

Im Gegensatz zu den Platten von Bagby u. Janes, Bertolin sowie Tamai u. Hoshiko erfolgte die Schraubenverschiebung nicht auf der scharfen Lochrandkante bzw. einer relativ schmalen geneigten Gleitschiene, sondern ähnlich der dynamischen Kompres-

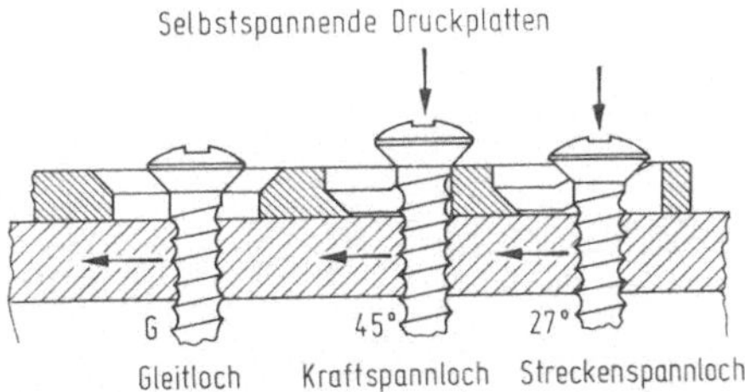

Abb. 2. Die verschiedenen Lochtypen auf der „Spannseite" der Autokompressionsplatten Typ Mittelmeier

sionsplatte der A. O. auf einer, der Schraubenkopfunterseite kongruenten, geneigten Lochwandfläche, an der die Schraube während des Spannvorganges relativ reibungsarm entlangrutschen kann. Im Gegensatz zu den dynamischen Platten der A. O. wurden bei unseren geraden Platten auf der einen Hälfte jedoch die herkömmlichen Rundlöcher belassen und die Spannlöcher nur auf der anderen Plattenhälfte angebracht. Auf diese Weise wurde das Anwendungsprinzip der geraden Platten an das der Winkelplatten angeglichen, bei denen nach primärer Fixation der Platte an dem einen Fragment mittels der Klinge die Spannung auch nur von einer Seite her erfolgen kann. Durch die Belassung der Rundlöcher auf der einen Seite wird auch die Gefahr des Durchdrehens der Schraube im schwächeren epi-metaphysären Knochenbereich verringert, da die Schrauben zur bloßen Fixation der Platte nicht so fest angezogen werden müssen wie für den Spannvorgang. Die primäre stabile Fixation der Platte an dem einen Fragment schafft auch einen besseren Widerhalt.

Außerdem weisen die Plattenlöcher auf der Spannseite verschiedene Lochformen auf, die bestimmten Zwecken dienen:

Das frakturnahe „Adaptations-Gleitloch" ermöglicht durch Eindrehen einer später zur Fixation dienenden Schraube die vorläufige Adaptatian des zweiten Fragmentes und erspart das Anbringen einer meist hinderlichen Faßzange. Die dort frakturabseitig eingedrehte Schraube gewährleistet auch die Führung des Fragmentes während des Spannvorgangs ohne Abweichungstendenz und damit Spannungsverlust.

Das endständige „Strecken-Spannloch" besitzt eine flache Neigung seiner Schraubenrutschbahn von 27°, die auch bei morschen Knochen und Pseudarthrosen eine ausreichende Fragmentimpaktation und damit elastische Aufspannung der Osteosynthese ermöglicht.

Zwischen dem mittelständigen „Adaptations-Gleitloch" und dem endständigen „Strecken-Spannloch" sind — in Abhängigkeit von der Plattenlänge — ein oder mehrere „Kraft-Spannlöcher" mit 45° Neigung der Schraubenrutschbahn angebracht, die eine optimale Umwandlung der Schraubenspannung in die longitudinale Fragmentkompression ermöglichen.

Die Mehrfragmenteplatten für Stückbrüche weisen mittelständig mehrere Adaptationsgleitlöcher auf, an welche die Bruchstücke angeschraubt und von dem spannseitigen Fragment her gegen das fixationsseitige Fragment verschoben und damit unter Kompression gebracht werden können.

Die Anwendung selbstspannender Druckplatten hat gegenüber der klassischen Technik der Druckplattenosteosynthese mit separatem Spanngerät den Vorteil des kleineren Hautschnittes und der geringeren Muskelablösung und damit

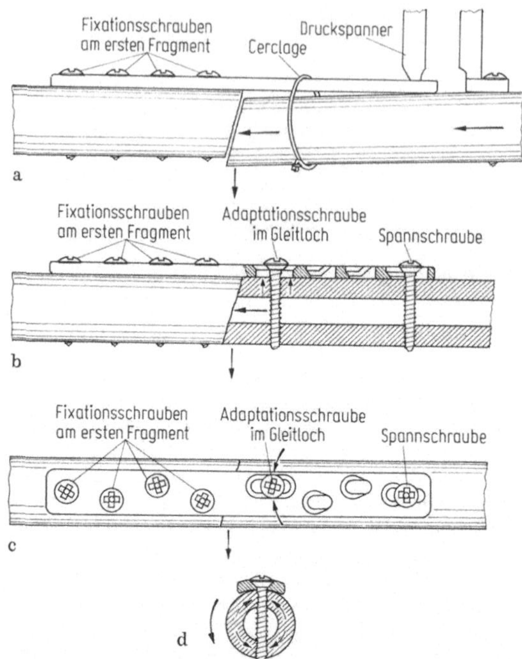

Abb. 3 a—d. Ersatz von Cerclage bzw. Faßzangen bei selbstspannenden Druckplatten durch die Führungswirkung der Schraube im Adaptationsgleitloch. a klassisches A. O.-System: Fragmentabweichung bei Schrägfraktur trotz Cerclage; b Verhütung der Fragmentabweichung nach unten; c zur Seite; d in Rotation durch die im Adaptationsgleitloch laufenden Halteschraube

des geringeren Traumas sowie der Einsparung an Operationszeit durch Fortfall der Montage, Spannung und Demontage des Spanngerätes, da die Fragmentkompression allein durch den unerläßlichen Anschraubvorgang der Platte erfolgt. Vorteilhaft ist auch der Fortfall der in der Operationswunde immer hinderlichen Faßzangen und Spanngeräte sowie Schlüssel und damit auch die Einsparung von Instrumentarium.

2. Biomechanik

Die Stabilität der Osteosynthese der Unterschenkelschaftfrakturen hängt von der Bruchform, Knochenfestigkeit und Osteosynthesetechnik ab. Wir haben hierzu an unserer Klinik in den letzten Jahren eine Reihe von biomechanischen Untersuchungen durchgeführt, die darüber Aufschluß geben (Mittelmeier, Hess, Hanser, Diehl, Hort):

Wichtig war zunächst die Ermittlung der mit den heute üblichen Corticalis- und Spongiosaschrauben erzielbaren Vorspannkräfte, von denen die interfragmentäre

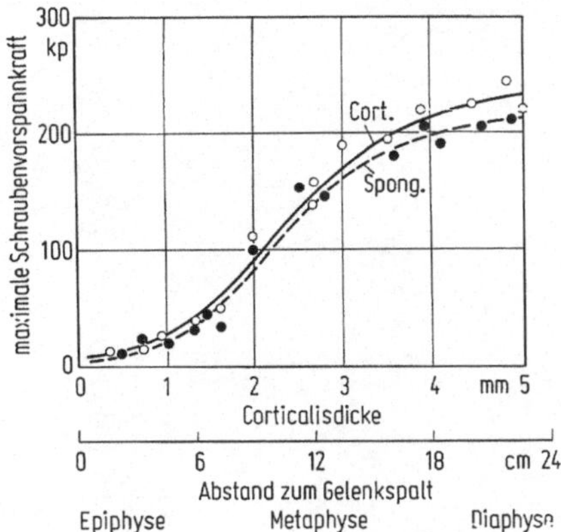

Abb. 4. Maximale Vorspannkräfte der Corticalis- und Spongiosaschrauben an der Tibia in Abhängigkeit von der Corticalisdicke. Annähernd gleiche Werte für beide Schraubentypen im epiphysär-metaphysären Bereich; geringe Überlegenheit der Corticalisschraube an der Diaphyse

Fragmentkompression bei der alleinigen Verschraubung, aber auch bei Verwendung selbstspannender Druckplatten abhängt.

Mit ringförmigen Piezoelementen konnten wir feststellen, daß die maximale Vorspannkraft einer Corticalisschraube entscheidend von der Stärke der Corticalis abhängt. An der Epiphyse können nur Spannkräfte von 12—25 kp, im Metaphysenbereich von 25—95 kp, an der Tibiadiaphyse bis 250 kp erreicht werden, sofern die Schraube nach Gewindevorschneiden durch die anliegende und gegenüberliegende Corticalis verläuft. Faßt die Schraube dagegen mit dem Gewinde nach dem Zugschraubenprinzip lediglich die kontralaterale Corticalis, so entsteht auch nur die halbe maximale Vorspannkraft, in Tibiaschaftmitte von etwa 125 kp. Dabei können (bei gleichem Gewindeprofil) mit guten Kreuzschlitzköpfen gleich hohe Vorspannkräfte wie mit Innensechskantköpfen erreicht werden. Bei stärkerer Anspannung drehen die Schrauben unter Vernichtung des Knochengewindes durch.

Mit den heute üblichen großflächigen Spongiosaschrauben werden jedoch auch bei Fassen der Gegencorticalis keine höheren Vorspannkräfte als mit Corticalisschrauben erzielt, was darauf zurückzuführen ist, daß die hinterdrehten Spongiosaschrauben die oberflächliche Corticalis nicht fassen können, während die Corticalisschrauben hier gleichfalls Gewindehalt haben. Die Spongiosaschrauben sind also nur dann vorteilhaft, wenn sie im epi-metaphysären Bereich als Zugschraube zur unmittelbaren interfragmentären Kompression dienen sollen, nicht jedoch zum Zwecke der Plattenfixation, wie es dem Vorschlag der A. O. entspricht. Hier erfüllen Corticalisschrauben auf einfachere Weise (und mit geringeren Kosten) den gleichen Zweck. Wir führen deshalb die Verschraubung unserer Platten ausschließlich mit Corticalisschrauben durch.

Die interfragmentäre Kompressionskraft bei alleiniger Fragmentverschraubung nach dem Zugschraubenprinzip beträgt im spongiösen Bereich (auch beim Fassen der Gegencorticalis) nur wenige kp, im Bereich der Diaphyse dagegen bis etwa 125 kp. Aus diesem Grunde sind bei epiphysären interkondylären

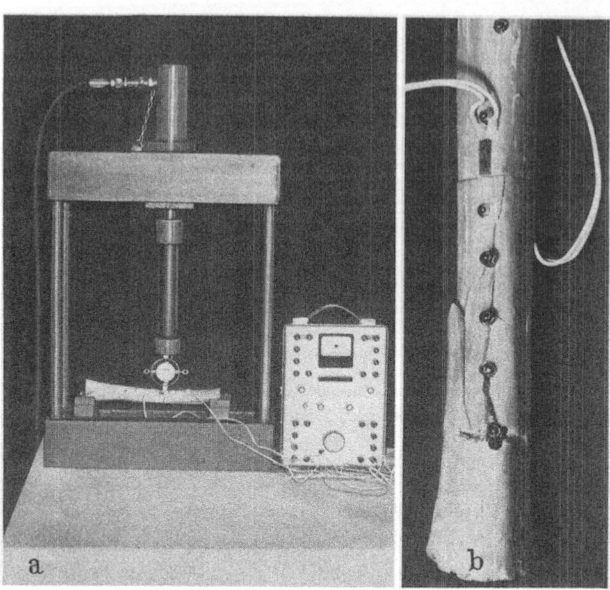

Abb. 5 a u. b. Biomechanische Belastungsprüfung der Tibiaschaftosteosynthese in der Biegemaschine. a Ansicht der Gesamtvorrichtung: Biegebelastung der verplatteten Tibia mit hydraulischer Presse; Bestimmung der Biegekraft mit Ringkraftmesser und der dabei auftretenden Knochenspannungen mit aufgeklebten Dehnungsmeßstreifen. b Typische experimentelle Refraktur einer mit selbstspannender Druckplatte versorgten Tibiaquerosteotomie durch Biegebelastung in plattenseitiger Richtung

Frakturen zusätzliche Abstützplatten angezeigt, wenn Übungsstabilität verlangt wird; im diaphysären Bereich kann dagegen die zwei- bis dreifache Verschraubung von langen Schrägfrakturen ohne zusätzliche Platte beschränkte Übungsstabilität gewährleisten.

Die Umwandlung der Vorspannkraft der zur Fixation von selbstspannenden Platten benutzten Schrauben in eine longitudinale Kompressionskraft erfolgt an den Spannlöchern der Platten nach dem Prinzip der schiefen Ebene und Keilwirkung. Die Kompressionskraft hängt jedoch nicht nur von der Schraubenvorspannkraft, sondern auch von der Neigung der Schraubenrutschbahn in den Spannlöchern gemäß einer Tangensfunktion ab. In direkten piezoelektrischen interfragmentären Messungen hat mein Mitarbeiter Hess an der Tibia jedoch festgestellt, daß bei stärkerer Neigung als 45° die mit einer bestimmten Schraubenspannung erzielbare longitudinale Kompressionskraft wieder abfällt, was wahrscheinlich auf einen Spannungsverlust infolge zunehmender Schraubenbiegung zurückzuführen ist. Drucklöcher mit stärkerer Neigung, wie beispielsweise bei den dynamischen Druckplatten der A. O. (nach Perren etwa 60°) erzielen deshalb keine optimale Kraftumwandlung. Gleiches gilt auch für wesentlich flachere Drucklöcher, wie beispielsweise die

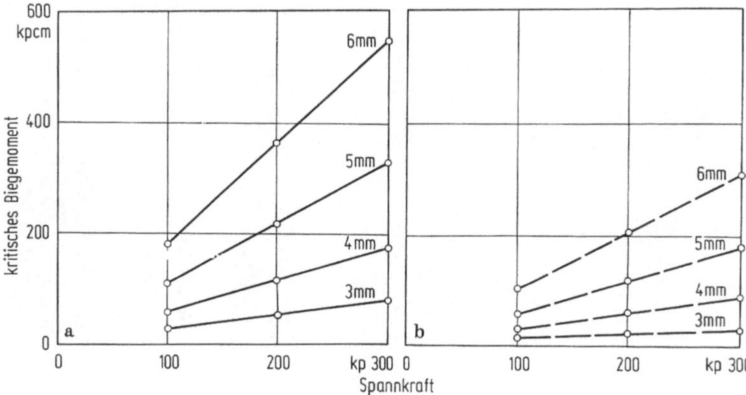

Abb. 6 a u. b. Kritische Biegemomente in Abhängigkeit von der Plattendicke und longitudinalen Spannkraft der Tibiaosteosynthese. a mit breiten; b mit schmalen selbstspannenden 10-Loch-Platten, Typ Mittelmeier

Platte von Tamai u. Hoshiko (16° Neigung). Andererseits wurde an unseren Platten deshalb am endständigen Loch eine Neigung von 27° gewählt, um zunächst eine ausreichende Fragmentverschiebung zu erreichen, auf deren Basis dann die Kraftspannung einsetzt. Im einzelnen wurden für Schraublöcher mit 27 oder 60° Neigung eine Fragmentkompression von 65 kp, bei 45° Neigung von 100 kp ermittelt. Eine einzige Corticalisschraube im Diaphysenbereich, durch ein 45° Druckloch unserer selbstspannenden Platten eingedreht, vermag also schon die Durchschnittsspannung des separaten A. O.-Spanngerätes zu erreichen.

Bei Verwendung mehrerer Drucklöcher entsteht eine Steigerung der longitudinalen Spannkraft, ähnlich wie die zunehmende Zahl der Zylinder eines Motors die Pferdestärken oder die zunehmende Zahl von Volta-Elementen einer elektrischen Batterie die Spannung bzw. Stromstärke steigern. Mit Platten üblicher Länge von 3–5 Drucklöchern lassen sich dementsprechend an der Tibia interfragmentäre Kompressionskräfte von 140 bis 200 kp erreichen (Hess).

Da sich die longitudinale Spannkraft einer plan auf den Knochen aufgelegten Platte nur auf die plattennahe Corticalis konzentriert, müssen die Platten nach dem ursprünglichen Vorschlag von Bagby eine Hohlauflage bzw. eine mittigwinkelige Hohlbiegung erfahren, wie insbesondere auch von der Schweizer A. O. empfohlen wird (Perren u.a.). Die Platte übt damit auf die Fraktur eine Blattfederwirkung im Sinne der Biegung aus, so daß auch die plattenabseitige Frakturfläche eine longitudinale Kompression erfährt.

Bei Schrägfrakturen bewirkt die Anwendung von Druckplatten das Entstehen von Scherkräften und eine entsprechende Reduzierung der auf die Frakturfläche senkrecht stehenden Normalkraft. Der Abscherwirkung muß durch

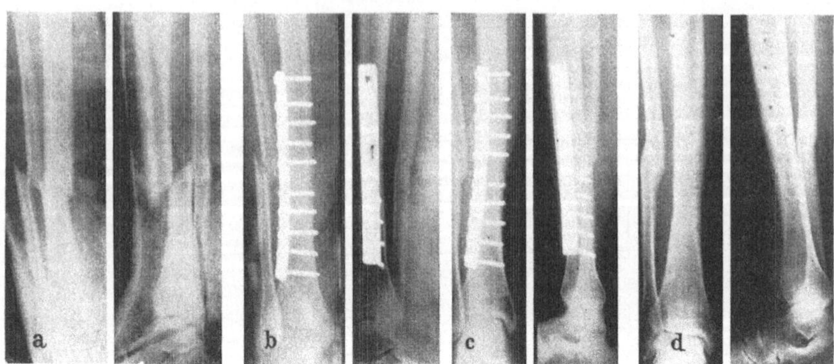

Abb. 7. a Kurzer Tibiaschrägbruch mit Fehlstellung und Verkürzung; b nach Versorgung mit selbstspannender Druckplatte von lateral (Op-Bild); c 1 Jahr nach Operation; d $^1/_4$ Jahr nach Plattenentfernung ($1^1/_2$ Jahr post op.)

eine exakte Fragmentführung während des Spannvorganges und dem starken Abfall der Normalkraft durch interfragmentäre Verschraubung nach dem Zugschraubenprinzip Rechnung getragen werden, die auch durch die Platte hindurch erfolgen kann (es empfiehlt sich, dazu die im Bereich der schrägen Fraktur liegenden Plattenlöcher zunächst nur mit einer kurzen, durch die anliegende Corticalis verlaufenden Schraube zu versehen und dieselbe nach Abschluß des Spannvorganges durch Aufbohren des anliegenden Corticalislochs und Einfügen einer die Gegencorticalis fassenden Zugschraube zu ersetzen).

In Belastungsprüfungen mit Biegeprüfmaschinen haben wir gesehen (Diehl), daß bei statischen Biegebelastungen etwa 80% der Beanspruchung im Bereich der frakturnahen Schrauben und die restlichen 20% an den nächstgelegenen Schrauben aufgefangen werden. Erst die 3. Schraube beiderseits der Fraktur ist zunächst keinen wesentlichen Beanspruchungen durch die Biegemomente mehr ausgesetzt. Im Hinblick auf die Beanspruchung durch Dauerschwingungen und Resorptionsprozesse erscheint es aus Sicherheitsgründen geboten, an der Tibia mindestens 7—8-Lochplatten zu verwenden.

Die Biegebelastungsversuche an der Tibia ergaben im übrigen auch, daß eine plattenseitige Ausbiegung infolge des Zuggurtungseffektes zu einer Erhöhung der Fragmentkompression, eine plattenabseitige Biegung dagegen zu einem raschen Abfall der interfragmentären Kompressionskraft führt. Dabei zeigte sich, daß hoch verspannte Osteosynthesen eine wesentlich größere mechanische Sicherheit als nieder verspannte bieten (Mittelmeier, Hanser, Diehl). Beim Abfall der interfragmentären Kompression auf unter 0 kp geht nämlich der Fragmentkontakt verloren, was zur Gefährdung der primären Knochenheilung und — bei Dauerwechselbiegelasten — zu Schraubenlockerungen und zum Plattenbruch führen kann.

Die Stabilität der Osteosynthese hängt jedoch auch von der Plattensteifigkeit ab, in die der E-Modul des Metalls und das Plattenprofil (bzw. dessen Wider-

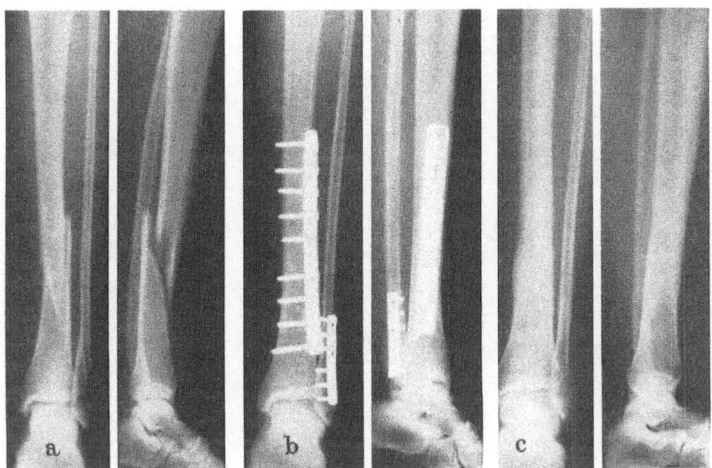

Abb. 8 a—c. Spiralbruch des Unterschenkels. a Unfallbild; b nach Versorgung der Tibia mit selbstspannender Druckplatte und der Fibula mit selbstspannender Mondprofilplatte; c $^1/_4$ Jahr nach Plattenentfernung und $1^1/_2$ Jahre nach dem Unfall. Der Bruch wäre auch für die direkte Verschraubung geeignet; mit Platte größere Sicherheit und Stabilität. Schrauben im Frakturbereich zur besseren interfragmentären Kompression als Zugschrauben eingesetzt

standsmoment) eingehen. Die Plattenbreite wirkt sich dabei nur in einfacher Potenz, die Plattenhöhe jedoch in dritter Potenz aus. Bei den heute gemäß A. O.-Vorschlag hauptsächlich an der Tibia zur Anwendung kommenden schmalen Platten liegt das kritische Biegemoment, bei dem es zum Abfall der interfragmentären Kompression auf 0 kommt, relativ niedrig im Grenzbereich der Übungsstabilität. Unsere Berechnungen haben ergeben, daß es beim Heben des Beines in ungünstiger Richtung, so daß die Schwerkraft des distalen Fragmentes eine plattenabseitige Ausbiegung der Osteosynthese bedingt, bereits bei etwa 50 cm · kp zum Spannungsverlust kommt. Dies ist auch wohl der Grund, warum von der A. O. bei der Auswertung der Ergebnisse bei einer größeren Zahl von Fällen keine absolut callusfreie, primäre Knochenheilung beobachtet werden konnte. Die breite Platte ist in dieser Hinsicht wesentlich günstiger. Allerdings bedingt eine breitere Platte auch eine größere Spongiosierungszone, wie sie im unmittelbaren Auflagebereich der Platten infolge des weitgehenden Verlustes elastischer Beanspruchung entsteht (Perren, Diehl u. Mittelmeier). Nach Diehl kann der elastische Funktionsverlust unter der Platte durch Zwischenschaltung einer 1—2 mm starken Silicon-Folie zwischen Knochenoberfläche und Plattenunterseite wesentlich vermindert werden. Der tierexperimentelle Beweis, daß damit die Spongiosierung verhütet werden kann, steht jedoch noch aus. Aus diesem Grunde dürfte es wohl am besten sein, eine schmale, jedoch 1 mm stärkere Platte zu verwenden, als sie heute üblich ist.

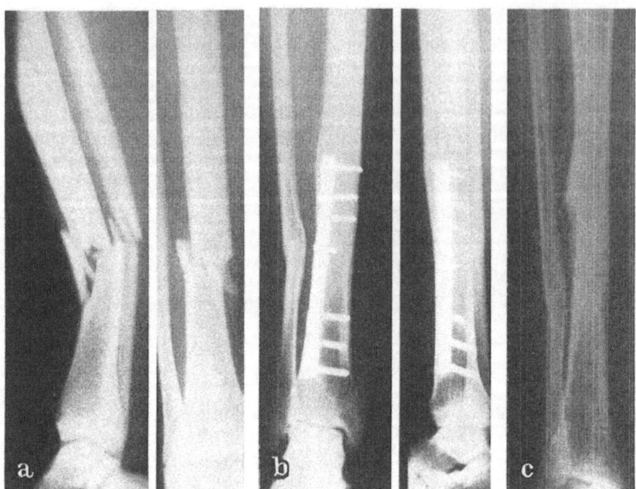

Abb. 9 a—c. Unterschenkelbiegungsbruch mit Keilaussprengung. a Unfallbild; b 1 Jahr nach Verplattung mit schmaler, lateral angelegter selbstspannender Druckplatte; c $1^1/_4$ Jahre nach Unfall unmittelbar nach Plattenentfernung

Die Verwendung weicherer Platten mit niedrigerem E-Modul (z.B. Titan) bedingt einen geringeren elastischen Funktionsverlust (Brennwald u. Perren), vermindert aber zugleich die Kontaktsicherung, da sich der niedrigere E-Modul auch in verstärkter Biegbarkeit der Platte niederschlägt.

Bezüglich der Bruchfestigkeit wurde festgestellt, daß die alleinige Verschraubung von Schrägbrüchen trotz guter Sicherung des Fragmentkontaktes bei niedrigen Biegelasten ziemlich rasch zur Refraktur führt (etwa 230 cm · kp). Bei der Verplattung kommt es in ungünstiger plattenseitiger Biegerichtung zwar etwas rascher zum Kontaktverlust der Fragmentflächen, die Platte federt jedoch nach Fortfall des ungünstigen Biegemomentes zunächst noch zurück (bis 140 cm · kp). Bei höherem Biegemoment kommt es allerdings zur plastischen Plattenverformung, so daß nach Fortfall desselben keine interfragmentäre Kompression mehr entsteht. Erst bei sehr hohen plattenseitigen Biegemomenten von etwa 1700—1800 cm · kp kommt es zur Fraktur im Bereich des metaphysären Fragmentes, wobei es sich vor allen um eine Querfrakturierung am endständigen Schraubenloch sowie eine Längsfraktur in der Linie der übrigen Schrauben handelt. Ungeachtet des relativ frühzeitigen Kontaktverlustes an den Frakturflächen beinhaltet die Verplattung jedoch hinsichtlich grober Verformung sowie Fraktur der Osteosynthese eine unvergleichlich viel höhere Sicherheit als die alleinige Verschraubung. Es erscheint deshalb im Interesse der Sicherheit und erhöhter Übungs- sowie früherer Teilbelastungsstabilität angezeigt, auch die zur Verschraubung geeigneten Fälle noch durch eine zusätzliche Platte zu sichern. Die A. O. verwendet hierfür Rundlochplatten, die als „Neutralisationsplatten" bezeichnet werden. Wir schätzen die Bezeichnung

„Neutralisationsplatte" nicht, da es mit dieser Platte weder möglich noch wünschenswert ist, die bei Plattenosteosynthese auf die Fraktur einwirkenden Funktionskräfte völlig zu „neutralisieren". Man sollte besser von einer „zusätzlichen Stabilisierungs- bzw. Stützplatte" sprechen. Bei nicht allzu langen Schrägbrüchen ist jedoch die Druckplatte mit Zugverschraubung durch die Platte günstiger.

3. Indikation

Im Gegensatz zu manchen Gelenkbrüchen, die sich konservativ meist nur unbefriedigend zur Heilung bringen lassen und somit die Gefahr der posttraumatischen Arthrose bergen, gibt es bei den frischen geschlossenen Unterschenkelfrakturen unseres Erachtens nur in Ausnahmefällen eine absolute Indikation zur Osteosynthese, vor allem bei Bewußtlosen mit Schädelhirntrauma oder Querschnittsgelähmten, die zur Decubitusprophylaxe laufend gedreht werden müssen und keinen Gipsverband sowie keine Extension erhalten können. Die Erfahrungen der Böhler-Schule, wie sie erst vor wenigen Wochen anläßlich des Österreichischen Unfallkongresses dargelegt wurden, zeigen, daß eine regelrecht durchgeführte konservative Behandlung mit Drahtextension und Gipsverband im allgemeinen zu sehr guten Ergebnissen führt, die einen Maßstab setzen, an dem die übrigen Methoden, insbesondere auch die Schrauben- und Plattenosteosynthese gemessen werden müssen. Nach Jahna wurden bei konservativer Therapie lediglich 1,9% Bohrlochinfektionen an der Ferse, 3,7% verzögerte Heilungen, 7% Verdrehungen, 8% Sprunggelenkseinschränkungen und 4% Kniegelenkseinschränkungen verzeichnet. Ungünstig ist jedoch die lange Krankenhausliegezeit, die beträchtliche Strahlenbelastung durch die laufenden Röntgenkontrollen und die von der Böhler-Schule neuerdings angiographisch ermittelte Thrombosehäufigkeit. Bemerkenswert ist jedoch auch in Österreich der Trend zur Osteosynthese, zunächst vor allem in Form der subcutanen Drahtnaht nach Götze, die jedoch für sich keine ausreichende Übungsstabilität gewährleistet, sowie die Tendenz zur Unterschenkelmarknagelung.

Von den oben dargelegten wenigen absoluten Indikationen zur stabilen Osteosynthese abgesehen, gibt es somit für die frischen geschlossenen Unterschenkelschaftfrakturen nur eine relative Indikation zur stabilen Osteosynthese mit Verschraubung und Verplattung. Sie stellt eigentlich mehr eine Alternative dar, deren Vorteile in der sofortigen Übungsmöglichkeit, raschen Aufstehfähigkeit und normalerweise kurzen Krankenhausstationierung des Patienten bestehen, was auch positive persönliche und allgemeine soziale Aspekte hat. Die dagegen abzuwägenden Nachteile liegen vor allem in der höheren Infektionsgefahr und dem Risiko von Refrakturen nach Plattenentfernung infolge Knochenatrophie und Spongiosierung. Vor allem die Frühzeit der Verbreitung des A. O.-Verfahrens hat verschiedentlich zu einer beachtlichen Zahl von Komplikationen geführt, die jedoch insbesondere auf mangelnde Asepsis und nicht einwandfreie Technik zurückzuführen sind (P. Groh). Bei Beschränkung der Indikationsstellung und Beherrschung der Technik der Verschraubungs- bzw. Verplattungsosteosynthese der Tibiafrakturen werden heute zweifellos an vielen

Kliniken gleichfalls hervorragende Ergebnisse erzielt, die nunmehr durchaus mit den Ergebnissen der konservativen Behandlung sowie der vielfach hochgeschätzten Marknagelung konkurrieren können.

Bei der Beschränkung der Indikation ist vor allem an die Fälle mit beträchtlichen Hautschäden zu denken, welche die Gefahr der nachfolgenden Hautnekrose bergen, desgleichen an multiple Splitterbrüche, die keine absolut stabile Verschraubungs- und Verplattungsosteosynthese zulassen. Hier sollte zunächst unbedingt konservativ verfahren und auf die Osteosynthese verzichtet oder dieselbe nur mit aufgeschobener Dringlichkeit angewendet werden.

Bezüglich der Abgrenzung zur Marknagelung ist folgendes zu berücksichtigen:

Die übliche Marknagelung des Unterschenkels nach Küntscher und Herzog bietet nach Aufbohrung eine bessere Grobstabilität, jedoch keine absolute Stabilität, insbesondere mangelnde Rotationssicherheit. Die Frühbelastung ist jedoch im allgemeinen mit weniger Risiko als mit der Plattenosteosynthese möglich. Jenseits der mittleren $^2/_4$ der Tibia ist die Marknagelung ohne zusätzliche Maßnahmen nicht als zuverlässig stabil zu betrachten. Die Verschraubungs- und vor allem Verplattungsosteosynthese ist dagegen wesentlich „mikrostabiler", die Belastungsstabilität jedoch zunächst geringer.

Vielfach wird behauptet, daß die gedeckte Marknagelung infolge Unterlassung der Frakturexposition günstiger als die Verplattung sei. Nach den bisherigen Statistiken liegt die Infektionshäufigkeit der Marknagelung jedoch nicht unter der der Schrauben- und Plattenosteosynthesen. Die Auffassung von Küntscher, daß die Marknagelung in biologischer Hinsicht günstiger sei, weil das periostale Gefäßsystem erhalten bleibe, ist gewiß falsch. In Übereinstimmung mit älteren anatomischen Darlegungen haben Schweiberer, Dambe und van de Bergh mittels Mikroangiographie im Tierexperiment festgestellt, daß die Tibiaschaftcorticalis zu etwa 70% vom Markraum her über die A. nutricia versorgt wird und nur eine oberflächliche Corticalisschicht durch die Periostgefäße. Die Marknagelung führt zu einer zunächst totalen Devascularisation der Corticalis mit mehrwöchigem nekrobiotischem Intervall, das eine erhöhte Infektionsanfälligkeit beinhaltet. Demgegenüber ist die Schädigung der Markgefäße und damit der Corticalis-Blutversorgung bei der Verschraubung und Verplattung nachweisbar geringer. Im übrigen ist die innere Wundfläche bei Marknagelung mit Aufbohrung nicht kleiner als bei einer Plattenosteosynthese mit sparsamer Freilegung, wie dies insbesondere mit den selbstspannenden Platten möglich ist. Außerdem spielt beim Infektionsrisiko auch die Zeitdauer der Operation eine Rolle. Gut hat dies kürzlich in Salzburg auf die einfache triviale Formel gebracht: „Infektion = cm · min". Dies trifft zweifellos zu. Es wurde dabei im Zuge der Propagation der Götze-Cerclage jedoch der weitere Faktor „Stabilität" außer acht gelassen! Wir glauben, daß vor allem mit den selbstspannenden Druckplatten mit Beschränkung der Operationswunde auf die zur Stabilisierung erforderliche Plattenlänge und Einsparung von Operationszeit durch Fortfall der Montage, Spannung und Demontage des Spanngerätes die besten Voraussetzungen für eine Osteosynthese mit relativ geringer Wundöffnung, kurzer Operationszeit und ausreichender Stabilität gegeben ist.

4. Operationstechnik

Die Operation soll unbedingt in pneumatischer Blutleere und nach einwandfreier Hautdesinfektion sowie Abdeckung mit Spray oder Folie bzw. nach dem Hautschnitt mit Tüchern erfolgen.

Der Hautschnitt selbst sollte keinesfalls über der medialen Schienbeinfläche liegen, wo erfahrungsgemäß die schlechtesten Zirkulationsverhältnisse bestehen, wie die Lokalisation der bei venösen Durchblutungsstörungen auftretenden Ulcera cruris beweist. Wir legen den Hautschnitt im allgemeinen gut 1 cm lateral der Schienbeinkante an. Die Haut soll auch dann von der medialen Schienbeinfläche möglichst nicht abpräpariert werden. Bei der Darstellung des Knochens gehen wir im allgemeinen zwischen der lateralen Schienbeinfläche und der tibialen (ventralen) Muskulatur ein. Das Periost ist möglichst auf dem Knochen zu belassen. Zum Wegheben der Muskulatur verwenden wir im allgemeinen spitze Hohmann-Hebel, die beim Einsetzen nur einen relativ geringen Weichteilschaden erzeugen. Anschließend soll eine ideale Reposition der Fraktur erfolgen. Bei Schrägbrüchen kann dieselbe vorteilhaft durch eine schmale, rastende Knochenzange (Verbruegge) provisorisch gesichert werden.

Eine reine Verschraubung wird nur bei langen Torsions- und Schrägbrüchen durchgeführt, bei denen die Frakturlinie mindestens dem doppelten Schaftdurchmesser entspricht und wenigstens 2, besser 3 Schrauben eingebracht werden können. Die Anlage der Bohrlöcher erfolgt nach den Hinweisen von Danis bzw. der Schweizer A. O. wobei vorteilhaft eine Bohrlehre Verwendung findet. Da die Schrauben als Zugschrauben eingebracht werden müssen, ist nach dem Gewindeschneiden das Bohrloch in der Oberfläche der Corticalis zu einem Durchgangsloch zu erweitern, in dem das Gewinde nicht mehr fassen kann. Die Aufbohrung muß dementsprechend über den Außendurchmesser der Schraube erfolgen.

Bei relativ kurzen Schrägbrüchen mit nur zwei Zugschrauben empfiehlt es sich unbedingt, noch eine zusätzliche Stützplatte anzulegen, die der Oberfläche des Knochens genau anzubiegen ist. Die Platte wird nicht gespannt.

Bei kurzen Schrägbrüchen und Querbrüchen wird die alleinige Verplattung durchgeführt und die Platte mit geringer mittelständiger Hohlbiegung so aufgelegt, daß die Rundlochhälfte der Platte in epi-metaphysärer Richtung zeigt, bei proximalen Schaftbrüchen also cranialwärts, bei distalen Schaftbrüchen distalwärts. Bei Brüchen in Schaftmitte ist es gleichgültig, ob die Rundlochseite nach oben oder nach unten angelegt wird. Nach Fixierung der Platte auf der Rundlochhälfte wird die erste Schraube auf der Spannseite in frakturabseitiger Richtung im Adaptationsgleitloch eingesetzt, jedoch nicht fest angezogen, damit sich die Schraube ohne starke Reibungsverhaftung in Frakturrichtung verschieben kann. Dann erfolgt das Einsetzen der Schraube im endständigen Streckenspannloch, bei deren Anziehen das 2. Fragment unter Führung durch die im Adaptationsgleitloch steckende Schraube frakturwärts verschoben wird und eine erste Aufspannung erfolgt. Dann werden die Schrauben in den Kraftspannungslöchern gleichzeitig gesetzt und wechselnd angezogen, wobei die Schraube im endständigen Streckenspannloch auch nachgezogen werden muß, da sie sich während des weiteren Spannvorganges zunächst von ihrer schiefen Ebene abhebt.

Die Schrauben in den Spannlöchern unterstützen sich somit gegenseitig bei der Erzeugung der longitudinalen Kompressionskraft, so daß nicht jeweils eine Schraube den ganzen Schub zu tragen hat und gefährdet wird. Am Ende wird dann noch die Schraube im Adaptationsgleitloch endgültig festgezogen.

Bei kurzen Schrägbrüchen wird eine mittelständige Schraube (entweder im Adaptationsloch der Spannseite oder im frakturnahen Rundloch der Fixationsseite) zunächst nur durch eine Corticalis eingeführt und nach Abschluß des Spannvorganges durch eine Zugschraube ersetzt, welche durch die Gegencorticalis verläuft. Bei schrägverlaufenden Stückbrüchen kann eine interfragmentäre Verschraubung und anschließende Sicherung durch eine Stützplatte vorgenommen werden. Bei Stückbrüchen mit queren Frakturlinien wird die Mehrfragmentplatte verwendet. Dabei sind die Rundlöcher zunächst meta-epiphysenwärts anzulegen, dann die mittleren Fragmente mit Schrauben an die Langlöcher zu adaptieren, so daß die Schrauben von den am diaphysären Fragment angelegten Spannlöchern in Richtung auf das erstgefaßte Fragment verschoben werden können. Letztlich sind dann noch die Schrauben in den Langlöchern fest anzuziehen.

Eine Osteosynthese der Fibulaschaftfrakturen ist im allgemeinen nicht nötig. Lediglich distale Frakturen mit Beeinträchtigung der Syndesmose und Knöchelgabel sollten osteosynthetisiert werden. Wir verwenden hierzu in geeigneten Fällen die direkte Verschraubung, bei Quer- und kurzen Schrägbrüchen selbstspannende Mondprofilplatten, welche eine wesentlich höhere Fragmentkompression als Drittelrohrplatten erzeugen.

Während der Operation sowie vor Wundschluß wird die Wunde mit Ringerlösung mehrfach gespült, so daß aus dem Ernährungszusammenhang genommeme Knochenbröckelchen oder in die Wunde eindringender Staub weggeschwemmt werden. Einlegen einer Redon-Drainage. Reposition der Muskulatur, die im allgemeinen die Platte schon größtenteils deckt. Zur Vermeidung von Spannungen und Durchblutungsstörungen wird auf eine Annaht der Fascie am Schienbein verzichtet, sondern dieselbe allenfalls an den überhängenden Hautrand subcutan adaptiert. Hautnaht mit monofilen Rückstichnähten.

5. Nachbehandlung

Leichte Hochlagerung in Schaumgummischiene, baldmöglicher Beginn mit aktiven Bewegungsübungen! Unter sonst günstigen Verhältnissen Aufsetzen und Aufstehen am 1. postoperativen Tag mit Hilfe der Krankengymnastin und zwei Krücken. Wir legen dabei großen Wert darauf, daß der Fuß sofort auf den Boden gesetzt und beim Gehen abgewinkelt wird. Nur so wird eine gangsynchrone Muskelinnervation mit Aktivierung der Muskelpumpe zur Verhütung von Durchblutungsstörungen erzielt. Die Belastung des Beines kann bei Anwendung einer Platte, insbesondere selbstspannender Druckplatten mit Eigenschwere erfolgen. Die Körperbelastung ist jedoch mit den Krücken abzufangen. Mit dem entlastenden Unterschenkelapparat der A. O. haben wir keine so guten Erfahrungen gemacht. Die Drainage wird im allgemeinen dann gezogen, wenn kaum noch Flüssigkeit nachläuft, am Unterschenkel gewöhnlich nach 2 Tagen. Entlassung ist dann möglich, wenn keine wesentlichen Beschwerden mehr bestehen, keine Komplikationen auftreten und der Patient mit Krücken ausreichend behende gehfähig ist. Fädenziehen nach 10—12 Tagen (evtl. ambulant).

Die nächste Röntgenkontrolle führen wir 6 Wochen post op. durch, wobei dann im allgemeinen schon eine Teilbelastung, evtl. Gehen mit 1 Krücke möglich ist. Zweite Röntgenkontrolle 12 Wochen post op. Dann ist im allgemeinen stockfreies Gehen mit voller Körperbelastung möglich.

Bezüglich sportlicher Aktivität ist noch längere Zeit Zurückhaltung angezeigt, da die callusfreie, primäre, corticale Kontaktheilung länger braucht, um hohe Belastungsstabilität zu ergeben. Die Plattenentfernung darf aus dem gleichen Grunde nicht zu früh erfolgen (frühestens nach 1 Jahr, gewöhnlich nach 18 Monaten).

Nach der Plattenentfernung ist nochmals für etwa ein Vierteljahr Zurückhaltung in der Belastung geboten, bis die plattenbedingte Inaktivitätsatrophie und Spongiosierung zurückgebildet sind.

6. *Ergebnisse*

Die Ergebnisse einer regelrecht durchgeführten Verschraubungs- und Verplattungsosteosynthese sind heute unter sonstigen einwandfreien Operationsvoraussetzungen im allgemeinen gut. Die rasche Beseitigung der Schmerzen, sofortige Übungsfähigkeit und Aufstehmöglichkeit im Vergleich zur konservativen Behandlung sind immer wieder überzeugend, ebenso das wesentlich seltenere Auftreten trophischer oder dystrophischer Störungen und Bewegungseinschränkungen, die Danis ursprünglich als „Gipskrankheit“ bezeichnet hatte. Obgleich wir an unserer Klinik mittlerweile über mehr als 1000 Osteosynthesen mit selbstspannenden Druckplatten verfügen, können wir leider über Unterschenkelschaftfrakturen noch keine aussagefähige Statistik vorlegen. Nach dem Sammelkrankengut der Schweizer A. O. sowie sonstigen Publikationen (Burri und Schweiberer) sind die von den Gegnern der Osteosynthese stark in den Vordergrund gestellten Wundinfektionen in Kliniken, in denen das Verschraubungs- und Verplattungsverfahren gut geübt wird, auf durchschnittlich 1,5%, in einzelnen Kliniken sogar unter 1% gesunken. Damit ist aufgrund der Entwicklungsarbeit in den letzten Jahren die Schrauben- und Plattenosteosynthese auch bei den Unterschenkelfrakturen zu einem der konservativen Methode in mancher Hinsicht überlegenen und der Marknagelung zumindest gleichwertigen Verfahren geworden, dessen Berechtigung heute außer Zweifel steht.

Der beim Unfallkongreß in Salzburg kürzlich vorgebrachte Slogan „A. O. ist gleich alles wird operiert und alles wird osteomyelitisch“ stellt zweifellos eine nicht vertretbare Kolportage dar. Die Schweizer A. O. hat gerade auf dem Gebiet der Verschraubungs- und Verplattungsosteosynthese der Unterschenkelfrakturen wertvolle Fortschritte gebracht, auch wenn die klassische A. O.-Druckplatten-Osteosynthese mit separatem Spanngerät heute durch die Technik mit selbstspannenden Platten eine wesentliche Verbesserung und Vereinfachung erfahren hat.

G. Muhr, H. Tscherne und H. Stockhusen, Hannover

Die Behandlung von Unterschenkelbrüchen bei Serienfrakturen der unteren Extremität

Unter den Extremitätentraumen des 26416 Unfallopfer umfassenden Krankengutes der Heidelberger Universitätsklinik war jedes 14. eine Serien- oder Kombinationsverletzung (Gögler u. Jungbluth). Willenegger, Müller u. Allgöwer fanden bei 645 Mehrfachverletzten mit insgesamt 1223 Frakturen an den Gliedmaßen die untere Extremität 802mal (66%), den Unterschenkel 462mal (37,8%) beteiligt.

In zunehmendem Maße sind es schwere, meist offene Trümmerbrüche, einseitige oder symmetrische Serienfrakturen, die das Bild der polytraumatisierten, unteren Extremität prägen.

Die therapeutischen Bemühungen werden durch folgende Kriterien charakterisiert:

1. Exakte Wiederherstellung der gestörten Biomechanik am gewichttragenden Knochen.
2. Störungsfreie Bruchheilung.
3. Patientenkomfort.
4. Rasche Rehabilitation durch Frühmobilisierung.

Die konservative Behandlung dieser Verletzungen erscheint daher nur selten angezeigt:

1. Bei Operations-Kontraindikationen.
2. Bei belastungsstabiler Versorgung der Nachbarfrakturen.
3. Bei Begleitverletzung mit langdauernder Immobilisierung.

Als Beispiel hierzu 2 Fälle (Dia-Demonstration):

Marknagelung am Oberschenkel, konservative Therapie am Unterschenkel. Freie Funktion nach 4 Monaten.

Beidseitiger Oberschenkelbruch, li. nach subtrochantärer Fraktur bei 36jährigem. Offener Unterschenkeltrümmerbruch, Ausheilung nach Marknagelung beider Femura und Gipsverband am Unterschenkel, unbehinderte Beweglichkeit.

Da die Bedingungen für eine konservative Behandlung in der Mehrzahl der Fälle nicht gegeben sind, steht das operative Vorgehen bei Serienfrakturen eindeutig im Vordergrund.

Erfolg und Spätergebnisse sind entscheidend abhängig von der richtigen Wahl des *Operationszeitpunktes*. Primäre Osteosynthesen, etwa im Sinne der primären Totalversorgung Allgöwers, haben bei Mehrfachverletzten nur bei stabilen Kreislaufverhältnissen ihre Berechtigung.

Von einem fatalen Indikationsfehler kann gesprochen werden, wenn durch den Eingriff das Leben des Verletzten bedroht oder sein Allgemeinzustand wesentlich verschlechtert wird. Bei Vorliegen von Körperhöhlen- oder Schädelverletzungen hat sich die Sekundärversorgung besser bewährt.

Ein 28jähriger erlitt bei einem Verkehrsunfall folgende Verletzungen: Serienrippenbrüche li., vorderer Beckenringbruch li., Acetabulumfraktur re., Oberschenkeltrümmerbruch re., Unterschenkeltrümmerbruch re. Wegen Fettembolie 5 Tage nach dem Unfall in bewußtlosem Zustand in unsere Klinik verlegt. Nach 2wöchiger Intensivbehandlung Versorgung der Extremitätenverletzungen durch Plattenosteosynthese und Spongiosaplastik. Kontrolle 8 Monate post op.: Alle Brüche verheilt, seitengleiche Funktion (Dia-Demonstration).

Sind primär mehrfache Osteosynthesen kontraindiziert, so gelten folgende Dringlichkeitsstufen:

Sofortige Operation

Zur Erhaltung der Extremität (bei Verletzungen großer Gefäße, weit offene Knochenbrüche, offene Gelenksverletzungen).

Primär oder Frühsekundär

Dislozierte Gelenkfrakturen, Knochenbrüche mit Repositionshindernis.

Aufgeschoben

Restliche Frakturen.

Verbietet sich eine primäre Osteosynthese, wird die adäquate konservative Therapie eingeleitet mit dem Ziel, sekundär zu operieren, oder den konservativen Weg weiter zu beschreiten, falls er sich als der wirkungsvollere erweisen sollte.

Die Wahl der *Reihenfolge* bei *der operativen Behandlung* ist individuell zu gestalten, wobei das Alter des Verletzten, sein Gesamtzustand, Begleitverletzungen und Weichteilverhältnisse eine Rolle spielen. Prinzipiell sollte jedoch, unter Beachtung offener Verletzungen, am Bein zuerst die dominierende Fraktur, also der Oberschenkel und dann die distale Fraktur stabilisiert werden. Sind beide Extremitäten verletzt, sollte ein Bein, möglichst belastungsstabil, wieder hergestellt werden.

Um die Vorteile des operativen Vorgehens voll auszunutzen, kommen nur Osteosynthesemethoden zur Anwendung, die eine frühzeitige, gipsfreie, funktionelle Nachbehandlung gewährleisten:

In erster Linie ist die Marknagelung zu nennen, ausgenommen sind offene Brüche II. und III. Grades. Danach kommt die Platte als jederzeit anwendbares Fixationsverfahren.

Nach Marknagelung dreier Frakturen bei 18jährigem seitengleiche Beweglichkeit.

Oberschenkelbruch re., mehrfach offener Unterschenkelstückbruch re. bei 46jährigem Fußgänger. Durch primäre Plattenosteosynthese aller Frakturen frühfunktionelle Nachbehandlung. Kontrolle $1^1/_2$ Jahre nach dem Unfall: Frakturen konsolidiert, Beweglichkeit seitengleich.

Zum Abschluß wäre folgendes hervorzuheben: Bei Serienfrakturen der unteren Extremität ist die Indikation zur operativen Versorgung sehr weit zu stellen, ohne daß dabei ein absoluter Standpunkt eingenommen werden sollte. Als Hauptvorteil der operativen Behandlung ist die bessere Pflegemöglichkeit beim Polytraumatisierten anzusehen, das bessere anatomisch funktionelle Endresultat, die wesentliche Abkürzung der Heilungsdauer und die damit verbundene rasche Wiederaufnahme der beruflichen Tätigkeit. Zusammenfassend soll ein letzter Fallbericht unser Vorgehen unterstreichen.

Weit offener Oberschenkelbruch li. mit ausgedehnten Knochendefekten, Unterschenkelbruch li., Schienbeinbruch re. bei 23jährigem. 2 Fragmente sprengten die Femurkondylen und steckten im Tibiakopf. Primär belastungsstabile Marknagelung am re. Schienbein. Konservative Therapie der schweren Begleitfraktur wegen an der li. Extremität mit Beckengipsverband. Nach mehrmaligen Spongiosaplastiken am Oberschenkel heilten alle Frakturen knöchern aus. Gute Beweglichkeit am li. Bein nach Quadricepsplastik. Stationärer Aufenthalt: $4^1/_2$ Monate. Wegen der Beinlängendifferenz von fast 6 cm wurde ein Jahr nach dem Unfall eine Verlängerungsosteotomie durchgeführt. Hier das Resultat (Dia-Demonstration).

Nach sorgfältigem Abwägen und unter Respektierung des Bewährten, sollte schließlich jener Weg eingeschlagen werden, der möglichst sicher und rasch zum Ziel jeder Frakturbehandlung führt, der vollen Wiederherstellung der Funktion.

I. Schneider, Bochum

Die Osteosynthese mit äußeren Spannern am Unterschenkel

Eine Situation, die nach unserer heutigen Auffassung eine stabile Osteosynthese erfordert, wird nicht selten kompliziert durch die Tatsache, daß die Weichteilverhältnisse die Unterbringung eines normal dimensionierten Osteosynthesematerials unmöglich machen. Gerade am Unterschenkel, wo das Schienbein als tragendes Element mit seiner gesamten Vorderseite nur von Haut und dünnem Unterhautgewebe bedeckt ist, werden wir gehäuft vor dieses Problem gestellt. Die sogenannte Minimalosteosynthese war und ist in den meisten Fällen ein schlechter Kompromiß. Nicht nur das Material, auch die Stabilität ist dabei auf ein Minimum gesenkt.

Schlechte Weichteilverhältnisse in Form von Hautdefekten, Narbenplatten und Umlaufstörungen finden sich vor allem nach offenen Frakturen, deren Zahl, bedingt durch die erhöhte Gewalteinwirkung im Straßenverkehr und am Arbeitsplatz, ständig ansteigt.

Die dabei am häufigsten geübten Behandlungsverfahren am Unterschenkel sind heute die Extension am Fersenbein oder die Ruhigstellung im Gipsverband. Beide Verfahren sind mit Nachteilen behaftet. Die nicht vollständige Immobilisierung bedeutet in der Anfangsphase eine erhöhte Infektionsgefährdung, in der späteren Phase eine erhöhte Pseudarthrosegefährdung. Notwendige Sekundäreingriffe wie Spongiosaanlagerungen und Hautdefektdeckungen werden erschwert. Besonders fürchten wir irreparable Immobilisationsschäden durch die oft sehr lang dauernde Ruhigstellung.

Es ist mein Anliegen, Sie hier auf die Möglichkeit einer Stabilisierung der Fraktur mit dem *Fixateur externe* hinzuweisen. Der Fixateur externe läßt sich meist auch bei sehr schlechten Weichteilverhältnissen anbringen und gewährleistet bei richtiger Montage sowohl als Druckosteosynthese als auch als Osteosynthese ohne Druck durch bloße äußere Verstrebung eine ausreichende Stabilität.

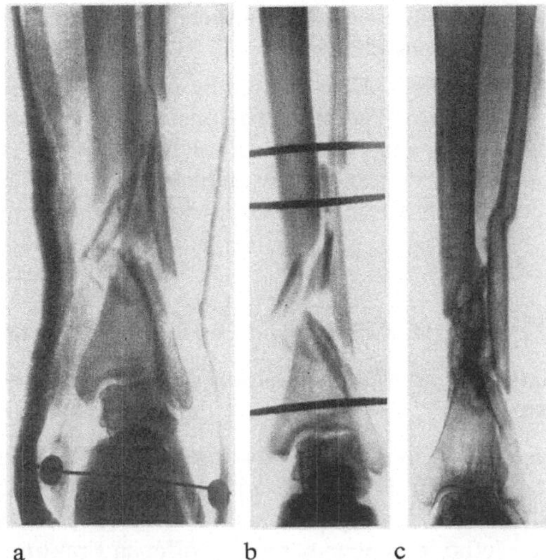

a b c

Abb. 1a—c. Andres, H., 43 Jahre. a Offene Unterschenkeltrümmerfraktur, Erstversorgung auswärts. Am 8. 1. 1971 Übernahme der Behandlung. b Am 24. 2. 1971 Spongiosaanlagerung und Stabilisierung mit Fixateur externe. c Nachkontrollbild vom 5. 9. 1972

Wir wenden den Fixateur externe in Bochum seit 1970 an. Er wird am Oberschenkel und am Oberarm, hier in Verbindung mit Schanzschen Schrauben, am häufigsten aber am Unterschenkel verwandt.

Wir haben von April 1970 bis Januar 1973 eine abgeschlossene Serie von 43 Osteosynthesen mit dem Fixateur externe nachkontrollieren können, überwiegend am Unterschenkel und bei infizierten Pseudarthrosen.

In 7 Fällen haben wir den Fixateur externe bei geschlossenen, nicht infizierten Unterschenkelfrakturen als Osteosynthesemittel bevorzugt. Es handelte sich um primär offene Frakturen, die mit einem Fersenbeindrahtzug oder mit einer Gipsschiene zu uns überwiesen wurden. Die Weichteile waren entweder geschlossen oder wir mußten durch ein- oder mehrfache Spalthauttransplantationen eine Weichteildeckung erzielen. Die Narbenverhältnisse in Verbindung mit den zum Teil erheblichen Zerstörungen des Knochens ließen uns die Osteosynthese mit ausreichend groß dimensionierten, versenkbarem Osteosynthesematerial zu gefahrvoll erscheinen (Abb. 1a—c). In 2 Fällen haben wir bei bereits beginnender Konsolidierung wegen der Fehlstellung eine Korrekturosteotomie mit dem Fixateur externe vorgenommen.

Im Vorgriff auf das Thema der heutigen Nachmittagssitzung sei mir erlaubt, darauf hinzuweisen, daß wir auch primär bei offenen Unterschenkelfrakturen mit schlechten Weichteilverhältnissen eine Indikation für den Fixateur externe sehen. Auffallendste Vorteile sind dabei insbesondere die Infektionsprophylaxe durch die Stabilisierung, die hervorragende Möglichkeit der offenen Wundbehandlung und die frühzeitige Übungsbehandlung zur Vermeidung von sekundären Immobilisationsschäden.

Ich möchte zusammenfassen. Eine notwendig erscheinende Osteosynthese bei Frakturen mit schlechten Weichteilverhältnissen ist oft mit versenkbarem Metall nicht möglich oder zu gefahrvoll. In solchen Fällen hat sich der Fixateur externe neben seiner bereits gesicherten Indikation in der Chirurgie der infizierten Pseudarthrosen als alternatives Osteosynthesemittel gut bewährt.

G. Hierholzer, H. Kehr, R. Kleining und G. Hörster, Duisburg

Technische Variationen und Komplikationsmöglichkeiten bei Osteosynthesen mit äußeren Spannern

Die Osteosynthese mit Steinmann-Nägeln und äußeren Spannern stellt ein Verfahren dar, mit dem man Frakturen mit gleichzeitiger Weichteilschädigung übungsstabil fixieren und den eigentlichen Verletzungsbereich weitgehend aussparen kann. Die Methode wenden wir an bei offenen Frakturen, bei Frakturen mit vorbestehender Weichteilschädigung und bei infizierten Frakturen. Dabei ergeben sich aus topographischen Gründen, wie z.B. in Gelenknähe, aus gewissen Bruchformen, wie insbesondere bei mangelnder knöcherner Abstützung, und aus dem Zustand des Knochengewebes spezielle Überlegungen.

Gelangt eine Fraktur veraltet zur Aufnahme und besteht z.B. über einige Wochen hindurch eine Verkürzung, so ist intra op. vor der Osteosynthese mit der beschriebenen Methode auch eine Distraktion möglich, die dann schonend und millimeterweise zu erfolgen hat und damit den Längenausgleich erlaubt. Bei Patienten über 35 Jahren und erheblicher Weichteilschädigung ist die sekundäre Dehnbarkeit eingeschränkt, wir gleichen dann eine Verkürzung von mehreren Zentimetern nicht mehr voll aus.

Wie bei anderen Osteosyntheseformen ist die knöcherne Abstützung im Bruchbereich besonders zu berücksichtigen. Bei Schrägbrüchen und bei Torsionsbrüchen kann die erforderliche Abstützung in Ergänzung der Osteosynthese mit äußeren Spannern von einem kleinen Zugang aus im eigentlichen Bruchbereich mit einer Zugschraube gewährleistet werden. Die mangelnde knöcherne Abstützung auf Grund einer Trümmerzone oder eines ausgesprengten Teilstückes erfordert eine ergänzende autologe Spongiosaplastik. Bis zum Eintritt des knöchernen Umbaues muß dann aber die Stabilität durch das Osteosynthesematerial gewährleistet bleiben. Ist eine Teilabstützung im Bruchbereich der Tibia medial oder lateral gegeben, die Abstützung also einseitig, so kann die axiale Druckausübung durch die Spanner auf der Seite der Abstützung erfolgen. Auf der Defektseite muß eine Druckausübung zur Vermeidung von Achsenabweichungen unterbleiben.

Die mangelnde beidseitige Abstützung ist sehr ausgeprägt bei Stückbrüchen. Hier verzichten wir nicht nur auf die Druckausübung, sondern sparen auch den Bruchbereich durch eine breite Überbrückung möglichst weit aus. Die Stabilität wird durch jeweils 3 Steinmann-Nägel proximal und distal der Fraktur erhöht.

Bei großen Defekten können einwirkende Torsionskräfte zusätzlich durch jeweils doppelte Spannereien neutralisiert werden, entsprechend der Technik bei der Osteosynthese mit Schanzschen Schrauben und äußeren Spannern, bei der wir wegen des einseitigen Zuganges ebenfalls 2 Fixateur externe verwenden und diese gegenseitig verspannen.

Den Zeitpunkt der Spongiosaplastik wählen wir streng in Abhängigkeit vom Zustand des Transplantationslagers, bei offenen Frakturen 3. Grades, also erst nach erfolgter Wundheilung und bei der infizierten Fraktur nicht vor dem Abklingen florider Entzündungszeichen.

Bei den gelenknahen Frakturen ergeben sich unter diesen Vorbedingungen, also bei Weichteilschädigungen oder bei der infizierten Fraktur besondere biomechanische Probleme. Bei den kniegelenknahen Frakturen besteht die Möglichkeit, 2 Steinmann-Nägel horizontal hintereinander anzubringen und über eine Dreieckverspannung die gewünschte Stabilität zu erreichen. Beim Vorliegen von Defekten oder beim osteoporotischen Knochen kann es erforderlich sein, das Kniegelenk zur Ausschaltung des Hebelarmes temporär zu überbrücken. Dabei ist jede Druckausübung auf das Gelenk zu vermeiden, um die Gefahr einer Knorpelschädigung zu verringern.

Auch entsprechende, sprunggelenknahe Unterschenkelbrüche können in dieser Weise, also in Dreieckform durch äußere Spanner, stabilisiert werden. Bei sehr kurzem, distalem Bruchstück muß oft zur Ausschaltung des ungünstigen Hebelarmes das Sprunggelenk mit einbezogen werden, ebenfalls wiederum ohne Druckausübung auf das Gelenk selbst.

Als wichtigste Komplikationen sind zu nennen: Die Gefahr einer Gefäß- oder Nervenverletzung beim Einbringen der Steinmann-Nägel. Diese Gefahr ist jedoch bei Beachtung der Topographie der Gefäße und Nerven gering.

Die Gefahr der Hitzenekrosen beim Einbringen der Steinmann-Nägel kann durch ein entsprechendes Vorbohren vermieden werden.

Von den biomechanischen Gefahren sind besonders die primäre oder sekundäre Varusfehlstellung hervorzuheben, die bei der mangelnden Abstützung durch ein fehlerhaftes Spannen oder beim porotischen Knochen durch ein leichtes Wandern der Steinmann-Nägel auftreten kann. Unter Umständen ist bei der Osteosynthese eine gewisse Überkorrektur erforderlich.

Zusammenfassend können wir feststellen, daß die Osteosynthese mit äußeren Spannern zu einer wesentlichen Verbesserung der Behandlungsmöglichkeiten bei Frakturen mit gleichzeitiger Weichteilschädigung geführt hat.

R. Rahmanzadeh, M. Sarvestani und F. Gaiao, Mainz

Verfahrenswahl in der Behandlung von Unterschenkeletagenfrakturen

Der Verkehrsunfall führt in steigendem Maße zu Unterschenkelstückfrakturen. Die verschiedenen Variationen dieser Verletzung bieten häufig, auch aufgrund der möglichen Mitbeteiligung benachbarter Gelenke, erhebliche Probleme. Die Schwierigkeit liegt hier vor allem in der richtigen Indikation zur operativen Behandlung. Durch rein konservative Maßnahmen kommt es neben den negativen Auswirkungen der Immobilisation in vielen Fällen zu ausgeprägten Fehlstellungen und Funktionseinbußen.

Es soll versucht werden, anhand einiger Beispiele die Behandlungsrichtlinien zu erörtern: Die Etagenfrakturen im Tibiaschaftbereich werden bevorzugt durch den Marknagel versorgt. Unter Umständen muß die Fraktur mit einem dünnen Nagel vorübergehend retiniert werden. Im Falle einer verzögerten knöchernen Konsolidierung ist später eine Umnagelung mit ausreichendem Aufbohren der Markhöhle vorzunehmen.

Dia-Demonstration: Bei diesem Unfall handelt es sich um einen 20jährigen jungen Mann, der mit einer an fünf Stellen offenen Unterschenkelstückfraktur zu uns kam. Die Frakturen ließen sich im Extensionsgipsverband nur schlecht stellen. Nach Abheilung der Wunden erfolgte eine geschlossene Unterschenkelnagelung.

Im nächsten Fall handelt es sich um einen 43jährigen Patienten, der als Radfahrer von einem PKW angefahren wurde.

Er erlitt neben einer Commotio cerebri und einer distalen Oberschenkelfraktur auch eine offene Unterschenkeltrümmerfraktur I. Grades. In einer Sitzung wurde zunächst die Oberschenkelfraktur genagelt, der Unterschenkelstückbruch aufgefädelt und ebenfalls mit einem A.O.-Nagel stabilisiert (Dia-Demonstration).

Die gelenknahe Unterschenkeletagenfraktur kann jedoch nicht immer durch eine Nagelung versorgt werden. Hier kann die Fixierung der Fragmente mit Hilfe von Schrauben und Platten indiziert sein. Die Frakturform stellt gelegentlich gewisse Anforderungen an die Variationsmöglichkeit von Metall und Traumatologen.

Die Dia-Demonstration zeigt eine polytraumatisierte Patientin mit Fraktur des proximalen Oberarmes, des distalen Radiusschaftes mit Ulnaköpfchenluxation — der sogenannten Galeazzi-Fraktur — und einer Unterschenkeltrümmerfraktur links. Die offene, kniegelenksnahe Tibiafraktur wurde durch Minimalosteosynthese mit Hilfe von einzelnen Schrauben retiniert und stabilisiert. Die distale Unterschenkeltrümmerfraktur wurde mit einer schmalen A.O.-Druckplatte versorgt.

Im nächsten Fall handelte es sich um eine damals 25jährige Frau, die infolge eines Verkehrsunfalles eine offene Tibiakopftrümmerfraktur mit Gelenkbeteiligung und Innenknöchelfraktur sowie Aussprengung eines vorderen Volkmannschen Dreiecks mit gleichzeitiger mehrfacher Wadenbeinfraktur erlitt.

Die offene Tibiakopffraktur wurde durch Minimalosteosynthese mit einer Schürch-Ackermann- und einzelnen A.O.-Schrauben versorgt. Die Stabilisierung des Innenknöchels erfolgte mittels einer Malleolarschraube und die Wadenbeinstückfraktur wurde mit einer A.O.-Halbrohrplatte anatomisch gerecht rekonstruiert. So konnte eine funktionsstabile Fixierung erreicht werden. Auch heute noch, 6 Jahre nach dem Unfall, hat die Patientin eine völlig freie Funktion von Knie- und Fußgelenk.

Als Ausnahmeindikation für eine konservative Behandlung gelten die Unterschenkel-Etagenfrakturen mit schlechten Hautverhältnissen oder bei jugendlichen Patienten. Hier sehen Sie eine Unterschenkelstückfraktur mit breitflächigen Schürf- und Durchspießungswunden, bei der nach konservativer Behandlung eine knöcherne Konsolidierung ohne Achsen- oder Rotationsfehlstellung erreicht werden konnte (Dia-Demonstration).

Es wurde versucht, anhand einiger Beispiele die Vorteile der unterschiedlichen Operationsmöglichkeiten in der Behandlung der Unterschenkelstückfraktur darzulegen.

Die operative Behandlung dieser Frakturen erfordert eine große unfallchirurgische Erfahrung und die Beherrschung aller Prinzipien der modernen Osteosyntheseverfahren.

b) Die Marknagelung

J. Böhler, Wien

Die Marknagelung von Unterschenkelschaftbrüchen

Die Marknagelung des Schienbeines hat ihren festen Platz in der operativen Behandlung und sie ist bei geeigneter Bruchform die beste operative Behandlungsmethode.

Zufriedenstellende Ergebnisse mit der Marknagelung konnten erst erreicht werden, nachdem einige wesentliche technische Modifikationen der ursprünglich von Küntscher angegebenen Nägel erfolgten.

Die V-Nägel von Küntscher waren zu weich und sie mußten dünn gewählt werden, da der Markraum des Schienbeines distal häufig sehr eng ist und sich die Marknageldicke nach der engsten Stelle des Markraums richten mußte. Herzog zeigte zunächst, daß ein starrer Marknagel mit dem Küntscherschen Kleeblattprofil des Oberschenkelmarknagels auch am Schienbein verwendet werden kann, vorausgesetzt, daß der Nagel an seiner Spitze abgeschrägt ist und er am oberen Ende eine dem Schienbeinkopf entsprechende Krümmung besitzt. Zur zusätzlichen Erhöhung der Stabilität hat Herzog seinen Nagel mit seitlichen Schlitzen an der Spitze versehen, in die Ausklinkdrähte eingeführt werden können.

Noch bessere Stabilität wird durch die abgeflachten Ausklinkdrähte von Aichner erzielt, da diese sich nicht im Schlitz verdrehen können. Proximale Brüche können durch eine in den Schienbeinkopf geführte Spongiosaschraube rotationsgesichert werden. Eine weitere Verbesserung brachte der Marknagel der A.O. mit seinem Schraubkonus, der es ermöglicht, das Nageleinschlag- und -ausziehgerät genau zentrisch aufzusetzen. Dadurch sind die früher oft erheblichen Schwierigkeiten bei der Marknagelentfernung praktisch verschwunden.

Küntscher entwickelte seine *Markraumbohrer*. Die Handbohrer waren bei frischen Frakturen gefährlich, da es zum Aufsprengen von Fissuren im Schaft kommen kann. Die motorgetriebenen Markraumbohrer mit flexibler Welle, die das Bohren über einen Führungsspieß ermöglichen, ergeben diese Komplikation kaum.

Auch der *Zugangsweg* wurde verbessert. Statt neben der Tuberositas tibiae wird der Nagel knapp proximal der Tuberositas tibiae eingeschlagen. Dazu wird das Lig. patellae längsgespalten. Ein kleiner Querschnitt an der Nageleinschlagstelle über dem Lig. patellae hinterläßt im Gegensatz zum häufig verwendeten Längsschnitt eine kaum sichtbare Narbe.

Mit dem Röntgenbildverstärker ist die Durchleuchtung weitgehend ungefährlich geworden und der Operateur kann auf dem Fernsehschirm den Fortgang der Operation selbst beobachten.

Küntscher hat immer die *gedeckte Marknagelung* ohne Freilegung des Bruchherdes gefordert. In letzter Zeit wird oft die Freilegung der Bruchstelle und die offene Marknagelung empfohlen. Wir führen, wenn irgend möglich, die Marknagelung gedeckt durch und begründen dies mit der Ernährung des Knochens.

Die Hauptenährung der Corticalis erfolgt vom Markraum her über die A. nutritia und nur die äußersten Schichten der Corticalis werden von periostalen Gefäßen versorgt. Es bestehen aber zahlreiche Gefäßverbindungen zwischen Markraumgefäßen und Periostgefäßen und beim Ausfall der Versorgung vom Markraum her können die Periostgefäße die Versorgung der ganzen Corticalis übernehmen.

Werden aber, so wie bei der offenen Marknagelung, sowohl die periostalen als auch die Markraumgefäße zerstört, so muß eine Durchblutungsstörung des Knochens und damit eine verzögerte Callusbildung und eine erhöhte Infektionsbereitschaft entstehen.

Um eine gedeckte Marknagelung durchführen zu können, ist eine *exakte Reposition* der Fraktur vor der Marknagelung erforderlich und wir führen die Marknagelungen des Schienbeines ausschließlich mit dem Repositionsgerät von Wittmoser durch, das sich uns schon seit über 30 Jahren bewährt hat. Ohne Röntgenbildverstärker und ohne geeignetes Repositionsgerät sollte nach unserer Meinung eine gedeckte Marknagelung nicht ausgeführt werden.

Ich möchte einige *Hinweise zur Technik* der Operation selbst geben.

Die Lagerung erfolgt in rechtwinkeliger Beugung von Hüft- und Kniegelenk. Zur richtigen Einstellung der Rotation muß auf die Abduktion im Hüftgelenk geachtet werden und dieser entsprechend der mediale Fußrand eingestellt sein. Bei im Hüftgelenk abduziertem Oberschenkel und senkrechtem medialen Fußrand besteht eine Innenrotationsdeformität am Schienbein.

Die Abdeckung erfolgt so, daß nur das Operationsgebiet selbst steril abgedeckt wird. Repositionsgerät und Röntgenbildverstärker sind außerhalb der sterilen Abdeckung und können unbehindert bedient werden. Nach dem Eröffnen des Markraumes mit dem Pfriem wird der Führungsspieß eingeführt. Der Führungsspieß soll wie ein Schi aufgebogen sein, um gut an der Hinterwand des Schienbeines entlang zu gleiten. Gelingt es einmal nicht, den Bruch exakt anatomisch einzurichten, so kann durch entsprechendes Drehen des gebogenen Führungsspießes dieser in das periphere Bruchstück eingebracht werden.

Einige Worte zum *Aufbohren des Markraumes*: Wir bohren den Markraum nicht grundsätzlich auf, um nicht durch das entstandene Bohrmehl und die Zerstörung der Gefäße Komplikationen zu verursachen. Bei genügend weitem Markraum wird der Markraumbohrer als Sonde eingeführt, um mit Sicherheit ein Verklemmen des Marknagels zu verhindern. Am Unterschenkel kann ein Marknagel von gleicher Dicke wie der verwendete Bohrer eingeführt werden.

Nach Abschluß der Operation ist vor allem auf *Rotationsstabilität* zu achten; falls diese nicht ausreichend ist, zögern wir nicht, für 6 Wochen einen Oberschenkelgehgipsverband anzulegen.

Als Beispiel eines Idealfalles für die Unterschenkelmarknagelung zeige ich Ihnen das Diapositiv eines Querbruches knapp distal der Schaftmitte, der in idealer Stellung knöchern geheilt ist.

Ich möchte aber vielmehr auf die *intraoperativen Komplikationen* eingehen, die relativ häufig sind. Bei zu steilem Einführen des Marknagels kann es zur Perforation der hinteren Schienbeinwand kommen. Diese Komplikationsmöglichkeit besteht vor allem dann, wenn der Markraum vorher stark aufgebohrt wurde. In diesem Fall hat der Marknagel trotz liegendem Führungsspieß die Hinterwand perforiert und die Operation mußte offen beendet werden.

Häufig werden durch den Marknagel auch primär nicht gelöste Biegungskeile ausgebrochen, was eine wesentliche Beeinträchtigung der Stabilität darstellt.

Wird der Marknagel ohne Führungsspieß eingeschlagen, so kann sich ein nicht ausgebrochener Drehkeil mit seiner Corticalis im Schlitz des Marknagels verfangen. Er wurde zuerst mit dem Marknagel vor- und dann beim Versuch des Herausschlagens des Marknagels mit dem Marknagel zurückgeschoben. Die Operation mußte offen beendet werden.

Als intraoperative Komplikation können sich auch Teile des Bohrers oder der Bohrwelle lösen und im Markraum verbleiben und dann eine Fremdkörperreaktion durch Oxydation verursachen. Mit einer Bronchuszange lassen sich solche abgebrochene Stücke — soferne sie nicht verklemmt sind — meist gut aus dem Markraum entfernen.

Bei der Marknagelung von Stückbrüchen darf auf keinen Fall aufgebohrt werden. Die Marknagelung ist bei diesen Fällen lediglich eine Adaptationsosteosynthese, die einen zusätzlichen Gipsverband benötigt. Beim Aufbohren bleibt der Bohrer sehr leicht im intermediären Fragment stecken und es kommt zur Rotation dieses Fragmentes, das dadurch von sämtlichen Weichteilverbindungen gelöst wird. Trotz dieser schwerwiegenden Komplikation kam es in diesem Fall nach der offenen Behebung des Zwischenfalles zur einwandfreien Heilung.

Durch das Aufbohren des Markraumes kann es auch zur *Hitzeschädigung* des Knochens kommen. Bei diesem Fall konnte der Markraumbohrer nicht weiter vorgebohrt werden. Statt ihn zurückzuziehen und einen dünneren Bohrer zu verwenden, wurde durch längere Zeit mit kräftigem Druck gebohrt und dann der Marknagel eingeschlagen. Infolge der sehr starken Hitzeentwicklung kam es zu einem Totalsequester des Knochens mit einer großen Defektpseudarthrose, wegen der der Verletzte auch heute noch, fast vier Jahre nach der Verletzung, in Behandlung steht.

Die Hauptkomplikation der Marknagelung ist, so wie bei jeder anderen operativen Methode, die *Infektion*. Beim Auftreten einer Infektion soll man nicht zögern, die Nageleinschlagstelle und nötigenfalls auch die Frakturstelle selbst freizulegen und eine Spülsaugdrainage anzulegen. Bei einfachen Fällen genügt eine Spülsaugdrainage über ein Doppelrohr, das in den Marknagel hineingesteckt wird, bei schwereren Infektionen muß auch die Bruchstelle selbst mit einer Spülsaugdrainage versorgt werden. Häufig gelingt es mit dieser Maßnahme allein, die Infektion zu beherrschen und knöcherne Heilung zu erzielen.

Intraoperative Komplikationen kann es auch bei der *Entfernung des Marknagels* geben, vor allem mit Marknägeln, die keinen Schraubkonus zum Entfernen des Marknagels haben.

Bei dieser vor 12 Jahren operierten Unterschenkelpseudarthrose wurde auswärts versucht, den Marknagel zu entfernen. Es gelang aber nur, ihn einige Zentimeter zurückzuschlagen und das vorstehende Marknagelende verursachte eine Streckhemmung des Kniegelenkes. Ein weiterer energischer Versuch der Marknagelentfernung führte zur Refraktur. Der Marknagel ließ sich aber weder von proximal noch nach der Freilegung der Bruchstelle vom Markraum her herausschlagen. Er mußte gekürzt werden und die Refraktur wurde mit einer Plattenosteosynthese versorgt.

Umgekehrt ist aber der Marknagel oft die beste Sanierungsmöglichkeit einer mißglückten anderen Osteosynthese. Bei dieser Plattenosteosynthese, die mit einer Diastase an der Bruchstelle versorgt wurde, kam es schon nach 5 Wochen zum Bruch der Platte. Plattenentfernung und Marknagelung mit Stabilisierungsschraube am Schienbeinkopf brachten dann knöcherne Heilung.

Zum Abschluß möchte ich noch eine Erweiterung der Indikation zur Marknagelung bringen. Es handelt sich um die Kombination der percutanen Drahtcerclage nach Götze mit der gedeckten Marknagelung bei plurifragmentären Drehbrüchen. Mit dieser Methode können Brüche, die mit keiner der beiden Methoden allein ausreichend stabil sind, versorgt werden. Wenninger hat in Salzburg beim Österreichischen Unfallchirurgenkongreß über 100 derartige Fälle berichtet, die alle mit ausgezeichnetem Ergebnis geheilt sind.

Über die Versorgung solcher und anderer, mit dem Marknagel allein nichtstabiler Frakturen mit dem Verriegelungsnagel haben wir selbst keine Erfahrung, sie werden aber später von den Herren Schellmann und Klemm darüber hören.

S. Fischer, Bevensen

Was ist bei der Unterschenkelnagelung nach Küntscher zu beachten?

Voraussetzung für eine vorschriftsmäßige *geschlossene Unterschenkelnagelung* nach Küntscher ist eine ausreichende instrumentelle und apparative Einrichtung. Eine Marknagelung muß ausgiebig vorbereitet werden.

Entscheidend für das Gelingen ist die richtige *Nageleinschlagstelle* direkt oberhalb der Tuberositas tibiae, weil nur von dieser aus, auf Grund der anatomischen Form der Tibiamarkhöhle eine sichere Gleitkurvation des Marknagels gewährleistet wird.

Mit dem Pfriem wird an dieser Stelle die Markhöhle eröffnet, wobei beim Weitervorwärtsbohren das Griffstück des Pfriems über das Kniegelenk zu lagern ist. Dadurch gelangt die Pfriemspitze ungehindert in die Markhöhle an die innere ventrale Tibiacorticaliswand. Für Spieß und Nagel ist damit die anatomisch bedingte Gleitbahn hergestellt.

Alle anderen Nageleinschlagstellen, besonders unterhalb der Tuberositas tibiae, ermöglichen keine vorschriftsmäßige Küntschernagelung mehr, da keine anatomische Gleitbahn hergestellt werden kann.

Das Prinzip der geschlossenen Marknagelung ist die *elastische Verklemmung des Nagels* mit den Bruchstücken. Der Nagel muß also ausreichend lang in beiden Bruchstücken verklemmt liegen. Läßt sich dies nicht bewerkstelligen, so ist diese Frakturart für eine Küntschernagelung nicht geeignet.

Anatomisch ist die Markhöhle der Tibia ungleich weit. Um eine ausreichende lange Verklemmung des Nagels mit den Bruchstücken zu erzielen, ist deshalb die *Markhöhlenbohrung* unumgänglich. Die Markhöhlen der Bruchstücke werden somit aneinander angeglichen und für den Marknagel passend gemacht. Der Markhöhlenbohrer darf jedoch nur mit leichtem Druck in die Markhöhle geführt werden. Frißt dieser sich nicht weiter vor, so ist dies ein Zeichen, daß sein Bohrkopf mit Bohrmehl vollgepreßt ist. Ein gewaltsames Weitervorantreiben ist zwecklos, denn es besteht sonst die Gefahr des Sprengens der Markhöhle. Der Bohrer muß zurückgezogen, gereinigt und erneut wieder eingebracht werden.

Der Original-Küntschernagel ist ein aufgeschlitztes Rohr von Kleeblattform mit keilförmiger Spitze. Dadurch besitzt er eine große Quer- und Längselastizität. Die Blechstärke verleiht dem Nagel eine hohe Festigkeit.

Zwischen dem Original-Küntschernagel und dem Tibianagel der A.O. besteht in dieser Hinsicht und auch formmäßig ein Unterschied. Durch die vollständige Rohrform des proximalen Anteils des A.O. Nagels wird die Quer- und Längselastizität gemindert. Außerdem ist die Blechstärke geringer, was die Festigkeit schwächt. Beim Zusammendrücken eines solchen kann es deshalb zu einer bleibenden plastischen Verformung kommen.

Grundsätzlich sollte deshalb bei Verwendung eines Original-Küntschernagels auch das dementsprechende Instrumentarium benutzt werden. Bekanntlich wird dieser Tibianagel vom Spieß nur an seiner Spitze geführt. Damit es nicht zum Ausscheren des Spießes an der Nagelspitze kommt, sind *dicke Spieße* zu gebrauchen. Sonst treten Verklemmungen zwischen Leitspieß, Marknagel und Knochen auf und blockieren ein weiteres Vordringen des Nagels. Der Leitspieß der A.O. ist für die Original-Küntschernägel vielfach zu dünn.

Im allgemeinen bestehen bei einer Tibiafraktur keine Repositionsschwierigkeiten, so daß durch Extension die Fragmente sich ausreichend stellen.

Das Einführen des Spießes in die distale Markhöhle kann durch geringes Abbiegen der Spießspitze erleichtert werden. Fährt beim Einschlagen des Marknagels dieser etwas hart auf die hintere Corticaliswand auf, so läßt sich das Tieferschlagen ebenfalls durch Abbiegen der Marknagelspitze erleichtern.

Das Einlegen einer Redon-Drainage in den Marknagel verhindert die Entstehung eines besonders großen Bruchhämatoms. Um Kollapserscheinungen und eine Verblutung auszuschließen, ist der Dauersog jedoch niedrig zu halten. Wegen der Infektionsgefahr des Bruchspaltes sollte ein solches Hämatom auch nicht punktiert werden.

Zur Vermeidung einer zusätzlichen Fettemboliegefahr kommt nach Auffassung der Küntscherschule bei einer frischen Tibiafraktur eine sofortige vorschriftsmäßige Marknagelung mit Aufbohrung nicht in Frage. Sie erfolgt erst am 4.–6. Tag.

Bei einer offenen Tibiafraktur wird zunächst nur eine Wundversorgung und eine Extensions- und Gipsbehandlung durchgeführt. Nach komplikationsloser Wundheilung wird eine vorschriftsmäßige Marknagelung vorgenommen.

Kt. Herzog, Düsseldorf

Die Verwendung des Rohrschlitznagels bei Tibianagelung

Referat ist ausgefallen.

H. Radloff u. U. Grimmer, Berlin:

Der Herzognagel

Die Verwendung innerer Kraftträger bei der Stabilisierung frischer Frakturen langer Röhrenknochen – insbesondere diaphysennaher Abschnitte – ist seit Küntscher hinsichtlich der biomechanischen Voraussetzungen, der ausgefeilten Technik und der relativen Ungefährlichkeit dieser Methode unfallchirurgisches Allgemeingut und damit zu einem unbestrittenen Erfolg geworden.

Das Eingehen in die Markhöhle fernab der eigentlichen Fraktur mittels einer Stichincision mit der damit verbundenen Herabsetzung der Infektionsgefahr hat auch andere Autoren gereizt, eine Stabilisierung vom Markraum her mit den verschiedensten technologischen Mitteln herbeizuführen. Diesbezüglich ist die Verwandtschaft des Herzognagels mit dem Küntscherschen System nicht abzuleugnen.

Während das Küntscher-Prinzip der elastischen Verklemmung des Nagels durch Anwendung des Markraumbohrers auch für Frakturen jenseits der diaphysären Enge anwendbar wurde, waren die ausgesprochen metaphysären und gelenknahen Frakturen vornehmlich von Rotationsinstabilitäten bedroht, so daß zuweilen auf den Gipsverband mit all seinen bekannten Nachteilen nicht immer verzichtet werden konnte.

Der relativ starre Rohrschlitznagel von Herzog schien uns in der von ihm angegebenen Technik geeignet, diesen Nachteil weitgehend zu vermeiden. Wegen seiner Konstruktionseigentümlichkeiten:

1. der proximalen Krümmung, die von der A. O. auch als Herzogkrümmung bezeichnet wird,
2. seiner Zylindrizität auf ganzer Länge mit konisch auslaufender Spitze,
3. seiner seitlich zum Ausklinken von Kirschnerdrähten angebrachten Schlitze,
4. seiner gut durchdachten Anwendungsmethodik sowohl bei frischen wie auch bei veralteten Frakturen und bei Pseudarthrosen,

haben wir am Unterschenkel den Küntschernagel weitgehend durch den Herzognagel ersetzt. Wir verwenden ihn deshalb bei Quer-, Biegungs- und Spiralfrakturen des Unterschenkels – wenn sie geschlossen sind, sofort – und wenn sie offen sind, später.

Nachbehandlung

Die angrenzenden Gelenke werden unmittelbar postoperativ der krankengymnastischen Übungsbehandlung zugeführt. Nach Abschluß der Wundheilung, spätestens aber nach 14 Tagen lassen wir den Patienten an zwei Unterarmstützen aufstehen und Bodenkontakt nehmen. Nach einer weiteren Woche wird mit 10 kg, nach einer weiteren mit 25 kg belastet. Nach insgesamt 4–6 Wochen wird die genagelte Extremität zur vollen Belastung freigegeben.

Wie unsere Nachuntersuchungen ergeben haben, sind auf diesem Wege bis jetzt keine Pseudarthrosen entstanden. Alle Frakturen haben sich auf diese Weise konsolidiert.

Während nun die Nagelung frischer und geschlossener Unterschenkelfrakturen keine besondere Problematik aufgibt, ist dies nach unseren Erfahrungen bei offenen Frakturen – auch solchen ersten Grades – nicht immer der Fall. Hier sind wir nach wie vor mit der sofortigen Nagelung zurückhaltend.

Wir sind der Ansicht, daß es sich in solchen Fällen empfiehlt, eine Reposition im Böhler-Gerät herbeizuführen, eine chirurgische Wundversorgung vorzunehmen und die Extremität vorübergehend einzugipsen. In diesen Fällen nehmen wir die Nagelung erst dann vor, wenn die Hautverhältnisse völlig einwandfrei sind. Wir halten auch weiterhin an dieser Art des Vorgehens fest, weil wir erst in jüngster Zeit wieder zwei schwere Komplikationen – eine Gasbrandinfektion mit nachfolgender Amputation, und eine Osteomyelitis – erlebt haben.

Die verspätete Nagelung kann jedoch auch aus anderen Gründen notwendig werden, nämlich dann, wenn Fehler bei der konservativen Behandlung zur iatrogenen Pseudarthrose führen.

Eigene Ergebnisse

Wir haben in den letzten 10 Jahren insgesamt 79 Herzognagelungen am Unterschenkel vorgenommen. 49 dieser Fälle wurden im Städtischen Krankenhaus Berlin-Britz und 30 Fälle im Oskar-Helene-Heim operiert.

Vom letztgenannten Kollektiv haben wir die offenen Frakturen erst nach völlig abgeschlossener Wundheilung zwischen dem 27. und 119. Tag nach dem Unfall und drohende non-union-Frakturen, ausbleibende Konsolidierungen und Pseudarthrosen zwischen dem 30. und 176. Tag, in einem Falle sogar erst nach 14 Jahren genagelt.

Der Anteil der post op. entstandenen Osteomyelitiden lag mit einem Fall bei 1,2 %, wenn man von dem Gasbrand, der alio loco aufgetreten war, absieht.

Zu 9 % wurden frische geschlossene Frakturen, zu 31 % Spätnagelungen bei ehemals offenen Frakturen, und zu 60 % bei ausgebliebener Konsolidierung nach Herzog genagelt.

S. Weller, Tübingen

Komplikationen bei der Marknagelung von Unterschenkelschaftbrüchen

Jeder Operateur, der sich mit der Marknagelung befaßt, hat schon Fehler und schwerwiegende Komplikationen erlebt. Bei zunehmender Erfahrung mit der Methode glaubt man allerdings, es könne kaum noch Komplikationen geben, die man nicht schon erlebt und in der Mehrzahl der Fälle auch gemeistert hätte. Im Gegensatz hierzu mußten wir feststellen, daß das Reservoir an Komplikationsmöglichkeiten fast unerschöpflich ist, und daß immer wieder Schwierigkeiten auftreten, die neuartig sind. Auch große Erfahrung sollte daher kein Anlaß sein, sich in Sicherheit zu wiegen und die grundlegenden Prinzipien der Marknagelung zu vernachlässigen.

Neben einer erstklassigen technischen Ausrüstung ist der schrittweise und schulmäßige Operationsvorgang ein entscheidender Faktor für einen komplikationslosen Ablauf. Die Mehrzahl der Komplikationen wird immer dann beobachtet, wenn der Operateur entweder aus Zeitgründen oder aus einer, bei solchen Eingriffen unverständlichen, man möchte fast sagen „künstlerischen Freiheit" von der regulären Operationstechnik abweicht.

Bei Betrachtung der möglichen Komplikationen der Marknagelung sind einige grundsätzliche Fehler zu erkennen, welche diese Osteosyntheseform belasten. Man kann unterscheiden zwischen Komplikationen:

1. durch schlechte oder erweiterte Indikation,
2. durch unzureichende technische Ausrüstung,
3. durch eine fehlerhafte Operationstechnik,
4. durch ungeeignete Nachbehandlungsmaßnahmen oder unzureichende postoperative Überwachung.
5. bei der Nagelentfernung.

Bei der *Indikationsstellung* wird festgelegt, ob der Operationsvorgang einem normalen Schema folgen kann oder ob gewisse Abweichungen bzw. Spezialmaßnahmen erforderlich werden. Grundsätzlich ist zu beobachten, daß die Zahl der Komplikationen mit der Anwendung der Marknagelosteosynthese aus relativer bzw. schlechter Indikation steigt. Die jeweilige Erfahrung des Operateurs spielt dabei verständlicherweise eine wichtige Rolle. Anfänger und Unerfahrene sollten daher zunächst nur gute Indikationen auswählen, um nicht von vornherein mit zu großen technischen Schwierigkeiten konfrontiert zu werden.

Die Domäne der Marknagelung ist der *Quer-* und *kurze Schrägbruch* im mittleren Schaftdrittel, die verzögerte Knochenbruchheilung in diesem Abschnitt und die Pseudarthrose.

Zur relativen oder erweiterten Indikation zählen Frakturen im Übergangsbereich, d.h. proximal und distal des mittleren Drittels und solche mit zusätzlichen Fragmenten. Hier setzt die Osteosynthese ein höheres Maß an Erfahrung des Operateurs, eine zusätzliche Beachtung der Rotationsstabilität sowie der Gefahr der Achsenknickung nach valgus und varus sowie eine möglicherweise notwendige, vorübergehende postoperative Fixierung im Gipsschienenverband für einige Wochen voraus.

Offene Brüche zweiten und dritten Grades sollten primär im Prinzip nicht mit einem Marknagel versorgt werden. Der Mehrfragmentenbruch, insbesondere der Stückbruch in Form der Fraktur „en deux etage" stellt bei Erhaltensein des intermediären Knochencylinders in ganzer Länge eine Indikation für die Marknagelung dar. Es werden in solchen Fällen jedoch bereits erhebliche Anforderungen an die Geschicklichkeit des Operateurs gestellt. Intra- und post op. muß hier auf die Vermeidung von Rotationsfehlern geachtet werden.

Bei *Trümmerbrüchen* wird man nur in Ausnahmefällen einmal den Marknagel anwenden. Neben der Vorsicht bei der technischen Durchführung des Eingriffes muß schon von vornherein die postoperative und Nachbehandlungsperiode beachtet werden, um bei der zwangsläufig zu erwartenden Instabilität sekundäre Rotationsfehler, Achsenabweichungen und insbesondere Verkürzungen zu vermeiden.

Die gute Indikation für eine erfolgreiche Marknagelosteosynthese ist gegen die der Plattenosteosynthese abgegrenzt. Es gibt allerdings einen Bereich, in welchem beide Verfahren unter besonderen Voraussetzungen und bei Berücksichtigung gewisser Gesichtspunkte und Vorsichtsmaßnahmen konkurrieren. Hier wird man die Methode wählen, mit welcher der Operateur die größeren Erfahrungen hat.

Eine *unzureichende technische Ausrüstung* stellt nicht selten den Ausgangspunkt für eine Komplikation dar. Daß man sich heute des modernsten, technisch erprobten und besten Werkzeuges bedienen muß, bedeutet nicht einfach eine Angleichung an die Fortschritte unseres modernen Zeitalters, sondern stellt auch eine berechtigte Forderung unserer Patienten dar, denen wir uns zur Optimalbehandlung verpflichtet haben. Keinem Handwerker würde es heute einfallen, mit Werkzeugen zu arbeiten, die über Jahre, ja sogar Jahrzehnte veraltet sind und schon längst durch bessere und leistungsfähigere ersetzt wurden. Die Modernisierung unserer Krankenhäuser sollte somit nicht — wie in so vielen Fällen — an dem Punkt zum Stehen kommen, an dem es darum geht, dem Operateur das beste und sicherste Werkzeug in die Hand zu geben.

Der Mangel einer vollständigen Serie von Marknägeln und das gewaltsame Herrichten des Knochens für nur eine vorhandene Nagelgröße bringt intra op. nicht nur vermehrte technische Komplikationen, sondern schafft in vielen Fällen auch ungünstige Heilungsvoraussetzungen für den Knochenbruch und die Weichteile. Die Dicke eines Marknagels kann notwendigenfalls noch bis zu einem gewissen Grad angepaßt werden, schlecht aber die Länge.

Eine ständige Überprüfung des Instrumentariums nach einem Eingriff und allfällig notwendig werdende Reparaturen sowie Erneuerungen sind ebenso unerläßlich wie die Prüfung der Vollständigkeit der Instrumente vor einer Operation.

Auch das Marknagelinstrumentarium hat seit seiner Einführung durch Küntscher im Jahre 1940 — und dies vor allem in den vergangenen Jahren — wesentliche Neuerungen und Verbesserungen erfahren, auf die man heute schon aus

Sicherheitsgründen nicht verzichten sollte. Darüberhinaus ist zu beachten, daß eine Marknagelung, die trotz des Fehlens oder Ausfallens eines Instrumentes begonnen wird, infolge der erhöhten Komplikationsgefahr auf den Operateur eine nahezu untragbare und unzumutbare Verantwortung lädt.

Auch ein geeigneter Operationstisch zur Durchführung einer sogenannten gedeckten Marknagelung unter Zuhilfenahme des Röntgenbildverstärkers ist für eine komplikationslose Durchführung dieser Operationsmethode Voraussetzung. Ist eine solche Einrichtung nicht vorhanden, wird man sich besser der sichereren, sogenannten offenen Marknageltechnik bedienen.

Schließlich sei in diesem Zusammenhang noch erwähnt, daß selbst das beste und modernste Instrumentarium und die vollkommenste Einrichtung einer regelmäßigen Pflege und Wartung bedürfen. Hier sei an die Überprüfung der Bohrmaschinen, der Wellen und der einzelnen Bohrköpfe, der Einzelteile des Extensionstisches, des gut funktionierenden Bildverstärkers usw. erinnert. Daß nach einer gewissen Zeit jedes Metall – auch das beste Instrumentarium – einer gewissen Abnützung unterliegt, ist jedem Techniker, leider aber nicht jedem Chirurgen und Orthopäden ausreichend in seiner Konsequenz bekannt.

Hinsichtlich der Komplikationen durch eine fehlerhafte Operationstechnik darf ich auf die nachfolgenden Ausführungen meines Mitarbeiters Schauwecker verweisen.

Auch durch *ungeeignete Nachbehandlungsmaßnahmen* können eine Reihe von Komplikationen auftreten, die bei Berücksichtigung vermeidbar sind. Kompressionsverband, evtl. kurzfristiger Gipsschienenverband bei instabilen Nagelungen, Hochlagerung, regelmäßige Kontrolle der Schienenlagerung zur Vermeidung von Druckschäden (Nervus peronaeus) sind beachtenswerte Gesichtspunkte. Auch der Zeitpunkt für die Entfernung der Redondrainage, eine frühzeitige Reintervention zur Entleerung von Hämatomen im Frakturbereich oder an der Einschlagstelle sind ebenso wichtig wie die funktionelle Nachbehandlung, die jeweils entsprechend der Stabilität der Osteosynthese überwacht und gelenkt werden sollte. Sekundäre Achsenfehlstellungen, insbesondere hinsichtlich der Rotation oder Verkürzungen bei von vornherein relativer Marknagelindikation seien hier als Beispiele erwähnt.

Zwei wichtige weitere Komplikationen in der postoperativen Phase sind die *Infektion* und die *Fettembolie*. Die erstere weist nach unseren Erfahrungen eine geringe und vertretbare Häufigkeit dann auf, wenn bei der Operation die Grundregeln der Asepsis beachtet werden, bei dem etwas roh anmutenden Eingriff der Marknagelung die atraumatische Weichteilbehandlung Berücksichtigung findet, und wenn schließlich von dem Prinzip „Marknagelung nur bei geschlossenen Frakturen" – bzw. nur bei offenen Frakturen 1. Grades – nicht abgegangen wird.

Die routinemäßige Anwendung von Antibiotica nach einer Marknagelung ist abzulehnen, da der Ausbruch einer Infektion in vielen Fällen verschleiert, zu spät erkannt und behandelt wird.

Die immer wieder erwähnte Fettembolie als besonders häufige Komplikation nach Marknagelung können wir nicht bestätigen.

Abschließend noch ein Wort zu den *Komplikationsmöglichkeiten* bei der *Entfernung eines Marknagels.*

Vielerorts hat man die traurige Erfahrung gemacht, daß die Extraktion eines Marknagels mitunter einen sehr viel größeren Eingriff darstellt als das Einbringen des Kraftträgers selbst. Schwierigkeiten beim Aufsuchen des Nagelendes, das bei zu tiefem Einschlagen in der Markhöhle ertrunken oder von einer mehr oder weniger dicken Knochenschicht bedeckt ist, sind zu beobachten. Sie führen beim Unerfahrenen – und eine solche Metallentfernung zählt oft zu den ersten Eingriffen in der chirurgischen Tätigkeit eines jungen Assistenten – nicht selten zu ausgedehnten Weichteilschäden, Knochendefekten und Sekundärheilungen.

Oft gelingt es vor allem bei langjährig liegenden Marknägeln nicht, den Nagel aus der Markhöhle herauszubewegen. Eine große Zahl von sogenannten Küntscher-Extraktionshaken und sonstigem Hilfswerkzeug werden aufgeboten, bis schließlich das Extraktionsfenster am proximalen Ende ausreißt und die Hoffnung auf eine baldige Extraktion des Nagels zerstört.

Die Mehrzahl solcher Schwierigkeiten treten gerade beim Tibiamarknagel auf. Man ist dann gezwungen, einen zungenförmigen Sägeschnitt über der medialen Tibiafläche anzulegen, mit einem Metallbohrer weiter distal gelegen ein neues Auszugsfenster in den Nagel zu bohren und erneut das Zurückschlagen des Nagels zu versuchen. Wendet man diese Kunstgriffe an, dann wird man in der Regel erfolgreich sein.

Es wurden zahlreiche Spezialinstrumente – konische Gewindeschneider, Spezialzangen und Haken etc. entwickelt, die man aber leider meist in diesem Augenblick nicht zur Verfügung hat. Der mit einem Gewinde am proximalen Nagelende versehene Marknagel, in welchem zum Einschlagen, vor allem aber zum Extrahieren ein konischer Gewindebolzen eingeschraubt wird, hat diese z.T. schwierigsten Situationen eliminiert.

Das einige Millimeter über die Corticalis herausstehende proximale Nagelende wird durch eine kleine Incision aufgesucht, von eingewachsenen Weichteilen und Knochengewebe gereinigt und nach Montage des Extraktionsgerätes der Nagel mühelos entfernt.

Bei *gebrochenen Nägeln* gelingt es meist, mit einem Haken, welcher bis zum Nagelende durchgeschoben wird und dort einhakt, den Nagel in toto gedeckt, d.h. unter Kontrolle des Röntgenbildverstärkers, zu entfernen. Wichtig ist dabei, daß das proximale Fragment als Achsenführung belassen wird.

Es ist im Rahmen eines solchen Kurzbeitrages schlechthin unmöglich, alle Tücken, Zwischenfälle und Gefahren, welche mit der Marknagelung verbunden sind, darzustellen. Insofern wollen und können diese Ausführungen über Fehler und Komplikationsmöglichkeiten keinen Anspruch auf Vollständigkeit erheben. Wenn man sich darüber im klaren ist, daß die Marknagelosteosynthese genau so wie jede übrige Operationsmethode, z B. die Magenresektion, schulmäßig erlernt und durchgeführt werden muß, dann wird auch bei diesem Eingriff die Zahl der Fehler und Komplikationen klein und der Erfolg groß sein.

Von Calderon stammt der Satz „Begangene Fehler können nicht besser entschuldigt werden als mit dem Geständnis, daß man sie als solche wirklich erkenne". Dieses Erkennen zu unterstützen, sollte Sinn und Zweck meiner Ausführungen sein.

F. Schauwecker, Tübingen

Intraoperative Komplikationen der Markraumnagelung

Bei den intraoperativen *Komplikationen der Markraumnagelung* am Unterschenkel muß man unterscheiden zwischen solchen, welche dem offenen Verfahren eigen, solchen, welche dem gedeckten Verfahren eigen und solchen, die auf die eigentliche Tehnik zurückzuführen sind.

Spezielle intraoperative Komplikationen bei der offenen Nagelung mit blutiger Reposition der Fragmente und vorübergehender Stabilisierung mit einer Platte gibt es kaum. Zumindest sind diese nicht während der Operation erkennbar, denn eine zu starke Devastierung der Fragmente äußert sich erst viel später durch ausbleibende oder stark verzögerte Frakturheilung. Es sind auch nicht die intraoperativen Komplikationsmöglichkeiten, welche über den Vorzug der einen oder anderen Methode entscheiden.

Für den Küntschernagel typische Komplikationen sind nahezu alle auf seine Starrheit zurückzuführen. Gerade am Unterschenkel, bei welchem der Nagel von der Seite her eingeschlagen wird, also ein gebogener Kanal vorhanden ist, wird vom Nagel während des Einschlagens eine Möglichkeit zur reversiblen Verformung vorausgesetzt, welche der Küntscher-Herzog-Nagel von der Konstruktion her nicht hat. Und dies um so weniger, je formschlüssiger, je dicker er ist.

Moderne Nägel sind deshalb weicher, elastischer. Sie passen sich dem Knochen an, nicht der Knochen muß sich ihnen anpassen oder nachgeben. Aber gerade wegen ihrer Weichheit bedürfen sie eines speziellen Zusatzinstrumentariums, welches ihre sichere Führung erlaubt. Sie verlangen sine subtile Operationstechnik, und eine scheinbar erforderliche Kraftanwendung während der Operation ist ein untrügliches Zeichen für einen Fehler in der Operationstechnik. Sie vertragen keine direkten Hammerschläge und keinen Küntscherhaken.

Bei der Eröffnung der Markhöhle sollte man bei der Spaltung des Ligamentum patellae proximal nicht zu tief einschneiden, sonst kommt es zur Verletzung von Venengeflechten, die eine Blutstillung und Verhinderung von postoperativen Hämatomen sehr schwer machen. Wegen der nahezu immer vorhandenen Tendenz des Unterschenkels zu Valgusstellung sollte man die Eintrittspforte etwas nach medial hin legen, der Nagel bekommt dann beim Eintritt schon einen leichten, der Valgustendenz entgegengerichteten Schwung.

Vor dem Festlaufen des Bohrers schützt zuverlässig die Gewohnheit, immer mit dem kleinsten Bohrerdurchmesser zu beginnen und sich strikt an ein schrittweises Aufbohren der Markhöhle zu halten, d.h. nie größere Stufen als $^1/_2$ mm zum nächsten Bohrkopfdurchmesser zu nehmen, mag die Situation noch so verführerisch sein, die Zeit noch so drängen.

Ein weiterer Schutz vor dem Festlaufen des Bohrkopfes ist das Bohren mit nicht zu geringer Tourenzahl, wobei jedoch der Bohrer nicht zu schnell in den Bohrkanal hineinlaufen darf. Eine gute Bohrmaschine ist so konstruiert, daß ihr Drehmoment nicht größer ist als die Festigkeit des Knochens. Sie nimmt ihre Kraft aus der Tourenzahl, für welche es allerdings wegen des Hitzeschadens auch Höchstgrenzen gibt. Das Absinken der Tourenzahl während des Bohrens ist Signal zu erhöhter Wachsamkeit. Oft ist es sogar nötig, den Bohrer etwas zurückzuhalten. Da sich das Erfordernis, auf den Bohrer leichten Druck auszuüben, ohne Vorwarnung blitzschnell in das Gegenteil umkehren kann, d.h. daß der Bohrer plötzlich sich geradezu in den Bohrkanal hineinschraubt, ist es gut, ständig darauf gefaßt zu sein und den Bohrer so in der Hand zu halten, daß man ihn jederzeit sofort abfangen kann.

Bricht ein Bohrer ab, erlaubt der Knopf am Ende des Bohrdornes in kürzester Zeit und ohne Kraft und damit auch ohne zusätzliche Schäden, den gefangenen Bohrkopf — erforderlichenfalls mitsamt der Bohrwelle — wieder aus dem Bohrkanal zu holen. Der Versuch, einen festgelaufenen Bohrkopf durch Zug an der elastischen Welle zu befreien, wird immer mißlingen und kostet nur unnötig Zeit und Material.

Besonders bei geringen Nagelstärken kann sich der Nagel beim Einschlagen leicht verdrehen. Besonders dann, wenn erst während des Einschlagens diese Drehung bemerkt wird und man dann versucht, diese wieder rückgängig zu machen. Der Nagel wird dadurch in sich verdreht und verliert seine Stabilität. Sobald diese Situation bemerkt wird, ist es sehr zeitsparend, wenn man sich sofort entschließen kann, den Nagel wieder auszuschlagen und einen neuen Nagel zu nehmen. Man muß von Anfang an dieser Rotationstendenz durch entsprechendes Gegenhalten und nicht durch Korrigieren begegnen.

Bei der gedeckten Marknagelung ist wohl die häufigste Komplikation ein Rotationsfehler, beim Unterschenkel meist die fatale Innenrotation. Es sollte als Regel gelten, daß die Lagerung als Teil der Operation angesehen und geübt d.h. nicht von Hilfspersonen ausgeführt wird.

Schwierigkeiten bereitet oft auch das Auffädeln der Fragmente und das zentrische Vorbringen des Bohrdornes. Hier hilft es sehr, wenn man die Spitze des Bohrdornes etwas abbiegt. Dies ist auch sehr hilfreich am vorderen Ende eines Rushpins, den man zum Durchschlagen alter Pseudarthrosedeckel benützt, wenn der Bohrdorn hierfür zunächst zu schwach ist. Allerdings darf man mit dem Bohrer auf dem abgebogenen Dorn nur bis an die Biegung und nicht bis zum Knopf fahren, da der Bohrkopf sonst abbricht.

Wir haben heute eigentlich sowohl von der Technik als auch von der Methodik her alle erforderlichen Voraussetzungen für eine komplikationsarme Markraumnagelung. An uns ist es, sie konsequent zu nützen.

G. Scheuba, Wetzlar

Das Einstellgerät nach Wittmoser für die geschlossene Marknagelung der Unterschenkelfraktur

Das von Wittmoser 1943 angegebene Einstellgerät für die geschlossene Marknagelung der Ober- und Unterschenkelfraktur wird in den meisten österreichischen Unfallkrankenhäusern und Kliniken nach wie vor viel verwendet, während es in Deutschland fast keine Verbreitung gefunden hat. Ich möchte mir daher erlauben, dieses wirklich praktische Gerät hier in Erinnerung zu rufen.

Während die geschlossene Marknagelung des Oberschenkels in Seitenlage des Patienten durchgeführt wird, lagern wir den Patienten für die Unterschenkelmarknagelung auf den Rücken bei rechtwinkelig gebeugtem Knie. Durch dosierten Längszug unter Bildwandler-Kontrolle werden die Frakturenden so weit distrahiert, daß mit Hilfe von zwei, bei Stückbrüchen mit Hilfe von drei, nach allen Richtungen verstellbaren Holzringen praktisch jede Fraktur anatomisch eingestellt und auch festgehalten werden kann. Dabei wird auch die direkte Röntgenbestrahlung der Hände des Operateurs bei der Reposition vermieden.

Das Gerät ermöglicht mühelos und dosiert genügend große Kräfte, um auch schwierige Bruchformen millimetergenau aufeinander stellen zu können. Zusätzlich ist von entscheidender Bedeutung, daß durch diese Ringe ein Umführen der Frakturenden unter Röntgensicht möglich ist, wenn zum Beispiel durch einen Biegungskeil die Reposition von einer Seite erschwert wird.

Am Oberschenkel können auf diesem Wittmoser-Gerät auch noch derartige Grenzfälle geschlossen genagelt werden, wie zum Beispiel diese ganz proximale Fraktur mit Ausbruch des Trochanter minor oder diese proximale Drehfraktur des Femur.

Am Unterschenkel läßt sich die Einstellung ganz leicht und vor allem stabil durchführen. Die Holzringe sind in verschiedenen Größen vorhanden und können leicht ausgewechselt werden. Auch Stückbrüche lassen sich meist mühelos geschlossen nageln. Auf diesem Bild sehen Sie links die beiden Holzringe, wie sie die Stückfraktur für die Nagelung mit Aufbohren der Markhöhle festhalten. Wir verwenden jetzt allerdings für diese Frakturen 3 Holzringe, womit sich die Einstellung leichter durchführen läßt.

Bei derartigen Stückbrüchen genügt aber die innere Stabilisierung durch den Marknagel nicht; es muß für 6 Wochen zusätzlich ein Oberschenkelgipsverband angelegt werden, mit dem die Patienten aber nach 3 Wochen belasten können.

Literatur

Wittmoser, R.: Chirurg **14**, 52 (1943)

H.-J.Kaeßmann, Berlin u. J. Graudins, Lübeck

Die Stabilisierung der metaphysär gelegenen Tibiafraktur mit der intramedullären Druckosteosynthese

Die anatomische Form der Markhöhle eines langen Röhrenknochens schränkt die Indikation zur stabilen Osteosynthese mit dem Marknagel auf Frakturen eines engen Bereiches der Diaphyse ein.

Im Längsschnitt gleicht der Markraum in etwa der Form einer Sanduhr. Querschnitte durch eine Tibia zeigen nicht nur die unterschiedliche Weite des Markkanals sondern auch seine dreieckige bis polygonale Form, der sich das Kleeblattprofil des Marknagels weitgehend formschlüssig anpaßt (Abb. 1).

Küntscher hat nun bekanntlich versucht, durch eine Aufweitung der Markhöhle und Verwendung eines möglichst dicken Nagels auch Frakturen im weiten, metaphysären Bereich zu stabilisieren.

Dieses unphysiologische, traumatisierende Verfahren hat viele Anhänger gefunden, obgleich eine entscheidende Verbesserung des Stabilitätsgrades dadurch

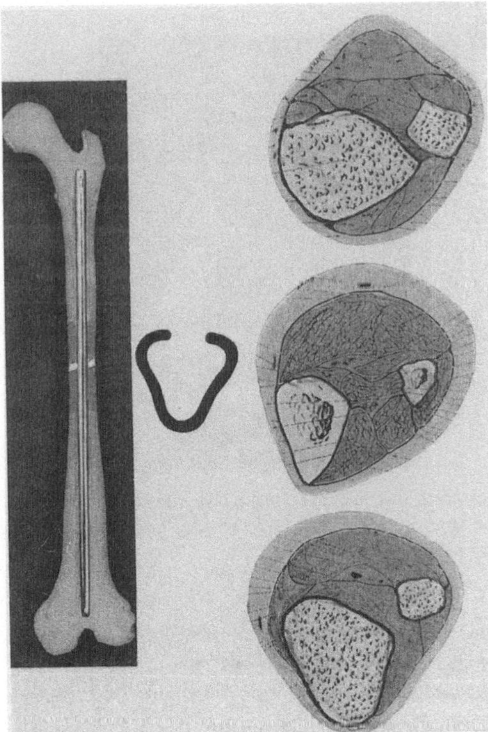

Abb. 1. Die Indikation des Küntscher-Marknagels ist auf Frakturen des diaphysären, engen Bereiches des Markraumes begrenzt. Querschnitte durch eine Tibia zeigen die unterschiedliche Weite und dreieckige bis polygonale Form der Markhöhle

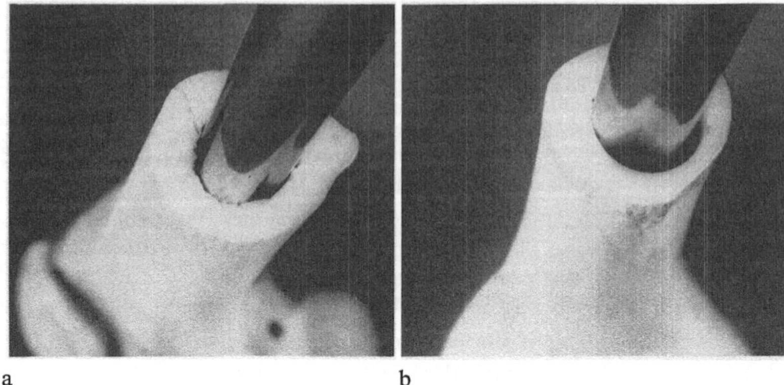

Abb. 2. a Anpassung zwischen Marknagel und ursprünglicher Form des Markraumes eines distalen Femurfragments. b nach Aufweiten des Markraumes ist eine drehfeste Verankerung des Nagels im selben Fragment nicht mehr gewährleistet

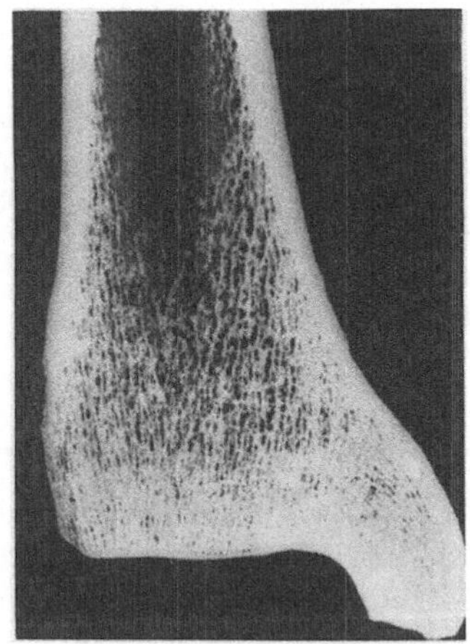

Abb. 3. Die aufgelockerte und weiche Spongiosa einer distalen Tibiametaphyse bietet dem Marknagel nur eine ungenügende Haftreibung und erklärt die Rotationsinstabilität des distalen Fragments

nicht erzielt werden kann. Das ursprünglich dreieckige Lumen des Markkanals wird in ein röhrenförmiges umgewandelt, so daß sich das Nagelprofil der Rundbohrung im Markraum nicht mehr formgerecht anpassen kann (Abb. 2). Auch ist die querelastische Verklemmung des längsgeschlitzten Nagels im Markkanal – nach Küntscher das Nagelprinzip schlechthin – nicht vorstellbar, wenn z.B. wie auf der Abb. 2b die Markhöhle auf 16 mm aufgeweitet und ein 16 mm starker Nagel eingetrieben wird.

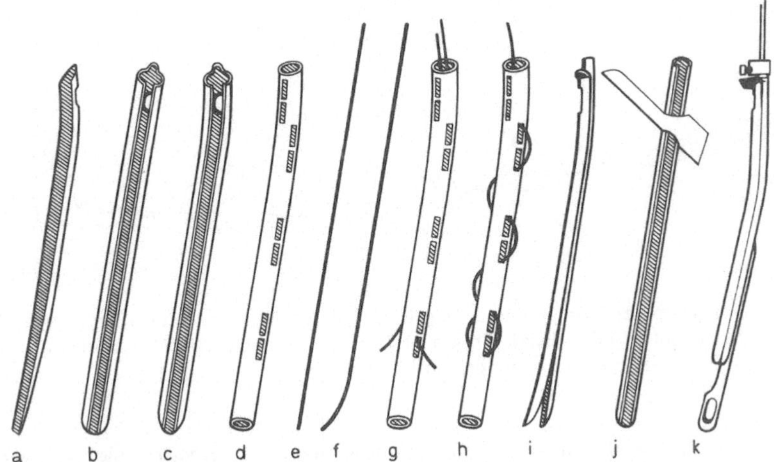

Abb. 4 a—k. Modifikationen des Marknagels zeigen das Bemühen um eine Verbesserung der Rotationsstabilität. a V-förmiger Marknagel nach Küntscher, b Küntscher-Nagel mit Kleeblattprofil für Oberschenkelnagelung, c Nagel mit gleichem Querschnitt und Biegung nach Herzog für Unterschenkelnagelung, d Rohrschlitznagel nach Herzog, e gerader Ausklinkdraht, f gebogener Ausklinkdraht, g Rohrschlitznagel mit ausgeklinkten Drähten, h Rohrschlitznagel in Art des „Flecht- oder Wellennagels", i Spreiznagel nach Küntscher, j Y-Nagel nach Küntscher, k Kompressionsnagel

Bei der Prüfung verschiedener Osteosynthesemethoden haben Maurath u. Mitarb. festgestellt, daß die schwächste Stelle des Küntschernagels seine *mangelnde Stabilität bei Torsionsbeanspruchungen* ist. Die Verklemmung des Nagels erfolgt überwiegend aufgrund seiner Längenflexibilität und der Tatsache, daß ein Markrohr nie ganz gerade, sondern wie das des Oberschenkels z.B. im Sinne einer physiologischen Antekurvation verbogen ist.

Die Annahme, daß sich der Marknagel allein in der metaphysär gelegenen, aufgelockerten und relativ weichen Spongiosa drehfest verankert, trifft nicht zu (Abb. 3). Als Folge der Rotationsinstabilität kennen wir Drehfehler des distalen Fragments oder die hypertrophe Form der Pseudarthrose, die nicht selten mit einem konsekutiven Ermüdungsbruch des Metalls einhergeht.

Eine unvollständige Übersicht über die Entwicklung des Marknagels zeigt, wie man sich ständig um eine Verbesserung der Rotationsstabilität bemüht hat (Abb. 4). Durch die Modifikation des Küntscher-Marknagels zu einem *Kompressions-Nagel* können die genannten Nachteile vermieden werden (Abb. 5).

Die folgenden 2 Fälle aus der klinischen Kasuistik sollen zeigen, daß auch im weiten Markhöhlenbereich und gelenknahe lokalisierte Frakturen mit in die Indikationsbreite der Kompressionsnagelung einbezogen werden können.

Die Frakturen wurden geschlossen reponiert und so früh wie möglich genagelt (Dia-Demonstration).

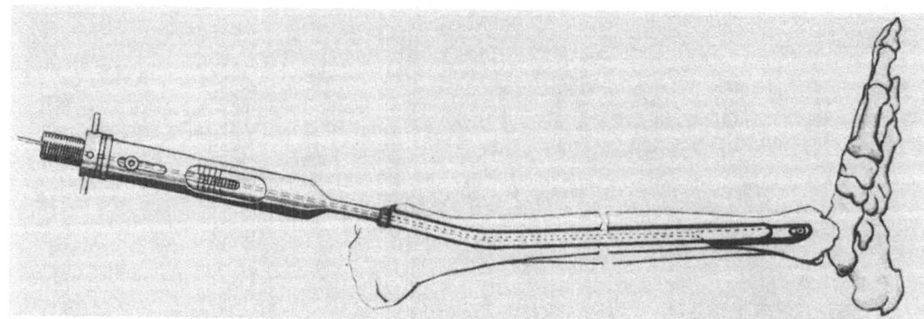

Abb. 5. Prinzip der Kompressions-Nagelung, bei der der Knochen als Kraftträger voll integriert bleibt und das distale Fragment durch eine Querschraube rotationssicher mit dem im Nagel liegenden Spanndorn verbunden wird

Sein Prinzip besteht darin, daß Nagel und Knochen zu einem in sich verspannten System vereinigt werden, wobei der Knochen als Kraftträger im Gegensatz zur extramedullär angeschraubten Platte voll integriert bleibt. Der Patient läuft nicht auf sondern *mit* dem Nagel. Die aufeinandergepreßten Fragmente verzahnen sich ineinander und das Risiko eines post op auftretenden Drehfehlers des distalen Fragments wird verringert.

Abgesehen von ausgesprochenen Trümmerfrakturen können alle übrigen Frakturformen – und zwar unabhängig vom Prinzip der elastischen Verklemmung des Nagels im Markraum – damit ausreichend fixiert werden.

In etwa 70% der Fälle verzichten wir auf das Säubern der Markhöhle mit dem Bohrer, jedoch muß gesagt werden, daß die vorherige Verwendung eines um 0,5 oder auch 1 mm breiteren Bohrkopfes als der gewöhnlich verwendete Nagel von 9 oder höchstens 10 mm Durchmesser das Eintreiben von Spanndorn und Nagel wesentlich erleichtern kann, da durch den Bohrer die im Röntgenbild nicht erkennbaren Grat- und Kantenbildungen der Corticalisinnenfläche abgetragen werden.

Das Metall wird bei jüngeren Patienten nach 1 Jahr wieder entfernt. Korrosion, Metallosen oder die Ausbildung einer Pseudarthrose wurden bisher nach einer fast 10jährigen Anwendung dieses Verfahrens nicht beobachtet.

c) Spezielle operative Techniken

J. Pallesen, Bochum

Die Behandlung der Mehrfachbrüche des Unterschenkels

Mehrfachbrüche des Unterschenkels, das heißt Brüche in 2 Etagen oder Schaftbrüche kombiniert mit Schienbeinkopf- oder distalen Schienbeinbrüchen, geben uns besondere therapeutische Probleme auf. Die Ursache derartiger Verletzungen ist zumeist ein schweres direktes Trauma, so daß man auch bei der geschlossenen Fraktur eine tiefer reichende Weichteilkontusion oder sogar ein Decollement annehmen muß.

Eine weitere Schwierigkeit stellt das meist verschobene mittlere Bruchstück dar, das somit zumindest teilweise aus seiner Weichteilhaftung gerissen ist. Bei den verschobenen Brüchen kommt eine konservative Behandlung praktisch nicht in Frage, da sich diese nur schwer reponieren und noch schlechter im Gipsverband halten lassen. Bei diesem Vorgehen muß man außerdem mit einer höheren Rate von verzögerten Heilungen bzw. Pseudarthrosen oder Fehlstellungen rechnen.

Es ist also eine operative Therapie einzuschlagen. Wegen der schon verletzungsbedingten ausgedehnten Weichteilschädigung muß das Osteosyntheseverfahren so schonend wie möglich sein. Das mittlere Bruchstück darf dabei nicht von seiner Blutversorgung von lateral und hinten gelöst werden. Um dieses Risiko zu vermeiden, bietet sich die *Marknagelung* an. Diese kann jedoch nicht als stabile Osteosynthese verwendet werden, da die Aufbohrung der Markhöhle unterbleiben muß, um das mittlere Bruchstück nicht rotieren zu lassen. Wir verwenden den Nagel also nur zur Auffädelung und müssen insofern einen Kompromiß eingehen.

Bei diesem 55jährigen Mann, der neben einem 2-Etagenbruch einen Innenknöchelbruch und eine Weichteilkontusion aufwies, sind wir derart vorgegangen: Zur Vermeidung eines Drehfehlers wurde für 4 Wochen ein Gipsverband angelegt. Entsprechend war der Eingriff bei diesem 22jährigen Bergmann, der ebenfalls eine Weichteilquetschung aufwies. Bei beiden Patienten wurden zudem noch Knöchelbrüche operativ behandelt.

Liegen die Hautverhältnisse günstiger, nehmen wir die Plattenosteosynthese vor und haben so den Vorteil der primären Übungsstabilität.

Wie Sie in diesem Falle sehen, legen wir die obere Platte lateral und die untere medial an. Wir haben hier die früher übliche Kondylenplatte verwendet. Die Durchblutung des Knochens wird somit am besten geschont. Durch gegenläufiges Anlegen der Platten innen und außen vermeiden wir eine durch die Spannung bedingte Fehlstellung. In diesem weiteren Fall haben wir ebenfalls die Plattenosteosynthese bevorzugt. Wegen der Gelenknähe des proximalen Bruches kam eine Nagelung nicht in Frage. Schließlich sehen Sie hier noch den Fall einer 20jährigen Frau, die neben einem lateralen Schienbeinkopfbruch einen proximalen Schienbeinstückbruch erlitt. Wir haben lediglich eine Verschraubung der Bruchstücke vorgenommen, da bei ausgedehnten Quetschungen der Haut eine Versorgung mit Abstützplatte außen und Neutralisationsplatte innen zu riskant erschien. Nach kurzfristiger Ruhigstellung ist der Bruch abgeheilt. Zur Metallentfernung hat sich die Patientin noch nicht entschließen können.

L. Simon, Bochum

Spongiosaverpflanzung: Schrittmacher der Knochenheilung

Die Beschleunigung der verzögerten Bruchheilung, die Beseitigung einer Defektpseudarthrose oder überhaupt die Auffüllung eines ehemals oder noch infi-

Tabelle 1. *Die Indikation zur Spongiosaverpflanzung war gegeben bei*

Verzögerter Knochenheilung	in 24 Fällen
Falschgelenkbildung	in 58 Fällen
Defektbildung des Schienbeins	in 18 Fällen
Zustand nach Osteomyelitis	in 82 Fällen
Knochentumoren oder Cysten	in 20 Fällen
Insgesamt	202 Fälle

zierten Knochendefektes stellt den Chirurgen vor eine Aufgabe, deren Lösung noch keineswegs problemlos ist.

Die klinische Erfahrung lehrt, daß hier autologes Material mit der größten Aussicht auf Erfolg angewendet werden kann. Die autologe Spongiosa bringt in einem gut durchbluteten Lager die Voraussetzungen mit sich, die für den knöchernen Einbau erforderlich sind – mit Ausnahme der ausreichenden Stabilisierung. Hier ist der Grund zu suchen, warum diese Methode erst nach Verbreitung der stabilen Osteosythese eine breite Anwendung finden konnte.

In der Chirurgischen Klinik der Krankenanstalten Bergmannsheil, Bochum, wurden zwischen 1966 und 1972 bei 202 Patienten Spongiosaanlagerungen an der Tibia durchgeführt.

Der Eingriff erfolgte nur in Fällen, bei denen die unerläßliche und ausreichende Stabilisierung entweder in Form von knöcherner Brückenbildung, wenigstens als straffe Pseudarthrose oder aber durch metallische Implantate gesichert war.

Die Patienten, bei denen die Spongiosaanlagerung als Ergänzung einer Osteosynthese angewendet wurde, sind nicht aufgeführt. Die Indikationsstellung ist der Tabelle 1 zu entnehmen.

Abb. 1 zeigt die Aufschlüsselung der Fälle nach dem Alter.

Die topographische Aufteilung sieht man auf der Abb. 2.

Die Verteilung entspricht der allgemein bekannten Tatsache, daß die knöcherne Heilung im Corticalisbereich wesentlich mehr gefährdet ist, als im spongiösen. In 110 Fällen sind Osteosynthesen (nicht selten wiederholte) vorangegangen, so Marknagelung (in einem Fall sogar 3mal), Verplattung, Drahtcerclage, äußere Spanner, Rushpin usw., ohne einen Durchbau des Bruches erreicht zu haben.

Als erster Eingriff ohne Voroperation wurde die Spongiosaanlagerung in 53 Fällen durchgeführt. In 39 Fällen war ein operativer Eingriff, jedoch keine Osteosynthese in der Vorgeschichte bekannt.

Die Heildauer bis zur Belastungsfähigkeit des Beines betrug bei verzögerter Callusbildung und beim Falschgelenk im Durchschnitt 10 Wochen. In Anbetracht der Tatsache, daß die Indikation nie vor dem Ablauf des 3. Monats gestellt wurde – meistens waren aber 4–5 Monate seit dem Unfall verstrichen –, ist dieser Zeitraum als kurz und als ein Beweis für die Effektivität des Eingriffes anzusehen.

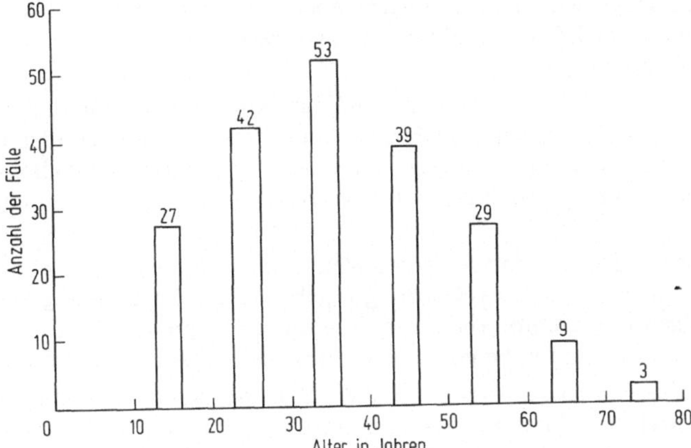

Abb. 1. 202 Spongiosaverpflanzungen (nach Alter aufgegliedert)

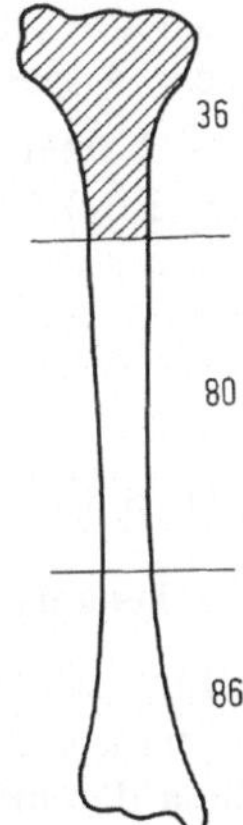

Abb. 2. Topographische Darstellung der 202 Spongiosaverpflanzungen

Bei Defektbildungen von mehreren Zentimetern sowie nach wiederholten operativen Eingriffen wegen Osteomyelitis, mußten wir selbstverständlich eine längere Heildauer in Kauf nehmen. Von 202 Fällen konnten wir 185 bis zur Belastungsfähigkeit bzw. bis zum Abschluß des Heilverfahrens verfolgen. Eine einmalige Verpflanzung brachte in 154 Fällen die knöcherne Ausheilung mit sich. In 40 Fällen waren wir gezwungen, den Eingriff zu wiederholen und in 8 Fällen war dieser sogar 3mal erforderlich.

Auch dieses Vorgehen kann keinen Anspruch auf Ausschließlichkeit erheben. Wir haben auch Versager erlebt.

In 6 Fällen sahen wir uns gezwungen, noch anschließend eine Osteosynthese durchzuführen; in 7 Fällen mußten wir sogar resignieren und die Patienten mit Entlastungsapparat versorgen.

Bei den 7 Patienten, bei denen ein tragfähiger knöcherner Umbau nicht zu erzielen war, handelte es sich ausnahmslos um schwere Osteomyelitiden mit zahlreichen Eingriffen in der Vorgeschichte, mit resultierenden, mehrere Zentimeter langen Knochendefekten und extrem ungünstigen Weichteilverhältnissen.

Dazu ist noch zu sagen, daß schlechte Weichteilverhältnisse allein keine Gegenindikation für Spongiosaverpflanzung ergeben. Die Verpflanzung kann auch offen erfolgen mit nachfolgender Granulation und Epithelisation. Der Widerstand der Spongiosaplombe gegen eine Infektion ist erstaunlich groß.

Zusammenfassend ist zu betonen, daß die Spongiosaanlagerung eine recht zuverlässige Methode darstellt, wenn es um das Wiederingangbringen der Umbauvorgänge geht. Außerdem können Defekte aufgefüllt und es kann dadurch eine Verkürzung vermieden werden. Eine Stabilisierung ist unerläßlich, entweder in Form einer bestehenden Corticalisbrücke oder durch metallische Implantate. Nach erfolgtem Einbau bewirkt die dosierte, zunehmende Belastung die Umwandlung des Spongiosasystems in ein funktionsgerechtes, tragfähiges Gerüst, d.h., es erfolgt die funktionelle Anpassung.

Von 202 Patienten konnten wir bei 172 einen tragfähigen knöchernen Umbau am Schienbein erreichen, was einer Effektivität von aufgerundet 85% entspricht.

K. Klemm, W. D. Schellmann und H. P. Vittali, Frankfurt a.M.

Die Verriegelungsnagelung des Unterschenkels

Nachdem sich die Verriegelungsnagelung des Oberschenkels bei Schafttrümmerbrüchen, Defektbrüchen und gelenknahen Schaftbrüchen sowie bei entsprechenden Pseudarthrosen einschließlich der infizierten Pseudarthrosen als eine zuverlässige und risikoarme Osteosynthesemethode bewährt hat, wurde die Technik auf den Unterschenkel übertragen und inzwischen bei 43 Patienten angewandt.

Bei dem Verriegelungsnagel handelt es sich um einen üblichen Marknagel nach Küntscher, der in seiner heutigen Standardausführung zusätzlich drei Querbohrungen von 5 mm Durchmesser für die Besetzung mit Gewindebolzen aufweist. Je nach den Erfordernissen des Einzelfalles werden zur Erzielung zusätzlicher Stabilität bei bisher nicht nagelfähigen Bruchformen proximal und/oder distal Querbolzen eingebracht.

Die folgenden Abbildungen mögen das Verfahren veranschaulichen. Bei einem Unterschenkelschaftbruch am Übergang zur trichterförmigen Erweiterung der Schienbeinmarkhöhle wurden nur die distalen Querbohrungen des Verriegelungsnagels zur Verhinderung einer Abkantung und Verdrehung des kurzen Bruch-

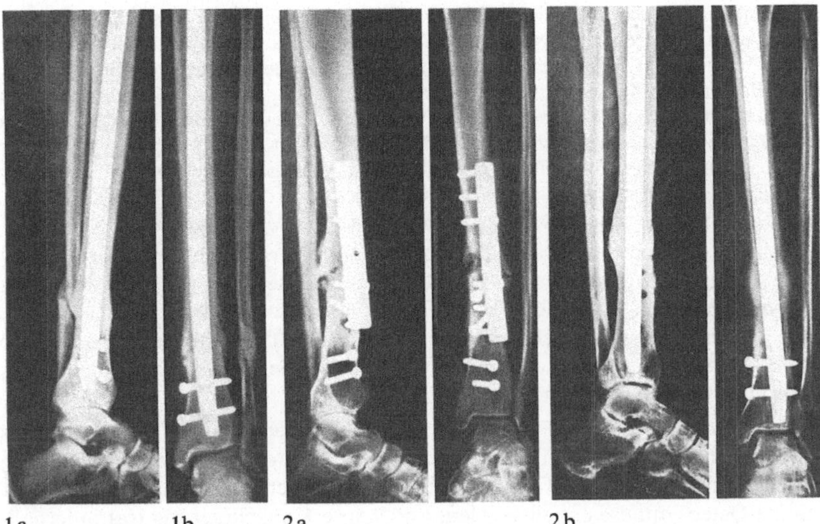

Abb. 1. 28jähriger Mann. 4 Monate nach Osteosynthese einer distalen Unterschenkelfraktur links durch dynamische Verriegelungsnagelung

Abb. 2. a 66jährige Frau. Pseudarthrose des linken Unterschenkels bei gelockerter Druckplattenosteosynthese. b Knöcherne Konsolidierung 3 Monate nach Plattenentfernung und anschließender dynamischer Verriegelungsnagelung

stückes im Sinne einer *dynamischen* Verriegelung mit Querbolzen bestückt, da der Nagel sich proximal ausreichend elastisch verklemmen konnte (Abb. 1).

Ein Stückbruch des Schienbeines am Übergang zum distalen Drittel wurde wegen ausgedehnter Weichteilschäden erst sekundär mit einer Osteosynthese versorgt. Zur Verhinderung einer Verkürzung wurde zusätzlich zu den zwei distalen Querbolzen ein weiterer Bolzen im proximalen Schienbeindrittel im Sinne einer *statischen* Verriegelung eingebracht. Schafttrümmerbrüche, Pseudarthrosen und vor allem die infizierten Pseudarthrosen erfordern stets eine statische Verriegelung, d.h., die Einbringung von Gewindebolzen proximal und distal.

Als Beispiel hierfür möge eine Defektpseudarthrose des mittleren Schaftdrittels dienen, die nach zusätzlicher Anlagerung von Eigenspongiosa acht Monate bis zur knöchernen Konsolidierung benötigte (Dia-Demonstration). Vor der Nagelentfernung sollte übrigens die statische Verriegelung durch Entfernung von proximalen oder distalen Querbolzen in eine dynamische umgewandelt werden, um eine Spongiosierung des Knochens in der neutralisierten Zwischenzone zu vermeiden.

Das operative Vorgehen ist ähnlich wie beim Oberschenkel. Bei Rückenlage auf dem Extensionstisch wird die Schienbeinmarkhöhle in typischer Weise aufgebohrt. Bei Schafttrümmerbrüchen darf der Bohrer durch die Trümmerzone nur ruhend vorgeschoben werden, da sonst die Gefahr des Herauslösens von Bruchstücken aus dem Periostschlauch gegeben ist. Nach Einschlagen des Nagels werden zunächst die distalen Bolzen eingebracht, dazu werden die Nagelperforationen im seitlichen Strahlengang des Bildwandlers dargestellt. Durch eine Stichincision wird ein Führungsgerät von medial auf die seitliche Schienbeinfläche aufgesetzt und dessen Lumen mit der Bohrung im Nagel in Deckung gebracht, anschließend werden mit einem 4 mm starken Bohrer Eingangs- und Gegencorticalis aufgebohrt. Nach Ausmessen der Bolzenlänge erfolgt die Einbringung des entsprechend langen Bolzens mit selbstschneidendem Gewinde. In Höhe des proximalen Querloches wird entsprechend vorgegangen.

Bei einem distalen Querbruch des Unterschenkels trat nach dynamischer Verriegelungsnagelung knöcherne Konsolidierung innerhalb von vier Monaten ein, volle Belastung wurde drei Wochen post op. gestattet (Dia-Demonstration). Eine Pseudarthrose des Schienbeines bei instabiler Druckplattenosteosynthese (Abb. 2a) festigte sich durch eine dynamische Verriegelungsnagelung ebenfalls innerhalb von vier Monaten (Abb. 2b).

Bei einem Patienten mit Defektbruch des Oberschenkels und Stückbruch des Unterschenkels wurde bei beiden Brüchen eine statische Verriegelungsnagelung durchgeführt. Sowohl am Ober- als auch am Unterschenkel konnte eine absolut stabile Osteosynthese erzielt werden, knöcherne Konsolidierung trat innerhalb von acht Monaten ein. Das Funktionsbild zeigt nahezu freie Beweglichkeit im Kniegelenk (Dia-Demonstration).

Die Verriegelungsnagelung weist nach unseren bisherigen Erfahrungen folgende Vorzüge auf:

1. Sie gestattet eine stabile Nagelosteosynthese bei bisher nicht nagelfähigen Bruchformen wie Schafttrümmerbrüchen, gelenknahen Brüchen sowie Pseudarthrosen einschließlich der infizierten Pseudarthrosen.

2. Das geschlossene Vorgehen vermeidet die Gefahr der Devitalisierung von Bruchstücken und vermindert das Infektionsrisiko.

3. Die intramedulläre axiale Frakturfixation ermöglicht sehr frühe Belastbarkeit.

H. Schmelzeisen, Tübingen

Stabilitäts- und Stabilisierungprobleme bei Infektionen der Tibia

Die Tibia wird aufgrund ihrer hohen Verletzungsrate, ihrer ungünstigen Weichteildeckung, der Häufigkeit offener Frakturen mit entsprechenden operationstechnischen Problemen von allen langen Röhrenknochen am häufigsten von einer Infektion betroffen.

Während der akuten Phase der Infektion sind alle Eingriffe zur Stabilisierung und zur Beschleunigung der knöchernen Verfestigung kontraindiziert, da im sauren pH Osteolyse und Sequestration überwiegen, Metallimplantate sich leicht lockern und autologe Spongiosa häufig zugrunde geht.

In der blanden Infektionsphase, die durch Ruhigstellung, Hochlagerung, antibiotische Therapie, Absceßentleerung usw. möglichst rasch erzielt werden muß,

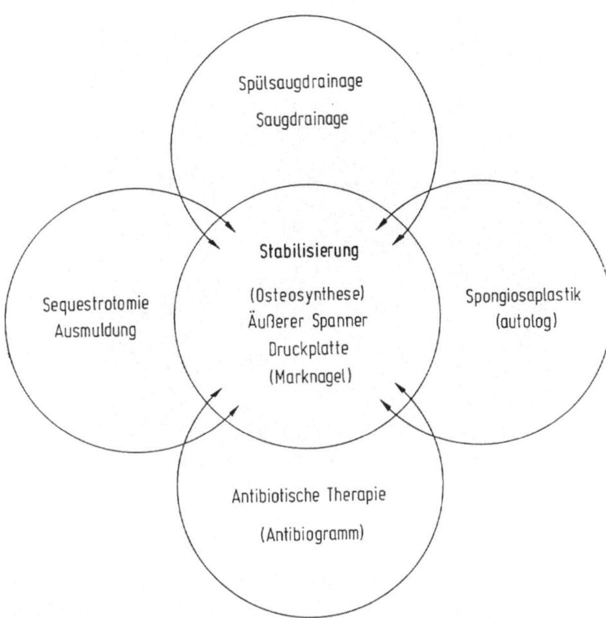

Abb. 1. Therapieschema bei infizierten Pseudarthrosen

sind jedoch operative Maßnahmen absolut indiziert. Nur so kann die knöcherne Durchbauung eingeleitet werden; zusätzlich sind vorsichtige, aktive Bewegungsübungen zur Vermeidung sekundärer Gelenksteifen möglich.

Im Zentrum aller therapeutischen Bemühungen muß daher der stabilisierende Eingriff stehen. Sequestrotomie, Spülsaugdrainage, Saugdrainage, antibiotische Therapie und autologe Spongiosaplastik sind wichtige Hilfsmaßnahmen, die in der Kombination mit der Stabilisierung zur Infektabschwächung und knöchernen Durchbauung beitragen.

Zur Stabilisierung sind grundsätzlich vier Möglichkeiten in Betracht zu ziehen:

1. Fixateur externe,
2. Kompressionsplatte,
3. Marknagel,
4. Stabilisierung zur Fibula.

Der *Fixateur externe* ist dabei als die Methode der Wahl anzusehen, während Plattenosteosynthese, Marknagel oder Stabilisierung zur Fibula nur in besonderen Situationen angezeigt erscheinen und auch möglich sind.

Beim Fixateur externe können die Steinmann-Nägel vom eigentlichen Infektionsherd entfernt durch das proximale und distale Fragment geführt werden, und durch die außenliegenden Spannschrauben ist es möglich, die Kompression im Fraktur- bzw. Pseudarthrosebereich stets aufrechtzuerhalten und bei Bedarf

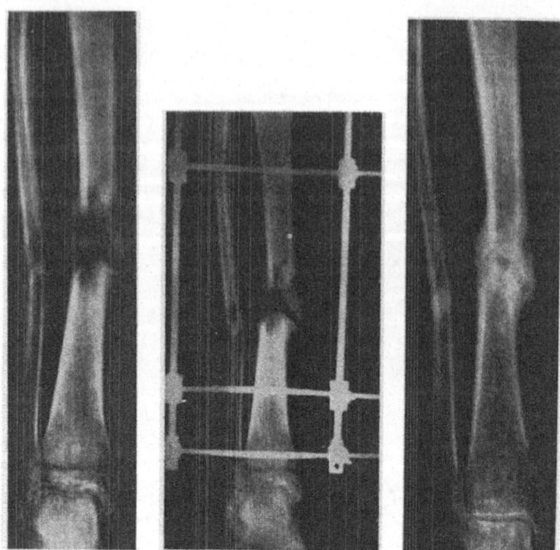

Abb. 2.

auch zu verstärken. Dadurch ist dieses Verfahren allen anderen Osteosynthesen überlegen. Selbst bei infizierten Defektpseudarthrosen ist durch den stabilisierenden Rahmen des Fixateur externe die notwendige Ruhe im Infektbereich zu erzielen, so daß die knöcherne Überbrückung durch Spongiosaplastik im Sekundäreingriff möglich ist.

Dieser Patient wurde zur Amputation bei einer ausgedehnten, fistelnden, sequestrierenden Defektpseudarthrose überwiesen. Nach Stabilisierung mit dem Fixateur externe, Sequestrotomie und Spongiosaplastik gelang die Überbrückung, bei ausgeheiltem Infekt und nur geringer Bewegungseinschränkung im oberen Sprunggelenk (Abb. 2).

Besondere Bedingungen gelten für die Verwendung einer *Kompressionsplatte*. Indiziert ist dieselbe nur dann, wenn eine Fehlstellung korrigiert werden muß, zusätzlich aber auch hypertrophe Verhältnisse im Fraktur- bzw. Pseudarthrosebereich vorliegen. Nur dann kann mit einem ausreichenden knöchernen Durchbau innerhalb 3–4 Monaten gerechnet werden. Danach ist der Druck auch bei maximaler Kompression der Pseudarthrosenenden so weit abgesunken, daß ein knöcherner Durchbau nicht mehr erwartet werden kann. Implantatentfernung und Reosteosynthese möglichst unter Verwendung des Fixateur externe sind dann erforderlich.

Die *Stabilisierung über die Fibula* als interne Fixation ist ebenfalls besonderen Fällen vorbehalten. Die Osteotomie der Fibula, die zur Fixierung an der Tibia erforderlich ist, zieht primär die vollständige Instabilität des Unterschenkels, mit allen Risiken im Hinblick auf die Verfestigung der Fraktur und auch die Erhaltung der Extremität nach sich.

Bei diesem Patienten mit infizierter, fistelnder und sequestrierender Tibiafraktur nach mißglückter Osteosynthese und noch instabiler Fibula — die Implantate waren bei Übernahme bereits zum größten Teil entfernt — entschloß man sich zur Stabilisierung über die Fibula. Durch Minimalosteosynthese und Spongiosaplastik wurde die Fibula proximal und distal gegen die Tibia stabilisiert und so die Sanierung des Infektes und die knöcherne Verfestigung der Tibia erreicht.

Trotz aller therapeutischen Bemühungen ist es in einzelnen Fällen nicht möglich, die geschädigte Extremität zu erhalten.

Bei diesem Patienten mit fistelnder, hypertropher Unterschenkelpseudarthrose und Rekurvationsfehlstellung wurde eine Plattenosteosynthese dorsal im Sinne der Zuggurtung angelegt. Trotz Spülsaugdrainage, Saugdrainage und mehrfacher Spongiosaplastik kam es nicht zur knöchernen Durchbauung. Auch nach Plattenentfernung 6 Monate später, Fortsetzung der Behandlung mit dem Fixateur externe und erneuten Spongiosaplastiken resultierte schließlich wiederum eine Infektpseudarthrose bei akuten Infektionserscheinungen, Osteolyse und Ringsequestern im Bereich der Steinmann-Nägel. Nach mehr als zweijähriger Behandlung wurde auf Drängen des Patienten und nicht zuletzt aus sozialer Indikation die Unterschenkelamputation vorgenommen.

Meist ist jedoch die richtige und rechtzeitige Indikation zur Stabilisierung und die Konsequenz in der weiteren Behandlung im Hinblick auf die Erhaltung und Funktionstüchtigkeit der Extremität erfolgreich.

Bei 41 Patienten mit infizierten Frakturen und Pseudarthrosen der Tibia mußten insgesamt 68 stabilisierende Eingriffe vorgenommen werden (Tabelle 1); meist mit dem Fixateur externe, der auch als Zweiteingriff überwiegend Verwendung fand. Kompressionsplatte und Marknagel waren aus den dargelegten Gründen als Primäreingriff relativ selten indiziert. Bei 17 Patienten war mehr als ein stabilisierender Eingriff notwendig.

Tabelle 1. *Therapie infizierter Tibiapseudarthrosen seit 1. 9. 1969*

Erstosteosynthesen		Eingriffe	Reosteosynthesen
Fixateur externe	33	51	2mal bei 12 Patienten
Kompressionsplatte	5	11	3mal bei 5 Patienten
Marknagel	2	5	
Stabilisierung zur Fibula	1	1	
Insgesamt	41	68	

Tabelle 2. *Ergebnisse infizierter Tibiapseudarthrosen seit 1. 9. 1969*

Pseudarthrosen fest, Implantat entfernt, Haut reizlos	30
Pseudarthrosen in Verfestigung, ambulante Behandlung	3
stationäre Behandlung bei liegendem Implantat	4
Amputation	4
Insgesamt	41

Von den 41 Patienten ist bei 30 die Pseudarthrose ausgeheilt, das Implantat entfernt, die Weichteile sind reizlos. Drei Patienten befinden sich in ambulanter Behandlung, wobei mit Verfestigung zu rechnen ist; vier weitere befinden sich zur Zeit bei liegendem Implantat in stationärer Behandlung bei günstiger Prognose. Die vier Amputationen wurden, wie im geschilderten Fall, nach langdauernder Therapie (mehrfachen Eingriffen bei erheblicher Gebrauchsminderung der Extremität) vorgenommen (Tabelle 2).

Wird jedoch die Stabilisierung rechtzeitig unter Berücksichtigung der individuellen Situation und mit einem geeigneten Osteosyntheseverfahren durchgeführt, gelingt es fast immer, die Extremität bei guter Gebrauchsfähigkeit zu erhalten.

W. Küppermann, Dortmund

Die percutane Gewindestiftosteosynthese bei frischen Schräg- und Torsionsfrakturen des Unterschenkels

Wer, wie ich, in den letzten 40 Jahren die verschiedenen Phasen der konservativen und operativen Knochenbruchbehandlung miterlebt hat, der neigt dazu, sich Verfahren zuzuwenden, die risikoarm sind und die die Erkenntnisse der Funktionsstabilität einer Fraktur berücksichtigen.

Wenn man bei Unterschenkelschaftbrüchen ohne eine offene Osteosynthese auskommen kann und nicht konservativ behandeln will, sollte man percutanen Verfahren den Vorzug geben. Querbrüche und kurze Schrägbrüche des Schienbeines sind die Domäne für die geschlossene Marknagelung.

Bei den gelenknahen Brüchen ist von Fall zu Fall zu entscheiden, ob das A.O.-Verfahren, die konservative Behandlung oder die Gewindestift-Osteosynthese die besten Endergebnisse erwarten läßt.

Bei langen Schräg- und Drehbrüchen hat sich uns der Gewindestift, den mein früherer Mitarbeiter Schwier entwickelt hat, bestens bewährt.

Unter langen Schräg- und Drehbrüchen verstehen wir die Frakturen, bei denen der Bruchspalt einen Winkel von weniger als 45° zur Knochenlängsachse hat. Je kleiner der Winkel, je länger sind die Fragmente und umso besser ist die Fixierung durch 1, 2 oder 3 Gewindestifte.

Meine Ausführungen stützen sich auf 386 derartige Osteosynthesen. Sie werden am Unfalltag im Anschluß an die Reposition, die wir in Narkose durchführen, vorgenommen. Dadurch wird der Eingriff nur um wenige Minuten verlängert und dem Patienten eine zweite Narkose erspart.

Das Gelingen einer percutanen Osteosynthese hat zur Voraussetzung, daß ein Röntgenfernsehgerät und ein guter Extensionstisch vorhanden sind. Nur hierdurch ist es möglich, eine exakte Reposition durchzuführen. Sonst sind eine anatomisch korrekte Fixierung und eine Übungsstabilität nicht zu erreichen.

Die Reposition besteht im Ausgleich der Verkürzung und in der Beseitigung der Verdrehung. Dann wird der Bildumwandler in die Stellung gebracht, in der auf dem Monitor der Bruchspalt in ganzer Breite sichtbar wird. Im Winkel von 90° dazu wird der Führungsbohrdraht durch die Fragmente gebohrt und darüber der Gewindestift eingeschlagen; dann nach kleinen Hautincisionen Aufdrehen und Anziehen der Muttern.

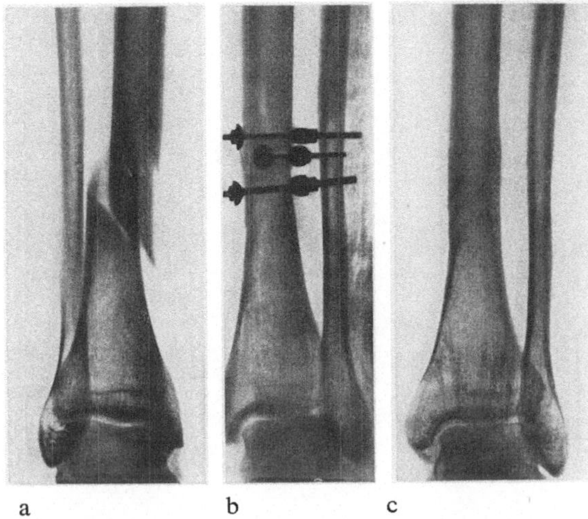

Abb. 1. a Unfalltag, b post op. am Unfalltag, c 15 Monate post op.

Ob eine Fraktur übungsstabil ist, sieht man daran, daß der Bruchspalt nach der Fixierung verschwindet und die Heilung ohne sichtbaren Callus erfolgt. Daß man schon mit *einem* Gewindestift eine funktionsstabile Osteosynthese erreicht, ist auf Diapositiven zu erkennen.

Bei Verwendung von 2 Gewindestiften ist die Drehstabilität besonders gut.

3 Gewindestifte können notwendig werden, wenn zusätzlich Knochenaussprengungen oder weitere Frakturlinien zu sehen sind (Abb. 1).

Unsere mit Gewindestiften versorgten Brüche waren im Durchschnitt nach 9—12 Wochen durchgebaut und voll belastbar. Alle Frakturen kamen zur knöchernen Ausheilung. Eine Pseudarthrose konnte vermieden werden. Größere Gefäßverletzungen sahen wir nie, ebenso keine Nervenläsionen. Die Gewindestifte werden nach 14—16 Wochen wieder entfernt.

Eine echte Osteomyelitis mit ihren schweren Folgen hatten wir nicht.

In 11 Fällen = 2,85% traten lokale Wundheilungsstörungen oder begrenzte Bohrlochosteomyelitiden auf, die sich aber immer schnell beherrschen ließen. Bei ihnen wurden die Gewindestifte meist vorzeitig entfernt. Danach konnten auch diese Brüche zur Ausheilung gebracht werden.

Schwerarbeiter nahmen im Durchschnitt nach 5—5$^1/_2$ Monaten ihre Tätigkeit wieder auf. Viele Patienten waren schon wesentlich früher dienstfähig.

Am längsten — fast 11 Monate — dauerte die Behandlung bei einem 30jährigen Bergmann (Abb. 2), der außer einem groben Unterschenkelbruch erhebliche Weichteilquetschungen im Bruchbereich und am Kniegelenk erlitten hatte. Auch hier erfolgte am Unfalltag nach der Reposition eine percutane Fixierung mit Gewindestiften. Eine offene Behandlung nach dem A. O.-Verfahren oder eine geschlossene Marknagelung kamen wegen der Weichteilschädigungen nicht

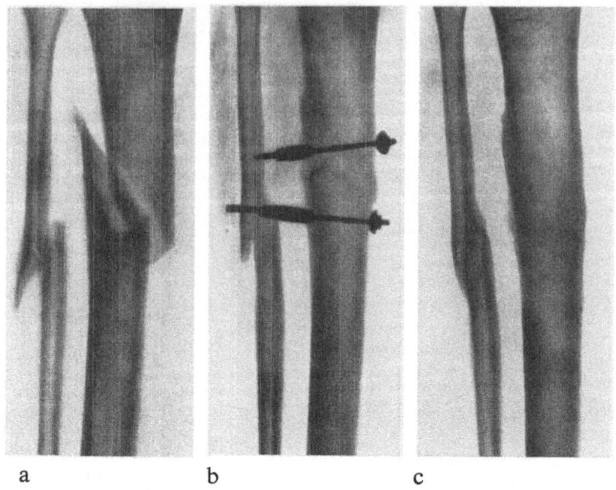

Abb. 2. a Unfalltag, b $3^1/_2$ Monate post op., c 18 Monate post op.

in Frage. Blieb als Alternative: Konservative Behandlung oder Gewindestiftosteosynthese. Ich glaube nicht, daß durch konservative Maßnahmen das Ergebnis so gut geworden wäre.

Der Patient erhielt für 7 Monate eine Anpassungsrente entsprechend einer MdE von 20%, dann keine Entschädigung mehr. Er ist wieder vollwertig als Hauer untertage tätig.

Wer immer nur in eine Richtung blickt, verliert leichter die Orientierung als der, der gewohnt ist, sich umzuschauen. Dieses möchte ich den jüngeren Kollegen, die häufig nur auf eine Methode eingeschworen sind, noch sagen. Bei jeder Fraktur muß immer neu entschieden werden, welche Behandlungsform angewendet werden soll, um das beste Endergebnis zu erzielen.

H. Möseneder und D. Fink, Salzburg

Die subcutane Drahtcerclage geschlossener, frischer Unterschenkelbrüche

Es soll über die von Götze erstmals 1933 angegebene Unterschenkelcerclage referiert werden. Diese Methode wird, nachdem sie vorübergehend in Vergessenheit geriet, seit Einführung des Röntgenbildverstärkers in der Knochenbruchbehandlung besonders im Bereich der Alpenländer wieder häufiger angewendet.

Über die operative Vorgangsweise brauche ich wohl kaum zu berichten. Es ist aber hervorzuheben, daß der Eingriff relativ leicht, die Operationsdauer kurz und das allgemeine Risiko, besonders in puncto Infektion, gegenüber den meisten anderen Verfahren verschwindend klein gehalten werden kann. Prak-

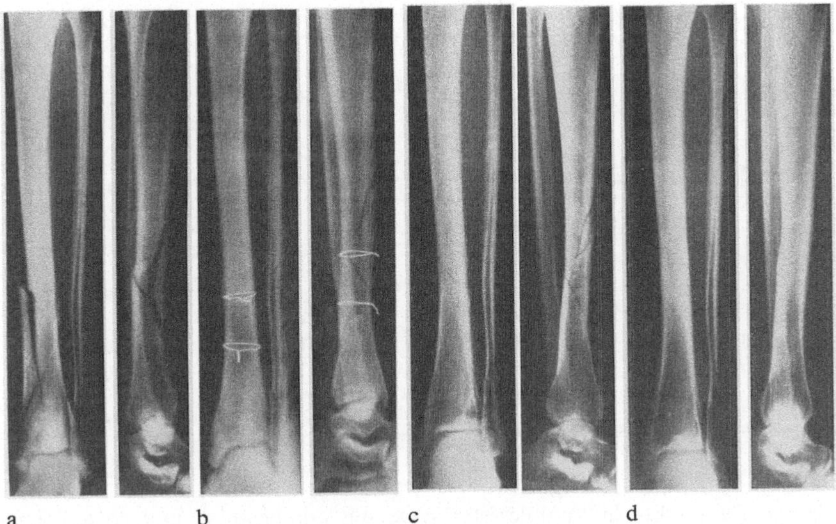

Abb. 1a—d. M.K., 19 Jahre, Schisturz, am Unfalltag in LA subcutane Cerclage, nach 8 Wochen Entfernung des Gipses und der Drahtschlingen, nach 2 Jahren keine Behinderung

tisch immer wird eine anatomische Stellung des Schienbeines erzielt, so daß die Nachbehandlung weitgehend problemlos abläuft.

Freilich kein Vorteil ohne Nachteil. Die Drahtschlingen bringen weder eine Übungs- noch Belastungsstabilität des Beines. Es ist zusätzlich eine äußere Fixation mit einem Oberschenkelgips bis zur Bruchheilung notwendig. Die Verletzten können aber — im Gegensatz zu den übungsstabilen Operationsmethoden — in der 3.—4. Woche das Gipsbein voll belasten, nachdem bereits nach Abschwellung des Beines das Bett verlassen werden kann. Wir wissen aber bereits aus der konservativen Behandlung des Unterschenkelbruches, daß eine Gipsfixation für 10—14 Wochen, abgesehen von gewissen Unannehmlichkeiten, kaum nachhaltige Behinderungen bringt.

Als *Hauptindikationsgebiet* für die subcutane Drahtnaht gilt der *Drehbruch* mit und ohne Ausbruch von Drehkeilen. Weniger geeignet erscheint uns der kurze Schräg- und Biegungsbruch. Als Faustregel könnte man die Forderung aufstellen, daß die Bruchlänge mindestens das 1,5—2fache des Knochenquerschnittes betragen soll, um eine ausreichende Fixation mit den Drahtschlingen zu erreichen (Abb. 1).

Es wird immer wieder behauptet, daß die Schlingen um den Knochen Schnürringe und Ernährungsstörungen verursachen. Wir führen diesen Eingriff seit 7 Jahren als Routinemethode aus und haben nie nachweisbare Durchblutungsstörungen des Knochens gesehen. Allerdings werden die Schlingen obligatorisch nach spätestens 12 Wochen entfernt. Ist zu diesem Zeitpunkt der Bruch noch nicht geheilt, muß weiterhin eine Gipsfixation erfolgen. Es kann aber auch zu

Tabelle 1. *Achsenknickungen bei 129 geheilten Unterschenkelbrüchen*

keine	bis 5°
119 = 92,2%	10 = 7,8%

Tabelle 2. *Nachuntersuchungsergebnis bei 81 Unterschenkelcerclagen*

	Behinderung		
	normal	gering	stark
Gang	80 = 98,2%	1 = 1,2%	=
Beweglichkeit	69 = 85,2%	11 = 13,6%	1 = 1,2%
Schwellungen	58 = 71,7%	22 = 27,2%	1 = 1,2%
	80 = 98,8%		1 = 1,2%

diesem Zeitpunkt eine stabile Marknagelung durchgeführt und so auf eine weitere äußere Fixation verzichtet werden. Ein Eingriff, der kaum einmal notwendig wird.

In ca. 2% der Fälle trat in unserem Krankengut eine überschüssige Callusbildung auf, die wahrscheinlich Folge ungenügender Stabilität ist. Vielleicht handelt es sich hier auch, wie Ahrer bereits erwähnte, um eine bland ablaufende Infektion. Es kam aber jedesmal nach Entfernung der Schlingen zur glatten Bruchheilung. Bei guter Fixation kann es zur pp-Heilung des Knochens kommen.

Nun zur Statistik: In den Jahren 1970/71 wurden im Unfallkrankenhaus Salzburg insgesamt 130 geschlossene Unterschenkelbrüche, nach Ausschluß der auswärts weiterbehandelten Fälle, nach Götze operiert.

Es waren 128 Dreh- und 2 Biegungsbrüche. Die durchschnittliche Behandlungsdauer betrug 18 Tage stationär (einschließlich der Drahtschlingenentfernung) und 101 Tage ambulant. In 129 Fällen war nach durchschnittlich 13 Wochen der Bruch fest. Einmal erfolgte sekundär wegen verzögerter Heilung eine Marknagelung. Eine Infektion haben wir in diesem Krankengut nie gesehen.

Als allgemeine Komplikation trat nur einmal eine oberflächliche Thrombose am verletzten Bein auf, die wieder rasch folgenlos abklang. Andere Komplikationen, wie etwa Lungeninfarkt etc., wie sie bei den Extensionsbehandlungen allenthalben vorkommen, hatten wir nicht zu verzeichnen.

Alle Fälle wurden röntgenologisch genau ausgewertet (Tabelle 1). In nur 10 Fällen (7,2%) bestand eine Achsenabweichung von 1–5 Grad; alle übrigen Fälle waren absolut achsengerecht geheilt.

Zur Nachuntersuchung kamen 81 Patienten (Tabelle 2), bei denen sahen wir nur einmal eine geringe Gangbehinderung. Die Beweglichkeit der Sprunggelenke war ebenfalls nur in einem Fall bis zur Hälfte eingeschränkt. Dieser Patient zeigte auch eine stärkere Beinschwellung. Alle in der Tabelle mit geringer Behinderung verzeichneten Fälle sind, soweit sie einen Sport ausüben, nicht behindert. Das Gesamtergebnis ist somit 98,8% sehr gut bis gut zu beurteilen.

Wir möchten auf Grund unserer Erfahrung die Ansicht vertreten, daß die subcutane Unterschenkelcerclage für den Drehbruch eine absolut brauchbare Behandlungsmethode ist. Sie bringt gegenüber der konservativen Behandlung den Vorteil der sofortigen exakten Fixation, dadurch weitgehende Schmerzfreiheit und problemlose Nachbehandlung. Gegenüber den offenen Operationsverfahren besteht ein wesentlich geringeres Risiko.

J. Probst, Murnau/Obb.

Indikationen der Reosteosynthesen am Unterschenkel

Das Problem der *Reosteosynthesen* ist — wie das der ersten Osteosynthese — ein statisch-biomechanisches und darüberhinaus ein solches der biopotenten Verfassung des Knochens und seiner Umgebung. Dies gilt umso mehr, je näher der Zeitpunkt der Reosteosynthese dem der Verletzung oder der ersten Osteosynthese liegt. Nur diese Fälle interessieren im Rahmen der Besprechung der Frakturen; einige von ihnen stellen allerdings Übergangsfälle dar, d.h. sie leiten zu den Pseudarthrosen über.

Bei größeren Fallzahlen ergibt sich dementsprechend auch, daß die frühen Reosteosynthesen — etwa innerhalb des ersten halben Jahres nach der Verletzung und ersten Osteosynthese — hinter denen der zweiten Hälfte des Unfalljahres im Verhältnis von ungefähr 1:2 (im vorliegenden Krankengut der Jahre 1964—1972 = 17:34) zurückstehen. Berücksichtigt sind hier nur Reosteosynthesen bei aseptischen Bedingungen; ihnen liegen 25 geschlossene und 26 offene Frakturen zugrunde.

Die Ursache für die „verspäteten" Reosteosynthesen liegt auf der Hand: Eine nicht ausreichend stabile Osteosynthese veranlaßt früher oder später die zusätzliche äußere Ruhigstellung, mindestens die Nichtbeanspruchung durch Bewegung, wodurch der Zeitpunkt der vollendeten Insuffizienz der Osteosynthese scheinbar hinausgeschoben, aber keine Bruchverfestigung mehr erzielt werden kann.

Die irreführende Hintergründigkeit dieses Geschehens, besser gesagt dieses Stillstandes zeigt sich besonders eindrucksvoll an manchen Doppelosteosynthesen, deren Sperrwirkung sich mechanisch nicht offenbart, unter denen ein Ernährungsschaden fortwirkt und die das Röntgenbild nicht ausreichend zu beurteilen erlaubt.

Die Frage der *Indikation* einer Reosteosynthese stellt sich daher nicht nur dort, wo eine Osteosynthese bereits insuffizient geworden ist, sondern schon bei entsprechendem Verdacht.

Als Zeichen der Insuffizienz sind dabei nicht nur klinisch-röntgenologische Erscheinungen wie sichtbare Auslockerung von Schrauben und Wackelbeweglichkeit, Achsenknickung, Bruch des Implantats, Schmerz als eines der ersten Zeichen (!) anzusehen, sondern auch die biomechanische Fehlimplantation ist solchermaßen zu verstehen. Als solche kommen in Betracht:

ungeeignete Markimplantate (dünner, exzentrischer, verdrehter, verbogener, zu kurzer Nagel, zu kurzes Fragment),

die mechanisch unzureichende Drahtumschlingung,

die vielfache Drahtumschlingung,

die Einzelschraubenosteosynthese,

ungeeignete Plattenimplantate (konkavseitige, fehlachsige, sperrende, zu knappe, achsendrehende, achsenknickende Anlage, fehlerhafter Schraubensitz).

Als Sonderfall der echt biogenetischen Insuffizienz kommt die Avitalität eines Biegungskeiles hinzu. Demgegenüber ist die Pseudarthrose als solche weder im Vor- noch im manifesten Stadium biologisch insuffizient, sie ist es lediglich biomechanisch.

Die Indikation zur Reosteosynthese hängt davon ab, ob die anatomisch richtige Einstellung und die ausreichende Befestigung der Fragmente möglich sowie die Weichteildeckung gesichert sind. Ohne die Erfüllung dieser Voraussetzungen kann die Reosteosynthese ihrerseits nicht erfolgreich sein.

Welche Art der Osteosynthese zur Reosteosynthese gewählt wird, hängt letztlich von den Bedingungen der Form und der Weichteildeckung ab, so daß von Fall zu Fall zwischen Marknagelung und Plattenverschraubung zu entscheiden ist. In Einzelfällen muß auch die Fixation mit äußeren Spannern herangezogen werden; sie stellt insbesondere bei ungünstigen Weichteilverhältnissen einen Ausweg dar. Im einzelnen wurden im vorliegenden Krankengut von 51 Reosteosynthesen im ersten Unfalljahr angewandt: 12 Plattenverschraubungen, 21 Plattenverschraubungen mit Spongiosaplastik, 16 Marknagelungen, 2 Reosteosynthesen mit äußeren Spannern.

Die *Spongiosaplastik* ist bei Reosteosynthesen ein sehr wesentliches Hilfsmittel, das zur Defektüberbrückung unentbehrlich, bei drohender Pseudarthrosenbildung ohne Substanzverlust nützlich ist, um den Wettlauf zwischen dem trägen Knochenbildungsprozeß und der Haltbarkeitsdauer der Osteosynthese zu verkürzen.

Grundsätzlich ist davon auszugehen, daß die Fähigkeit zur Knochenheilung im Gewebe vorhanden und erhalten ist; sie bedarf jedoch, um wirksam werden zu können, der mechanischen Ruhe. Für diese Eigenschaft des Knochengewebes spricht, daß sämtliche, in dem Untersuchungszeitraum von 9 Jahren innerhalb des ersten Unfalljahres durchgeführten Reosteosynthesen nach geschlossenen wie nach offenen Unterschenkelbrüchen, bei denen zum Zeitpunkt der Operation aseptische Verhältnisse herrschten, erfolgreich abgeschlossen werden konnten. Dies trifft auch für 2 Fälle mit Sekundärheilung, deren Primärverletzungen offen gewesen waren, zu.

Die Reosteosynthese kann somit der Osteosynthese als gleichwertiges und aussichtsreiches Verfahren an die Seite gestellt werden. Der konservativen Weiterbehandlung, die die Unzulänglichkeiten der insuffizienten Erstosteosynthese nicht zu beseitigen vermag und ihre eigenen Nachteile unter diesen besonderen Umständen vermehrt zur Geltung bringt, ist sie bei Abwägung der Voraussetzungen überlegen, womit sich ihre Indikation rechtfertigt.

C. Die Behandlung der offenen Frakturen

Th. Rüedi, Basel

Die operative Versorgung offener Unterschenkelbrüche

Die Verwendung metallischer Fremdkörper zur Stabilisierung offener Brüche ist lange Zeit geradezu als Kunstfehler oder Verbrechen betrachtet worden, da allzu oft schwerste Infektionen mit Lebensgefährdung und Invalidisierung die Folge waren.

Mit der Einführung der stabilen Osteosynthese und der allgemeinen Verbreitung der operativen Knochenbruchbehandlung sowie unter dem vermeintlichen Schutz der Antibiotica haben sich die Ansichten geändert. So mehren sich auch aus eher konservativ eingestellten Ländern wie den USA und Frankreich die Berichte über die Vorteile der Osteosynthese offener Frakturen (Vives *et al.*, 1971; Ketenjian *et al.*, 1972) und am heutigen Kongreß sind dieser Behandlungsart eine Reihe von Referaten gewidmet.

Welche Vorteile bietet denn die operative Behandlung offener Brüche gegenüber den konservativen Verfahren und worin liegen die damit verbundenen Gefahren und Nachteile?

Die *Vorteile* der stabilen Osteosynthese offener Brüche sehen wir – wie bei den geschlossenen Frakturen – vorwiegend in einer vollständigeren und rascheren Wiederherstellung der Funktion und Gebrauchsfähigkeit der verletzten Extremität. Als *Nachteil* erachten wir die – im Vergleich zur Osteosynthese geschlossener Frakturen – häufigeren Komplikationen, wie sie aber auch bei der konservativen Therapie offener Brüche beobachtet werden.

Um das Ziel der möglichst vollständigen funktionellen Wiederherstellung zu erreichen und um die Komplikationsrate niedrig zu halten, erscheint es wichtig, bei der Osteosynthese offener Brüche den folgenden 6 Punkten größte Beachtung zu schenken:

Erstens einer größtmöglichen *Sterilität* im Verletzungsbereich sofort ab Spitaleintritt, zweitens einer möglichst *raschen Versorgung* der Verletzung durch Osteosynthese, im Anschluß an, drittens, die *Indikationskonferenz*, viertens einer *kritischen* Anwendung von Antibiotica, fünftens einer absoluten *Stabilität* der Osteosynthese, und sechstens einer größtmöglichen *Schonung der Weichteile.*

Zur Sterilität

Jede offene Wunde ist bereits primär mehr oder weniger verschmutzt und bei Eintritt ins Staphylokokken-infizierte Spitalmilieu ganz speziell gefährdet.

Kommt ein Patient mit einer schon verbundenen, offenen Fraktur auf die Notfallstation, so darf dort weder der Assistent, noch die Röntgenschwester, noch der Chef einen Blick unter den Verband werfen, während ein nicht verbundenes Bein sofort desinfiziert und steril eingepackt wird und fortan verschlossen bleibt.

Sofortversorgung

Offene Brüche gelten bei uns grundsätzlich als Indikation zur notfallmäßigen Operation, es sei denn, der Allgemeinzustand (Blutungsschock, Schädel-Hirntrauma und respiratorische Probleme) gestatte keine Narkose des Patienten innerhalb nützlicher Frist, wobei wir uns in der Regel an die 6-Stundengrenze halten.

Indikationskonferenz

Erst im Vorbereitungsraum oder im Operationssaal und im Beisein aller Beteiligten wird eine sogenannte „Indikationskonferenz" abgehalten. In Narkose und unter sterilen Kautelen (Mundschutz, Handschuhe) darf nun der Verband entfernt und die Weichteilverletzung inspiziert werden. Aufgrund des Röntgenbildes und je nach Ausdehnung der Hautverletzung ist das weitere Vorgehen, bzw. die Osteosyntheseart zu besprechen. Kann aus irgend einem Grund nicht operiert werden, so wird die Wunde débridiert und die Fraktur extendiert.

Antibiotica

Rittmann *et al.*, (1970) konnten in einer konsekutiven Serie von 200 offenen Brüchen, die streng alternierend mit und ohne Antibioticaprophylaxe behandelt wurden, zeigen, daß mit Ausnahme der oberflächlichen Infekte bei drittgradig offenen Brüchen unter Antibiotica keine signifikante Verbesserung der Resultate, bzw. Verminderung der Osteitis auftrat. Antibiotica werden deshalb bei uns nur noch im Falle von drittgradig offenen Brüchen als therapeutische Maßnahme verabreicht, wobei in der Regel 20–40 Mio. E Penicillin und 1 g Streptomycin/24 Std während 4–5 Tagen infundiert werden.

Stabile Osteosynthese

Entschließt man sich zur Osteosynthese einer offenen Fraktur, so muß die Fixationsart wirklich Stabilität garantieren. Sogenannte minimale oder Adaptationsosteosynthesen mit möglichst wenig oder kurzen Implantaten bewähren sich nach unserer Erfahrung bei offenen Brüchen nur selten. Die Kombination einer nicht ganz einwandfreien Fixation der Fragmente mit einem demzufolge ständig sich leicht bewegenden Fremdkörper darf in vielen Fällen für das Auftreten einer Infektion geradezu als auslösend erachtet werden.

Fall 1 (Z. M.). Als Beispiel diese drittgradig offene, distale Unterschenkeltrümmerfraktur eines Gymnasiasten, die notfallmäßig durch eine dorsale Platte und eine primäre Spongiosaplombe versorgt wurde. Man beachte den großen Knochendefekt sowie die mangelnde Abstützung des Knochens gegenüber der Platte. Wegen des fast zirkulären Hautdefektes wurde das Bein über Extensionen in Schwebe gehalten. 7 Wochen post op. machten sich Zeichen von Instabilität und einer beginnenden Infektion bemerkbar. Da eine Ruhigstellung im Gips der Weichteile wegen nicht zweckmäßig erschien, wurde vom Gesunden her, anteromedial ausnahmsweise eine zweite Platte und nochmals Spongiosa eingebracht. Die knöcherne Konsolidierung erfolgte nun innerhalb weniger Wochen und die Weichteile heilten bis auf eine kleine Restfistel rasch ab. Dank konsequent durchgeführter Bewegungstherapie konnte trotz der schweren Verletzung die Funktion recht gut erhalten bleiben. Heute ist das Bein des jungen Mannes bis auf einen kosmetisch unschönen Narbenbezirk ossär und funktionell wieder voll hergestellt.

Offene Tibiabrüche entstehen meist durch direkte Traumen. Die Schädigungen der Weichteile und die Denudierung des Knochens von außen sind deshalb im Vergleich zu geschlossenen Frakturen meist viel ausgedehnter. Wir geben daher zur Stabilisierung dieser Frakturen der Plattenosteosynthese und dem Fixateur externe den Vorzug, da durch Schrauben und Steinmann-Nägel die meist noch vorhandene, endostale Blutversorgung weit weniger geschädigt wird als durch ein Aufbohren der Markhöhle, wie dies für eine stabile Marknagelung notwendig ist.

Fall 2 (D. S.). Dieser offene Etagenbruch wies ein praktisch vollständig frei daliegendes mittleres Segment auf. Durch die notfallmäßige Plattenosteosynthese konnte die Tibia anatomisch genau wiederhergestellt werden und das freie Segment ist komplikationslos und callusfrei eingeheilt, während die Funktion des schwergeschädigten Beines dank der Stabilität am Skelet und dank Schmerzfreiheit rasch wieder hergestellt war.

Bei Querbrüchen mit ungünstigen Wunden und Kontusionen hat sich anstelle des Marknagels der *Fixateur externe* sehr gut bewährt. Mit einiger Übung gelingt es meist, ohne zusätzliche Incisionen eine befriedigende Reposition und Kompression der Fragmente zu erreichen. Die Weichteilwunden können dabei ohne weiteres offen gelassen werden. Sie heilen unter stabilen Verhältnissen im allgemeinen rasch und komplikationslos ab.

Weichteilbehandlung

Einer schonenden Weichteilbehandlung kommt neben der Stabilisierung der Fragmente größte Bedeutung zu, denn auch hier ist die Durchblutung für eine Heilung unentbehrlich. Kann die primäre Verletzung nicht in die Schnittführung einbezogen werden, so soll die Incision zur Osteosynthese möglichst im Gesunden erfolgen oder ein Zusatzschnitt verwendet werden. Schmale Hautbrücken sowie kontusionierte Bezirke sind zu vermeiden, da sonst leicht Wundrandnekrosen auftreten können. Wir möchten speziell am Unterschenkel vor einer großzügigen Wundexcision und Primärnaht warnen und eher ein Offenlassen der knapp ausgeschnittenen Verletzung empfehlen. Für die Deckung des verbleibenden Hautdefektes genügen meist Spalthautlappen, sodaß wir seit Jahren keine komplizierten Lappenplastiken mehr durchführen mußten.

Fall 3 (G. R.). Diese Trümmerfraktur lag breit offen da. Während der proximale Teil der antolateralen Platte durch die primäre Wunde eingebracht werden konnte, mußte für die distalen Schrauben eine zusätzliche kleine Incision im Gesunden gelegt werden. Der beachtliche Knochendefekt wurde mit autologer Spongiosa aufgefüllt und die Haut darüber lediglich locker adaptiert. Nach Auftreten guter Granulationen konnte

Tabelle 1. *Patientengut mit DCP-Plattenosteosynthese bei offenen Unterschenkelbrüchen (1967–1972)*

105 Patienten mit 105 offenen Tibiae	
davon	
40 Mehrfachverletzte:	12 geschlossene Tibiae
	18 Femurfrakturen
	10 Sonstiges

Tabelle 2. *Nachkontrolle der Plattenosteosynthesen offener Unterschenkelbrüche (105 Fälle)*

Persönliche Nachkontrolle	98 Patienten
Verstorben	6 Patienten
Keine Kontrolle möglich	1 Patient

der Resthautdefekt sekundär gethierscht werden. Dank minimaler Exposition, guter Stabilisierung und großzügiger Verwendung autologer Spongiosa ist die Fraktur komplikationslos verheilt, während das kosmetische Resultat ohne größere plastische Maßnahmen befriedigend und die Funktion vollständig wiederhergestellt ist.

Einige schöne Fälle kann wohl jeder von uns zeigen, interessanter scheint die kritische Nachkontrolle einer größeren Serie.

Ich habe deshalb alle offenen Tibiabrüche nachuntersucht, die während der letzten 5 Jahre in unserer Klinik durch Plattenosteosynthese versorgt wurden.

Patientengut (Tabelle 1)

Von 1967–1972 haben wir 105 offene Unterschenkelbrüche durch Plattenosteosynthese behandelt. 12 der 105 Patienten wiesen doppelseitige Unterschenkelbrüche auf, weitere 18 hatten zusätzlich Femurfrakturen und nochmals 10 Patienten waren überdies mehrfach verletzt.

Von diesen 105 Patienten konnten 1–2 Jahre post op. 98 Fälle persönlich nachuntersucht werden (Tabelle 2). 6 meist polytraumatisierte oder sehr alte Patienten waren unabhängig vom Beinbruch verstorben und lediglich eine im Ausland lebende Patientin konnte nicht mehr erreicht werden.

Resultate (Tabelle 3)

Das im wesentlichen interessierende funktionelle Resultat war in 90% der kontrollierten Fälle gut oder sogar sehr gut. 6 Patienten wiesen ein lediglich mäßiges funktionelles Resultat auf, während es sich bei 2 der 3 schlechten Ergebnisse um Amputationsfälle handelt. Diese beiden über 60jährigen Patienten zeigten bei Spitaleintritt drittgradig offene Brüche, die bereits primär amputationswürdig gewesen wären. Aus retrospektiv nicht unbedingt erklärlichen Gründen wurde trotzdem ein Erhaltungsversuch unternommen, der aber beidemal fehlschlug, sodaß sekundär amputiert werden mußte.

Tabelle 3. *Funktionelles Resultat nach Plattenosteosynthesen bei offenen Unterschenkelfrakturen (98 Fälle)*

Sehr gut	48	} ~90%
Gut	41	
Mäßig	6	
Schlecht	3 (2 Amputationen)	

Tabelle 4. *Komplikationen nach Plattenosteosynthese (98 nachuntersuchte offene Unterschenkelbrüche)*

	Fälle	Reosteosynthesen	Geheilt
Osteitis	11	3	9
Implantatversager	8	8	8
Verzögerte Heilung	8	4	8
Pseudarthrose	2	2	2
Refraktur	1	1	1

Komplikationen (Tabelle 4)

Trotz der sehr schönen funktionellen Resultate war der Heilungsverlauf nach Plattenosteosynthese offener Unterschenkelfrakturen keineswegs unkompliziert. 17% der Fälle zeigten Zeichen einer Osteitis, die jedoch bis auf die beiden Amputationsfälle regelmäßig innerhalb 1–2 Jahren zur Ausheilung kamen, falls man bei Osteitiden überhaupt von Heilung sprechen kann. 3 dieser Frakturen mußten reosteosynthetisiert werden, da die primäre Montage keine genügende Stabilität gewährleistete, bei den anderen genügten Spüldrainagen und die Verpflanzung autologer Spongiosa.

Die 8 Fälle mit Implantatversagern verteilten sich auf 4 Plattenbrüche, 3 Plattenverbiegungen und 1 Plattenausriß. Obschon 3 dieser Patienten doppelseitige Beinbrüche aufwiesen und wohl zu früh an Stöcken mobilisiert wurden, und obschon in 2 weiteren Fällen mit Plattenverbiegungen neue adäquate Traumen vorlagen, konnte bei allen 8 Implantatversagern eine primär ungenügende Osteosynthese mit fehlender knöcherner Abstützung festgestellt werden. Die Materialbrüche sind dementsprechend auch regelmäßig nach 15–18 Wochen aufgetreten, so daß eine Materialermüdung infolge Überlastung angenommen werden muß. Alle 8 Patienten wurden reoperiert mit einem sehr guten, 5 guten und 2 mäßigen Schlußresultaten.

Von einer verzögerten Heilung sprachen wir, wenn innerhalb 20 Wochen post op. röntgenologisch und klinisch die Belastbarkeit fraglich erschien. 4 der 8 „verzögerten" Fälle wurden ebenfalls reoperiert, die übrigen heilten ohne weitere Maßnahmen. Auch die beiden Pseudarthrosen und der Refrakturfall nach Metallentfernung wurden reoperiert.

Tabelle 5. *Komplikationen und funktionelles Resultat nach Plattenosteosynthesen offener und geschlossener Tibiaschaftbrüche (364 Fälle)*

	Komplikations-rate	Reosteo-synthesen	Funktionelles Resultat sehr gut/gut
Offen	40%	17%	90%
Geschlossen	5%	3%	95%

Diskussion und Schlußfolgerungen

Retrospektiv gesehen, sind die meisten Fälle, die zu Komplikationen führten, von Anfang an nicht ganz einwandfrei versorgt worden, wobei in unserem Krankengut nicht weniger als 18 verschiedene – meist noch in Ausbildung stechende – Operateure am Werk waren.

Da die Blutversorgung bei der offenen Fraktur im allgemeinen, ganz speziell aber beim offenen Schienbeinbruch bereits primär schwer geschädigt ist, wirken sich unsorgfältige Weichteilbehandlung sowie eine ungenügende Kenntnis und Technik der Osteosynthese besonders schwerwiegend aus. Die operative Versorgung offener Brüche ist aus diesen Gründen bedeutend anspruchsvoller als bei geschlossenen Fällen und gehört in die Hände der geübtesten Chirurgen des Hauses, ebenso müssen allfällige Komplikationen richtig gemeistert werden.

Das alles mag den Wert der Osteosynthese offener Brüche fraglich erscheinen lassen. Vergleichen wir aber die funktionellen Resultate nach Plattenosteosynthese bei geschlossenen und bei offenen Tibiaschaftbrüchen (Tabelle 5), so fallen letztere kaum ungünstiger aus, obschon bei den offenen Fällen rund 8mal häufiger Komplikationen aufgetreten waren. Das Endziel auch bei offenen Frakturen – eine möglichst vollständige Wiederherstellung der Anatomie und Funktion zu erreichen, scheint daher durch die stabile Osteosynthese – trotz der Komplikationen – besser und rascher erreichbar, als auf konservativem Wege.

Literatur

1. Ketenjian, A. Y., Shelton, M. L.: Primary internal fixation of open fractures. J. Trauma **12**, 756 (1972)

2. Rittmann, W. W., Matter, P., Allgöwer, M.: Behandlung offener Frakturen und Infekthäufigkeit. Acta chir. Aust. **2**, 18 (1970)

3. Vives, P., Veyssière, C., Holin, P., Poissonnier, Ph.: L'ostéosynthèse des fractures ouvertes est-elle légitime? J. Chir. (Paris) **102**, 331 (1971)

R. Bedacht, München

Seltene Infektionen nach offenen Unterschenkelfrakturen

Gegenüber der Kontamination offener Unterschenkelfrakturen mit pyogenen Keimen ist die mit toxischen und putriden Anaerobiern selten. Nicht jeder

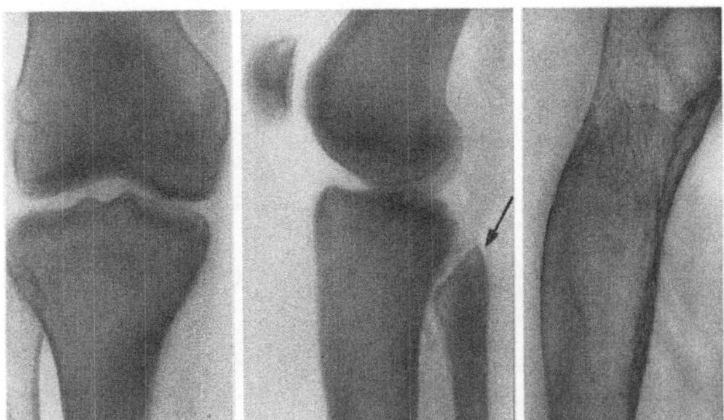

Abb. 1. Oberflächliche, mit Tetanussporen besiedelte Schürfwunde am rechten Knie mit Fraktur des Fibualköpfchens, — offenbar ein zufälliges Zusammentreffen, — hier unterblieb jede Versorgung und Behandlung, letaler Ausgang im Tetanusstadium III

Anaerobierbefall führt unweigerlich zur Tetanus- oder Gasbrandinfektion. Selbst der Nachweis von Tetanus- und Gasbrandsporen im frischen Wund- und Frakturbereich bedeutet noch lange nicht die Diagnose „Tetanus" oder „malignes Gasödem". Ausschlaggebend ist das Intervall zwischen Wundkontamination und chirurgischer Wundbehandlung, das möglichst kurz gehalten sein soll. Andernfalls werden die Vermehrungsbedingungen zur Toxinbildung immer günstiger.

Die Tetanus- und Gasbranderreger sind nicht nur im Erdboden verstreut, auch im Dickdarm vieler Haustiere und beim Menschen wurden sie nachgewiesen. Hier bewirken sie keine körpereigene Immunität. Keiner offenen Fraktur sieht man es aber an, ob sie mit solchen Keimen besiedelt ist oder nicht.

Als tetanusgefährdete Wunden kennen wir vor allem offene und schwere Gewebszerquetschungen, perforierende Verletzungen, retinierte Fremdkörper und Verbrennungen. In 10%—40% der Fälle entsteht die Tetanusinfektion in Bagatellverletzungen.

Als sicherste und wirksamste Maßnahme zur Verhinderung einer Tetanusinfektion gilt nach wie vor die *aktive Immunisierung* mit Tetanus-Adsorbat-Impfstoff zum Zeitpunkt der Wahl. Dadurch nämlich verfügt der Organismus im Verletzungsfalle bereits über die notwendige aktive Immunität.

Mit dem Befall von Gasbranderregern und Gasbrandinfektionen muß man vor allem bei offenen Unterschenkelfrakturen des Schweregrades II und III rechnen, d.h. bei offenen Frakturen mit Gefäßverletzungen, sowie verschmutzten und nekrotischen Weichteilen und Knochenfragmenten. Durch die mangelnde Blutversorgung innerhalb der traumatisierten Muskulatur entstehen Myonekrosen, auf denen die Gasödembildung sich ausbreitet. Der klinische Befund ist zunächst eindrucksvoll. Auch röntgenologisch ist die Ausbreitung des Gasödems zu verifizieren.

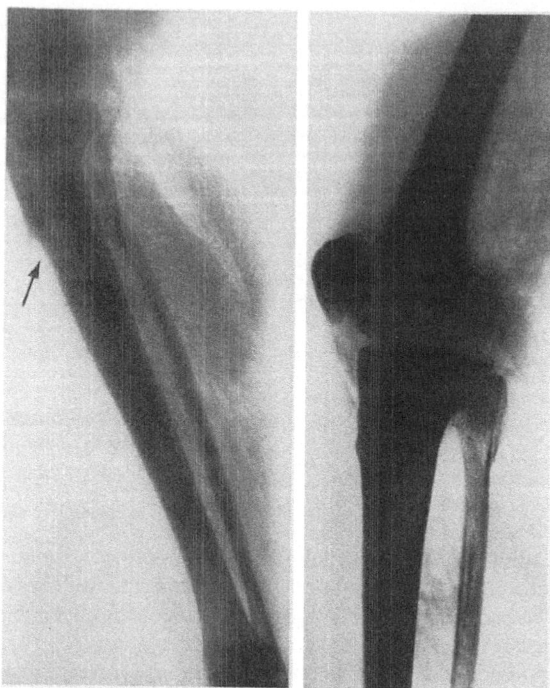

Abb. 2. Offene Tibiakopf- und Fibulahalsfraktur mit Auffiederung der Muskelbündel und Fasern durch Gasödem

Unter 264 offenen Unterschenkelfrakturen konnten wir 3 Tetanus- und 5 Gasbrandinfektionen beobachten, bei denen der unzureichenden Wundversorgung eine konservative Extensions- oder Gipsbehandlung folgte.

In 2 Fällen beobachteten wir eine Erysipel, eine harmlose Streptokokkeninfektion, das durch feuchte Auflagen und Antibioticum-Applikation relativ rasch abheilte.

Durch Übergreifen von einem tiefen Weichteil- und Knocheninfekt entstanden post op. ebenfalls seltene Infektionen, nämlich 3mal eine pyogene Phlebitis purulenta mit Sepsis und 1mal eine pyogene Arteriitis purulenta. Wegen Gefahr der Thrombo-Embolie mit eitriger Metastasenbildung und Gefahr der Gefäßruptur muß zentral vom Herd die Gefäßligatur in Erwägung gezogen werden, vor allem dann, wenn die übrigen Behandlungsmaßnahmen, wie Lagerung der Extremität, Anticoagulantien- und hohe Antibioticumgaben erfolglos geblieben sind. Auf die gleichzeitige Revision und Sanierung des Weichteil- und Knocheninfektes sei hingewiesen.

Die seltenen spezifischen Infektionen, wie Aktinomykose, Hautmilzbrand, Tuberkulose, Wunddiphtherie u.a. haben wir im Rahmen der hier zu besprechenden Thematik nicht beobachtet.

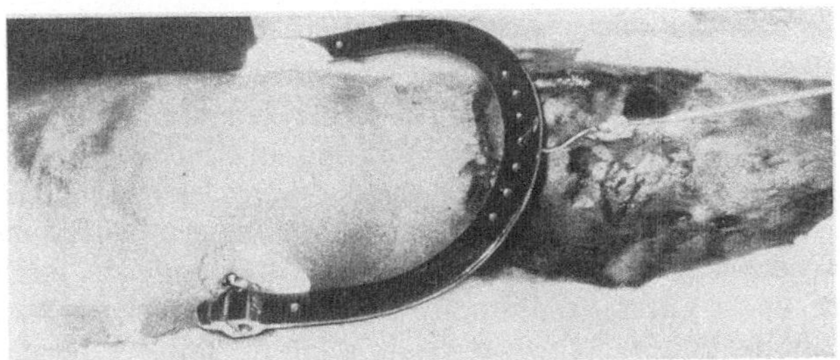

Abb. 3. Schwere Gasbrandinfektion nach offener Unterschenkelfraktur und geschlossener Oberschenkelfraktur, aufgetreten nach Wundversorgung und Extensionsbehandlung, letaler Ausgang im septischen Schock, einige Stunden nach Klinikaufnahme

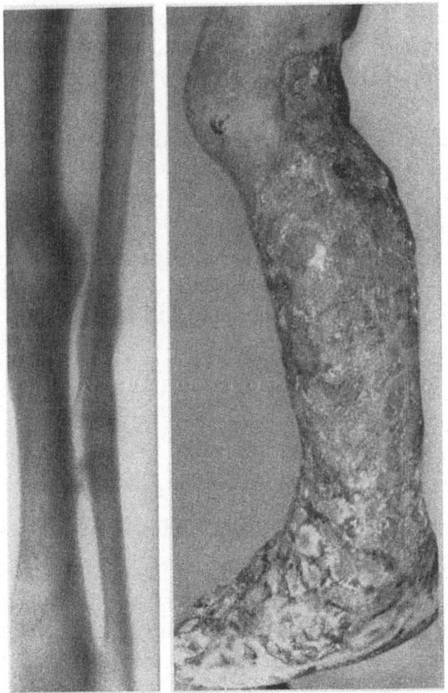

Abb. 4. Zustand nach offener Unterschenkelfraktur Schweregrad II—III, operativ versorgt, post op. bakteriologisch gesicherte Gasbrandinfektion. Sofortige Revision des Wund- und Frakturbereiches, Behandlung in der Überdruckkammer, spätere plastische Deckung. Röntgenbild: Knöcherne Festigung, 2 Jahre nach der Infektion

Die beste Behandlung ist die Prophylaxe. Überlegtes und zielstrebiges Handeln im Rahmen der Erstversorgung und Behandlung offener Frakturen, sowie sorgfältige Operationstechnik bei strengster Asepsis sind die Maßnahmen, die imstande sind, solche schwerwiegenden, meist letal endenden Allgemeininfektionen hintanzuhalten.

Die größte Bedeutung zur Vermeidung einer Tetanusinfektion hat die frühzeitige, fachchirurgische Wundversorgung mit Eröffnung aller Buchten und Taschenbildungen, Entfernung von Fremdkörpern, Nekrosen und Schmutzteilchen und damit verbunden die Simultan-Impfung beim nicht immunisierten Verletzten, oder je nach Sachlage die Auffrisch-Impfung nach den Richtlinien von Bürkle de la Camp, v. Brandis, Harrfeldt u.a. Die gleichzeitige Antibioticum-Applikation wirkt gegen die Mischflora, mit der beim Tetanus in 60—80% der Fälle zu rechnen ist.

Offene Frakturen des Schweregrades II und III sollen so behandelt werden, daß eine Gasbrandinfektion hintangehalten wird. Übersichtliches Wund-Débridement, Wiederherstellung der arteriellen und venösen Strombahn, Wundspülung, Lagerungs-Osteosynthese (mit so wenig Fremdmaterial als nötig, aber so stabil als möglich) ferner spannungsloser Hautverschluß und ausreichende Drainage sind kurz zusammengefaßt die Maßnahmen, die in Verbindung mit der TAT-Schutzdosis und Antibioticum-Prophylaxe zweifelsfrei der Gasbrandinfektion entgegenwirken.

Reichen diese Maßnahmen nicht aus, und kommt es tatsächlich zu einer klinisch und röntgenologisch beginnenden Gasbrandinfektion, mit positivem bakteriologischem Ergebnis, dann sehen wir die Sofortmaßnahme in der Vornahme der Revision des Weichteil- und Frakturgebietes, verbunden mit einer nachfolgenden hyperbaren Sauerstoffbehandlung (nach Boerema). Bei einer Sauerstoffspannung von 250 mm Hg wird die Alpha-Toxinbildung des Clostridium perfringens sicher gehemmt und die Lebens- und Amputationsgefahr verringert.

H. Brüggemann und K. P. Schmit-Neuerburg, Hannover

Weichteilprobleme und operative Zugänge bei offenen Unterschenkelfrakturen

Weichteilprobleme in der Versorgung offener Unterschenkelbrüche sind *traumatisch* und *posttraumatisch* bedingt: Traumatisch durch das Ausmaß der Verletzung infolge direkter Gewalteinwirkung, posttraumatisch durch Fehler und Probleme bei der Erstversorgung, Indikationsstellung und Behandlung.

Schon am *Unfallort* müssen die verletzten Weichteile durch Reposition der Fragmente unabhängig vom Grad der Verschmutzung entlastet werden. Steriler Kompressionsverband und Ruhigstellung in der pneumatischen Schiene verhindern Hämatomausbreitung und Anschwellung. Schiene und Verband werden erst im Op.-Vorbereitungsraum abgenommen und schützen so die Wunde vor der Kontamination mit Hospitalkeimen.

Bei offenen Brüchen 1. Grades wird die Durchspießungswunde belassen oder sparsam excidiert. Auch bei gedeckter Marknagelung sollte das Frakturhämatom durch einen kleinen Schnitt ausgeräumt und drainiert werden, um die Weichteilspannung herabzusetzen. Bei offener Reposition wird der Schnitt separat geführt oder die Wunde in den Schnitt einbezogen:

Beiderseits offener Unterschenkelbruch I. Grades, zusätzlich Patellafraktur links. Offene Reposition und Marknagelung beiderseits. Zugang rechts durch separate Schnittführung, links durch Einbeziehung der Wunde, die 6 Tage später mit Spalthaut gedeckt wird. Glatter Heilverlauf, Ausheilungsergebnis 4 Wochen später.

Bei Frakturen 2. und 3. Grades muß zunächst ein gründliches Wunddébridement durchgeführt werden. Eine Primärosteosynthese ist kontraindiziert, wenn Vorschäden der Haut, periphere Durchblutungsstörungen oder ausgedehnte, schwerste Weichteilkontusionen bestehen, ferner bei offenen Mehrfragment- und Trümmerbrüchen III. Grades und wenn der Unfall länger als 10 Std zurückliegt. Wenn keine Kontraindikation besteht, kann die Primärosteosynthese nach Instrumenten- und Wäschewechsel angeschlossen werden. Vor Beginn der Operation müssen Zugang, Schnittführung und die günstigste Lage des Implantats unter vitalen Weichteilen genau bedacht werden:

1. Liegt die *Wunde längs oder schräg zur Unterschenkelachse*, über der vorderen Tibiakante, wird sie in den leicht geschwungenen oder s-förmigen Schnitt einbezogen. Lange Schnitte reduzieren die Druckbelastung der Haut durch Haken oder Hohmannhebel. Der Schnitt muß vertikal durch Haut und Periost geführt werden. Fragmente dürfen nicht deperiostiert, Haut und Periost nicht durch Hakenzug getrennt, sondern müssen gemeinsam abgeschoben werden. Die Platte liegt dann medial oder lateral, je nach Weichteildeckung.

2. Verläuft die *Wunde quer zur Tibiaachse*, kann medial oder lateral eine V-förmige Incision angeschlossen werden. Die Wundwinkel müssen mindestens 110° betragen:

Mehrfragmentbruch Tibiaschaft und Tibiakopf. Medialer Zugang durch langen V-Schnitt in Fortsetzung der Wunde. Übungsstabile Osteosynthese mit T-Platte und ausgedehnter Spongiosaplastik. Spannungsfreier Wundverschluß.

3. Ein *separater Zugang* ist zu empfehlen, wenn die Hautbrücke zwischen Wunde und geplanter Schnittführung mindestens 4 cm beträgt. Bei ausgedehnten Wunden ist zu beachten, daß ein Verhältnis 3:1 zwischen Länge und Breite der Hautbrücke nicht überschritten werden darf:

Tibiafraktur mit breiter Wunde über der Fascies medialis. Plattenosteosynthese durch separaten Längsschnitt. Primärverschluß der Incision, die Wunde wird sekundär mit Spalthaut gedeckt. Glatter Heilverlauf.

4. Bei ungenügender Weichteildeckung kann die Platte auch dorsal angelegt werden, durch einen *dorso-medialen Zugang* in Seitenlage des Patienten oder *dorso-lateral* (Zugang nach Jones) in Bauchlage. Der Hautschnitt wird parallel und dorsal der dorso-medialen Tibiakante, bzw. entlang der dorsalen Fibulakante geführt. Die Reposition der Fraktur erfolgt jeweils von vorn durch die Wunde.

5. Bei *breitklaffender Wunde*, die quer zur Längsachse über die vordere Zirkumferenz verläuft, kann das Implantat auch durch 2 separate Längsschnitte, je 4 cm vom Wundrand entfernt eingebracht werden (Abb. 1). Tibiafraktur II. Grades mit breiter, querverlaufender Wunde (Abb. 2). Zugang durch 2 separate Längsschnitte proximal und distal (Abb. 3). Reposition der Fraktur

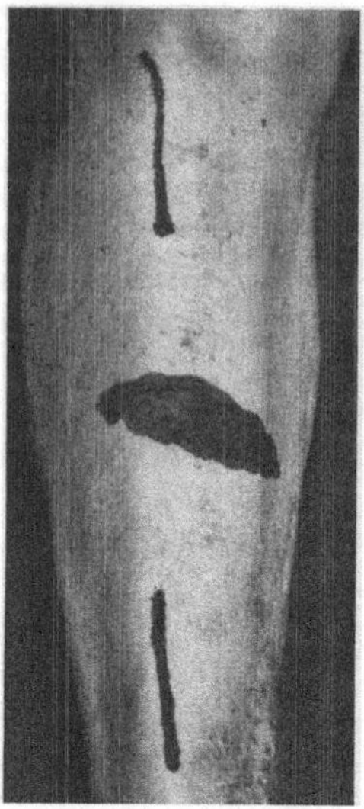

Abb. 1. Bei breit klaffender Wunde, die quer zur Längsachse über die vordere Zirkumferenz verläuft, kann das Implantat durch zwei separate Längsschnitte, je 4 cm vom Wundrand entfernt, eingebracht werden

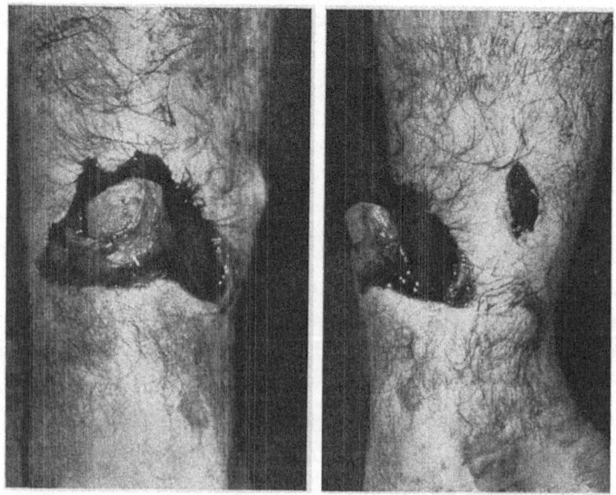

Abb. 2. Offene Tibiafraktur 2. Grades mit breiter, querverlaufender Wunde

durch die Wunde, die Platte wird lateral angelegt. Die Wunden bleiben offen und werden 9 Tage später mit Spalthaut gedeckt (Abb. 4). Ausheilungsergebnis 10 Wochen später (Abb. 5).

6. *Offene Brüche III. Grades* mit schweren Weichteilverletzungen können bei einfacher Bruchform mit äußeren Spannern stabilisiert werden. Die sparsame

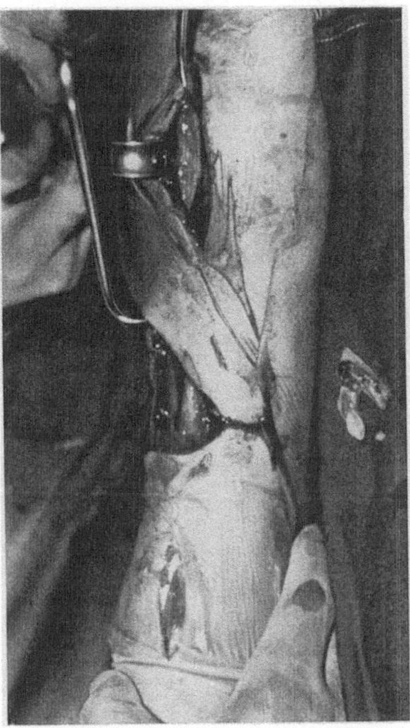

Abb. 3. Zugang und Plattenanlegung an die laterale Tibia durch zwei separate Schnitte, Reposition der Fraktur durch die Wunde

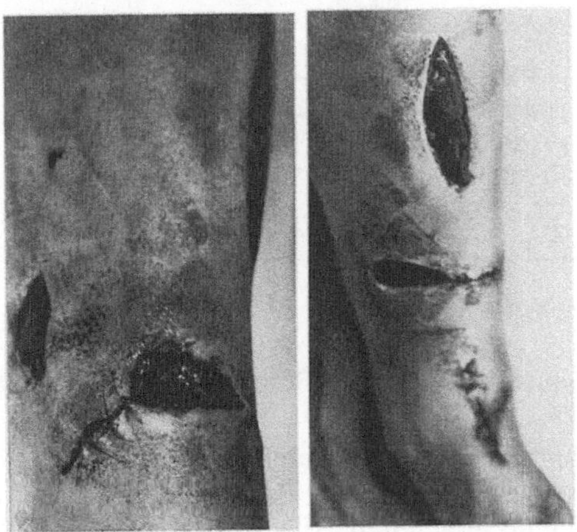

Abb. 4. Spalthautdeckung der offen belassenen Wunden 9 Tage später, Heilungsergebnis nach 10 Wochen

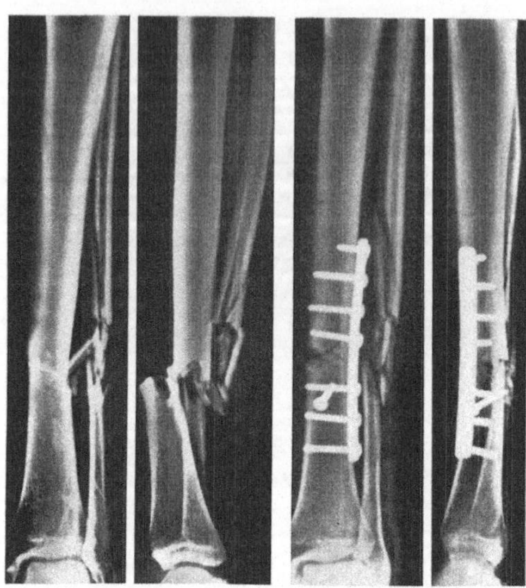

Abb. 5. Röntgenologischer Heilverlauf der auf Abb. 2—4 beschriebenen offenen Unterschenkelfraktur 2. Grades

Tabelle 1. *Aufschlüsselung der an der Unfallchirurgischen Klinik der Medizinischen Hochschule Hannover von 1971—1973 behandelten offenen Unterschenkelbrüche*

Grad	Zahl der Fälle	Therapieform		Wund-heilung p.s.	Knochen-infekt	Dauer der Frakturheilung			Aus-heilungen Ins-gesamt	Ver-storbene
		kon-ser-vativ	operativ			— 6 Mo-nate	— 8 Mo-nate	> 8 Mo nate		
I	12	1	11 8MN+3P	3	—	11	1	—	12	—
II	21	2	19 1MN+18P	6	1	18	2	—	20	1 SHT
III	10	—	10 10P	2	3	5	1	2	8	2 SHT
	43	3	40	11	4	34	4	2	40	3

Kürzung der Fragmente erhöht die Stabilität und reduziert die Weichteilspannung.

Bei Frakturen II. und III. Grades ist unmittelbar post op. mit erhöhter Weichteilspannung zu rechnen. Daher bleibt jede Wunde und jeder Schnitt, die sich nicht absolut spannungsfrei durch Allgöwer-Naht mit atraumatischem 5-0-Material verschließen lassen, offen und werden mit Fettgaze vor der Austrocknung geschützt. Liegen deperiostierte Knochen oder Sehnen frei, kann bei längsgerichtetem Defekt der spannungsfreie Verschluß durch dorsalen Entlastungsschnitt nach Picot mit Spaltung der Fascien und Mobilisation der Hautlappen herbeigeführt werden. Ab 10. Tag ist der Sekundärverschluß möglich.

An der Unfallchirurgischen Klinik der Medizinischen Hochschule Hannover wurden von 1971—1973 43 offene Unterschenkelbrüche in der dargelegten Weise behandelt, davon 40 operativ mit Beteiligung von 10 Operateuren (Tab. 1).

In 34 Fällen wurde die Ausheilung innerhalb von 6 Monaten, in 4 Fällen nach 8 Monaten erreicht, zweimal nach 9 und 16 Monaten. Von insgesamt 4 Knocheninfektionen sind 2 abgeheilt. 2 Patienten stehen noch in Behandlung, die Frakturen sind konsolidiert, mit bestehender Fistel. 3 Patienten verstarben während der Behandlung an den Folgen schwerer Schädel-Hirn-Traumen.

Indikations- und Behandlungsfehler führten in den genannten 4 Fällen zur Knocheninfektion:

Fall 1. Trümmerbruch III. Grades mit schwerster Weichteilkontusion: Die technisch schwierige Primärosteosynthese war kontraindiziert und führte zur Spätinfektion der avasculären Fragmente. Frakturheilung nach 16 Monaten mit Fistel.

Fall 2. Offener Querbruch III. Grades in Tibiaschaftmitte. Die Platte wurde medial unter die stark geschädigte Haut gelegt, anstatt lateral unter intakte Weichteile. Hautnekrose und Knocheninfektion zwangen zur Plattenentfernung und Anlegung äußerer Spanner. Infektfreie Ausheilung nach 7 Monaten.

Fall 3. Weit offener Tibiaquerbruch III. Grades mit schwerstem Weichteilschaden: Unter Bildung eines lateral gestielten Hautmuskellappens liegt die Tibia in zwei Drittel ihrer Länge frei. Erhaltungsversuch durch Primärosteosynthese, dabei wird jedoch der Hautmuskellappen primär unter Spannung angenäht. Hautnekrose. Der Versuch, die nunmehr freiliegende Tibia mit einem Crossleg-Lappen zu decken, führt zur Infektion. Nach mehrfacher Spalthautplastik der granulierenden Wunde Frakturheilung nach 9 Monaten mit Fistelbildung.

Fall 4. Tibiaquerbruch II. Grades bei schwerem Schädel-Hirn-Trauma. Primärosteosynthese durch laterale Platte mit guter Weichteildeckung. Instabilität und Infektion, weil der inzwischen entlassene, cerebral schwer geschädigte Patient das operierte Bein voll belastet. Behandlungsfehler: Der cerebralgeschädigte Patient hätte zum Schluß der Osteosynthese mit einem Oberschenkelgipsverband entlassen werden müssen. Nach Plattenentfernung und Anlegung äußerer Spanner Frakturheilung nach 8 Monaten, Ausheilung der Fistel nach 13 Monaten.

In 3 der genannten 4 Fälle wurden die *Weichteilprobleme* primär falsch beurteilt und führten zu falschen therapeutischen Schlüssen.

M. Weigert, Berlin

Ausnahmeindikation zur Osteosynthese bei offenen Unterschenkelfrakturen

Eine beträchtliche Zahl von schlechten, bisweilen katastrophalen Ausgängen nach stabiler Osteosynthese offener Frakturen häuft sich im großen Sammelbecken einer unfallorthopädischen Klinik.

Drei Beispiele mögen dieses illustrieren (Dia-Demonstration):

Fistelnde Markphlegmone nach Nagel- und Plattenosteosynthese einer offenen Trümmerfraktur bei einem 50jährigen Mann.

Ausgedehnte Osteomyelitis der Tibia mit schwerster Durchblutungsstörung an den Zehen und riesigen Weichteildefekten nach Verplattung einer distalen Unterschenkelfraktur. Resultat: Amputation.

Küntscher-Nagelung einer offenen Unterschenkelfraktur führte zum Gasbrand, Behandlung mit hyperbarem Sauerstoff. Resultat: riesige Hautdefekte, Osteomyelitis und schließlich Unterschenkelamputation.

Alle drei Patienten waren in diesem Jahr an verschiedenen Kliniken außerhalb primär durch Osteosynthese versorgt worden. Derartige Erfahrungen veranlassen uns, bei der Versorgung offener Frakturen einen eher zurückhaltenden, differenzierenden Standpunkt einzunehmen.

1. Liegt eine offene Fraktur vor, die konservativ zu stabilisieren ist, und kann die Haut ohne plastische Maßnahmen, d.h. freie Übertragung oder Verschiebelappen, geschlossen werden, beschränken wir uns auf eine operative Wundversorgung und fixieren mit Fersendrahtextension und Oberschenkelgipsverband.

Eine Osteosynthese kommt hier nur nach Abschluß der Wundheilung als Sekundärmaßnahme in Frage, und zwar dann, wenn die Fraktur disloziert oder die Callusbildung ausbleibt. Es ist auch nicht einzusehen, warum, wenn im Gipsverband ausreichend ruhiggestellt wird, die Gefahr der Infektion — und nur darum geht es bei offenen Frakturen in erster Linie — vergrößert werden soll im Vergleich zur stabil osteosynthetisierten. Nach unserer Auffassung stellt vielmehr die primäre metallische Osteosynthese das größere Gefahrenmoment dar, wohingegen das Zeitproblem in diesen Fällen eine nachgeordnete Rolle spielt. Die Minimalisierung des Risikos wird nicht durch die ausgedehnte Freilegung und Anschraubung einer Metallplatte oder das Aufbohren und die Marknagelung erzielt.

2. Auch bei instabilen Frakturen mit kleineren Weichteilwunden behandeln wir nach Schluß der Wunde zuerst konservativ. Die stabile Osteosynthese führen wir dann, wenn erforderlich, nach Abheilung der Wunde 3—4 Wochen später durch

Bei Querfrakturen im mittleren Drittel bevorzugen wir die Küntscher-Nagelung, bei Frakturen im distalen Drittel den Herzog-Nagel. Bei Schräg- oder Stückbrüchen hängt die Wahl des Osteosyntheseverfahrens in erster Linie von den Hautverhältnissen, d.h. der Weichteilspannung und der Durchblutung der Haut, ab. In günstigen Fällen kommt hier die Platten- und Schraubenosteosynthese in Frage. Sind die Hautverhältnisse nicht ausreichend, so stabilisieren wir mit äußerem Spanner. Hierbei hat sich uns das Siwasch-Gerät hervorragend bewährt, das wir auch bei Verdacht oder Manifestation einer Infektion anlegen. Dieses Gerät gestattet die Korrektur der Achsen in allen Richtungen.

3. Es gibt jedoch auch nach unserer Auffassung Situationen, in denen eine stabile primäre Osteosynthese zur Versorgung offener Frakturen gerechtfertigt ist, nämlich dann, wenn eine erhebliche Instabilität der Fraktur, d.h. praktisch

eine massive Weichteilzerreißung, kombiniert ist mit großen Hautdefekten, die plastische Maßnahmen erfordern.

Wir gehen dabei so vor, daß die freien Stellen des Knochens mit großen gut durchbluteten Verschiebelappen spannungsfrei gedeckt werden. Die über der bis dahin unverletzten Fascie und Muskulatur freiwerdenden Areale decken wir mit Spalt- oder dünnen Vollhautlappen vom Oberschenkel. Dieses komplizierte System der spannungsfreien Hautdeckung darf nicht von außen unter Druck gesetzt werden, damit die Trophik gewährleistet bleibt. Hieraus resultiert die Notwendigkeit einer stabilen Verbindung der Knochenfragmente.

Da meist stärkere Verschmutzungen der Wunde vorausgegangen sind, entschließen wir uns nie, die Markhöhle und vor allem auch das Kniegelenk zu eröffnen. Wir verzichten deshalb auf die Marknagelung. Ein Aufbohren der Markhöhle ist in diesen Fällen unter allen Umständen zu vermeiden, so daß auch aus diesem Grunde die Marknagelung wegen nicht zu erzielender Stabilität unterlegen ist.

Ein Beispiel für eine Infektion, die nach einer Nagelung bis ins Kniegelenk hineingegangen ist, zeigen die folgenden Diapositive. Das Kontrastmittel bei der Fisteldarstellung am Unterschenkel fließt von hier bis ins Kniegelenk. Resultat: eine fistelnde Osteomyelitis und eine Zerstörung des Kniegelenks.

Zur äußeren Fixierung verwenden wir, wenn eine Schrauben- oder Plattenosteosynthese nicht in Frage kommt, das Siwasch-Gerät. In neuerer Zeit sind wir entsprechend dem Vorschlag der Schweizer Gesellschaft für Osteosynthesefragen dazu übergegangen, da häufig die vitale Schädigung des Knochens beim Unfall und die zusätzliche Metallosteosynthese die Calluspotenz reduzieren, gleichzeitig autoplastische Beckenkammspongiosa anzulegen.

In den letzten 5 Jahren wurde bei einer Zahl von 48 offenen Frakturen 36mal das geschilderte konservative und dann sekundär operative Verfahren angewendet. Es kam, bei größerem Zeitaufwand allerdings, in allen Fällen zur knöchernen Heilung. Nur dreimal kam es zu einer beherrschbaren Infektion. In 6 Fällen wurden wegen schwerer Instabilität der Fraktur bei ausgedehnten Hautdefekten eine metallische Osteosynthese und umfangreiche Hautplastiken vorgenommen. In 5 Fällen kam es zur knöchernen Überbrückung.

In 1 Falle mußte nach einem Plattenbruch wegen einer atrophischen Pseudarthrose eine Osteosynthese mit dem Siwasch-Gerät und Spongiosaanlagerung vorgenommen werden.

Eine Osteomyelitis oder gar die Notwendigkeit einer Amputation ergab sich in unserem Material nicht.

Ich fasse zusammen: Nur bei instabilen, durch konservative Maßnahmen nicht zu fixierenden Brüchen, bei denen plastische Deckungen erforderlich sind, halten wir die primäre stabile Osteosynthese für gerechtfertigt, die wir mit äußeren Spannern oder mit Schrauben und Platten ausführen. Das Standardverfahren aber bei der Versorgung offener Frakturen ist nach unserer Meinung primär konservativ und nur erforderlichenfalls sekundär operativ.

F. Wolf, Gelsenkirchen-Buer

Ist die primäre Osteosynthese bei der Behandlung offener Schaftfrakturen indiziert?

Die operative Knochenbruchbehandlung geschlossener Frakturen, frühzeitig durchgeführt, hat sich in den letzten Jahren durchgesetzt und führt in der Hand des mit der Problematik und der Technik vertrauten Chirurgen zu besten Erfolgen. Divergierend aber ist die Ansicht über den Zeitpunkt der Osteosynthese offener Frakturen.

Soll man primär Fraktur und Wunde versorgen, oder ist erst die Wundheilung abzuwarten und dann die Osteosynthese durchzuführen?

Wir sind seit Jahren Anhänger der primären Versorgung offener Frakturen und haben bereits 1963 auf dem Internationalen Kongreß der Société in Rom über unsere Ergebnisse berichtet.

Folgende Überlegungen haben uns veranlaßt, für die primäre osteosynthetische Versorgung offener Frakturen einzutreten:

1. Es ist allgemein bekannt und Küntscher hat besonders darauf hingewiesen, daß bei stärkeren Weichteilzertrümmerungen die Schrumpfung der Gewebe bereits nach 8—12 Tagen derartig ausgeprägt sein kann, daß es nur unter einer gewissen Gewalteinwirkung gelingt, eine Verlagerung der Fragmente auszugleichen, so daß eine geschlossene Osteosynthese scheitern kann und man dann gezwungen ist, die eben verheilte Wunde wieder zu öffnen.

2. Selbst die schonendste Reposition der Bruchstücke, die bei einer sekundären Osteosynthese nicht zu umgehen ist, bringt erneut Unruhe in das Wundgebiet. Wir laufen Gefahr, daß die eben verheilte Wunde aufreißt und wir damit den Weg für eine sekundäre Infektion vorbereiten.

3. Die bereits in Gang befindlichen Heilungsvorgänge, insbesondere die nach offenen Frakturen allgemein bekannte verzögerte Callusbildung werden unterbrochen.

4. Entwickelt sich auf dem Boden der primären Schädigung des Weichteilmantels eine Spätnekrose, wie wir sie bei den Weichteilzertrümmerungen im Bergbau immer wieder erleben, sind uns für eine sekundäre Osteosynthese für Wochen die Hände gebunden.

5. Durch eine primäre Osteosynthese und Wundversorgung stellen wir Fraktur und Wunde ruhig. Damit ist eine der wesentlichsten Forderungen für eine störungsfreie Heilung erfüllt.

6. Nicht zuletzt haben wir besonders im Hinblick auf die frühzeitige Nachbehandlung alle Vorteile in der Hand, die uns von der Behandlung primär versorgter Frakturen geläufig sind.

Bevor ich unser Vorgehen nun kurz skizzieren darf, einige Vorbemerkungen. Man vergißt oft die gleiche Sorgfalt, die man bei der operativen Versorgung einer Fraktur anwendet, auch auf die zusätzliche Weichteilverletzung zu übertragen. Gerade die Weichteilzertrümmerung stellt uns aber vor Aufgaben, deren Lösung Grenzen gesetzt sein können, die man frühzeitig erkennen sollte, um danach sein Vorgehen abzuwägen.

Um uns bei schwersten Trümmerfrakturen mit entsprechenden Weichteilschäden über das Ausmaß der noch vorhandenen peripheren Durchblutung ein Bild zu machen, besonders, wenn die Frage einer Amputation zur Diskussion steht, nehmen wir das Serienangiogramm zu Hilfe.

Wie gehen wir nun vor?

Zunächst Wundexcision, Abtragen nicht ernährter Gewebsteile, sorgfältigste Blutstillung, besonders der subfascialen Muskelblutungen, um einer Ischämie der Muskulatur vorzubeugen, bekannt unter dem Begriff des Tibialis-Anterior-Syndroms. Exakte Einstellung der Fragmente und — wenn irgend nur möglich — eine stabile osteosynthetische Versorgung.

Wir sind bei der operativen Behandlung unserer Schaftfrakturen in der Mehrzahl der Fälle nach Küntscher — wenn erforderlich mit Aufbohrung, vorgegangen, haben auch seit Jahren, besonders bei Stückfrakturen die Bündelnagelung nach Hackethal mit Erfolg angewandt und sind in der letzten Zeit insbesondere bei der osteosynthetischen Versorgung von Trümmerfrakturen zur A.O.-Methode übergegangen.

Ist die ossale Versorgung gesichert, erfolgt der Wundverschluß. Man wird nur dann einen Erfolg haben, wenn die Wunde spannungsfrei geschlossen wird.

Tabelle 1. *Primäre Osteosynthese offener Unterschenkelschaftfrakturen. 1. 9. 1954 bis 31. 12. 1972 (Bergmannsheil, Gelsenkirchen-Buer, Berufsgenossenschaftliche Krankenanstalten)*

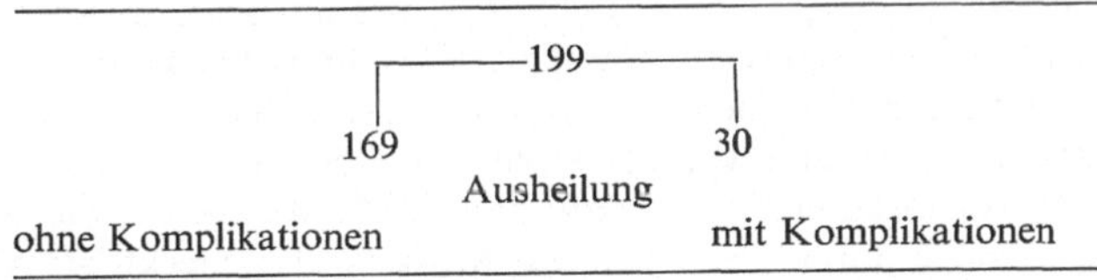

Tabelle 2. *Komplikationen*

Insgesamt 30 Fälle		=15%
1. Todesfälle	2	
2. Amputationen	2	
3. primäre Osteomyelitis mit Sequesterbildung	1	
sekundäre Osteomyelitis mit Sequesterbildung (Spätnekrose)	15	
4. chronische Fistelung ohne Sequester	5	
5. Pseudarthrosen	5	
Defektpseudarthrosen	2	
chronisch rezidivierende Fisteleiterungen (belastungsstabil)	4	
	10=5%	

Erforderlichenfalls werden Stichelungen, Entspannungsschnitte, Lappenverschiebungen und plastische Maßnahmen mit Spalthautlappen durchgeführt, wenn es die Deckung der Knochenwunde erfordert. Abschließend wird für 48 Std eine Redondrainage eingelegt.

Von örtlich eingebrachten Antibiotica ist allein schon aufgrund der Capillarschädigung kein Erfolg zu erwarten. Während wir vor Jahren — gewissermaßen aus prophylaktischen Gründen — und — wenn wir ehrlich sind — um unser Gewissen zu entlasten, Antibiotica gegeben haben, sind wir seit den letzten 2—3 Jahren restlos davon abgekommen.

In beiden Tabellen 1 und 2 sind unsere Ergebnisse aufgeschlüsselt.

Abschließend fasse ich zusammen: Wir treten für die primäre Osteosynthese offener Frakturen ein, da wir der Auffassung sind, daß eine primär durchgeführte exakte Osteosynthese und Wundversorgung die besten Voraussetzungen sind für ein gutes Ergebnis, das letzten Endes doch unser aller Ziel sein sollte.

D. Terbrüggen, H. Willenegger und J. Müller, Liestal (Schweiz)

Zur Versorgung offener Unterschenkelbrüche mit sehr großen Weichteildefekten

Bei der Versorgung offener Frakturen mit großen Weichteildefekten hat das frühere und nachhaltig gültige Prinzip, eine offene Fraktur in eine geschlossene zu verwandeln (s. Böhler, 1. Aufl. 1929, S. 1 u. 160), seine dogmatische und strenge Bedeutung verloren. Dem jeweiligen Einzelfall angepaßt, versucht man heute, wenigstens den Knochen und das Osteosynthesematerial (sofern nicht der Fixateur externe benutzt wurde) mit vitalem Gewebe zu bedecken. Oft läßt sich dieses Ziel dadurch erreichen, daß man die Platte auf der facies lateralis tibiae anlegt, wo sie durch die Peronaeus-Muskulatur gedeckt ist. Aber auch in dieser Hinsicht sind Konzessionen mit guten Heilaussichten möglich, wenn besonders große Weichteildefekte vorliegen, und dies ist der spezielle Gesichtspunkt, der in diesem Referat kurz herausgegriffen werden soll.

Wie weit man bei offenen Frakturen des 3. Schweregrades den Knochen unbedeckt belassen und auf diese Weise einen gliederhaltenden Behandlungsplan aufstellen kann, darüber lassen sich keine allgemein gültigen Regeln aufstellen. Es muß für jeden Einzelfall eine individuell angepaßte Behandlung gefunden und durchgeführt werden.

Der Wunsch der Schwerverletzten, alles zu unternehmen, um das Glied zu erhalten, bedeutet dabei eine nicht zu unterschätzende Hilfe. Diese Einstellung fördert nicht nur die oft berechtigte Zurückhaltung gegenüber der primären Amputation, sondern sie ist vor allem auch für die Langzeitbehandlung wichtig, die bei offenen Frakturen mit großen Weichteildefekten nicht zu umgehen ist. Wohl ist die Indikation zur primären Amputation in Einzelfällen gegeben. Sind aber Erhaltungsaussichten bei entsprechender Einstellung des Verletzten vorhanden, dann ist es sicher berechtigt, den gliederhaltenden Behandlungsweg einzuschlagen. Die Amputation kann dann immer noch vorgenommen

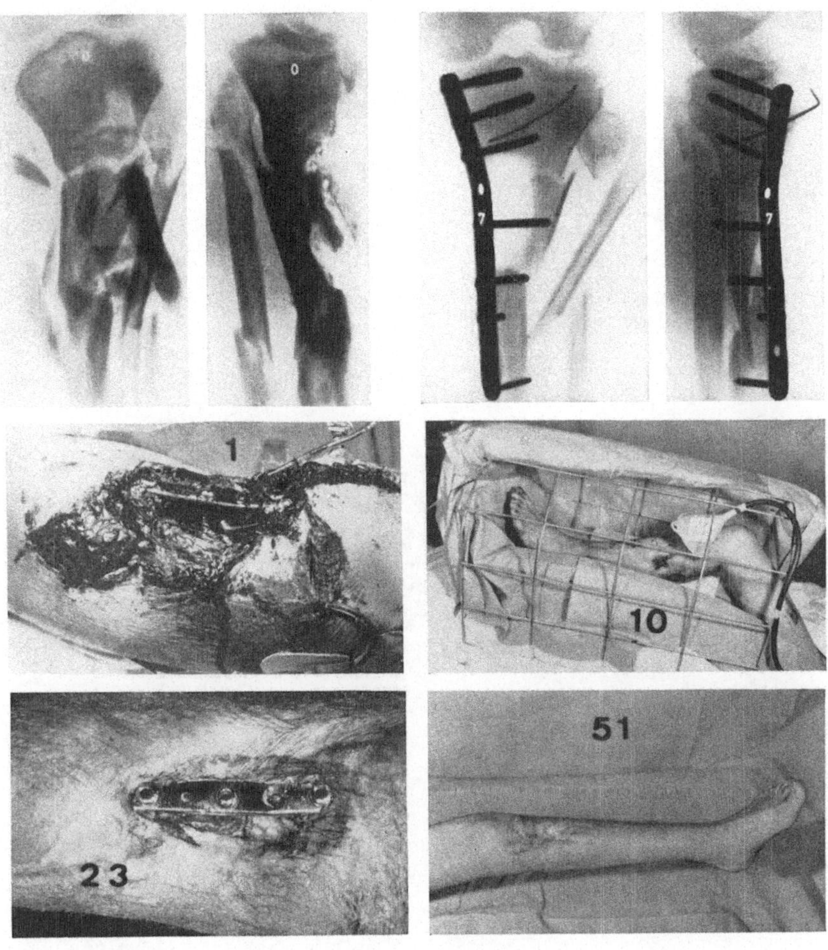

a

Abb. 1a u. b. (Zahlen bedeuten Wochen nach Unfall)

werden, wenn funktionelle Aussichtslosigkeit deutlich wird oder eine allfällige Infektion nicht mehr beherrscht werden kann.

In unserem Krankengut betrug die Häufigkeit der offenen Frakturen langer Röhrenknochen 4,6% aller Frakturen. 60% betrafen die Tibia, d.h. 3,6% aller Frakturen waren offene Tibiafrakturen, alle mit Begleitbruch der Fibula. Unter diesen Tibiafrakturen zeigte jeder 10. Fall einen so großen Weichteildefekt, daß sich der reponierte Knochen nicht mehr vollständig mit Weichteilen decken ließ. Es mußten also mehr oder weniger große Skeletanteile von Anfang an offen behandelt werden.

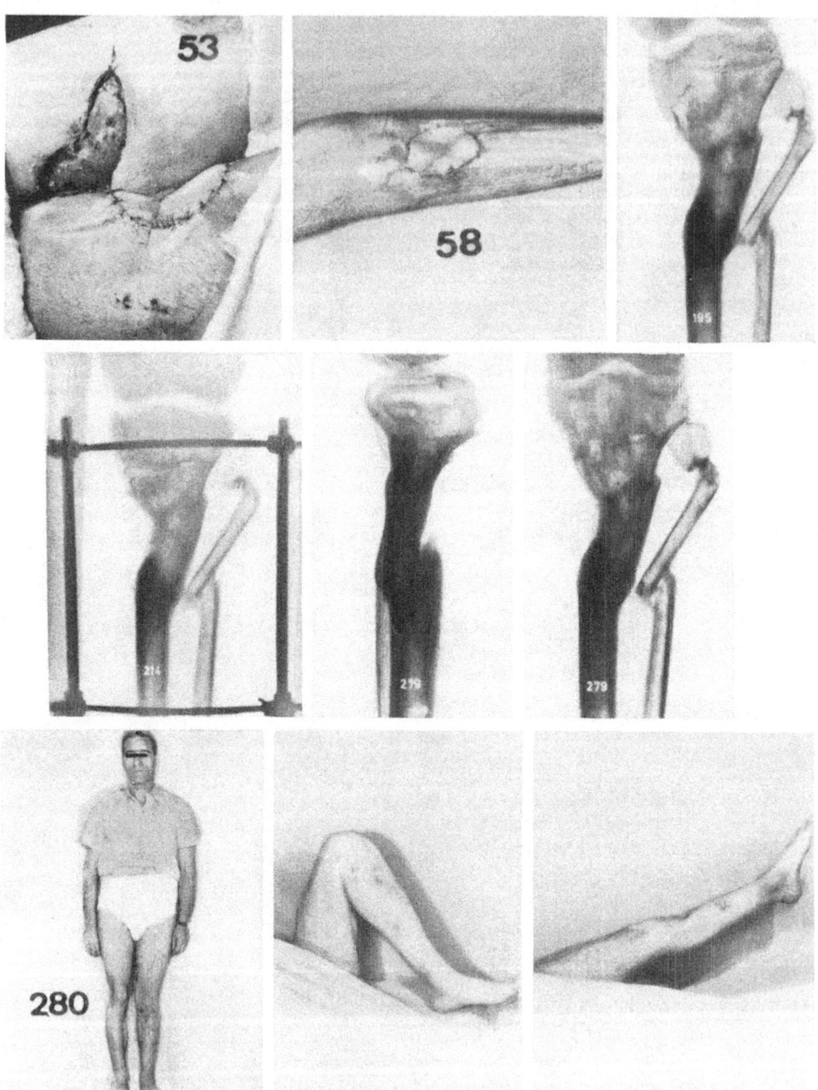

Abb. 1b

Abb. 1a (Ma. E., 29jähriger Mann, KG 1846/67) vermittelt einen derartigen Fall: weit offene Trümmerfraktur des proximalen Unterschenkels mit Defektverletzung des N. fibularis. Notfallmäßige Versorgung: sorgfältiges Weichteil- und Knochendébridement; nur dorso-lateral konnte ein größeres, zum mindesten noch teilweise ernährtes, schalenförmiges Fragmentstück als Brücke erhalten werden; stabile Osteosynthese mit A.O.-9-Loch-Platte, wobei das Brückenfragment mittels Schraube in die Stabili-

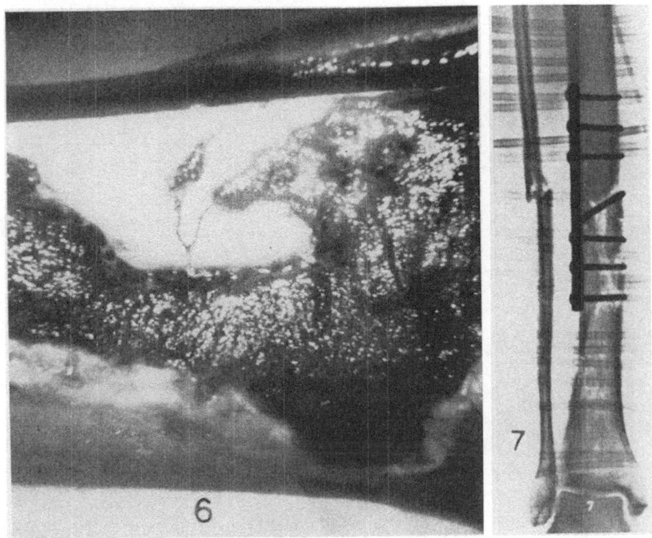

Abb. 2a

sierung einbezogen wurde. Die große débridierte Wunde wurde offen belassen. Darin bildete sich ein Blutgerinnsel, welches unter dem Einfluß des Sauerstoffzeltes eintrocknete und auf diese Weise einen zuverlässigen Deckverband bildete (Abb. 1a, 1 Woche). Daneben wurde der Patient in einem aseptischen Krankenzimmer isoliert, ähnlich wie dies bei Verbrennungen gemacht wird, um der Gefahr einer Superinfektion bestmöglichst auszuweichen. Unter dieser Behandlung erfolgten Integration des Brückenfragments und Wundheilung bei freiliegender Platte völlig komplikationslos (23 Wochen). Später konnte die Platte entfernt und der noch granulierende Hautdefekt mit Thierschlappen gedeckt werden.

Abb. 1b zeigt die verschiedenen Maßnahmen zur endgültigen Sanierung: Cross-leg-Plastik zur Wiederherstellung des Hautpolsters (Abb. 1b, 53 u. 58 Wochen); Osteotomie zur Korrektur der Varusstellung (214 Wochen). Tragfähige Knochenheilung ohne zusätzliche Knochenplastik (259 Wochen); hervorragende Kniefunktion (280 Wochen); als Folge der Defektverletzung des N. fibularis verblieb ein Spitzfuß, der eine Peronaeus-Schiene erforderlich machte.

Abb. 2a (Z. M., 23jähriger Mann, KG 557/72) zeigt eine offene Fraktur mit großem Weichteildefekt: anläßlich der primären Osteosynthese verblieb ein größerer anteromedialer Teil der Schienbeinkante wegen Weichteildefekt unbedeckt, ebenso der größere Teil der Platte (Abb. 2a, 6 u. 15 Wochen). Am ersten postoperativen Tag wurde eine bakteriologisch verifizierte Gasbrandinfektion (Clostridium) manifest, die aber unter Fortsetzung der offenen Wundbehandlung und Spüldrainage beherrscht werden konnte. Das 6- und 7-Wochenbild zeigen die Demarkation des von Anfang an unbedeckten Tibiaabschnittes, der überall von gereinigten Granulationen umgeben war; selbst in die Frakturspalten ist von der Tiefe her Granulationsgewebe eingedrungen, was ohne blande Verhältnisse und gute Stabilität nicht möglich gewesen wäre. Da sich im dorsalen Abschnitt eine ausreichende Knochenbrücke bildete, konnten Metall und demarkiertes Tibiastück nach 15 Wochen entfernt werden.

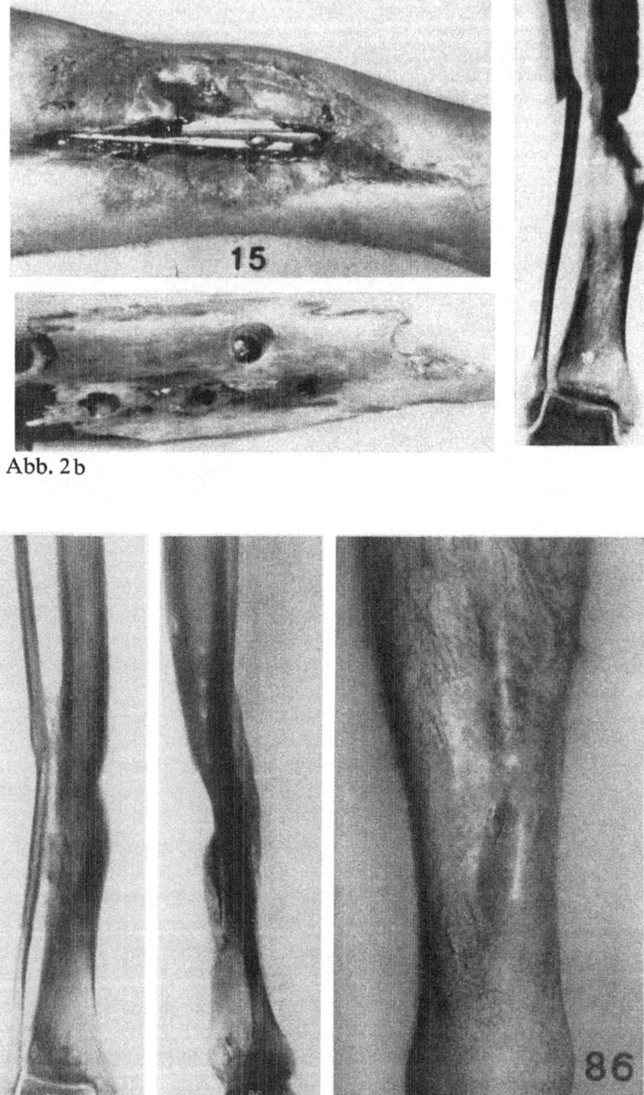

Abb. 2b

Abb. 2c

(Abb. 2b, 18 Wochen). Die Wiederherstellung der Gehfähigkeit erforderte noch einen knochenplastischen Eingriff mit autologer Spongiosa (Abb. 2c). Wegen Defektes des M. tibialis anterior und des M. peronaeus longus benötigte auch dieser Patient eine Peronaeusschiene.

Diese beiden Fälle beleuchten sehr deutlich, wie sehr die Behandlung offener Frakturen mit großen Weichteildefekten ein individuell angepaßtes Problem darstellt.

In allen Fällen sind aber 3 gemeinsame *Behandlungsprinzipien* in den Mittelpunkt zu stellen:

1. Die primäre Stabilisierung mit Platte oder Fixateur externe. Instabilität führt fast immer zur Infektion.

2. Schutz gegen Superinfektion! Die meisten Fälle von infizierten offenen Knochenbrüchen sind durch Spitalkeime bedingt.

3. Keine primären Hautplastiken! Es ist besser, mit Thierschdeckungen zuzuwarten, bis sich entsprechende Granulationsbetten gebildet haben. Deckungen mit Cross-leg- oder Verschiebelappen sollten erst im Rahmen von späteren Sanierungsmaßnahmen durchgeführt werden.

A. Tabatabai, K. Schuster, M. Quevedo und M. Ledermann, Liestal (Schweiz)

Postoperative Störungen und Heilungsergebnisse von offenen Unterschenkelbrüchen an Hand von Spätkontrollen

Bei einem Kollektiv von 98 offenen Tibiaschaftbrüchen, alle mit Osteosynthese behandelt (Tabelle 1), wurden die definitiven Heilergebnisse ermittelt und an Hand einer retrospektiven Studie die lokalen postoperativen Störungen analysiert.

Tabelle 2 vermittelt die Ergebnisse bei 16 offenen Tibiafrakturen, die mit *Marknagelung* behandelt wurden: Als etwas ganz Wesentliches müssen die 5 Fälle mit *schwerer Knocheninfektion* hervorgehoben werden. Wohl sind sie alle geheilt, dazu noch mit voller oder wenig eingeschränkter Funktion, weil die Marknagelung während der Infektionsbehandlung ausreichend stabil blieb. Wegen dieser 5 Infektionsfälle haben wir die stabile Marknagelung bei den offenen Frakturen grundsätzlich aufgegeben, auch wenn wir uns dessen bewußt sind, daß dieser strenge Standpunkt nicht von allen geteilt wird. Die *Hautstörungen*, alle an der Nageleinschlagstelle, waren in diesem Kollektiv unbedeutend.

Tabelle 3 zeigt die Resultate bei 78 offenen Tibiafrakturen, die mit *Platte* versorgt wurden: 6 Fälle führten zu einer *Pseudarthrose.*

Man sollte allfällige Heilungsstörungen am Knochen nicht überschätzen. In der Regel wird man mit dem Knochen immer irgendwie fertig, nicht aber mit Gelenk- und Weichteilschäden, die nach langer Gipsfixation oft nicht mehr reversibel sind.

Die 9% *Infektionen* mit Knochenbeteiligung verliefen durchweg milder als nach den Marknagelungen. Die zum Teil minimalen aber doch stabilen Osteosynthesen reichten in allen Infektionsfällen aus, um bei aktiver Frühmobilisation gute bis sehr gute Funktionsergebnisse zu erzielen.

Tabelle 1. *98 offene Tibiaschaftbrüche*

MN	16	primär	15		
		sekundär	1		
Platten	78	primär	75		
		sekundär	3		
Bohrdraht + Gips	4	Kinder	3		3 p. p. geheilt
		Erwachsene	1	→ später Platte	1 p. p. geheilt

Tabelle 2. *16 Marknagelungen*

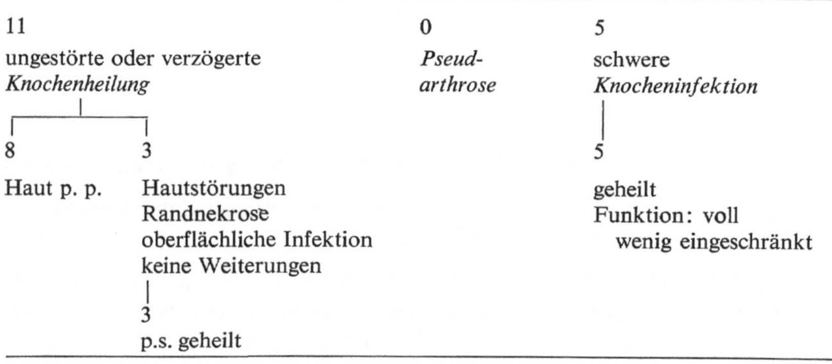

Tabelle 3. *78 Platten*

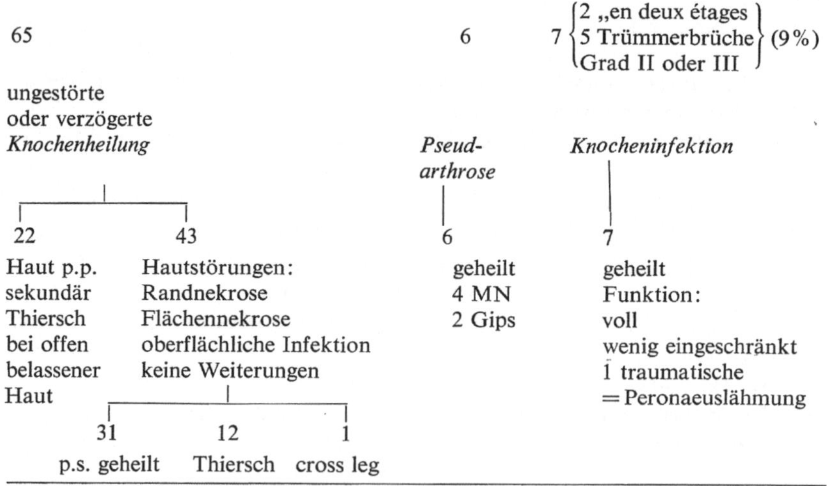

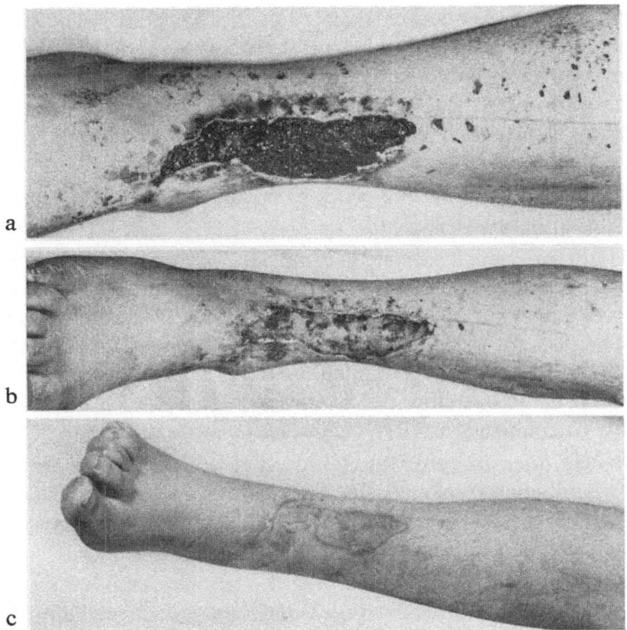

Abb. 1a—c. (Da. D., 35jähriger Mann): Osteosynthese bei offener distaler Unterschenkelfraktur mit lateral liegender Platte. a Zustand 3 Wochen nach Osteosynthese: flächenhafte Hautnekrose bis in die Subcutis reichend. Spontane Demarkation und Bildung von Granulationsgewebe. b 9 Wochen nach Osteosynthese: die vor 8 Tagen durchgeführte Thierschdeckung ist angeheilt. c Zustand 17 Wochen nach Osteosynthese bzw. 8 Wochen nach Thierschdeckung

Etwas auffallend dürfte wohl die Tatsache sein, daß bei 43 der 65 Fälle mit ungestörter oder verzögerter Knochenheilung *Hautstörungen* auftraten. Diese Zahl hat in den letzten 5—6 Jahren deutlich abgenommen. weil man gelernt hat, die Haut zugunsten spannungsloser Verhältnisse lieber offen zu lassen, die Bildung von Granulationsgewebe abzuwarten und eine sekundäre Thierschlappen-Plastik durchzuführen. Rüedi hat in seinem heutigen Referat bereits darauf hingewiesen.

Die erwähnten Hautstörungen betrafen entweder kleine *Hautrandnekrosen*, mehr oder weniger große *Flächennekrosen* (Abb. 1a—c) oder mit der Hautdehiszenz verbundene *oberflächliche Infektionen*, welche durchwegs ohne Weiterungen verliefen, insbesondere nie zu einer Knochenbeteiligung führten.

Als ganz besonders wichtig ist zu unterstreichen, daß alle Hautnekrosen der *spontanen Demarkation* überlassen werden sollen, gleichgültig ob sie ganz oberflächliche Schichten, das Corium, umfassen oder sogar ins subcutane Gewebe hineinreichen. Selbst wenn es dabei zu einem Freiliegen von Implantaten kommt, soll man die Demarkation sich selbst überlassen. Es ist selbstverständlich kein Fehler, die nekrotischen Partien, soweit sie sich spontan abstoßen, instrumentell zu entfernen. Es ist aber gefährlich, der spontanen Demarkation vorzugreifen, die Nekrosen vorzeitig abzutragen und sogar noch Hautverschiebungen oder eine Cross-leg-Plastik vorzunehmen. Bei auswärtigen Spitalpatienten haben wir gesehen, daß es auf diese Weise zu schweren Infektionen mit Knochenbeteiligung gekommen war.

Zusammenfassend lassen sich folgende Akzente bei der Osteosynthese von offenen Frakturen herausstreichen:

1. Manche Hautstörungen lassen sich vermeiden, wenn man primär débridierte Wunden offen läßt und keine unter Spannung stehende Hautnaht erzwingt. Sobald sich genügend Granulationen gebildet haben, kann man risikolos mit Thierschlappen decken. Bei dieser Taktik treten allfällige Hautschwierigkeiten fast nur außerhalb der unfallbedingten Wunde auf, hauptsächlich über der Schienbeinvorderkante und über der Fascies medialis tibiae, wo die Haut einer unfallbedingten Ernährungsstörung besonders ausgesetzt ist.

2. Treten kleinere oder größere Hautnekrosen an solchen Stellen auf, soll man sie so lange wie möglich trocken halten und der spontanen Demarkation überlassen. Dieser Gesichtspunkt hat auch bei Osteosynthesen von geschlossenen Unterschenkelbrüchen Gültigkeit.

3. Aus persönlicher Erfahrungssicht wurde die primäre stabile Marknagelung bei offenen Unterschenkelbrüchen wegen der hohen, festgestellten Infektionsquote verlassen.

G. Scheuba, Wetzlar

Die primäre Marknagelung der offenen Unterschenkelfraktur

An meiner früheren Arbeitsstätte, der Lehrkanzel für Unfallchirurgie II, Prof. Spängler, in Wien hat sich bei der offenen, vor allem der schwer *offenen Unterschenkelfraktur* folgende Vorgangsweise sehr bewährt:

Sofort nach der Einlieferung wird die Wunde mit sterilem, in physiologischer Kochsalzlösung getränktem Verbandmaterial belegt und die Extremität in einer aufblasbaren Schiene ruhig gestellt. Nach der Durchuntersuchung und Schockbekämpfung wird bei geeigneten Fällen die Marknagelung geschlossen mit Hilfe des Wittmosergerätes durchgeführt. Erst im Anschluß daran wird der primär angelegte Verband im Operationssaal entfernt und die Wundversorgung mit eventuell notwendiger plastischer Deckung angeschlossen.

Für die Marknagelung wurden vor allem schwer offene Biegungsfrakturen in den mittleren zwei Vierteln der Tibia, offene Stückbrüche und solche bei Polytraumatisierten im Rahmen der Schockbekämpfung ausgewählt.

Bei diesem 39jährigen Mann konnte die Weichteilwunde nach der Nagelung sofort genäht werden, sie heilte per primam.

Bei diesem 18jährigen Patienten blieb ein Weichteildefekt bestehen, so daß wir primär zusammen mit dem plastischen Chirurgen eine Spalthautlappenplastik nach der Marknagelung durchführen mußten.

Bei einer 19jährigen Patientin mit einer geschlossenen Oberschenkelfraktur und einer schwerst offenen Unterschenkelfraktur links mit fast zirkulären Weichteilverletzungen und Zerreißung der Achillessehne stabilisierten wir beide Frakturen mit Marknägeln. Obwohl es zu oberflächlichen Hautnekrosen kam, konnten durch die innere Fixation und hohe Dosen von Antibiotica die Infektion verhindert werden. Nach Abtragung der Nekrosen wurden die Defekte sekundär mit Spalthautlappen gedeckt.

Bei einem 61jährigen Patienten wurde eine offene Stückfraktur auf die gleiche Weise behandelt, nur bekam dieser Patient wegen der Instabilität der Fraktur für 6 Wochen zusätzlich einen Oberschenkelgipsverband.

Von 51 genagelten offenen Unterschenkelfrakturen bei 49 Patienten heilten 39 per primam. Fünfmal trat eine leichte Wundsekretion im Bereich der offenen Fraktur auf, die konservativ innerhalb weniger Wochen gestoppt werden konnte. Viermal führte die vorzeitige Nagelentfernung $2^1/_2$—4 Monate nach dem Unfall zur Beherrschung der Infektion, und ein Patient war noch nach 12 Monaten in stationärer Behandlung.

Eine 14jährige Patientin mit schwerer offener Ober- und Unterschenkelfraktur mußte 4 Tage nach der Marknagelung beider Röhrenknochen wegen einer unfallbedingten Gangrän unterhalb des Knies amputiert werden. Ein 71jähriger Polytraumatisierter starb drei Wochen nach der Einlieferung an Kreislaufversagen.

Der Aufforderung zur Nachuntersuchung folgten 45 der 49 Patienten. Nach der Neutral-O-Methode von Debrunner fanden wir bei 6 Patienten eine leichte Einschränkung der Beweglichkeit im Kniegelenk, bei 4 Patienten dasselbe im Sprunggelenk, bei zwei Patienten eine Verkürzung bis zu 2 cm und bei 5 Patienten des letzten Jahres noch eine leichte Muskelatrophie.

Bis auf den noch liegenden Patienten mit der schweren Infektion sind alle durchweg zufrieden, voll arbeitsfähig, und wir registrieren keine grobe Fehlstellung im Frakturbereich.

C.-H. Schweikert, Mainz

Zur Therapie der offenen Frakturen III. Grades am Unterschenkelschaft

Bei offenen Frakturen II., aber insbesondere III. Grades ist die primäre Marknagelung wegen der bekannt hohen Komplikationsrate abzulehnen.

Die sekundäre Marknagelung läßt sich in einem großen Prozentsatz offener Frakturen III. Grades nicht mehr durchführen, weil man mit den zunächst angewandten konservativen Maßnahmen, die für die Abheilung der ausgedehnten Haut-Weichteil-Verletzungen notwendige Ruhe im Frakturgebiet nicht erzielen kann. Aus diesen Gründen verwenden wir seit Jahren ausschließlich die A. O.-Platte oder den äußeren Spanner, erzwingen niemals den Wundverschluß und verzichten auf primäre Verschiebelappen.

Ich darf Ihnen dazu zwei interessante Beispiele zeigen (Dia-Demonstration).

1. Fall. 21jähriger Mann, breit offene Unterschenkelfraktur bei Gasbrand, Stabilisierung der Fraktur mit äußeren Spannern, Weiterbehandlung mit der Überdruckkammer.

Tabelle 1. *Offene Unterschenkelschaftfrakturen 1. 1. 1964—31. 12. 1972 Unfallchirurgie der Universitätskliniken Mainz, Prof. Dr. C.-H. Schweikert)*

	Zu-sammen	Kon-servativ	Ope-rativ	Primäre Osteosynthese	Verzögert primäre Osteosynthese
I. Grades	104	44 (8)	60	5 × Nagelung ohne Aufbohrung	55 × Nagelung mit (2) Aufbohrung
II. Grades	86	8 (4)	78	38 × Platte + Schraube (2)	40 × Nagelung mit (3) Aufbohrung
III. Grades	54	4 (3)	50	34 × Platte + Schraube (4) 16 × äußere Spanner (2)	
Insgesamt	244	56 (15)	188	93 (8)	95 (5)
Infekte und Pseudarthrosen ( )		26,9%		8,6%	5,2%

2. Fall. 18jähriger Mann mit Mehrfachfrakturen, offene Oberschenkelfraktur II.Grades links, offene Unterschenkelfraktur III. Grades links, Ober- und Unterschenkelfraktur rechts.

Am Unfalltag wurden die offenen Frakturen mittels A. O.-Platte versorgt. In einer zweiten Sitzung drei Wochen nach dem Unfall Stabilisierung der Ober- und offenen Unterschenkelfraktur 1. Grades auf der rechten Seite.

Die Tabelle 1, in der 244 offene Schaftfrakturen am Unterschenkel hinsichtlich ihrer Behandlung und Ergebnisse aufgeschlüsselt sind, zeigt, daß durch eine maßvolle, aber effektive Osteosynthese mit Platte oder äußerem Spanner, die Infektrate der offenen Schaftbrüche, die im internationalen Schrifttum nach konservativer Behandlung mit bis 40% angegeben wird, nur herabgesetzt werden kann. Ähnliches gilt für die Achsenfehlstellungen und die Pseudarthrosen.

M. Jekić und O. Berger-Jekić, Belgrad

Differenzierte Versorgung offener Frakturen

Die Bezeichnung *offen* hat in den letzten Jahren den Begriff „kompliziert" immer mehr verdrängt. Das hat sicher zwei Gründe: Der jetzt bevorzugte Ausdruck ist zweifellos für den Laien psychologisch günstiger, und die als Infektionspforte geeignete Wunde ist oft nicht einziges oder herausragendes

Kautel für mögliche Komplikationen. Ohnehin hat sich folgende Einteilung allgemein durchgesetzt:

1. Grad. Durchspießung einer Knochenspitze von innen nach außen – ungefähr 60% aller offenen Frakturen.

2. Grad. Verletzung von außen nach innen mit Haut- und Muskelkontusionen – rund 30%.

3. Grad. Ausgedehnte Weichteilzerstörung (Haut, Muskeln, Gefäße und Nerven) bei meist zersplitterten Frakturen – etwa 10%; in der Kriegschirurgie durch Schußverletzungen wesentlich häufiger.

Zu den obersten Prinzipien in der Behandlung offener Knochenbrüche zählen außer der Abwendung einer vitalen Gefährdung die zielbewußte Verhütung der Frühinfektion durch Hospitalkeime und der sekundären Infektion auf dem Boden devitalisierter oder andersartig abwehrgeschwächter Weichteilhüllen.

Auf Grund des heutigen Entwicklungsstandes der Osteosyntheseverfahren mit hohem Stabilitätsgrad und vieler neuer Erkenntnisse in der Wundbehandlung ist deren Anwendung bei offenen Frakturen und die Frage des optimalen Zeitpunkts von größtem Interesse.

Versorgung der Weichteile

Wir sehen uns bei der Kombination *Wunde* und *Fraktur* zwei behandlungsbedürftigen Verletzungen gegenüber. Die Einstellung zur Wundversorgung hat sich im Prinzip nicht geändert [2].

1. Die *primäre Wundnaht*: Innerhalb der 6–8 (bis 12) Std-Grenze geht ihr die Wundausscheidung unmittelbar voraus.

2. Die *aufgeschobene Primärnaht* (delayed suture): Nach Überschreitung der vorgenannten Zeitfrist oder bei wahrscheinlich infizierten Wunden werden nach der Wundtoilette die Okklusionsnähte gelegt, aber erst nach einigen Tagen – oder notfalls eben nie – verknotet.

3. Die *Sekundärnaht*: Die Sekundärheilung kann dadurch bisweilen abgekürzt werden.

1954 kam durch Iselin die *Dringlichkeit mit aufgeschobener Operation* („urgence avec opération différée") hinzu. Es wurden die Synonyma „aufgeschobene Primärversorgung" oder „verzögerte Erstversorgung" geprägt. Diese Methode verbindet die Vorzüge offener Wundbehandlung mit einer spezialistischen, primären, globalen Wiederherstellung aller verletzten Gewebe unter optimalen örtlichen und allgemeinen Verhältnissen nach 2–8 Tagen. Dieses bei schweren Handverletzungen besonders erfolgreiche Verfahren ist – wie die Erfahrung lehrt – bei offenen Frakturen der langen Röhrenknochen und Eröffnung großer Gelenke nicht geeignet. Selbstverständlich gibt es Ausnahmen mit Operation nach 3–4 Tagen.

Das alte Grundprinzip, eine offene Fraktur als erstes in eine geschlossene umzuwandeln, wird somit auf erprobte Weise gelöst. Neu ist dabei in den letzten Jahren der Trend der A. O., das genannte Prinzip anfänglich nur mit geeigneten Verbänden zu verwirklichen.

So werden offene Frakturen – bisweilen auch die ersten Grades und nicht nur Schußverletzungen usw., „offen" nachbehandelt. Die ausgeschnittene Wunde wird mit steriler, fetthaltiger, weitmaschiger Gaze abgedeckt. Nach 5–8 Tagen folgen Sekundärnähte oder nach 10–20 Tagen freie Hautplastiken auf die granulierenden Flächen.

Der langwierige, mit mäßigen Resultaten belastete Heilverlauf ist aber nur durch eine zusätzliche Osteosynthese zum rechten Zeitpunkt abzukürzen. Dafür ist die Kenntnis folgender Tatsachen wichtig: In der 6–8 Std-Grenze tritt die Bedeutung der bakteriellen Kontamination zurück! Nicht einmal aus den oberflächlichen Wundschichten gehen alle Abstriche kulturell an, aus den tieferen nur etwa ein Viertel. Eine verschmutzte Wunde ist somit in den ersten Stunden nicht infiziert, sondern nur von mehr oder weniger pathogenen Keimen besiedelt.

Der sich nach bekannter Inkubationszeit im entsprechenden Milieu entwickelnden Infektion wird bei der Wundversorgung durch ein radikales Débridement vorgebeugt. Die Wunden werden dabei in der Regel in Richtung der Gliedmaßenachse verlängert und ausgeschnitten, Fascien quer gespalten, verletzte Muskeln, die auf Klemmen nicht reagieren, excidiert, Nerven und Gefäße revidiert, Fremdkörper entfernt, Schmutzpartikel an den Knochenfragmenten mit einer sterilen Bürste abgerieben, zum Wiedereinsetzen benötigte Knochensplitter mindestens 5 min in Penicillinlösung 100000 E/10 ml gelegt.

Interessante Feststellungen zur Wundinfektion machte die Mayo-Klinik, wonach 90% der infizierten offenen Frakturen Spitalinfektionen mit therapieresistenten Stämmen aufwiesen, wie sie auch beim Krankenhauspersonal nachgewiesen werden konnten. Willenegger erlebte vor der stockwerkmäßigen Trennung von septischen und aseptischen Stationen und Operationssälen selbst bei konservativ behandelten offenen Frakturen Amputationen und tödliche Superinfektionen.

Nach erfolgreicher Bekämpfung des Hospitalismus unterblieben trotz primärer Osteosynthese schwere Wundinfektionen, Osteitiden wurden seltener, die funktionellen Ergebnisse wesentlich besser.

Daraus leiten sich folgende Schlußfolgerungen ab:

1. Der erste provisorische Verband hat über Transport und notwendige Röntgenuntersuchungen hinaus bis zur Operation liegen zu bleiben. Auch nicht zu Informationszwecken darf er gelüftet werden. Seine Entfernung erfolgt erst durch einen Arzt in steriler Operationskleidung.

2. Eine „vorzeitige“ Reposition nach außen spiessender Fragmente vor der operativen Versorgung ist nur bei Ischämiegefahr vertretbar.

3. Es wird ungenügend beachtet, daß bisher zur unmittelbaren Vorbereitung der Wundversorgung ein ideales Antisepticum fehlt, das nicht toxisch, aber über längere Zeit ohne Inaktivierung durch Blut oder Serum bakterizid oder wenigstens bakteriostatisch wirkt, gewebsfreundlich ist und die lokalen Abwehrkräfte nicht abschwächt. In die Wunden offener Frakturen gehören deshalb nicht Sepso-Tinktur, Jodlösung oder ähnliches, sondern am besten sterile Ringer-Lösung.

4. Die notwendige Wundversorgung wurde bereits oben beschrieben.

5. Interessant ist die anhaltende Diskussion zur lokalen und allgemeinen Anwendung von Antibiotica bei offenen Frakturen. Kein Chirurg glaubt heute mehr, Mängel der Aseptik oder der Wundversorgung durch Antibiotica aufwiegen zu können. Das Antibiogramm hinkt der sofort erforderlichen Abschirmung und Prophylaxe aber um Tage hinterher. Dabei können die Abstriche steril sein oder die dabei gefundenen Erreger entsprechen nicht mehr denen der inzwischen erfolgten Hospitalinfektion. Da die Wirkung vieler Antibiotica auf einem Antimetabolismus beruht, wird auch die prophylaktische Penicillin Dauerinfusion mit „inflationistischen" Dosen von 20–40 Millionen Einheiten täglich empfohlen. Wir hatten das auf Anregung der A. O. übernommen, von der es neuerdings wieder einige ihrer Mitglieder auf offene Frakturen dritten Grades mit hochgradiger Verschmutzung beschränken. Einheitlich gefordert wird aber bei allen Knochenbruchoperationen das intraoperative Spülen der Wunde mit einer Nebacetin + Neomycin + Bacitracine/Ringerlösung etwa alle 30 min.

6. Die Saugdrainagen nach Redon und Jost durch gesonderte Weichteilincisionen haben sich generell durchgesetzt. Sie leiten Hämatome als idealen Bakteriennährboden sowie Flüssigkeitsansammlungen infolge reparativer Entzündung ab und fördern den Kontakt zwischen Weichteilmantel und Knochen. Das ist für die Revitalisierung nekrotischer Fragmentbezirke günstig und notwendig. Willenegger hatte empfohlen, dieses System bei offenen Frakturen in den ersten 12–24 Std zunächst als prophylaktische Spüldrainage zu benutzen.

7. Jeder Wundverschluß muß spannungsfrei erfolgen, sonst drohen Durchblutungsstörungen und erhöhte Infektionsgefährdung. Entstandene Hautnekrosen werden trocken gehalten und möglichst solange belassen, bis Heilung unter dem Schorf eingetreten ist. Nie excidiere man vor endgültiger Demarkierung. Ausgerechnet an Unterschenkeln mit der „ungepolsterten Tibiavorderfläche ist jede Fraktur offen!

Zur Wunddeckung eignen sich Entlastungsschnitte fernab der Wunde besser, insbesondere der lange Wadenschnitt nach Picot mit queren Einkerbungen der Faszie oder 10–20 kleine Entlastungsschnitte (Skarifikation) in der Umgebung der Primärnaht.

Versorgung des Knochens

Das von der Weichteilversorgung unabhängig zu bewältigende Problem der Versorgung des gebrochenen Knochens wird nur bei strenger Kontraindikation infolge lebensbedrohlicher Komplikationen oder schwersterBegleitverletzungen oder beim Massenanfall Verletzter konservativ oder mit sekundärer Osteosynthese angegangen. Letztere verlangt dann weitgehende Ausheilung der Weichteile oder den Zugang zum Knochen durch wundferne Incisionen zu erreichen.

In 80–90% ist die primäre Osteosynthese in pneumatischer Blutsperre heute das Vorgehen der Wahl geworden. Dafür sprechen die guten Funktionsergebnisse und die nicht erhöhte Infektionsrate. Offenbar wird bei der offenen Fraktur die Infektionsgefahr durch eine korrekt ausgeführte primäre Osteosynthese eher gesenkt. Stets hat sie, wie eine zweite aseptische Operation, mit völligem Wechsel von Operationskleidung, Abdeckung und neuen Instrumenten zu erfolgen.

Sie muß den vorgegebenen Stabilitätsgrad erreichen, weil sie dadurch die Bildung von Gewebenekrosen vermindert, ideal zur Infektionsprophylaxe beiträgt und alle bekannten Vorteile frühzeitiger funktioneller Nachbehandlung wahrzunehmen ermöglicht.

Die mit schaumgummigepolstertem Druckverband versehene, steil hochgelagerte und regelmäßig auf Schwellung, Zirkulationsstörung und Infektionszeichen inspizierte Gliedmaße wird in leichter Abwandlung zur sonst sofort einsetzenden Krankengymnastik anfänglich auf einer Gipsschiene oder in einer Aufhängevorrichtung nach primärem Wundverschluß rund 10 Tage, nach sekundärem noch 3–4 Tage länger ruhiggestellt.

Im Prinzip unterscheiden sich solche Osteosynthesen nicht von den Grundsätzen, wie sie gegenwärtig auch für die Mehrzahl geschlossener Frakturen gelten. Es kommt nur die Forderung nach einem Minimum an Fremdmaterial hinzu.

So ist es bei Verplattung meist notwendig, das Metallimplantat stets lateral oder dorsal, nie medial an der Tibia anzubringen und auch auf Deckung der Schraubenspitzen zu achten. Die „minimale Optimalosteosynthese" kann auch wahlweise eine Kombination von Marknägeln, Platten, Schrauben, Spickdrähten und Zuggurtungsdraht sein.

Der aufgezeigte, differenzierte Weg in der Behandlung der offenen Unterschenkelfrakturen hat gegenüber früher eine erfolgreiche Entwicklung mit funktionell und kosmetisch weit besseren Resultaten gebracht.

Wir berichteten, daß schlagartig die Behandlungsdauer auf die halbe Zeit schrumpfte, die ernsten Wundinfektionen auf zwei Fünftel sanken und Pseudarthrosen, Amputationen und Septicopyämien zur Rarität wurden. Bei eintretender Infektion verbleibt das Implantat, solange es noch die Stabilität garantiert.

Auch andere Publikationen bestätigen die Vorzüge primärer Definitivversorgung.

Zusammenfassung

Die offenen Frakturen werden in drei Schweregrade unterteilt. Ihre Behandlung hat sich weiter differenziert, so daß individuell zwischen Primär- und Sekundärnaht oder freier Hautplastik auf granulierenden Flächen nach radikaler Wundtoilette und Biogazeverband ausgewählt wird. Besondere Bedeutung besitzt der spannungsfreie Wundverschluß der relativ häufigen offenen Unterschenkelbrüche. In einem zweiten Operationsakt erfolgt meist die primäre Osteosynthese mit möglichst hohem Stabilitätsgrad. Dabei sind einige Besonderheiten gegenüber der geschlossenen Fraktur zu beachten. Der Einsatz von Antibiotica wird diskutiert.

Literatur

1. Cauchoix, J., Lagneau, P., Boulez, P.: Traitement des fractures ouvertes de jambe. Ann. Chir. (Paris) **19**, 1520 (1965)

2. Dürr, W.: Probleme der Behandlung offener Frakturen. Med. Welt **18**, 194 (1967)

3. Freilinger, G., Kunz, H., Zacherl, H.: Das Weichteilproblem bei offenen Unterschenkelfrakturen. Wien. klin. Wschr. **79**, 752 (1967)

4. Jekić, M.: Beurteilung und Behandlung Mehrfachverletzter, 86. Tagung der Deutschen Gesellschaft für Chirurgie, München 1968

5. Jekić, M.: Indikationsfehler bei Versorgung der Frakturen des oberen Sprunggelenks. 87. Tagung der Deutschen Gesellschaft für Chirurgie München 1970

6. Koslowski, L.: Wundheilung-Wundinfektion-Wundbehandlung. Chirurg **38**, 347 (1967)

7. Stanković, P., Sander, E.: Über die primäre Marknagelung komplizierter Frakturen an den unteren Extremitäten. Chirurg **38**, 454 (1967)

8. Wehner, W.: Unsere Erfahrungen mit der primären Osteosynthese offener Frakturen. Beitr. ges. Arbeitsber. Orthop. Traum. **16**, 195 (1969)

9. Willenegger, H.: Versorgung von offenen Frakturen. Chirurg **38**, 341 (1967

Podiumsgespräch

mit Diskussion aus dem Auditorium über „Unterschenkelfrakturen".

Leitung: G. Friedebold, Berlin.

Teilnehmer:

W. Arens (Ludwigshafen), J. Böhler (Wien), H. Mittermeier (Homburg/Saar), J. Rehn, (Bochum), Th. Rüedi (Basel), C.-H. Schweikert (Mainz), S. Weller (Tübingen), A. N. Witt (München).

Zum Hauptgegenstand der Diskussion wird die Behandlung der geschlossenen Frakturen gemacht. Dabei wird weniger die Technik, als eine eingehende Erörterung der Indikation bei den verschiedenen Formen der Unterschenkelbrüche in den Vordergrund gestellt. Hierbei kann davon ausgegangen werden, daß den Teilnehmern des Podiumsgesprächs sämtliche Verfahren einer konservativen sowie einer operativen Behandlung von Unterschenkelbrüchen vertraut sind und zur Verfügung stehen. Die vom Einzelnen vertretene Auffassung ist somit nicht durch Einseitigkeit gekennzeichnet. Vom Gesprächsleiter werden die Herren vor allem auf ihre Einstellung zu jenen Verfahren angesprochen, die in ihren vorausgegangenen Vorträgen von anderer Seite beantwortet worden waren.

Für die Indikation zur operativen Behandlung, d.h. zur Osteosynthese, sind zunächst zwei Zeitpunkte zu unterscheiden. Der primäre deckt sich mit dem Behandlungsbeginn, d.h., hier ist die Entscheidung zu treffen, ob eine konservative Therapie als ausreichend anzusehen ist, oder aber ob nach Art und Lokalisation der Fraktur von vornherein eine Osteosynthese vorzuziehen ist. Als zweiter Zeitpunkt ist der Augenblick anzusehen, in dem sich ein Mißerfolg konservativer Erstbehandlung abzuzeichnen beginnt. Hierin besteht Übereinstimmung der Teilnehmer, weil vor allem von den Herren Rehn, Weller und Witt herausgestellt wird, daß man auch die Sekundärindikation nicht unnötig lange verzögern sollte.

Für die Art der konservativen Behandlung bleiben die klassischen Grundsätze von Lorenz Böhler unbestritten. Sie werden hier nicht zum Gegenstand der Diskussion gemacht.

Besonders breit wird dagegen die Frage, welche Art Osteosynthese im Einzelfall zu bevorzugen sei, erörtert. Hier zeigt sich sehr bald, daß bei mancher Gegensätzlichkeit im Detail in grundsätzlichen Fragen weitgehende Übereinstimmung besteht. Die unterschiedliche Anwendungsbreite der verschiedenen Osteosyntheseverfahren, die sich gerade am Unterschenkelbruch abzeichnet, ist offenbar als Grund dafür anzusehen — wie Rehn ausführt —, daß diese Frakturen seit Entwicklung der Druckosteosyntheseverfahren noch nicht wieder zum Zentralthema von Kongressen gemacht wurden. Im folgenden wird der Versuch unternommen, die Indikationen zur Marknagelung bzw. zur Kompressionsosteosynthese gegeneinander abzugrenzen. Es zeigt sich, daß bei Querbrüchen, kurzen Schrägbrüchen, die das mittlere Drittel der Tibia betreffen von allen Gesprächsteilnehmern die Marknagelung bevorzugt wird. Herr Weller betont diese Auffassung ausdrücklich auch für die Indikationsskala, wie sie von den Vertretern der Schweizer Arbeitsgemeinschaft für Osteosynthesen entwickelt wurde. Diese Frakturen werden im allgemeinen auch nicht als eine Indikation zur konservativen Therapie betrachtet, weil die Marknagelung, wenn sie gedeckt durchgeführt werden kann, worauf J. Böhler hinweist, als überlegen anzusehen ist. Das gilt vor allem im Hinblick auf die Nachbehandlung, die ohne wesentliche Problematik ist, wenn eine zu frühe Belastung vermieden wird. Wegen der Kürze der formschlüssigen Markhöhlenstrecke wird als ausreichende stabile Osteosynthese, die auch eine frühzeitige Belastung rechtfertigen würde, ausschließlich die Marknagelung nach Aufbohren der Markhöhle angesehen. Die von mancher Seite behauptete Gefahr einer endostalen Schädigung mit folgender Beeinträchtigung der Knochenneubildung ist offenbar nicht sehr hoch einzuschätzen.

Der Haupteinwand gegen die Marknagelung bei Tibiafrakturen, die den unmittelbaren Bereich der Schaftmitte überschreiten, besonders nach distal, wird in der unzuverlässigen Rotationsstabilität gesehen. Diese Rotationsstabilität beträgt, wie Mittermeier ausführt, etwa 10—20 cm·kp, d.h., es genügt ein Gewicht von etwa 1 kg, um am entspannten Unterschenkel eine Rotation über den Hebel des Fußes herbeizuführen. Aufgrund dieser Tatsache ist allgemein zu empfehlen, bei Zweifel an ausreichender Stabilität auch den genagelten Unterschenkelbruch durch einen Gipsverband noch zusätzlich zu stabilisieren. Gerade in dieser Frage jedoch wird von anderer Seite, z.B. Rüedi und Schweikert, die Überlegenheit der Druckosteosyntheseverfahren herausgestellt, da diese auch die erforderliche Rotationsstabilität gewährleisten. Übereinstimmung besteht darüber, daß je mehr sich der Unterschenkelbruch einer Grenzsituation nähert, die individuelle Erfahrung des Operateurs ausschlaggebend für die Wahl des Behandlungsverfahrens sein sollte. Damit sind im Einzelfall auch Kompressionsnägel zu verstehen, wie sie in verschiedener Form bereits entwickelt worden sind. Sie gestatten auch bei sehr distalen Frakturen, für die die einfache Marknagelung als unzulänglich anzusehen wäre, noch die intramedulläre Osteosynthese durchzuführen.

Die Frage nach dem Zeitpunkt der Belastung ist für die Marknagelung sicher günstiger zu beantworten als für die Plattenosteosynthese. Hier führt Herr Mittermeier aus, daß es entscheidend ist, die Platte auf der Seite der natürlichen Zuggurtung, wie sie durch die Lage der Muskulatur am Unterschenkel vorgegeben sei, d.h. lateral hinten, bessere Bedingungen zu schaffen, da in diesem Falle unter der Belastung kein Klaffen im Frakturbereich und damit eine Biegebeanspruchung der Platte zu erwarten sei. Herr Schweikert weist darauf hin, daß die große Zahl der Polytraumatisierten eine konservative Behandlung der Unterschenkelfraktur von vornherein ausschließen läßt und die Durchführung einer Osteosynthese häufig bereits aus pflegerischen Gründen erforderlich macht.

Nach der Indikation zum Osteosyntheseverfahren wird die Frage einer primären Spongiosaplastik erörtert, die für die verzögerte Callusbildung eine klare Indikation besitzt. Bei der frischen Fraktur wird sie in jedem Falle – hierin herrscht Übereinstimmung bei den Gesprächsteilnehmern – zur Unterfütterung knorpeltragender Anteile, d.h. gelenknaher Brüche, verwendet, speziell wenn infolge von Trümmerzonen ein Substanzdefekt besteht. Reine Schaftbrüche werden nur in Ausnahmefällen mit einer Spongiosaplastik zu versehen sein, die dann jedoch im allgemeinen in Kombination mit der Druckplattenosteosynthese zur Anwendung gelangt.

Diskutiert wird weiterhin die Frage der percutanen Cerclage bei Drehbrüchen an der Grenze vom mittleren zum distalen Drittel, ein Verfahren, das von Götze entwickelt wurde und sich speziell im Ostalpengebiet besonderer Beliebtheit erfreut, wie von Herrn Böhler ausgeführt wird. Trotz der Bedenken, die grundsätzlich gegen die mangelnde Stabilität durch Drahtcerclagen vorgebracht werden (Weller, Mittermeier) sind gute Ergebnisse nicht abzustreiten. Sie werden auch von Witt bestätigt, der zahlreiche in dieser Weise behandelte Verletzte nachuntersuchen konnte. Gegen eine zu frühzeitige Belastung derartiger Osteosynthesen auch in Gipsverbänden werden Bedenken vorgebracht. Es scheint, daß eine gewisse Belastungsstabilität lediglich bei intakter Fibula nach einigen Wochen angenommen werden kann. In einer kurzen Zwischenfrage wird festgestellt, daß Fettembolien bei Marknagelungen von keinem Teilnehmer mehr gesehen werden und daß als beste prophylaktische Maßnahme die Schockprophylaxe zu gelten hat.

Als letzter Punkt wird die Behandlung der offenen Unterschenkelfraktur eingehend besprochen. Hier sind durch die in den Vorträgen herausgestellten Ansichten Auffassungen deutlich geworden, die einen Wandel allgemeinchirurgischer Prinzipien erkennen lassen. Die alte Forderung, zunächst aseptische Hautdeckung unter spannungsfreien Bedingungen anzustreben, ehe ein Eingriff am Knochen selbst in Frage kommt, ist heute von der Erkenntnis abgelöst, daß Stabilität des Knochens gleichzeitig die besten Voraussetzungen für die Wundheilung herstellt. Besteht daher nicht ein schwergeschädigtes Weichteiltrümmerfeld, so ist auch bei der offenen Fraktur eine Plattenosteosynthese vertretbar, wobei die Entscheidung, ob ein primärer spannungsfreier Wundverschluß mit plastischen Verfahren herbeigeführt werden soll, oder aber als Sekundärmaßnahme in Frage kommt, im Einzelfall entschieden werden muß. Das Osteosynthesematerial — in keinem Falle ein Marknagel — soll möglichst fern vom zerstörten Weichteilgebiet eingebracht werden. Es ist jedoch daran festzuhalten, daß in Zweifelsfällen die Stabilisierung des Knochens durch äußere Spanner das risikoärmere Verfahren darstellt. Mit der Mahnung, bei der offenen Fraktur im Einzelfall strengste Maßstäbe anzulegen, wird das Podiumsgespräch abgeschlossen.

Situation der Sportmedizin in der Bundesrepublik Deutschland

H. Mellerowicz, Berlin

Aus internistischer Sicht

1. Sport und Medizin

Die technische Zivilisation hat unser Leben und unsere Umwelt verändert — in den letzten 100 Jahren mehr als in Tausenden Jahren zuvor. Sie hat auch das Spektrum der Krankheiten, unter denen die Menschen leiden, verändert. Die Infektionskrankheiten sind nicht mehr die größte volksgesundheitliche Gefahr wie noch vor wenigen Jahrhunderten im Mittelalter. Krankheiten, die unsere technische Zivilisation selbst durch Mangel an Bewegung und körperlicher Arbeit, Überernährung und andere Faktoren bewirkt, werden immer häufiger. Sie machen zur Zeit bereits nach den vorliegenden Morbiditäts- und Mortalitätsstatistiken einen Anteil von mehr als 40—50% aus.

Die Technik hat uns manche Segnungen gebracht. Sie droht zum Fluch zu werden, wenn wir sie nicht beherrschen lernen. Die Technik ist für den Menschen da und nicht der Mensch für die Technik. In der derzeitigen Situation hätte die Medizin den Sport für Jedermann erfinden müssen, wenn er sich nicht aus einem natürlichen Selbsterhaltungstrieb des Menschen gegen die zunehmende Stillegung, Verkümmerung und Degeneration unseres Körpers entwickelt hätte.

Die herkömmlichen Mittel und Methoden der Medizin versagen ätiologisch mehr oder weniger gegen die neuen Mangelkrankheiten unserer Zeit. Die moderne Medizin hat ihr ständiges Ansteigen in den letzten 5 Jahrzehnten nicht verhindern können. In dieser Situation hat die Sportmedizin in der BRD und in allen technisierten Ländern ihre große säkulare volksgesundheitliche Aufgabe zu erfüllen. Gegen die Hypokinetosen und Wohlstandskrankheiten unserer Zeit ist körperliches Training in bestimmter Qualität und Quantität eins der wirksamsten Mittel der Prävention und Rehabilitation. Die Sportmedizin ist die präventive und rehabilitive Medizin der technischen Zivilisation.

Aber jedes Heilmittel wird zum Übel, wenn es im Übermaß genommen wird. So sind die Sportverletzungen und Sportschäden durch Fehl- und Überbeanspruchung zu verstehen, die Sie vor allem sehen. Im Sport wie stets im Leben kommt es darauf an, das rechte Maß zu finden. Die rechte Dosierung ist wesentlich in der Therapie wie in der Prävention und Rehabilitation durch sportliches Training.

„Die Funktion bildet das durch Vererbung angelegte Organ aus, erhält es und fördert es." Das ist ein Naturgesetz, welches für alle Lebewesen und auch für den Menschen gilt (von dem bedeutenden Anatomen Roux ist es neu formuliert, aber bereits im klassischen Altertum von den großen griechischen Philosophen und Ärzten erkannt worden). Ohne diese naturgesetzlichen Zusammenhänge von Funktion und Form gäbe es keine Anpassung des Organismus an wechselnde und wachsende Anforderungen der Umwelt und keine Leistungssteigerung.

Fehlende Funktion, widernatürlicher Mangel an Bewegung und körperlicher Leistung lassen die Organe verkümmern, leistungsschwach und in vieler Hinsicht auch morbide, krankheitsanfällig, werden. Unsere moderne, technisierte Zivilisation hat den der Natur entwachsenen Menschen in eine völlig veränderte Umwelt gestellt. Maschinen nehmen ihm fast jede körperliche Arbeit ab, sogar die eigene Fortbewegung. Dafür ist er einer ständig zunehmenden nervösen Beanspruchung und Überbeanspruchung ausgesetzt.

2. Bewegungsmangel in der technisierten Zivilisation

Welche Wirkungen hat Mangel an Bewegung und körperlicher Arbeit auf den Menschen?

Mangel an Bewegung führt zu einer fortschreitenden Verkümmerung und Leistungsschwäche des ganzen Organismus. Die körperlichen Verkümmerungserscheinungen wären weniger bedenklich, wenn sie nicht auch mit einer Neigung zu Dysfunktionen, zu Fehlregulationen und einer offenbar erhöhten Morbidität (für manche Krankheiten) verbunden wären.

Durch Mangel an Funktion, an körperlicher Bewegung, Arbeit und Übung ist eine neue, immer häufiger auftretende Art von Mangelkrankheiten entstanden. Sie sind mit Recht von Krauss, Professor für Rehabilitation in New York, als „Hypokinetic disease", als *Bewegungsmangelkrankheiten*, bezeichnet worden. Sie bewirken einen ganzen Komplex von funktionellen sowie organischen Veränderungen und Krankheitssymptomen, die an fast allen Organen erkennbar werden. Natürlich werden sie nicht nur durch eine überwiegende Ursache, den Bewegungsmangel, ausgelöst — sondern durch eine Vielzahl von konditionalen pathogenetischen Faktoren wie nervöse Überreizung, Über- und Fehlernährung, Rauchsucht u.a. mitbedingt und modifiziert.

Welches sind die Krankheiten, für die Bewegungsmangel mit genügender Begründung als wesentlicher bedingender pathogenetischer Faktor angesehen werden kann?

Es gehören hierzu:

1. die so häufigen Regulationsstörungen des Kreislaufs,
2. manche Formen der Hypertonie,
3. vielleicht die Atherosklerose (es spricht sehr viel mehr dafür als dagegen),

4. die Coronarinsuffizienz und der Herzinfarkt,
5. die vegetativen Dystonien,
6. die Fettsucht — durch Bewegungsmangel bei relativer Überernährung,
7. der Diabetes mellitus

und schließlich manche geriatrische Erkrankungen, die durch eine vorzeitige funktionelle Organschwäche gekennzeichnet sind.

3. *Folgen*

Es läßt sich aus den vorliegenden Krankenstatistiken entnehmen, daß diese Krankheiten und ihre Frühsymptome ≈40—50% des Krankengutes der praktischen Ärzte und Kliniken ausmachen! Mit aus diesen Ursachen heraus reichen trotz aller Fortschritte der Medizin die vorhandenen mehr als 500000 Krankenbetten im Bundesgebiet und West-Berlin immer noch nicht aus, steigt die Krankenversicherungsbelastung des Einzelnen ständig seit Jahrzehnten, müssen in jedem Jahr nach Berechnungen und vorsichtiger Schätzung mehr als 50 Milliarden DM für zum großen Teil vermeidbare Krankheiten und Leistungsminderung und Frühinvalidität aufgewandt werden. Wir werden uns auf die Dauer diesen krankhaften Luxus kaum leisten können!

4. *Organisation der sportärztlichen Arbeit*

Schon vor Jahrzehnten sind Ärztevereinigungen gegründet worden, um neben anderen Aufgaben diese Entwicklung aufzuhalten.

In diesem Sinne ging von Mallwitz bereits 1912 die Initiative zur Gründung einer „Sportärztevereinigung“ aus. 1924 ist der „Deutsche Ärztebund zur Förderung der Leibesübungen“ gegründet worden. Nach seiner Auflösung im zweiten Weltkrieg wurde er 1950 in Hannover als „Deutscher Sportärztebund“ auf Initiative von Dr. W. Ruhemann neu gegründet. Heute gehören ihm 12 Landesverbände mit mehr als 4000 Mitgliedern an.

1928 wurde bei den Olympischen Winterspielen in St. Moritz die Internationale sportärztliche Vereinigung, die „Fédération internationale médicale sportive“ (F.I.M.S.) gegründet. In ihr sind jetzt die sportärztlichen Organisationen von mehr als 40 Nationen zusammengefaßt.

In Deutschland entstanden 1925—1940 vier sportmedizinische Institute in Berlin, Hamburg, Freiburg und Straßburg sowie 10 sportärztliche Untersuchungs- und Beratungsstellen an deutschen Universitäten, die mit hauptamtlich tätigen Sportärzten besetzt waren. Nach dem letzen Krieg haben in der BRD die Universitäten Freiburg, Münster, München, Köln, Hamburg, Erlangen, Mainz und Berlin wieder sportärztliche Untersuchungs- und Beratungsstellen eingerichtet. Zu ihren Aufgaben gehören: die sportärztlichen Gesundheits- und Leistungsuntersuchungen der Studenten, die Lehrtätigkeit über „Biologie der Leibesübung“ und „Sportmedizin“ und die wissenschaftliche Arbeit, die sich mit allen biologischen und medizinischen Problemen des Sports und der menschlichen Leistungsfähigkeit befaßt.

In Berlin wurden vor 20 Jahren die „Sportärztliche Hauptberatungsstelle“ und bald darauf 12 sportärztliche Bezirksberatungsstellen gegründet. In ihnen sind bisher mehr als 300000 präventive und rehabilitive Untersuchungen und Beratungen durchgeführt worden.

5. Präventive und rehabilitive Aufgaben

Welche ärztlichen Aufgaben sind in der Sportmedizin zu erfüllen?

1. Zentralproblem der sportmedizinischen Forschung ist die Erhaltung, Förderung und Wiederherstellung der menschlichen Leistungsfähigkeit in Arbeit und Sport. Eine wesentliche angrenzende Fragestellung ist die nach der Wirkung von sportlichem Training auf die körperliche Entwicklung und Gesundheit.

Speziell ist zu erforschen, in welcher Weise durch planmäßige Anwendung funktioneller Reize und anderer Methoden eine optimale Förderung von Funktion, Kondition, von Entwicklung, Leistungsfähigkeit und Gesundheit zu erzielen ist.

2. Die gesicherten wissenschaftlichen Erkenntnisse, besonders der präventiven und der rehabilitiven Sportmedizin, sind zu vermitteln. Wege und Möglichkeiten zur Erhaltung, Förderung und Wiederherstellung der menschlichen Leistungsfähigkeit sind zu zeigen. Diese Lehrtätigkeit wendet sich an Medizin- und Sportstudenten, an Ärzte, Sportlehrer, Leibeserzieher, Betriebsleiter und an die gesamte arbeitende und sporttreibende Bevölkerung.

Die Ausbildung der Sportärzte in einigen Wochenendkursen zu anerkannten Sportärzten hat sich als unzureichend erwiesen. In Berlin sind immerhin 6 sportmedizinische Kurse von 3 Monaten Dauer mit 80 theoretischen und praktischen Stunden in den letzten Jahren durchgeführt worden, an denen mehr als 300 Kollegen teilnahmen. Das sportmedizinische Studium — entsprechend der Vereinbarung der Deutschen Hochschulsportärzte von 1956 — umfaßt eine Ausbildung von 120 Std. Für die Zusatzbezeichnung „Sportmedizin", die bereits in der Mehrzahl der Bundesländer von den Ärztekammern akkreditiert ist, wird eine Ausbildung von 240 Std gefordert. Die Schaffung einer sportmedizinischen Akademie hierfür ist geplant. In mehreren anderen Ländern gibt es bereits den Facharzt für Sportmedizin mit einer etwa 3jährigen Ausbildung. Auch wir brauchen den Facharzt für Sportmedizin mit speziellen Kenntnissen von Training und Leistung und Gesundheitserziehung als Mittel der präventiven und rehabilitiven Medizin in unserem technisierten Zeitalter.

3. Zu den praktischen Aufgaben gehören:

Laufende präventive Gesundheits- und Leistungsuntersuchungen (präventive Kardiologie), leider auch die orthopädische Therapie von Sportverletzungen und Sportschäden.

Untersuchungen von geschädigten, versehrten Menschen und Beratung über Möglichkeiten zur Rehabilitation und Wiederherstellung der Leistung.

Praktische Anwendung von rehabilitiven Maßnahmen, besonders bei Herz- und Kreislaufgeschädigten, auch bei orthopädisch-chirurgischen Erkrankungen u.a.

Durchführung von Eignungsuntersuchungen, ergometrischen Leistungsmessungen und Beratungen über sportliche und berufliche Eignung und Beratung von Sportverbänden, Behörden, Betrieben in leistungshygienischen Fragen.

In der Schule schon muß jedes Kind, jeder junge Mensch zu regelmäßiger Leibesübung, zu Freude an der Bewegung, zu rechter Lust an körperlicher Anstrengung und gesunder Lebensführung erzogen werden. Wir brauchen mehr und bessere Leibes- und Gesundheitserziehung in den Schulen! Jeder Einzelne muß lernen, sich „fit", „in Form", sich gesund und leistungsfähig zu erhalten. Der 2. Weg und die Freizeit- und Erholungsbewegung für Jedermann ist weiter zu entwickeln!

Die öffentliche Aufklärungsarbeit über die Bedeutung der Leibesübungen für die körperliche Entwicklung, Leistungsfähigkeit und Gesundheit ist weiter zu fördern (Gesundheitsämter können und sollen viel mehr tun — in diesem Sinne).

Mehr kleine Spiel- und Sportplätze (nicht große Stadien!), die jedermann, zu jeder Zeit, in jedem Häuserblock zur Verfügung stehen, müssen hierfür geschaffen werden. Die Kosten hierfür werden vielfach an Aufwand für Krankenhäuser, Sanatorien und Apotheken eingespart werden können.

Wir Ärzte müssen — zunächst einmal uns selbst — und unsere Patienten mehr zu regelmäßiger Leibesübung und gesunder Lebensführung erziehen. Mehr tägliche Bewegung und körperliches Training ist zu verordnen! Als Mittel der Prävention und Rehabilitation sind sie in richtiger Dosierung in ihrem Indikationsbereich wirksamer, unschädlicher und billiger als eine Unzahl von nur symptomatischen und prothetischen Mitteln.

Sport als Mittel der präventiven und der rehabilitiven Medizin wird in den kommenden Jahrzehnten mit entscheidend sein für Volksgesundheit, Volkswirtschaft und das Wohlergehen von Jedermann.

Literatur

Krauss, H., Raab, W.: Hypokinetic diseases. Springfield/Ill.: Ch. C. Thomas 1961

Mellerowicz, H.: Präventive Sportmedizin. Berlin: Ergon 1965

Mellerowicz, H.: Präventive Cardiologie. Berlin: Der Senator für Arbeit, Gesundheit und Soziales 1971

Mellerowicz, H.: Bewegungsmangel — und seine Folgen. Das öffentliche Gesundheitswesen **11**, 512 (1967)

W. Groher, Berlin

Aus orthopädisch-chirurgischer Sicht

Nach der ausführlichen Erörterung der Situation der Sportmedizin aus internistischer Sicht gilt es nun, das Thema Sportmedizin aus orthopädisch-chirurgischer bzw. traumatologischer Warte zu betrachten.

Dabei steht im Vordergrund die Frage nach den Aufgaben und Zielen sowie den vorhandenen Möglichkeiten und den sich daraus ergebenden Forderungen. Unter den derzeitigen Gegebenheiten, die sich sicher auch im Laufe der nächsten Jahrzehnte nicht verändern werden, viel eher zu einer weiteren Akzentuierung führen könnten, ruht die Sportmedizin auf zwei großen Säulen:

1. die internistisch-physiologische Grundlage unter Einbeziehung der Biochemie und

2. die orthopädisch-traumatologisch biomechanische, partiell ebenfalls unter Einschluß der Erkenntnisse der Biochemie, so daß hier ein Verbindungsglied dieser beiden, manchmal doch recht konträren Richtungen in der Sportmedizin gegeben ist.

Bei der Betrachtung der Sportmedizin aus chirurgisch-orthopädischer Sicht fällt auf, daß die rein traumatologischen Probleme des Sportes und des Hochleistungssportes in keiner Weise von den allgemeinen Problemen der Traumatologie abweichen, d.h. eigentlich von jedem unfallchirurgisch tätigen Arzt gelöst werden können.

Diese Feststellung trifft sicher für den größten Teil der rein traumatologischen Probleme zu.

Da aber unter den heutigen, im Spitzensport üblichen Trainings- und Wettkampfbelastung auch echte Schäden am Haltungs- und Bewegungsapparat auftreten können, ist hiermit ein Problem gegeben, welches nicht mehr voll in das Gebiet der Traumatologie fällt, vielmehr bereits präventive Überlegungen aufwirft.

Prävention heißt in diesem Zusammenhang:

1. Aufklärung der Aktiven und Trainer über Verletzungsmöglichkeiten,

2. Aufklärung über schädigende Einflüsse, die durch das Training bedingt sind und deren Einfluß auf ein Minimum reduziert werden sollte und

3. Erläuterungen gezielter vorbeugender Maßnahmen zur Pflege von Muskulatur, Sehnen und Gelenken.

Diese aufgestellten Forderungen beinhalten aber bereits, daß sich der beratende Arzt mit dem Sport im allgemeinen sowie mit den speziellen Problemen der unterschiedlichen Sportarten und deren Schädigungsmöglichkeiten befaßt hat und befaßt.

Daraus ergibt sich die weitere Forderung nach Beschäftigung mit der Biomechanik und der Trainingslehre der verschiedenen Sportarten, wobei Grundlagen aus diesen beiden Sachgebieten auch dem Trainer und dem Aktiven vermittelt werden sollten.

Damit ergibt sich zwangsläufig auch die Forderung nach biomechanischer Forschung auf dem Gebiet des Sportes und insbesondere des Hochleistungssportes. Diese Aufgabe sollte vom Sportmediziner, der chirurgisch-orthopädisch tätig ist, mindestens inauguriert, wenn nicht sogar selbst durchgeführt werden.

Neben diesen Aufgaben der Therapie, der Prävention und der Forschung gehört aber auch die Beratung des sporttreibenden Menschen, nicht nur des Hochleistungssportlers sondern auch des Menschen, der die Absicht hat, Sport zum Zwecke der Verbesserung seines Gesundheitszustandes zu betreiben, in den Aufgabenbereich des Sportarztes.

Dem Orthopäden bzw. Chirurgen obliegt dabei besonders die Beratung hinsichtlich der Belastungsfähigkeit des Haltungs- und Bewegungsapparates.

Es sind dabei völlig andere Gesichtspunkte zu berücksichtigen, ob es sich bei der Gruppe um Kinder und Jugendliche handelt, die eine Sportart beginnen wollen, oder um solche, die bereits mehr oder weniger aktiv Sport betrieben haben und betreiben und eventuell sogar bereits zur Gruppe der Hochleistungssportler zählen.

Aber auch die Beratung des alten Menschen bezüglich der Belastungsfähigkeit des Haltungs- und Bewegungsapparates gehört in den Aufgabenbereich des Sportarztes. Noch verantwortungsvoller ist allerdings die Aufgabe der Beratung und insbesondere der Betreuung von Versehrten im Rahmen des Versehrtensportes. Es liegt hier ein Paket von Aufgaben auf dem Tisch, deren Lösung in die Hände des chirurgisch-orthopädisch tätigen Sportarztes gehört.

Es soll in diesem Zusammenhang auch nicht das Für und Wider einer etwaigen Fachausbildung eines Sportarztes diskutiert werden, deren Problematik in den äußerst unterschiedlichen Ausrichtungen physiologisch, internistisch oder aber traumatologisch begründet liegt. Es ist vielmehr Sinn und Zweck, die derzeitige Situation der sportärztlich tätigen Chirurgen und Orthopäden zu beleuchten.

Der Sport, insbesondere aber der Hochleistungssport, rückt offenbar immer mehr von dem ursprünglichen Ziel ab, der Gesunderhaltung des sporttreibenden Menschen zu dienen. Während auf der einen Seite ein erheblicher propagandistischer Aufwand in Fragen der Vorsorge und des Schutzes vor einer gefährdet erscheinenden Umwelt getrieben wird, beobachtet man im Leistungs- und vor allem im sogenannten Hochleistungssport gerade das Gegenteil.

In einigen Bereichen scheint der Sport sogar zu einem Politikum geworden zu sein.

Die enorme publizistische Auswertung vergleichsweise unwesentlicher sportlicher Ereignisse führt zur Überbewertung des Sportes und damit zum Sensationsobjekt.

In die Schußlinie gerät dabei neben dem Sportler nicht selten auch der Mediziner, nämlich dann, wenn er das ihm gemäße ureigene Verhältnis Arzt — Patient durch die zweckbestimmende Beziehung Arzt — Funktionär ersetzt.

Sport ist populär, d.h. geradezu publikumswirksam. Nicht jeder Arzt, dessen Handeln sich eigentlich in der Stille des Ordinationszimmers abspielen sollte, kann der Verlockung nach Teilhaberschaft respektive einem bißchen Glanz der Sonne dieser Publikumswirksamkeit widerstehen.

Die sportliche Betätigung im allgemeinen hat zugenommen, entsprechend auch die Trainingsbelastung sowie die Verletzungs- und Schädigungshäufigkeit. Die ärztliche Betreuung und Versorgung dieser Sportler, die einem Schwerstarbeiter vergleichbare Tätigkeiten durchführen, hat damit allerdings nur bedingt Schritt gehalten.

Es besteht zwar die Forderung, alle Angehörigen der Kader A, B und C, also der Spitzenklasse, zweimal im Jahr medizinisch zu untersuchen, das besagt aber noch nichts über die medizinische Betreuung der Aktiven während des ganzen Jahres und insbesondere während der Wettkampfsaison. Diese Wettkampfsaison erstreckt sich ja in fast allen Sportarten über das ganze Jahr.

Die Betreuung der Kinder und Jugendlichen wird nicht einmal dieser Forderung gerecht, d.h. eine Untersuchung erfolgt oft mehr oder weniger zufällig.

Aber auch das Gegenteil ist unbefriedigend, die Tatsache nämlich, daß aus oft wenig stichhaltigen Gründen Befreiungen vom Sport ausgesprochen werden. Die hierbei angeführten Diagnosen sind geeignet, aus dem betreffenden Kind oder Jugendlichen einen Sportkrüppel zu machen. Hier sollte mit Nachdruck die Forderung erhoben werden, daß bei Sportbefreiung ein Sportarzt eingeschaltet wird.

Tatsächlich stehen jedoch in der gesamten Bundesrepublik nicht genügend geschulte Ärzte zur Verfügung, die ein solches Programm zu bewältigen in der Lage wären. Hinzu kommt das Fehlen geeigneter Zentraleinrichtungen in den einzelnen Bundesländern.

Die vorhandenen sportmedizinischen Untersuchungszentren sowie einzelne sportärztliche Zentren sind in der Mehrzahl nur für den Leistungssport zuständig.

Weiterhin fällt auf, daß die Mehrzahl der Untersuchungszentren, einschließlich der an den Universitäten, zwar über internistisch geschulte Ärzte verfügen, die Verletzungen sowie die Schäden am Bewegungsapparat jedoch zu kurz kommen. Folge davon ist, daß der Aktive und hier sogar der Spitzenathlet sehr häufig auf Eigeninitiative angewiesen ist. Hiervon sind vor allem Aktive aus kleineren Vereinen betroffen.

Den Arzt seines Vertrauens findet der Aktive häufig nicht nur weit, sondern sehr weit von seinem Heimatort entfernt. Es folgt daraus für den behandelnden Arzt, daß im allgemeinen sehr schnelle Entscheidungen zu treffen sind, da mit dem Aufenthalt des Aktiven am Ort des Behandlers erhebliche Kosten verbunden sind. Die Folge ist nicht selten lediglich eine Anbehandlung anstelle einer ausreichenden und gezielten Therapie. Erscheint der behandelte Aktive wieder an seinem Heimatort, wird er durch Trainer, Masseur oder auch andere Sportler schließlich veranlaßt, nunmehr doch den nächsten Arzt aufzusuchen. Es entsteht eine Situation, wie sie oben geschildert und im Bild wiedergegeben wurde.

Die mit häufig wiederholten Injektionen auf schnelle Wiederherstellung abgestellte Therapie geht nur selten mit gründlicher Aufklärung einher; Hinweise auf prophylaktische Möglichkeiten fehlen dementsprechend fast immer.

Eine weitere, nicht selten beobachtete Situation kann durch die Existenz eines Vereins- oder Vertragsarztes entstehen, wenn die besonderen Belange des sporttreibenden Menschen unberücksichtigt bleiben. Der Vereinsarzt, dessen Qualifikation bisweilen nur darin besteht, daß er selbst einmal Sportler war, wird häufig unter einen gewissen Erfolgszwang gesetzt, da er vom Trainer oder vom Vorstand des Vereins bedrängt wird, den Aktiven so schnell wie möglich wieder sportfähig und nicht nur gesund zu machen.

Das gilt selbstverständlich in hervorragendem Maße für den Berufssportler, aber mit zunehmender Leistungsspitze auch für den Amateur. Seine Sporthilfe, soziales Prestige, eventuell sogar berufliches Fortkommen hängen nicht selten von dauernd gezeigten sportlichen Höchstleistungen ab.

Solche Situationen führen gelegentlich zu echten therapeutischen Mißgriffen. So werden z.B. Distorsionen mit Bandschädigungen besonders am Knie- und Sprunggelenk nicht selten unvollständig und zu kurzfristig ruhiggestellt. Der Erfolg ist ein sich über Monate und Jahre erstreckendes Beschwerdebild, das den Aktiven von einem Arzt zum anderen treibt.

Aus Mangel an Erfahrung werden nicht selten schwerwiegende Dinge übersehen: Risse der Achillessehne und des Bicps werden oft ebenso unterschätzt wie Kniebinnenschäden oder auch Risse großer Muskelteile nicht richtig erkannt und somit auch keiner konsequenten Therapie zugeführt.

Die optimale Wiederherstellung derartiger Verletzungsfolgen sollte nur dort erfolgen, wo auch die Möglichkeit zu einer konsequenten Nachbehandlung gegeben ist, deren Endziel die Wiedergewinnung der vollen Sportfähigkeit ist.

Im Augenblick weniger schwerwiegend, auf die Dauer aber auch nicht ohne Folgen sind die z.T. schon vom Aktiven, besonders aber von den Offiziellen geforderten Injektionen zur Beschleunigung des Wiederherstellungsprozesses. Unter dem Eindruck der rasch einsetzenden Wirkung wird allzu oft recht bedenkenlos zur Cortisonspritze gegriffen, ohne zu beachten, daß die Spätfolgen in Begünstigung ligamentärer Instabilität oder gar Infektionen zu voller Sportunfähigkeit führen können. Die Verabfolgung intraartikulärer Injektionen im Fußballtor oder dahinter sollte weiterhin ein Gerücht sein.

Wenn hier unter Hinweis auf Mißstände Forderungen gestellt wurden, sollen andererseits auch die positiven Seiten der derzeitigen Situation der Sportmedizin beleuchtet werden. Im allgemeinen sind diejenigen, die sich um die Verletzungen und Schädigungen der Aktiven bemühen, wirklich Idealisten, die während oder nach der täglichen Arbeitszeit unter zusätzlicher Belastung diese Aufgabe übernommen haben, meistens ohne dafür eine Entschädigung zu erhalten. Häufig werden nicht einmal die Unkosten ersetzt.

Während der Sport und selbstverständlich insbesondere der Hochleistungssport, der ja mit den größten Gefahren verbunden ist, ein Niveau erreicht haben, welches man im Analogieschluß als profihaft bezeichnen könnte, ist leider die medizinische Betreuung dieser Aktiven noch nicht optimal gelöst. Ohne hier ein Werturteil abgeben zu wollen, muß man die größtenteils ehrenamtlichen Ärzte als Amateure im profiähnlichen Geschäft des Hochleistungssportes ansehen.

Hier Änderungen und Abhilfe zu schaffen, sollte ein wesentliches Ziel unserer gemeinsamen Bemühungen sein.

Das Hauptaufgabengebiet der Planung liegt beim Deutschen Sportärztebund, aber auch beim Bundesausschuß zur Förderung des Leistungssports, deren Aufgabe darin zu sehen sein wird, hierfür Modelle auszuarbeiten.

Hinsichtlich der allgemeinen Aktivitäten sollte mit dem Deutschen Sportbund gemeinsam vorgegangen werden, der sich mit seinen Forderungen in Form eines Memorandums von Anfang November 1973 an die Regierung und an die politischen Parteien gewandt hat. Dieses Memorandum beginnt mit folgendem Satz:

„Die Forderung nach einer besseren Qualität des Lebens setzt auch dem Sport neue Maßstäbe und Ziele".

Auf dieser Basis sollte auch die sportmedizinische Betreuung eine gewisse zentrale Steuerung erfahren.

Modellcharakter weisen die im Entstehen begriffenen und z.T. bereits vorhandenen sportärztlichen Untersuchungszentren auf. Hier ist besonders das Untersuchungszentrum Frankfurt a.Main zu nennen; aber auch Berlin als Stadtstaat naturgemäß allgemein begünstigt, besitzt in Form seiner sportärztlichen Bezirksberatungsstellen, der sportärztlichen Hauptberatungsstellen sowie des Leistungszentrums Sportmedizin den Verhältnissen entsprechend günstigere Bedingungen.

Mit einer sich ausweitenden sportärztlichen Betreuung auf chirurgisch-orthopädischem Gebiet auch für die Sportanfänger aller Altersgruppen sowie regelmäßige Kontrolluntersuchungen sporttreibender Menschen ergeben sich aber weitere positive Aspekte. Es werden hierdurch Reihen- und insbesondere Längsschnittuntersuchungen möglich, die wiederum Erkenntnisse in bezug auf Belastungsmöglichkeiten und Belastungsgrenzen des Haltungs- und Bewegungsapparates erwarten lassen. D.h. biomechanische Grundlagenforschung, die zweifelsohne noch in ihren Anfängen steckt, würde durch derartige, allerdings gut dokumentierte und reproduzierbare Ergebnisse chirurgisch-orthopädischer Untersuchungsbefunde wesentliche Erkenntnisse beisteuern.

Wie wesentlich biomechanische Forschung ist, beweisen u.a. die Tatsachen, daß z.B. nach ausgedehntem Training auf modernen Kunststoffbahnen gehäuft Beschwerden besonders der Muskeln und Sehnen der unteren Extremitäten beobachtet werden. Ungeachtet dieser, aus Erfahrung gewonnenen Erkenntnisse werden ständig neue Kunststoffbahnen erbaut. Meines Wissens ist bisher keinesfalls geklärt, worauf solche Befunde zurückzuführen sind und welche Konsequenzen daraus gezogen werden sollten.

Ein weiterer Pfeiler der Sportmedizin im allgemeinen aber nicht zuletzt auch der Traumatologie, besteht in der Schulung von Trainern und Aktiven im Hinblick auf biologisch-biomechanische Erkenntnisse der Trainingslehre. Aber auch biologische Grundlagen von Schädigungen und Schädigungsmöglichkeiten durch den Sport sollten gründlicher als bisher zur Kenntnis der Trainer und Aktiven gelangen.

Voraussetzung dafür ist aber eine weitgehende Information und Kenntnisvermittlung theoretischer Grundlagen durch den unterweisenden Sportarzt. Das aber wiederum setzt die Möglichkeit, aber auch die Pflicht zur ständigen Weiterbildung voraus.

Mit diesem Überblick, der sicher noch in mancher Richtung erweitert werden könnte, sollte die derzeitige, nicht in jeder Hinsicht zufriedenstellende Situation der Sportmedizin skizziert werden.

Wenn in diesem Kreis von Unfallmedizinern das Augenmerk auf die besonderen Belange des Sportes und die mit ihm verbundenen Probleme der Verletzungen gelenkt wurde, so sollte damit nicht nur einem allgemeinen Wunsche Rechnung getragen werden, der aus dem Kreis der Mitglieder kam, sondern auch ein allgemeines Interesse für dieses zweifellos stetig an Bedeutung gewinnende Gebiet wachgerufen werden.

II. Rehabilitation

Einleitendes Referat: A. N. Witt, München

Obwohl auf unseren früheren Kongressen bei der Bearbeitung therapeutischer Themen – vor allem der operativen Wiederherstellung – immer wieder auf Rehabilitationsfragen eingegangen wurde, wird bei unserer Gesellschaft heute aber das erste Mal dieses Thema zusammenfassend und umfassend abgehandelt. Es ist also als ein Verdienst unseres Präsidenten anzusehen, der die Wichtigkeit dieser Thematik erkannt hat und hier einmal zur Diskussion stellt.

Es erhebt sich nun die Frage „ist die Rehabilitation eigentlich etwas Neues?"

Als Orthopäde muß ich dies verneinen. Es ist als eine sehr große Leistung der deutschen Orthopädie zu betrachten, die sich der Habilitation und Rehabilitation seit langer Zeit widmet und neben der Psychiatrie zweifelsohne zu den Bahnbrechern dieser Disziplin gehört.

Rehabilitation bedeutet Ertüchtigung des Menschen für das Leben, ihn entweder bei angeborenen Schäden erst an das Leben heranzuführen, und ihn in seiner pädagogischen und beruflichen Entwicklung zu einer sozialen Selbstständigkeit zu bringen oder andere, die bereits im Leben standen und einen schweren körperlichen oder geistigen Schaden erlitten haben, wieder in ihren alten Beruf einzugliedern, bzw. in anderen Berufen wieder selbständig und lebenstüchtig zu machen.

Wenn man heute auch allgemein die Meinung vertritt, daß die Rehabilitation eine Erfindung der angloamerikanischen Staaaten ist, so muß dem entschieden widersprochen werden. Es gibt keinen Zweifel, daß nach dem letzten Krieg gerade in England, Amerika und in befreundeten Staaten der Rehabilitationsgedanke enorm entwickelt wurde und der heutige Stand der Rehabilitation diesen Ländern zum Teil mitzuverdanken ist.

Jedoch ist in dem sehr lesenswerten Buch von Wilhelm Bläsig „Die Rehabilitation der Körperbehinderten" eine interessante Tatsache festgehalten. Bläsig schreibt: „Das Wort Rehabilitation hat sich erst im letzten Jahrzehnt in Deutschland durchgesetzt, obwohl es schon vor mehr als 120 Jahren von dem Staatsrechtler Ritter von Busse für solche Maßnahmen genannt wurde." Derselbe stellte damals schon fest: „Der heilbare Kranke soll vollkommen rehabilitiert werden. Er soll sich zu der Stellung wieder erheben, von welcher er herabgestiegen war. Er soll das Gefühl seiner persönlichen Würde wiedergewinnen, um mit diesem ein neues Leben zu beginnen."

Damit steht also fest, daß es in Deutschland, aber auch in anderen Ländern nicht nur schon Hilfe für körperbeschädigte Menschen gab, sondern darüber hinaus der Begriff der Rehabilitation bereits vor 120 Jahren in seiner vollen Bedeutung geschaffen und niedergeschrieben wurde.

Es ist ja oft im Leben so, daß manches wohl gesagt wird, dann wieder in Vergessenheit gerät und erst, nachdem die Zeit dazu reif ist, die praktische Entwicklung einsetzt und Früchte trägt.

Wichtig ist auch die Feststellung, daß der Rehabilitationsgedanke nicht an den Universitätskliniken und größeren Krankenhäusern besonders gefördert wurde, sondern vor allem in den Krüppelheimen, welche die funktionsgestörten Menschen mit angeborenen, aber auch erworbenen Störungen beheimateten. Derartige Heime wurden im 18. und 19. Jahrhundert gegründet und legten ganz klaren Wert auf die berufliche Entwicklung und das Selbständigwerden des Patienten. Damals gab es natürlich nur wenige Unfallverletzte, aber es wurden immerhin auch Kriegsverletzte zu Rehabilitationsmaßnahmen aufgenommen. Die Erfolge waren, wie aus der Geschichte dieser Anstalten hervorgeht, durchaus gut.

Bereits im Jahre 1832 gründete Nepomuk von Kurz in München eine Erziehungs-, Unterrichts- und Bildungsanstalt für krüppelhafte Kinder. Diese wurde 1855 vom Bayerischen Staat übernommen und ist heute neben der Orthopädischen Universitätsklinik in München eine segensreiche Einrichtung.

Der Arzt A. H. Werner hat 1841 in Ludwigsburg eine Stiftung für verkrüppelte Kinder geschaffen. 1855 wurde von Camerer u. Heller in Stuttgart unter dem Namen „Paulinenhilfe" eine Armenheilanstalt für Verkrümmte gegründet. 1872 — das soll vermerkt werden — errichtete der dänische Pfarrer H. Knudsen in Kopenhagen eine Vereinigung für ein Heim für Krüppel. Seine Absicht war es, wirkungsvolle ärztliche Hilfe und orthopädische Versorgung zu leisten, den Insassen jedoch auch ihren Fähigkeiten und Körperkräften entsprechende Hilfen zur Schulung und Tätigkeit und später auch eine Arbeitsmöglichkeit zu geben, um die selbständige und soziale Stellung dieser Menschen zu verbessern.

Das sind also frühzeitige Gedanken, die— wenn auch moderner — in der heutigen Rehabilitation ebenfalls noch zum Ausdruck kommen. Man hat sich auch zu verschiedenen Organisationen zusammengeschlossen, um das Elend der Körperbehinderten zu verbessern. Ich selbst kann mich diesbezüglich aber nur auf die Entwicklung in Deutschland beschränken.

Die älteste Dachorganisation für Körperbehinderte ist die 1909 von Biesalski gegründete und von Wirtz im pädagogischen Bereich aktivierte *deutsche Vereinigung zur Bekämpfung des Krüppeltums.* Diese prägte bereits immer wieder Rehabilitationsgedanken. Lindemann hat sich über lange Jahre in der Führung dieser Vereinigung Verdienste erworben. Später entstand daraus die deutsche Vereinigung zur Förderung der Körperbehindertenfürsorge, bis sie endlich nach einigen Umbenennungen u.a. zur „*Deutschen Vereinigung für die Rehabilitation Behinderter*" wurde. Heute gibt es eine *Deutsche Gesellschaft für Rehabilitation* und auch eine Zeitschrift „Die Rehabilitation", die durchaus lesenswert ist.

Bei der Fülle von Vorträgen, welche die Einzelheiten bearbeiten werden, muß ich mich kurz fassen. Ich möchte aber doch auf einige, von bedeutenden deutschen Orthopäden geprägte Ausdrücke besonders hinweisen.

Biesalski hat einmal gesagt: „Der Körperbehinderte muß vom Almosenempfänger zum Steuerzahler werden." Er wollte damit ausdrücken, daß dieser durch bestimmte Maßnahmen aus seiner Passivität herausgeführt werden muß und zu einem aktiven arbeitenden Mitglied unserer Gesellschaft wird. Ich glaube, dies ist ein Grundgedanke der Rehabilitationsmaßnahmen überhaupt.

Wenn wir nach einer Definition des von Ritter von Busse geschaffenen und in Amerika wiederentdeckten Begriffes *Rehabilitation* suchen, so gibt es einige Erläuterungen, die uns zeigen, wie man sich die Rehabilitation im Ganzen vorstellen muß.

Kessler, einer der bedeutendsten Rehabilitationsspezialisten der Vereinigten Staaten sagt: „Rehabilitation wird jetzt als der schöpferische Vorgang betrachtet, in welchem die verbliebenen geistigen und körperlichen Kräfte des Behinderten zu ihrer höchsten Wirksamkeit entwickelt und ausgenutzt werden. Es ist eine organisierte und systematische Methode. Durch diese werden die körperlichen und geistigen und beruflichen Kräfte des Menschen so weit verbessert, daß er mit gleichen Aussichten mit dem sogenannten Nichtkörperbehinderten in Wettstreit treten kann."

Hier darf ich ein persönliches Erlebnis, das auch von Allgemeininteresse sein kann, einschalten. Als ich 1958 im Auftrag der Freien Universität eine Studienreise in die USA unternahm, besuchte ich auch Kessler in seinem Rehabilitationszentrum in der Nähe von New York. Er begrüßte mich in Anwesenheit seiner Mitarbeiter und erklärte: „Herr Witt leitet in Berlin die große orthopädische Klinik, die ich mit meinem Lehrer Albée 1921 besuchte und wo uns Biesalski zeigte, wie die Rehabilitation auszusehen hat."

Diese aufrichtige und vornehme Art eines wahren Arztes wird mir immer in guter Erinnerung bleiben.

Biesalski sagt, daß man alle, noch beim Versehrten vorhandenen Kräfte zur höchstmöglichen wirtschaftlichen Selbständigkeit heranzubilden habe. Dabei ist aber gerade Biesalski auch derjenige, der auf die geistigen, psychologischen und moralischen Momente immer besonders hingewiesen hat.

Hoske glaubt Rehabilitation so auslegen zu können, daß er sagt: „Rehabilitation bedeutet Wiederherstellung der Lebenstüchtigkeit." Dabei ist nicht gemeint, daß eine völlige Wiederherstellung des körperlichen Schadens erreicht werden muß, sondern, daß der betreffende Mensch in der Gesellschaft seinen Platz einnimmt und in Sicherheit leben kann.

Eine besondere, vor allem in Deutschland eingebürgerte Bezeichnung für die Rehabilitation ist das Wort „*Eingliederung*". Wenn jemand in die Gemeinschaft eingegliedert ist, so muß er sich dort auch behaupten und ein befriedigendes Leben führen können, was ja das Endziel jeder Rehabilitation ist.

Die Rehabilitation umfaßt natürlich heute einen sehr großen Personenkreis. Bei diesem handelt es sich nicht mehr allein um Körpergeschädigte, die angeborene oder erworbene Schäden haben, sondern vor allem auch um die große Anzahl der Unfallverletzten, die wir heute zu beklagen haben; zudem die immer noch auf der Welt anzutreffenden Kriegsversehrten. Aber auch die Blinden und Tauben sind in diesen Komplex mit einzuschließen. Heute macht man sich über diese Fragen ernsthaft Gedanken, und selbst die Vereinten Nationen stellten im Jahre 1955 in Wien gewisse Grundsätze für die Rehabilitation auf. In diesen kommt zum Ausdruck: Die Rehabilitation umfaßt ärztlich-medizinische, berufsfördernde und sozialfürsorgerische Maßnahmen, die sich gegenseitig ergänzen müssen, um einen kontinuierlichen, in sich zusammenhängenden Behandlungsplan zu gewährleisten.

Vergessen sind vielleicht die pädagogischen Probleme, denn wir haben eine große Anzahl von Kindern, die nach schweren Unfällen ebenfalls rehabilitiert werden müssen. Bei diesen steht zunächst die schulische Fortbildung und erst später die Berufseingliederung zur Debatte.

Hier muß noch eine Tatsache besonders hervorgehoben werden, die meines Erachtens in der Literatur noch nicht klar genug niedergelegt ist. Es besteht ein großer Unterschied zwischen Menschen, die mit angeborenen Deformitäten auf die Welt kommen, ihre Extremitäten noch nie gebraucht haben und das Gefühl für die praktische Wichtigkeit der Extremitäten in jeder Lebenslage überhaupt noch nie empfanden, und jenen, die ihre Gliedmaßen nicht nur für die täglichen Notwendigkeiten, sondern auch für das Berufsleben benötigt haben und durch ein schweres Schicksal ein oder zwei Extremitäten verlieren. Während der eine vom Schicksal geschlagen ohne Funktion auf die Welt kommt hat ein anderer diese Funktion verloren.

Daraus ist der Schluß zu ziehen, wie verschieden die jeweiligen psychologischen Probleme sein müssen und daß die Führung dieser Patienten im Rahmen der Rehabilitation nicht ernst genug genommen werden kann.

Die Rehabilitation — und das interessiert hier besonders im Rahmen unserer Gesellschaft, die sich ja in erster Linie mit Unfallverletzten zu befassen hat — muß bereits bei der Primärversorgung des Patienten beginnen. Es ist eine vornehme Aufgabe, einen Schwerverletzten vom ersten Moment an so zu führen, daß die Hoffnung auf ein späteres befriedigendes Leben erhalten bleibt, daß Optimismus und Mut des Verunglückten gestärkt und damit die Heilungsmöglichkeiten verbessert werden.

Neben den medizinischen Rehabilitationsmaßnahmen, die nicht nur allein der Arzt, sondern auch die Schwester, der Pfleger, die Krankengymnastin, die Berufsfürsorger und der Pädagoge wahrnehmen müssen und dazu durch ihren eigenen aktiven Einsatz beizusteuern verpflichtet sind, haben natürlich die schulischen und beruflichen Probleme, sowie die sozialen und gesellschaftlichen Faktoren größte Wichtigkeit. Daß in bestimmten Fällen auch die familiären Situationen für die Rehabilitation eine entscheidende Rolle spielen, soll nur am Rand vermerkt werden. Es ist also ein Zusammenspiel vieler Einzelheiten, welche die Rehabilitation bilden. Darin ist auch der Grund zu sehen, weshalb es schwierig ist, die Rehabilitation in die Krankenanstalten einzubauen und zu einer erfolgreichen Methodik zu entwickeln. Selbstverständlich gibt es auch bei uns Schwerpunkte, bei welchen die Rehabilitation in Krankenanstalten eine größere Rolle spielt als bei anderen.

Ich muß mich hier kurz fassen, möchte aber noch andeuten, daß der Staat und große Organisationen wie die Berufsgenossenschaften, Bundesversicherungsanstalten und Landesversicherungsanstalten und andere, die Wichtigkeit der Rehabilitation heute erkannt und auch hohe Geldbeträge investieren, um diese Rehabilitationsmaßnahmen erfolgreich durchzuführen. Es soll dabei aber auch gesagt werden, daß die Rehabilitation nicht nur eine Frage der Wiederherstellung und Eingliederung ist.

Eine wichtige Aufgabe, die oft übersehen wird, besteht darin, die Arbeitsfähigkeit und Lebenstüchtigkeit auch zu *erhalten*. Es muß also fortlaufend eine weitere Fürsorge für diesen Personenkreis gesichert sein.

Auch dies gehört zu den rehabilitativen Maßnahmen, um ein Versagen in Beruf und Leben zu verhindern. Es ist eine Selbstverständlichkeit und ein Wissen für uns alle, daß der Schwergeschädigte eher der Ermüdung und dem Versagen ausgeliefert ist als der Gesunde. Ich darf nur darauf hinweisen, daß der Staat sehr frühzeitig die Notwendigkeit von Kuren in bestimmten Zeitabschnitten für die Erhaltung der Leistungsfähigkeit Versehrter erkannt hat, und damit der Arbeitsfähigkeit. Durch gesetzliche Maßnahmen wurden deshalb die heilgymnastischen Kuren eingeführt.

Zusammenfassend darf ich also sagen, daß die Rehabilitation in der modernen Medizin eine entscheidende Rolle spielt, ganz besonders aber in den operativ tätigen Fächern. Es steht heute einwandfrei fest, daß die Wiederherstellung nicht nur im Operationssaal sondern gerade auch in den nachfolgenden therapeutischen Handlungen garantiert wird. Zeit darf keine Rolle spielen. Das Endziel muß unter allen Umständen erreicht werden. Es heißt, wie ich schon angeführt habe „Bestätigung der Persönlichkeit des Geschädigten, Schaffung der Sicherheit im Leben, Erreichung einer Befriedigung", wie sie auch der Nichtgeschädigte hat und volle Eingliederung mit allen gesellschaftlichen Selbstverständlichkeiten und Rechten, die auch der Gesunde und vom Schicksal nicht Getroffene hat.

Wenn wir das erreichen, dann haben wir eine Forderung der Ganzheitsmedizin erfüllt, und wir Ärzte können uns nach solchen rehabilitativen Maßnahmen auch mit unseren Patienten gemeinsam zufrieden und glücklich fühlen.

F.-W. Meinecke, Bochum

Rehabilitation — eine Gemeinschaftsaufgabe

Es kann im vorliegenden Rahmen keine nach allen Richtungen befriedigende Definition des Begriffes „Rehabilitation" gegeben werden, Bleiben wir also zur Vereinfachung bei den aus didaktischen Gründen getrennten, in Wirklichkeit aber eng ineinander verzahnten Bereichen „medizinische," „soziale," „berufliche" Rehabilitation. Es ist nicht zu übersehen, daß, soweit der Begriff überhaupt Verbreitung findet, darunter mehr und mehr *nur* „Wiedereingliederung in die Arbeit" verstanden wird. Das Ziel jeglicher Rehabilitation ist die Wiedereingliederung in die Familie, in die Gesellschaft und in den Beruf.

Das ist eine einzig vertretbare Reihenfolge, weil sie allein die natürliche, logische und chronologisch durchführbare Entwicklung aufzeigt. Man sollte nun aber die Dinge nicht dadurch auf den Kopf stellen, daß man den Begriff der „*Resozialisierung*" als höherwertiges Rechtsgut in die Debatte einbringt. Es handelt sich hierbei um völlig andere Dinge, wenn auch das Attribut „sozial" aus der Rehabilitation gar nicht auszuklammern ist. Diese geht von einer körperlichen, geistigen oder seelischen dauernden Behinderung aus, während die Resozialisierung nicht in jedem Falle solche „Defektzustände" im medizinischen Sinne zur Voraussetzung hat.

Wenden wir uns also nach diesen grundsätzlichen Feststellungen denjenigen zu, die an der Rehabilitation beteiligt sind.

Im Mittelpunkt steht der Patient. Oft hat man den Eindruck, es handele sich bei ihm um ein Objekt und nicht um ein Individuum, um dessen Wiedereingliederung die Bemühungen einer großen Gruppe Beteiligter ringen muß. In dieser Gruppe kommt dem Arzt die Kernfunktion zu. Dabei ist es völlig gleichgültig, ob er frei praktiziert, in einer Klinik, bei einem Versicherungsträger, in einem Betrieb, im öffentlichen Gesundheitsdienst oder bei der Arbeitsverwaltung tätig ist.

Hier kann der zeitliche Ablauf eine Rolle spielen und so gesehen, ist auch der Arzt in Berufsförderungs- oder Berufsbildungswerken in diesen Kreis einzubeziehen. Es bleibt jedoch schließlich nur die Frage, welcher Arzt zuerst erkennt, daß bei seinem Patienten eine Behinderung im Hinblick auf seine familiären, sozialen oder beruflichen Lebensbedingungen zu erwarten oder bereits eingetreten ist, die besondere Maßnahmen erfordert.

Die *Beurteilung der Gesamtsituation* ist abhängig von den einzelnen Fachgebieten oder Tätigkeitsbereichen, grundsätzlich aber dem medizinischen Bereich vorbehalten. Wird sie rechtzeitig erkannt, — was leider nicht immer der Fall ist —, muß sie Aktivitäten des Arztes wecken, die über das rein Kurative hinausgehen. Das „rechtzeitige Erkennen" ist der einzige Schlüssel, der die Tore zum Erfolg für den Patienten öffnet.

Damit ist aber nur eine Einzelfunktion erfüllt, und es gilt nun, die Weichen für den Ablauf richtig zu stellen. Weichen führen über mehrere Gleise zum Zielbahnhof der vollen Integration. Ein großes Stellwerk kann aber nicht von einem Einzelnen bedient werden, er kann lediglich versuchen, dieses komplizierte System auf diese Zielvorstellung hin zu koordinieren.

Damit komme ich zu der *Gemeinschaftsaufgabe*, ohne die jede Rehabilitation von Anbeginn zum Scheitern verurteilt ist, in der Prestige- und Zuständigkeitsdenken nicht nur fehl am Platze sondern absolut rehabilitationsfeindlich sind.

Die Schwerpunkte der Aufgabenstellung mögen sich im weiteren Verlauf unterschiedlich hinsichtlich der Gemeinsamkeit aller Beteiligten gestalten, dennoch kann auf einen „Koordinator", dem eine entsprechende Ermessensmöglichkeit einzuräumen ist, nicht verzichtet werden. Da es sich um Maßnahmen handelt, die aus medizinischen Gründen einzuleiten und hinsichtlich ihrer Erfolgsmöglichkeiten auch zu beurteilen sind, kann diese Koordination m.E. nur im ärztlichen Bereich liegen.

Das bedeutet nicht, daß nichtärztliche oder nichtmedizinische Fachkräfte unter eine Diktatur gestellt werden sollen. Sie sollen vielmehr innerhalb der Gruppe — entsprechend dem Ablauf des Rehabilitationsverfahrens — entscheidend in das Geschehen eingreifen und gestalterisch wirken können. Die Koordination erfordert mehr Einfühlungsvermögen und Berücksichtigung der Aufgabenstellung aller Mitarbeiter, als ein hierarchisches System.

Die Verantwortung, ob in menschlicher oder in juristischer Sicht, kann aber nur bei Einem liegen. So möchte ich den Begriff der „Gemeinschaftsaufgabe" verstanden wissen. Es geht hier nicht um Weisungsbefugnis und Weisungsgebundenheit. Es kann sich bei dem „Koordinator" nur um die Stellung eines „primus inter pares" handeln.

Der Schwerpunkt liegt nun zunächst auf dem rein kurativen Sektor. In der freien Praxis werden hier wohl vornehmlich Krankengymnastinnen oder Masseure zur Durchführung einer entsprechenden Übungs- und physikalischen Behandlung herangezogen werden. Der zuweisende Arzt muß ihnen neben der Verordnung eine ausreichende Unterrichtung über die spezielle Problematik des Patienten geben. Auch in den Kliniken wird gegen dieses Gebot häufig verstoßen. Das führt mitunter zu Mißerfolgen und zu einem nebeneinander nicht aber zu einem miteinander Arbeiten. Kein Wunder, wenn sich diese Arbeitskräfte nur als „Erfüllungsgehilfen" verstehen, den Patienten dementsprechend nur als Objekt betrachten.

Im klinischen Bereich treten Krankenschwestern und Krankenpfleger in diesen Kreis ein, der schließlich durch Versehrtensportlehrer, Beschäftigungstherapeuten, Arbeitstherapeuten, Sprachlehrer und weitere Kräfte mit spezieller Aufgabenstellung für bestimmte Behinderungsarten erweitert wird. Ihr intensiver täglicher Umgang mit dem Patienten bietet eine ideale Möglichkeit, aus vielen Einzelbeobachtungen ein zutreffendes Gesamtbild über jeden einzelnen Rehabilitanden zu gewinnen. Hier zeichnet sich also schon die „Gemeinschaft" ab.

Der niedergelassene Arzt hat diese Möglichkeiten nicht, kann aber in vielen Fällen aus der langjährigen Erfahrung im Umgang mit dem Patienten, seiner Familie und den Lebensgewohnheiten dieses Kreises schöpfen. Er kann also eine „Gemeinschaft" herstellen, die dem Kliniker nur in sehr begrenztem Maße zugänglich ist.

In beiden Bereichen muß nun, um die weiteren Schritte der Rehabilitation einzuleiten, die Gemeinschaft erweitert werden. Hierzu bedarf es der Einbeziehung der früheren Arbeitswelt einerseits und des „zuständigen Kostenträgers" andererseits. Der letztgenannte Bereich ist vorrangig, weil er die finanzielle Grundlage für die zukünftige Entwicklung sichern muß. Jetzt beginnt für den Arzt die Suche nach dem oder den Kostenträgern.

Es ist kein Geheimnis, daß das Ziel der „*Frankfurter Vereinbarung*" der Bundesarbeitsgemeinschaft für Rehabilitation, *eine* Anlaufstelle zu schaffen, die alle verwaltungstechnischen und versicherungsrechtlichen Fragen aufgreift und klärt, bisher nur in geringem Umfange erreicht worden ist.

Es ist auch keine Frage, daß in der Ärzteschaft, bei den Behinderten selbst und bei vielen der vorgesehenen Anlaufstellen die Information über die gegebenen Möglichkeiten in der Rehabilitation noch einer umfangreichen Vertiefung bedarf. Das betrifft auch die Kenntnisse über die bestehenden Verordnungen und Gesetze.

Leicht ist es im Bereich der gesetzlichen Unfallversicherung, der Kriegsopferfürsorge und der Soldatenversorgung die notwendigen Schritte einzuleiten, da hier die Kosten für Heilbehandlung, soziale Sicherung, Hilfsmittelversorgung und Berufsförderungsmaßnahmen von einem Träger übernommen werden.

Aus diesem Kreis, aus dem Bereich der Rentenversicherungsträger, der örtlichen und überörtlichen Träger der Sozialhilfe und der Arbeitsverwaltung werden nun Berufshelfer, Sozialarbeiter und Schwerbeschädigtenvermittler in die schon geschilderte Gemeinschaft einbezogen. Die Dienststellen dieser Einrichtungen sind aber auch zugleich Anlaufstellen für alle anderen Kostenträger, wenn sie selbst nicht zuständig sind. Es kommt also auf den Zeitpunkt der Information einer dieser Dienststellen durch den Arzt und auf die Aktivität der angesprochenen Stellen an, ob es möglich sein wird, den Rehabilitationsplan noch während der Arbeitsunfähigkeit oder am Krankenbett in Angriff zu nehmen.

Das BSHG beinhaltet die Verpflichtung, dann innerhalb von vier Wochen nach Bekanntwerden eines Rehabilitationsfalles vorzuleisten, wenn der endgültige Kostenträger noch nicht ermittelt ist. Auch in dieser Hinsicht sind die Bedingungen bisher keineswegs ideal, das gilt aber nicht nur für diesen Kreis, sondern ebenso für viele der übrigen Rehabilitationsträger.

Den zuständigen Sachbearbeitern mangelt es oft an Zeit, Sachkenntnis und Ermessensspielraum. Anders kann man es nicht verstehen, daß ein Sozialamt mitteilt, die Kostenübernahme für Hilfsmittel sei Sache des Haftpflichtversicherers und dieser zunächst vom Geschädigten in Anspruch zu nehmen. Insofern sei § 2 BSHG nicht erfüllt. Ein anderes Sozialamt beantwortet den Antrag auf Mithilfe bei der schadensgerechten Anpassung einer Wohnung, man möge den Arzt des Krankenhauses zur Beratung in diesen Fragen heranziehen.

Das geht über die Aufgabenstellung eines Arztes weit hinaus, hier ist der Architekt gefragt. Vertreter zweier möglicher Träger für die berufliche Rehabilitation können sich in Gegenwart des Patienten nicht darüber einigen, wer die Kosten für eine medizinisch-psychologische Eignungsuntersuchung beim TÜV übernimmt. Der eine ist nicht ermächtigt, eine klare Ab- oder Zusage zu geben, der andere könnte zusagen, wenn eine eindeutige Ablehnung vom Gesprächspartner gegeben würde, die aber nicht erfolgt. Noch drei Monate später fehlt die Kostenübernahmezusicherung. Das alles spielt sich auf der Ebene ab, auf der die Rehabilitation beginnt oder beginnen soll.

Die zahlreichen Arbeitsgemeinschaften der einzelnen Träger haben sich auf dieser Ebene noch kaum spürbar ausgewirkt. Finden sich jedoch einsatzfreudige und sachverständige Einzelpersonen aus allen Bereichen zu einer Gemeinschaft zusammen, führen mit dem Behinderten Einzelgespräche und setzen sich schließlich gemeinsam mit ihm an einen Tisch, so kommt es zu einer „Arbeitsgemeinschaft", die wirklich unbürokratisch und ohne vermeidbare Verzögerungen handeln kann. Das läßt sich vielfach durch die Ergebnisse der Arbeit solcher Kommissionen, die in den Kliniken regelmäßig zusammenkommen, beweisen. Bei uns besteht seit 1967 eine solche Gruppe für die Rückenmarksverletzten, die bis heute 213 Patienten, mitunter mehrfach, beraten hat. Die

Zusammenstellung der Ergebnisse läuft zur Zeit und wird später veröffentlicht werden.

Den niedergelassenen Ärzten stehen solche Gruppen nur in den seltensten Fällen zur Verfügung. Sozialarbeiter, Berufshelfer und Schwerbeschädigtenvermittler müssen die häuslichen Gegebenheiten und beruflichen Wiederansatzmöglichkeiten ermitteln und darstellen. Die Ärzte, Therapeuten und Pflegepersonen müssen eine Beurteilung der verbliebenen Leistungsfähigkeit des Behinderten zur Verfügung stellen. Der psychologische Dienst der Arbeitsverwaltung hat ein entsprechendes Eignungsgutachten zu erstellen. Ärzte der Arbeitsverwaltung und der Rentenversicherungsträger haben die Gesamtbeurteilung zu vollziehen.

Nur Ärzte des öffentlichen Gesundheitsdienstes sind berechtigt, dazu Stellung zu nehmen, ob ein Patient als „Schwerbehinderter" anzusehen ist und ob ihm Steuerfreiheit für sein Kraftfahrzeug gewährt werden kann.

Läßt sich das nicht alles leichter und kurzfristiger regeln, zumal der Personalmangel überall offensichtlich ist? Kann ein Psychologe in einem Berufsförderungswerk den Kollegen der Arbeitsverwaltung nicht entlasten; kann bei klaren Tatbeständen nicht der Kollege im Arbeitsamt, in der Rentenversicherung und im öffentlichen Gesundheitsdienst durch die Tätigkeit des niedergelassenen oder klinisch tätigen Arztes entlastet werden? Wird hierdurch nicht die „nahtlose Rehabilitation" erleichtert und beschleunigt? Es bleiben gewiß genügend Aufgaben für die einzelnen ärztlichen Dienste der genannten Stellen übrig.

Sind die häuslichen Voraussetzungen für den Patienten geklärt, kann er zurückkehren. Es bleibt aber eine ständig anwachsende Gruppe junger Schwerstbehinderter und alternder Behinderter, bei denen Unterkunft und Pflege nicht gesichert sind. Dem Sozialarbeiter obliegt es, dann für die Erfüllung dieser Voraussetzungen zu sorgen. Das ist eine Aufgabe, die unter den augenblicklichen Verhältnissen in unserem Lande nur ganz selten zufriedenstellend gelöst werden kann.

Im beruflichen Bereich gilt es zunächst abzuklären, ob eine Wiederverwendung im früheren Betrieb möglich ist. Hier treten die Arbeitgeber, die Werksärzte, die Mitarbeiter, die Schwerbeschädigtenobmänner und die Sozialdienste der Betriebe in unsere Gruppe ein. Das gilt gleichermaßen für den gesamten Zeitraum der beruflichen Tätigkeit des Behinderten.

Sind Arbeitserprobungen und qualifizierte Umschulungsmaßnahmen notwendig oder erwünscht, verlagert sich der Schwerpunkt auf die Berufsförderungswerke mit ihren ärztlichen, psychologischen und Sozialdiensten sowie der großen Gruppe erfahrener Ausbildungskräfte. Die ausbildungsbegleitende ärztliche Betreuung stellt Krankengymnastinnen, Beschäftigungs- und Arbeitstherapeuten und Versehrtensportlehrer im Berufsförderungswerk neue Aufgaben.

Die Gruppe der Rehabilitanden soll alle Arten der Behinderung — soweit nicht ganz besondere Sinnesbehinderungen oder geistige Behinderungen erheblich abweichende Voraussetzungen erfordern — umfassen. Das hat u.a. auch den

Vorteil einer Ausbildungsmöglichkeit in Familiennähe. Es ist mir daher unverständlich, daß in Dortmund-Hacheney vor wenigen Jahren ein Berufsförderungswerk erstellt wurde, das „expressis verbis" Rollstuhlfahrer und Querschnittsgelähmte nicht aufnimmt. Die in diesem Ballungsraum bewußt unterlassene Rehabilitationsmöglichkeit muß nun weiter im süddeutschen Raum gesucht werden.

Im schulischen Bereich und an den Universitäten kommt der Mitarbeit und dem Verständnis der Lehrkräfte und Mitschüler eine hohe Bedeutung zu. Verwaltungen und Bauherren müssen die Gebäude und Unterrichtsräume so anlegen, daß sie für alle Behinderten zugänglich sind. Bei Internaten und Wohnheimen gilt das selbstverständlich ebenso wie für Anlagen und Bauten im öffentlichen Bereich.

Der Behinderte braucht ständig ärztliche Überwachung, die durch niedergelassene Ärzte, Ärzte der Krankenhäuser, der Versicherungsträger, des öffentlichen Gesundheitsdienstes und Werkärzte übernommen werden muß. Die Gesellschaft muß den Behinderten als vollwertigen, leistungsfähigen *Gesunden mit einer Behinderung*, aber nicht als Kranken oder gar „Krüppel" mit psychischen Defekten annehmen und ihm die Wiedererlangung seiner sozialen Stellung erleichtern. Politikern erwächst daraus durch Aufklärung und tätige Hilfe eine große, nie endende Aufgabe.

Sieht man die „Gemeinschaftsaufgabe"so, dann gibt es eigentlich niemanden im Volke, der sich ihr entziehen könnte.

Wenn ich den Behinderten selbst erst jetzt nenne, so hat das einen bestimmten Grund. Man erlebt es immer wieder, daß er vor Lösungen oder Alternativen gestellt wird, die er akzeptieren soll. Es fehlt ihm jedoch häufig an Vorstellungsvermögen über die eigene Leistungsfähigkeit, insbesondere aber über die angebotenen Berufsmöglichkeiten. Die praktische Vorstellung kann durch zeitweilige Beurlaubung in den früheren Lebensbereich und durch optische und unmittelbare Darstellung des neuen Berufsbildes zur Urteilsbildung durch ihn selbst führen.

So scheint mir die Einrichtung von *Krankenhäusern der 2. Stufe* äußerst sinnvoll, da hier bei ärztlicher Betreuung das Selbstverständnis und das Erkennen der eigenen Leistungsfähigkeit des Behinderten für bestimmte Aufgaben am besten gefördert werden kann. Er bleibt nicht mehr Spielball der Gedanken und Überlegungen einzelner Berufsgruppen oder Interessenvertreter. Er wird zum Handelnden, der Entscheidungen aufgrund eigener Kenntnisse selbst fällen kann.

Bei einigen Behinderungsarten bietet die Zusammenziehung der 1. und 2. Stufe in einem Zentrum besondere Vorteile. Die Entlastung der Akutkrankenhäuser durch rechtzeitige Verlegung, der Ausbildungsstätten durch Verhütung nicht realisierbarer Ausbildungsmaßnahmen und der Psyche der Rehabilitanden durch vermeidbare Fehlschläge liegt dabei auf der Hand. Aber auch eine Rehabilitation, die nicht zur Wiederaufnahme eines Berufes führt, muß deshalb nicht unbedingt als „gescheitert" angesehen werden.

Lassen Sie mich zum Abschluß noch ein paar Sätze zu dem Kabinettsbeschluß der Bundesregierung vom 8. 8. 1973 sagen:

Der Übergang vom kausalen zum finalen Denken unter Gleichschaltung der Leistungen der verschiedenen Träger erscheint mir gut und würde einen großen Fortschritt bedeuten. Nach den bisherigen Erfahrungen in der Praxis möchte ich jedoch große Bedenken dagegen anmelden, daß das Bestreben, daß diese Leistungen nunmehr von einer Stelle erbracht werden sollen, gelingt. Die Lösung wäre ideal.

Noch werden dem Behinderten die Zuständigkeitsfragen und der Wechsel der Leistungsträger nur zu deutlich vor Augen geführt und gemeinsame Besprechungen von ihm häufig als „Farce" angesehen. Die erwähnte Vorleistungspflicht der Bundesanstalt für Arbeit bleibt auf Berufsförderungsmaßnahmen eingeschränkt.

Man sollte zu den Beratungen für das „Gesetz über die Angleichung der Leistungen zur Rehabilitation" Praktiker aus allen Bereichen hinzuziehen, die auf der untersten Ebene langjährige Erfahrungen gewonnen haben. Sie werden sicher die Vorstellungen der Vertreter der Leistungsträger und Arbeitsgemeinschaften auf mittlerer und oberer Ebene wirklichkeits- und praxisbezogener befruchten können.

J. F. Scholz, Stuttgart

Methoden und Leistungen der Rehabilitationsmedizin

Die Rehabilitation Behinderter ist als ein einheitlicher und integrierter Prozeß zu sehen, nicht als ein physenhaftes Nacheinander der medizinischen, beruflichen und sozialen Rehabilitation. Zutreffenderweise sollte daher von Maßnahmen oder von Leistungen der Rehabilitation im medizinischen, pädagogischen, schulischen, beruflichen und sozialen Bereich gesprochen werden; teilweise überschneiden sie sich, meist ergänzen und flankieren sie sich gegenseitig, wie z.B. die ausbildungsbegleitende Heilbehandlung während einer Umschulung.

Im medizinischen Bereich gewinnt die Rehabilitationsmedizin eine wachsende und zunehmend eigenständige Bedeutung. Dabei mag dahingestellt bleiben, ob sie sich allmählich als selbständiges Wissensgebiet in der ärztlichen Aus- und Fortbildung etablieren wird — denn jedes ärztliche Handeln muß ja von rehabilitativen Gedanken getragen sein und jeder behandelnde Arzt sollte sich als Rehabilitationsarzt seiner Patienten betrachten —, andererseits werden jetzt auch in der BRD Lehrstühle für Rehabilitationsmedizin geschaffen und in manchen Ländern gibt es schon seit Jahren den Facharzt für Rehabilitation. Das spricht für den Bedarf an Ärzten mit rehabilitationsmedizinischem Fachwissen.

Sinn und Erfolg der Rehabilitationsmedizin liegen nicht nur in einer umfassenden Diagnostik, einer optimalen Therapie und — zur Vermeidung von Rezidiven oder Verschlimmerungen — in einer Prophylaxe, vielmehr wurden bereits 1968 beim Heidelberger Rehabilitationskongreß die „zutreffende Beurteilung der Restleistungsfähigkeit sowie das Training und ggf. die kompensatorische Entwicklung der verbliebenen Funktionen und Fähigkeiten eines Behinderten“ als die Ergebnisse rehabilitationsmedizinischer Tätigkeit bezeichnet (Scholz). Im gleichen Sinne sprachen Witzleb, Halhuber und Jochheim von einem „echten Zugewinn an Funktionen“.

Nicht zuletzt auf Grund der Erfahrungen und Erkenntnisse der Ärzte in den verschiedenen Arten von Rehabilitationseinrichtungen haben sich inzwischen einige spezifische Methoden entwickelt und auch die Leistungen der Rehabilitationsmedizin lassen sich jetzt eindeutig differenzieren.

Drei *methodische Besonderheiten* seien kurz angesprochen:

1. Die Rehabilitationsmedizin erfaßt und umfaßt immer den ganzen Menschen, nicht nur das erkrankte Organ oder Organsystem. Nicht eine Tuberkulose wird rehabilitiert, sondern der tbc-kranke Mensch. Die Erlebnisseite der Krankheit rückt in den Vordergrund und das subjektive Befinden des Behinderten muß dem Arzt ebenso wichtig sein wie der meßbare Befund.

Meist sind durch den dauernden Gesundheitsschaden Soma und Psyche gleichzeitig betroffen, das erfordert eine konsequente Berücksichtigung der Gesamtsituation des Behinderten. Diese kann zum Aufdecken umweltbedingter Bedürfnisse und situativer Schwierigkeiten nicht selten erst durch gezielte Zusammenarbeit von Klinikpsychologen und Sozialarbeitern transparent gemacht werden.

2. Durch die Nutzung aller nur denkbarer Aktivierungsmöglichkeiten erzielt die Rehabilitationsmedizin eine aktive Mitarbeit des Behinderten. Für eine erfolgreiche Rehabilitation im Einzelfall ist diese Mitarbeit eine conditio sine qua non. Die während des oft langwierigen und belastenden Rehabilitationsprozesses vom Behinderten zu erbringende Eigenleistung ist beträchtlich, sie rechtfertigt und erfordert ein partnerschaftliches Verhältnis zum Rehabilitanden. In zahlreichen Rehabilitationszentren hat die Mitbestimmung der aktivierten Behinderten überraschende Erfolge gezeitigt.

3. Die dritte methodische Besonderheit liegt in der Art der Zusammenarbeit des Arztes mit den nichtärztlichen Fachkräften der Rehabilitation. Rehabilitationsmedizinische Leistungen erfordern ein interdisziplinäres Behandlungsprogramm und zu seiner Durchführung ein interdisziplinäres Rehabilitationsteam. Ohne ein solches Team ist Rehabilitation undenkbar und in aller Regel umfaßt das Team nicht nur das klinikeigene Personal.

Jede Teamarbeit stellt nach Paeslack einen Prozeß dar; ein Team, das zur fest definierten und schematisch arbeitenden Institution geworden ist, stehe bereits in der Gefahr der Stagnation, der Fehlentwicklung und des Mißlingens.

Der Arzt als Mitglied des Teams behält Verantwortung und Schlüsselstellung durch seine funktionale Autorität und durch die nur ihm mögliche Bestimmung der funktionellen Belastungsgrenze des Rehabilitanden — er ist dadurch ein wirksamer Schutz gegen jedes Experimentieren und Manipulieren mit dem Behinderten.

Unterschiedliche Verantwortungsgrade und abgegrenzte Verantwortungsbereiche schließen eine gleichwertige und eine gleichwichtige Mitwirkung der einzelnen Teammitglieder nicht aus. Auch die Erstellung des Rehabilitationsplanes im Einzelfall ist Aufgabe der rehabilitationsmedizinischen Teamgruppe, er ist als Ausrichtung und Zusammenfassen primär nicht aufeinander abgestimmter Teilziele auf das Gesamtziel einer umfassenden Rehabilitation zu sehen.

Die derzeitige Entwicklung der Rehabilitation ist charakterisiert durch eine zunehmende Qualifizierung und Differenzierung der Rehabilitationszentren. Die dort tätigen Ärzte bemühen sich um eine eigene Konzeption, sie sehen sich dabei vor die Frage gestellt, was sie *anders*, *besser* und *mehr* tun können als die übliche, zwar bestmögliche ärztliche Behandlung, die aber ähnlich qualifiziert auch in jeder herkömmlichen medizinischen Einrichtung geboten wird.

Auch hier seien wegen der Kürze der zur Verfügung stehenden Zeit wenigstens drei *Leistungen der Rehabilitationsmedizin* hervorgehoben. Es sind dies:

1. das Training der verbliebenen und die kompensatorische Entwicklung neuer Fähigkeiten, also Zugewinn an Funktionen durch die Mobilisierung bis dahin unbekannter oder ungenutzter Leistungsreserven;

2. die zutreffende Beurteilung der individuellen Leistungsfähigkeit eines Behinderten, also die Erstellung des Leistungsprofils, seines negativen und — was wesentlich schwieriger ist — seines positiven Leistungsbildes. Jede Rehabilitation läßt sich nur auf den verbliebenen Funktionen und Fähigkeiten aufbauen;

3. die Vorbereitung des Behinderten auf seine gesundheitliche, soziale und berufliche Situation nach seiner Entlassung.

Er muß im Rahmen der rehabilitationsmedizinischen Betreuung lernen, wie er sich auf die Dauerfolgen seiner Behinderung einzustellen hat und wie er zwischenzeitlich auftretende Krisen, aber auch das verhängnisvolle Vakuum zwischen Krankenhausentlassung und Beginn von Arbeits- und Berufsförderung überwinden kann.

Soziale Therapie und persönliche Hilfe für die Zeit danach — u.a. durch die Beratung am Krankenbett — werden immer mehr zu Gradmessern der Bonität und der Effizienz aller medizinischen Einrichtungen, nicht nur der Rehabilitationszentren. In diesem Sinne haben meine ärztlichen Mitarbeiter bei den Arbeitsämtern in Baden-Württemberg von 1958 bis Ende 1972 an den Beratungen von 60201 Rehabilitanden mitgewirkt, darunter waren 18743 Behinderte mit orthopädischen Schäden, 11168 mit einer Tbc der Atmungsorgane, 6793 mit inneren Krankheiten (außer Herz und Kreislauf), 6144 mit nervösen oder geistigen Störungen und 5514 mit Herz-Kreislauferkrankungen sowie 3134 mit Hirnverletzungen.

Leider mehren sich die Anzeichen, daß der Arzt aus seiner Schlüsselstellung und Leistungsfunktian in der praktischen Rehabilitationsarbeit herausdrängt und auf ein Niveau gedrückt wird, das seinen Pflichten und seiner Verantwortung nicht mehr entspricht. Diesem Trend, der — wenn er sich verstärkt — für alle Behinderten tragisch wäre, könnten die Methoden und Leistungen der Rehabilitationsmedizin entgegenwirken.

Rehabilitanden sind immer in ihrer Gesundheit und Leistungsfähigkeit beeinträchtigte Menschen, für die — wenn es um Leib und Leben geht — der Arzt und nur der Arzt die Verantwortung tragen kann.

W. Faubel, Hamburg

Rehabilitation bei Extremitätenverletzungen

Der Anteil der Gliedmaßenverletzungen an den Arbeits- und Wegeunfällen, wie er sich über mehrjährige Statistiken der gewerblichen Berufsgenossenschaften immer wieder bestätigt hat, liegt zwischen 80–85% aller Verletzungen. Diese Feststellung kann als repräsentativ für das gesamte Unfallgeschehen gelten. Die Verletzungen der Extremitäten sind also weitaus die häufigsten. Sie bestimmen das Bild. Die weitere Aufgliederung ergibt, daß obere und untere Gliedmaßen etwa gleich oft verletzt werden, wobei allerdings der Anteil der Schwerbeschädigten bei den Verletzungen der Beine einschließlich des Beckengürtels wesentlich höher ist als der vergleichbare Anteil bei den Verletzungen der Arme einschließlich des Schultergürtels.

Die Statistik der gewerblichen Berufsgenossenschaften zeigt weiter, daß die Schwere der Verletzung abhängig ist vom Unfallhergang bzw. der Unfallursache. So machen die Verkehrsunfälle auf dem Wege zur Arbeit und von der Arbeit nach Hause, die sogenannten Wegeunfälle, zahlenmäßig nur etwa $^1/_5$ aller in die Statistik einbezogenen Unfälle aus, unter Einschluß der sogenannten Dienstwegeunfälle wenig mehr als $^1/_4$. Daß die hierbei erlittenen Verletzungen aber die schwereren sind, erhellt aus der statistisch ebenfalls erwiesenen Tatsache, daß bei den Verkehrsunfällen über das Doppelte mehr zu Rentenfällen werden als bei den Arbeitsunfällen im engeren Sinne, vom Anteil der tödlichen Fälle bei Verkehrsunfällen ganz zu schweigen.

Posttraumatische Schäden an den Gliedmaßen haben je nach ihrem Schweregrad nicht unbeträchtliche Auswirkungen auf das Arbeits- und Lebensschicksal des Verletzten. Die berufliche Wiederbeschäftigung verlangt nicht selten berufshelferische Maßnahmen. Werden diese nicht erforderlich, kann davon ausgegangen werden, daß der Verletzte wiederhergestellt ist, d.h. die ärztliche Behandlung einschließlich der rehabilitativen Maßnahmen hat zum Erfolg geführt. Der Verletzte kann seine Tätigkeit am alten Arbeitsplatz wieder aufnehmen. Dabei handelt es sich um fast 80% der Verletzten.

Die Schwierigkeiten durch verbliebene Schäden beginnen beim Wege zur Arbeit, ganz gleich ob der Verletzte als Fußgänger, Radfahrer oder Kraftfahrer am Verkehr teilnimmt.

Bei der beruflichen Tätigkeit selbst erlauben z.B. Instabilität oder Fehlstellungen in den Gelenken oder Knochen ständiges oder längeres Stehen während der Arbeit nicht mehr. Arbeiten im Freien, in Nässe oder Hitze sind bei Durchblutungsstörungen als Verletzungsfolgen nicht mehr möglich. Unfallgefährdete Arbeitsplätze verlangen funktionstüchtige und belastungsfähige Gliedmaßen.

Dazu kommen Schwierigkeiten bei den Verrichtungen des täglichen Lebens, wie Anziehen, Essen, Toilettenbenutzung etc.

Ausschlaggebend für die heute erreichbaren guten Erfolge in der Rehabilitationsbehandlung Gliedmaßenverletzter ist die *Krankengymnastik*. Sie geht mit der Primärbehandlung der Verletzungen einher und schließt sich ihr an.

Unter Krankengymnastik versteht man ganz allgemein die Ausführung der Körperbewegungen zu Heilzwecken. Im Vordergrund steht damit klar die Wiedererlangung der Verbesserung der Funktion der Gliedmaßen. Dazu eignet sich die aktive und in vorsichtiger Dosierung auch die passive Bewegungsbehandlung. Hinzu treten spezielle krankengymnastische Behandlungsmethoden, wie z.B. Bestrahlungsbehandlungen, Wärme- und Kälteanwendungen, Föhnen, Stauen, Drosseln und nicht zuletzt die verschiedenen Massagetechniken, von denen die Bindegewebsmassage besondere Bedeutung erlangt hat.

Die wichtigste Arbeitsgrundlage für die Krankengymnastin ist die möglichst vollständige und exakte Information über den Zustand des Patienten durch den Arzt.

Durch die aktive Bewegungstherapie bezwecken wir:

1. Vergrößerung der motorischen Kraft. Wir sprechen dann von Kraft- oder Widerstandsübungen.

2. Vergrößerung des Bewegungsumfanges eines Gelenkes durch Lockerungs- und Dehnungsübungen.

3. Verbesserung der Koordination, d.h. des richtigen Zusammenspiels der Muskeln durch Koordinationsübungen.

Wir können die Kraft eines Muskels erhöhen, indem wir die von ihm geforderte Leistung systematisch steigern durch Widerstands- und Belastungsübungen. Bei Gliedmaßenverletzten, denen es schon Mühe macht, ein Glied gegen den Widerstand der eigenen Schwere zu heben. stellt die Überwindung dieses Widerstandes bereits eine Kraftübung dar. Anderen Verletzten, die infolge von Muskelschwäche durch Atrophie oder Lähmungen nicht imstande sind, den natürlichen Widerstand der Schwere zu überwinden, muß man die Ausführung exakter Übungen erleichtern, indem der Krankengymnast die Bewegungen helfend unterstützt oder die Schwere des Gliedes durch ein Gegengewicht zum Teil ausgleicht. Das ist mit Hilfe von Federspiralen möglich, wie wir sie z.B. in dem Schlingenapparat nach Guthrie-Smith zur Verfügung haben.

Damit haben wir die Überleitung zu den Übungen im Wasser, in dem durch den Auftrieb das Gewicht des Körpers und seiner einzelnen Teile erheblich vermindert wird. Trotzdem muß, um die Bewegungen zustande zu bringen, eine maximale Kraftanstrengung des Übenden verlangt werden, wenn diese Förder- oder Entlastungsübungen die Muskelkraft vermehren sollen. Wir können somit Kraft-, Lockerungs- und Dehnungsübungen unterteilen in

Widerstands- oder Belastungsübungen,

freie oder unbelastete Übungen,

Förder- oder Entlastungsübungen.

Durch die Koordinationsübungen schließlich wollen wir die Zweckmäßigkeit und Sicherheit der Bewegungen verbessern.

Der aktiven Bewegungstherapie steht die passive Bewegungstherapie gegenüber ohne irgendwelches Zutun von seiten des Verletzten selbst. Insofern zählt auch die Massage zur passiven Behandlung.

Heißluft- und Lichtbügelbestrahlungen sind geeignet, die Durchblutung der Gliedmaßen und des Rumpfes anzuregen und damit eine Auflockerung der Gewebe herbeizuführen. Sie werden deshalb zur Vorbereitung der Massage und der Übungsbehandlung angewandt. Wir können ihre — vielfach überschätzte — Wirkung steigern durch feuchte, heiße Packungen, das sogenannte Dünsten. Zu intensive Wärme wird von reizempfindlichen Gelenken und von arteriell durchblutungsgestörten Geweben vielfach schlecht vertragen. Stärkere Hyperämisierungsmethoden sind das Stauen, Drosseln, Föhnen, sowie Eiseinreibungen oder Eispackungen, die sogenannte Kryotherapie, die besonders capillarisierend wirkt und damit die capillare Arbeitslage verbessert. Ihre Anwendung empfiehlt sich bei Kontrakturen und empfindlichen Gelenken, insbesondere Kniegelenken.

Große Bedeutung kommt der Bindegewebsmassage bei der Behandlung posttraumatischer Schäden der Gliedmaßen zu. Da ihre Wirkung im Bindegewebe liegt, ist sie indiziert bei Kontrakturen und Narben, bei allen vegetativen Fehlsteuerungen (Sudeck-Syndrom), Durchblutungsstörungen, Periarthrosen, Arthrosen traumatischer und anderer Genese.

Fehler und *Gefahren* können sich in alle krankengymnastischen Arbeitszweige einschleichen und verhängnisvolle, schwerwiegende Folgen haben. Gefahren ergeben sich z.B. in fehlerhafter Nachbehandlung von Frakturen durch unzureichende Fixation bei passiven Dehnungs- und Widerstandübungen und bei der Mobilisation der Gelenke. Es besteht die Gefahr des Reizergusses im Gelenk, der Gewebsschwellung, der Refraktur. Umgekehrt kann zu spät einsetzende Mobilisationsbehandlung der Gelenke zu Verlötungen und Versteifungen führen.

Vor zu lange durchgeführter Ruhigstellung und krankengymnastischer Untätigkeit ist gerade beim Sudeck-Syndrom eindringlich zu warnen, wenn man nicht schwere knöcherne und Gewebsatrophie und irreparable Versteifungen, vor allem in den kleineren Gelenken, in Kauf nehmen will.

Gutes sahen wir wie andere von der sofortigen funktionellen Behandlung der subkapitalen Oberarmbrüche nach Poelchen besonders bei älteren Verletzten. Hier sind Fehler zu vermeiden bei Pendelübungen ohne genügende Muskelanspannungen oder durch zuviel Gewicht. Armeigenschwere ist meistens ausreichend. Die Gefahren bestehen in Subluxation im Schultergelenk, Schmerzen, Überdehnung und Teilschädigung der nervalen Versorgung mit Schwellung im Hand- und Fingerbereich.

Frühe funktionelle Behandlung zur Mobilisation der Gelenke bei später Belastung hat sich auch bei anderen gelenknahen Brüchen wie der Radiusköpfchenfraktur, der Schienbeinkopffraktur und auch der Fersenbeinfraktur bewährt.

Besonderes Einfühlungsvermögen und ein genau festzulegendes Übungs- und Belastungsprogramm verlangt auch krankengymnastische Nachbehandlung der endoprothetischen Versorgung des Hüft- oder des Kniegelenkes und auch anderer Gelenke. Am Hüftgelenk ist die Kräftigung der der Luxation entgegenwirkenden Muskeln vorrangig. Passive Maßnahmen sind zu unterlassen.

Wertvolle Ergänzungen der Krankengymnastik im Ablauf der medizinischen Rehabilitationsmaßnahmen geben die *Hydrotherapie* und die *Elektrotherapie* ab.

Die Ausnutzung des Reibungswiderstandes im Wasser erfolgt bei der Unterwassergymnastik und Unterwasserbewegungstherapie zusammen mit dem hydrostatischen Druck und der Auftriebskraft. Unterwasserbewegungstherapie ist indiziert bei erhöhtem Muskeltonus, bei Bewegungseinschränkungen und Konstrakturen der Gliedmaßengelenke, Schwellungszuständen und Belastungsschwierigkeiten, bei Lähmungen, sowie zu Koordinations- und Gleichgewichtsübungen und zur allgemeinen Muskelkräftigung. Entscheidend für die Ökonomie der Bewegungen im Wasser ist die Temperatur, was bei der Übungstherapie im Wasser besonders zu berücksichtigen ist.

Von besonderer Bedeutung aus dem Bereich der Hydrotherapie ist für die Behandlung der posttraumatischen Schäden an Gliedmaßen noch die *Unterwassermassage* und das *Schwimmen.*

Der Wert des Schwimmens ist hinlänglich bekannt. Das Wesentliche ist die belastungsfreie Bewegung im Wasser bei gleichzeitiger Betätigung fast aller Muskelgruppen. Kontraindikationen ergeben sich nur aus allgemeinmedizinischen Gründen.

Nur Erwähnung sollen noch einige Wärmeanwendungsmethoden finden, wie Parafangopackungen, das Paraffin-Hand- und -fußbad und das Paraffinkneten.

Ein näheres Eingehen auf die Möglichkeiten der *Elektrotherapie* im Rahmen der Nachbehandlung Unfallverletzter verbietet sich aus Zeitgründen. Als wichtig bei der Behandlung peripherer Nervenschäden sei die Anwendung von Schwellstrom und Exponentialstrom hervorgehoben.

Die Wirkung der diadynamischen oder Modulationsströme ist in erster Linie Analgesie. In diesen Bereich gehören der Jonomodulator, der Neodynator und das Neuroton. Die Interferenzstromtherapie (Nemectrodyn, Endovac) bewirkt Dämpfung des Sympathicus mit Analgesie. Vegetative Fehlsteuerungen, z.B. bei Sudeck-Syndrom, können günstig beeinflußt werden. Ödeme und Ergüsse werden schneller resorbiert.

Die Behandlung mit und die Wirkung der Kurzwelle als Wärmedurchflutung tiefer gelegener Bezirke, zur Längsdurchströmung von Extremitäten und zur gleichzeitigen Durchflutung beider Arme oder zweier Gelenke ist bekannt. Die Indikationen decken sich mit anderen Formen der Wärmeanwendung. Das gleiche gilt von der Behandlung mit Mikrowellen, Dezimeter- und Radarwellen. Kontraindikationen sind Metall *im* Körper, wie Nägel, Schrauben, Endoprothesen, und Metalle *am* Körper wegen Verbrennungsgefahr, die auch bei Störungen des Oberflächengefühls besteht.

Gleichrangig neben der Krankengymnastik und ihren physikalisch-therapeutischen Ergänzungen steht in der Rehabilitationsmedizin die *Beschäftigungstherapie* (BT).

Ziel der BT ist das Heilergebnis, nicht das angefertigte Werkstück. Dadurch unterscheidet sich die BT grundlegend von der Arbeitstherapie, die den Charakter des Leistungstrainings trägt und zur Erreichung einer Dauerleistung sowie zur Behebung der letzten Krankheitsfolgen dient.

Methodisch ist zu unterscheiden zwischen allgemeiner und funktioneller BT. Die allgemeine BT steht am Beginn aller Maßnahmen und kann überwiegend als Gruppenbehandlung betrieben werden, sofern die Beschäftigung nicht im Krankenzimmer durchgeführt werden muß. Die funktionelle BT soll sich an die allgemeine anschließen. Ihr Hauptanwendungsgebiet liegt in der Behandlung der Funktionsstörungen des Bewegungs- und Stützapparates.

Dabei scheidet die direkte Behandlung ankylosierter Gelenke aus zugunsten der Übung der benachbarten in ihrer Funktion teilgestörten Gelenke. Grundlage der Behandlung bei Schäden am Bewegungs- und Stützapparat ist die Übung von Beweglichkeit, Geschicklichkeit und Ausdauer.

Die gezielte funktionelle BT sollte zumindest am Anfang als Einzelbehandlung durchgeführt werden, nicht zuletzt zum Nutzen einer besseren Kontaktaufnahme zwischen Therapeutin und Patient. Arbeitshilfen, möglichst eigener Entwicklung und Anfertigung sollten gewährt und erprobt werden. Ziel der Behandlung bei Schäden an den oberen Gliedmaßen ist in erster Linie die Wiederherstellung einer ausreichenden Beweglichkeit.

Auch bei Schäden an den unteren Gliedmaßen hat die BT ein weites Betätigungsfeld. Funktionelle Störungen verlangen entsprechend ihrer Schwere graduelle Abstufung der einzelnen Übungen.

Die wichtige Rolle des *Sports* bei der Rehabilitation von Extremitätenverletzten bedarf keiner besonderen Hervorhebung. Von den in Frage kommenden Sportarten wurde das Schwimmen bereits erwähnt. Fast die gesamte Leichtathletik, die meisten Ballspiele – einschließlich Tennis und Golf –, das Reiten, rhythmische Gymnastik und das besonders lustbetonte Tanzen können ebenso wirksam zur Wiederherstellung des Leistungsvermögens und der Gesamtpersönlichkeit des Gliedmaßenverletzten beitragen, wie Wassersport jeder Art, Skifahren, Wandern und sogar Bergsteigen.

Ich konnte nur einen Teil der medizinischen Möglichkeiten bei der Rehabilitation Gliedmaßenverletzter anreißen und aufzeigen. Ich hoffe, daß ich das Wichtigste, wenn auch nur skizzenhaft, Ihnen vorgetragen habe.

V. Paeslack, Heidelberg

Die integrierte Rehabilitation des Rückenmarkverletzten

Verstehen wir heute unter Rehabilitation einen umfassenden, medizinische und soziologische Aspekte gleichermaßen beinhaltenden Integrationsprozeß, so darf die Rehabilitation des Querschnittgelähmten, also des durch eine Rückenmarkschädigung schwer verletzten und behinderten Menschen als eindrucksvoller Modellfall hierfür betrachtet werden.

Die von Ludwig Guttmann entwickelten Prinzipien für die umfassende Behandlung und Reintegration des Paraplegikers und Tetraplegikers haben in den vergangenen 3 Jahrzehnten weltweite Bestätigung gefunden. Danach ist der Weg, der zu einer Wiedereingliederung des im Bereich der unteren Körperhälfte oder gar im Bereich aller vier Gliedmaßen gelähmten Menschen, das Bemühen um seine vollständige Reintegration in Familie, Gesellschaft und Beruf nur dann erfolgreich zu bewältigen, wenn er unter Berücksichtigung aller Aspekte der Therapie und unter Nutzung aller rehabilitiven Möglichkeiten gegangen wird und eine völlige psycho-physische Neuorientierung anstrebt.

Es handelt sich in der Tat um einen in *vielfacher* Hinsicht als Integrationsmodell zu verstehenden Prozeß.

So muß das Bemühen um Beherrschung der primären Katastrophensituation bereits den gesamten prospektiven Krankheitsverlauf berücksichtigen und von der 1. Std an unter den Forderungen eines klar definierten Rehabilitationsziels stehen. Die Voraussetzung hierfür ist das Wirksamwerden eines qulifizierten Rehabilitationsteams einerseits, einer multidisziplinären Kooperation im Rahmen aller am Rehabilitationsprozeß beteiligten Fachdisziplinen andererseits.

Das Prinzip der „*Rehabilitation der ersten Stunde*", das dem therapeutischen Programm zugrundeliegt, besagt, daß wir nicht von einem, in zwei oder gar mehr „Phasen" ablaufenden Geschehen, etwa einer sogenannten kurativen Phase mit Akut- und Intensivbehandlung, vielleicht auch noch einer die ersten Wochen und Monate mitumfassenden Langzeittherapie und *danach* einem zweiten Geschehen, einer von physikalischer Therapie und später sozialen und beruflichen Maßnahmen geprägten „Nachbehandlung" auszugehen haben, die dann — gänzlich zu Unrecht — als Rehabilitation bezeichnet würde. Vielmehr muß bereits das mitunter dramatische Geschehen der ersten Tage und Wochen nach einer schweren Rückenmarkverletzung, während derer die Beherrschung des akuten, motorisch — sensibel — vegetativen Lähmungsbildes im spinalen Schock mit all seinen Folgen alles Interesse auf sich lenkt, Anlaß sein, jede getroffene Maßnahme konsequent auf das spätere definitive Rehabilitationsziel auszurichten. Wie das zu verstehen ist, soll an einigen wenigen Beispielen gezeigt werden:

Der frischverletzte Querschnittgelähmte wird auf Spezialbetten — dem Stryker-Drehbett, dem Stoke Mandeville-Eggerton-Wendebett oder dem sogenannten Pack-Bett dreistündlich umgelagert. Durch Herstellung einer Hyperextension im Bereich des von der Fraktur betroffenen Wirbelsäulenabschnitts wird der Versuch einer bestmöglichen Aufrichtung des geschädigten Wirbels unternommen.

Gleichzeitig aber wird durch eine konsequente Thromboseprophylaxe, durch intensives Kreislauftraining, durch eine von der 1. Stunde an einsetzende Kontrakturprophylaxe und durch das Bemühen um bestmögliche Atemfunktionen eine umfassende „sekundäre Prävention" in die Wege geleitet.

Gelingt es nicht in diesen ersten Stunden und Tagen *Druckgeschwüre* zu *vermeiden*, so wird der Verlauf des gesamten Rehabilitationsprozesses nicht selten auf unabsehbare Zeit verzögert, mitunter vollends in Frage gestellt. Wird nicht für eine *Verhütung* von *Beugekontrakturen* in den Hüften durch die konsequente Extensions-Abduktionsstellung der Hüften und durch das regelmäßige passive Durchbewegen Sorge getragen, so wird dadurch möglicherweise das nach Ablauf von 12–14 Wochen einsetzende Steh- und Gehtraining in Stützapparaten unmöglich gemacht.

Gelingt es nicht, durch regelmäßiges, krankengymnastisches Training – in den ersten Tagen und Wochen vier- bis sechsmal, ggf. bei Tag und Nacht – der Beugekontraktur im Ellenbogen und der funktionswidrigen Fehlstellung der gelähmten Hand beim Tetraplegiker vorzubeugen, so resultiert aus dem Verlust der passiven Überstreckbarkeit des Ellenbogens und aus dem notwendigen Verzicht auf eine sogenannte „Funktionshand" ein späterer zusätzlicher Funktionsverlust, durch den die ohnehin so geringe Aktionsmöglichkeit um weitere 40–50% gemindert wird.

Selbstverständlich dürfen angesichts dieser auf weite Zeiträume zielenden Therapie, die verantwortlich in die Hand von geschulten Krankengymnastinnen und Beschäftigungstherapeutinnen gelegt ist, – die also beim Querschnittgelähmten ebenfalls nicht eine *Nachbehandlung* betreiben, sondern voll in die Maßnahmen der ersten Stunden, Tage und Nächte integriert sind – nicht die Maßnahmen der Intensiv- und Akutbehandlung vernachlässigt werden: Die Beherrschung des im spinalen Schock drohenden Ileus, die auch beim jugendlichen Tetraplegiker drohende Thromboemboliegefahr, Komplikationen an den Atemwegen, die Sorge für die gelähmten ableitenden Harnwege mit der damit verbundenen Verhütung der drohenden Pyelonephritis, die früher das Schicksal so vieler Querschnittgelähmter früher oder später besiegelte.

Ein solches Programm ist nur zu verwirklichen im minutiösen Zusammenwirken einer geschulten und aufeinander eingespielten Arbeitsgruppe – eines Teams – in dem der ärztliche, der pflegerische und der therapeutische Bereich gleiches Gewicht und gleiche Verantwortung besitzen. Das gilt in vielleicht noch eindringlicherer Weise für die nach den ersten acht bis zehn Wochen folgende *Stabilisierungs- und Trainingsphase*:

In einem sich jetzt über 6–8 Std täglich erstreckenden intensiven Therapieprogramm wird der Verletzte in immer stärkerem Maße in den Rehabilitationsprozeß aktiv miteinbezogen: Das krankengymnastische Training bemüht sich zunächst um Erlangung der Sitzbalance, später der Stehbalance, d.h. der Fähigkeit, zum Stehen mit fixierten unteren Gliedmaßen und an einem Stehbrett, später in Stützapparaten im Gehkarren.

Es folgt für alle Paraplegiker, d.h. also für Verletzte mit Schäden am Brust- und Lendenmark die *Gangschulung* in Oberschenkelschienenschellenapparaten. Für alle Querschnittgelähmten läuft parallel hierzu das Training in der Benutzung des Rollstuhls, das Selbsthilfetraining zur Bewältigung der Handhabungen des täglichen Lebens und ein intensives Übungsprogramm im klinischen Sport.

Gleichzeitig werden, in der Regel durch den Sozialarbeiter, in enger Zusammenarbeit mit dem Rehabilitationsberater des Arbeitsamtes, dem psychologischen Dienst und vor allem mit den Angehörigen des Verletzten, die Vorbereitungen für eine Rückkehr in Familie, Beruf und Gesellschaft getroffen. Auch hier kommen dem Arzt, der lernen muß, für ihn ungewohnte Dimensionen der ärztlichen Tätigkeit zu erschließen, die entscheidende Koordinations- und Leitaufgaben zu.

Er wird der wesentliche Partner des Verletzten sein, der in einem solchen Prozeß allerdings mehr und mehr aus der Rolle des Patienten, des „patiens", des Leidenden, Erduldenden, des Be-Handelten in die Position des selbständig Mitwirkenden, Handelnden, des „agens" also, tritt.

Die Hinführung des so schwer Verletzten, der — meist handelt es sich ja um sehr junge Menschen — zunächst begreifen muß, welch definitive Zäsur in seinem körperlichen und psychischen Status erfolgt ist, um ihn zu einer aktiven, die Situation bewältigenden Einstellung zu motivieren, ist die sicherlich wichtigste Aufgabe des Arztes. Dabei ist er wiederum völlig angewiesen auf die zuverlässige Zusammenarbeit, auf die Integration in das Rehabilitationsteam.

Die jetzt skizzierte Aufgabenstellung ist schließlich auch mit der Beendigung der klinischen Behandlung, mit der Entlassung des nun auf Lebenszeit Schwerbehinderten, an den Rollstuhl gebundenen Rückenmarkverletzten nicht beendet, Vielmehr muß durch regelmäßige Kontrolluntersuchungen, durch neuerliche ambulante und stationäre Behandlungsmaßnahmen, insbesondere durch die Krankengymnastin und Beschäftigungstherapeutin und durch die möglichst regelmäßige und enge Kontaktnahme und Kooperation mit dem Behinderten und mit allen Bereichen seiner Umgebung der Versuch gemacht werden, das erreichte Reintegrationsziel abzusichern und das Ergebnis aufrechtzuerhalten.

Die Verwirklichung gerade dieser letzten Forderung stößt auf große Schwierigkeiten. Diese Gründe hierfür liegen beispielsweise in den großen räumlichen Entfernungen zwischen dem Wohnort des Querschnittgelähmten und dem Platz, an dem sich die Spezialabteilung befindet — sie sind aber auch zu suchen in der Struktur der in unserem Lande geltenden sozialen Sicherungssysteme die, abgesehen etwa von der gesetzlichen Unfallversicherung, eine derartige nachgehende Rehabilitation bisher kaum gestatten.

Es ist unmöglich, im hier vorgegebenen Rahmen das gesamte Krankheitsbild der Rückenmarkverletzung und der Rehabilitation des Querschnittgelähmten darzustellen — die skizzierte Situation soll nur Hinweis sein für die Möglichkeiten — sicher auch für die Schwierigkeiten —, die sich beim Bemühen um eine integrierte Rehabilitation ergeben.

R. Plaue, Heidelberg

Operative Maßnahmen zur Rehabilitation Rückenmarkverletzter

Die Rehabilitation Rückenmarkverletzter basiert in erster Linie auf physiotherapeutischen, ergotherapeutischen, psychologischen und berufsfördernden Maßnahmen. Eine Indikation, operativ einzugreifen ergibt sich nicht gerade häufig. Sicher wäre es aber falsch, Wert und Bedeutung operativer Maßnahmen an ihrem zahlenmäßig geringen Anteil messen zu wollen. Ganz überwiegend handelt es sich nämlich um dringliche Operationen, in vielen Fällen um Korrekturen, die eine sinnvolle Rehabilitation überhaupt erst möglich machen.

Jede Phase des komplexen Rehabilitationsgeschehens ist an bestimmte funktionelle Voraussetzungen gebunden. So müssen die Verletzten von Anfang an

Tabelle 1. *Orthopädische Operationen bei Rückenmarkverletzten (Krankengut der Orthopädischen Universitätsklinik Heidelberg, Oktober 1966 — September 1973)*

Art der Eingriffe	Anzahl
Eingriffe an der Wirbelsäule	5
Versorgung von Neben- und Folgeverletzungen	26
Hautplastische Eingriffe	150
Teno- und Myotomien	141
Neurotomien	34
Korrekturosteotomien	15
Abtragung parossaler Ossifikationen	16
Korrigierende Eingriffe an den Zehen	20
Muskeltranspositionen	4
Eingriffe wegen septischer Komplikationen	24
Summe	435

regelmäßig umgelagert werden können. Später, wenn die Wirbelsäule wieder so weit stabilisiert ist, daß die Verletzten aufgerichtet werden können, treten neue Anforderungen hinzu. Die Patienten müssen zum Sitzen gebracht werden. Ein Teil von ihnen soll mit Hilfe von Stützapparaten Stehfähigkeit erlangen. Inwieweit operative Maßnahmen dabei eine Rolle spielen, zeigt eine Auswertung unseres Krankengutes der letzten 7 Jahre (Tabelle 1).

Überraschen mag die geringe Zahl von 5 Eingriffen an der Wirbelsäule selbst. Nur einmal ergab sich die Indikation zur ventralen Fusion wegen verbliebener Instabilität. Tatsächlich wird die Gefahr der Instabilität, die stets als ein Grund für primär operatives Vorgehen genannt wird, häufig überbewertet. Sie ist bei schulmäßiger konservativer Behandlung gering einzuschätzen.

Paeslack u. Michaelis (1973) fanden unter 221 konservativ behandelten Flexions-Rotationsbrüchen der Halswirbelsäule nur 4 Frakturen, die nicht stabil ausheilten. Bei den Verletzungen der Brust- und Lendenwirbelsäule sind die Zahlen noch eindrucksvoller. Parsch u. Paeslack (1973) registrierten im Krankengut unserer Klinik unter 444 konservativ behandelten Fällen nur eine instabil gebliebene Fraktur.

Die Instabilitätsrate erhöht sich allerdings deutlich, wenn Laminektomien ohne gleichzeitige Spondylode durchgeführt werden.

Zur Behandlung von Neben- und Folgeverletzungen nur soviel: Es ist Rücksicht darauf zu nehmen, daß die Patienten regelmäßig umgelagert werden müssen. Die Verletzungen müssen so versorgt werden, daß die Kranken „drehfähig" werden. Hieraus ergibt sich eine erweiterte Indikation zur Osteosynthese. Der Marknagel hat den Vorzug vor der Plattenosteosynthese.

Eine der Grundvoraussetzungen für die Rehabilitation Rückenmarkverletzter ist die Beseitigung bestehender Druckulcera (Tabelle 2). Das Geschwürsleiden schränkt nicht nur die Lagerungsmöglichkeiten der bettlägerigen Kranken ein. Es blockiert auch jede weitere Rehabilitation, indem es die Gelähmten hindert, im Rollstuhl zu sitzen oder Stützapparate zu tragen. Darüber hinaus können notwendige korrigierende Eingriffe an Sehnen, Knochen und Gelenken

Tabelle 2. *Hautplastische Eingriffe wegen Druckgeschwüren*

Lokalisation	Anzahl	
Becken		143
Sacralregion	62	
Sitzbein	54	
Trochanterbereich	24	
Spina iliaca dorsalis	2	
Spina iliaca ventralis	1	
Extremitäten		7
Fersenbein	3	
Außenknöchel	2	
Epicondylus ulnaris	2	
Summe		150

so lange nicht durchgeführt werden, wie die Sterilität durch keimtragende Ulcera bedroht ist.

Bei der Versorgung der Druckgeschwüre ist es wichtig, daß die exponierten Knochenpartien durch ein ausreichendes Weichteilpolster gegen mechanische Einflüsse gesichert werden. Zuverlässigen Schutz bieten in dieser Hinsicht nur gestielte Hautplastiken. Für Ulcera des Beckenringes, die am häufigsten vorkommen, stellt der Schwenk- oder Rotationslappen die Methode der Wahl dar.

Am einfachsten lassen sich Geschwüre über dem Sitzbein decken. Hier genügt im allgemeinen ein einzelner Lappen, der über der jeweiligen Gesäßhälfte gebildet wird.

Schwieriger sind Sacralulcera zu versorgen, bei denen wir deshalb eine besondere Schnittführung anwenden (Abb. 1a–c). Unter Ausnutzung beider Glutealregionen können insgesamt 4 Schwenklappen gebildet werden, in deren Zentrum das Druckgeschwür liegt. Das Spenderareal bleibt intakt und wird für eventuelle künftige Plastiken geschont. In die Schnittführung können auch Ulcera über der dorsalen Spina mit einbezogen werden.

Die größten Probleme können Trochantergeschwüre bereiten, weil in ihrer Umgebung weniger mobilisierbare Haut zur Verfügung steht. Fast immer sind mindestens 2 Schwenklappen erforderlich, die am besten gegenläufig angelegt werden.

Ein ernstes Handicap ist die mehr oder weniger ausgeprägte Spastik der Gelähmten (Tabelle 3). Im Vordergrund stehen Hüftbeugespasmen. Sie können zu schwersten Lendenlordosen führen und machen nicht nur das Stehen unmöglich, sondern behindern auch die Bauchlagerung. Selten genügt hier die Spinamuskelablösung. Meist muß zusätzlich eine Myotomie des mitbetroffenen M. iliopsoas vorgenommen werden.

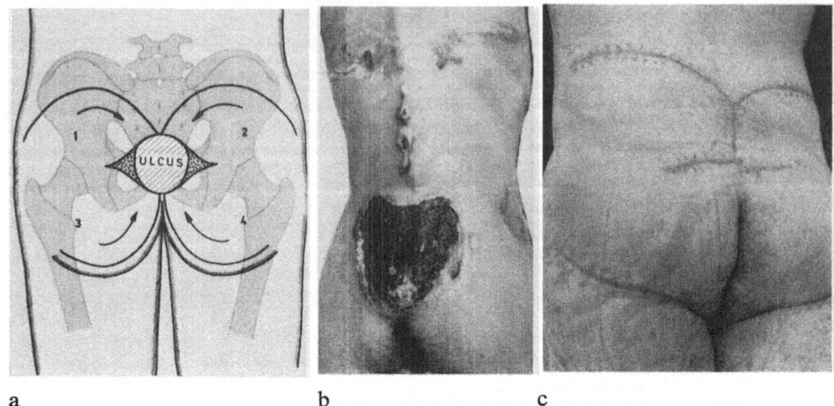

Abb. 1. a—c Deckung von Sacralgeschwüren. Das Ulcus liegt im Zentrum von 4 möglichen Schwenklappen

Tabelle 3. *Eingriffe wegen störender Spastik*

Art bzw. Lokalisation	Anzahl	
A Teno- und Myotomien		141
M. Iliopsoas	23	
Spinamuskulatur	28	
Adduktoren	42	
Kniebeuger	4	
M. Triceps surae	44	
B. Neurotomien		34
N. Obturatorius	29	
Op. nach Stoffel	5	
Summe		175

Fast noch hinderlicher ist die Spastik der Adduktoren, weil sie alle Positionen gleichermaßen erschwert: Das Liegen ebenso wie das Sitzen und Stehen. Hinzu kommen Probleme der Körperpflege. Die Adduktorentenotomie erweist sich meist als ungenügend. Wir haben sie weitgehend verlassen und führen stattdessen zuerst die Obturatoriusneurotomie durch. Nur wenn diese nicht zum Erfolg führt, weil die Muskulatur bereits kontrakt ist, trennen wir die Adduktoren ab.

Der spastische Spitzfuß läßt sich bei Querschnittsgelähmten leicht durch eine Achillotenotomie beheben. Da ein Überwiegen von Antagonisten nicht zu befürchten ist, wohl aber das Spitzfußrezidiv, sind partielle Durchtrennungen des Triceps surae im muskulären Abschnitt (Operationen nach Silverskjöld, nach

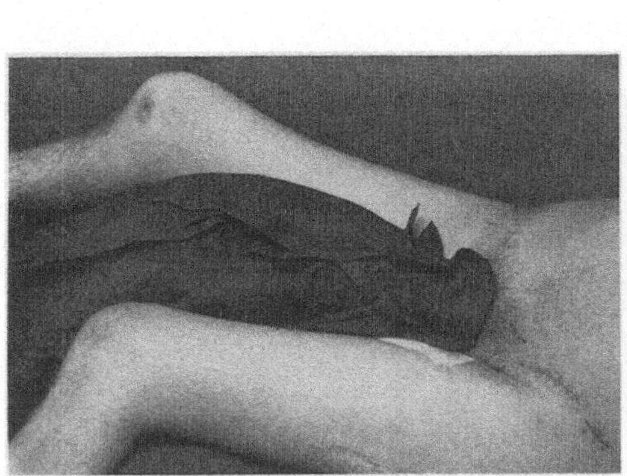

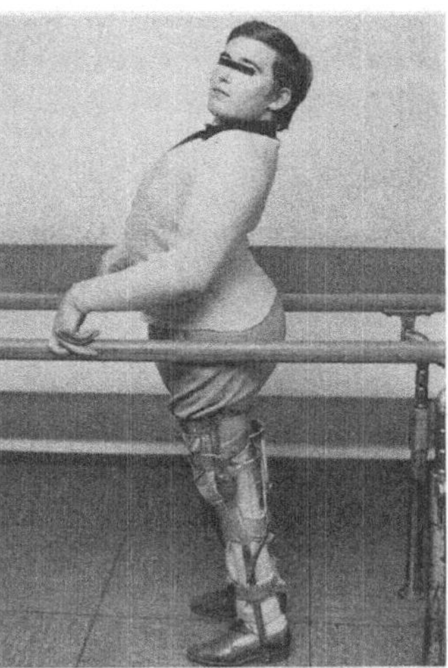

a b

Abb. 2. a und b Kontrakturen beider Hüftgelenke in Beugung und Adduktion (li.) bzw. Abduktion (re.). Kniebeugekontraktur mit gleichzeitiger Valgusdeformität. Korrektur durch intertrochantere und suprakondyläre Femurosteotomien. Der Patient wurde in Apparaten stehfähig

Vulpius und nach Strayer) weniger zweckmäßig. Das gilt sinngemäß auch für die Stoffelsche Operation.

Wenn es erst zu Gelenkkontrakturen gekommen ist, helfen Weichteileingriffe nicht mehr weiter. Dann bleibt nur der Weg der *Korrekturosteotomie* (Abb. 2a und b).

Von paraartikulären Ossifikationen werden überwiegend die Hüftgelenke, seltener Ellenbogen- und Kniegelenke betroffen. Bei der Beseitigung der Ossifikationen ist vor allem der *Zeitpunkt* wichtig. Erst wenn röntgenologisch kein Fortschreiten der Verknöcherungen mehr erkennbar ist und wenn die Aktivität der alkalischen Phosphatase auf Normalwerte zurückgegangen ist, darf operiert werden. Ein Rezidiv wäre sonst unvermeidlich. Wichtiger als die Art des operativen Vorgehens ist die erzielte Mobilität. In der Hüfte soll eine Beugung von annähernd 90° erreicht werden, um die Patienten sitzfähig zu machen.

Zu den übrigen Eingriffen nur wenige Bemerkungen. Bei den Korrekturen an den Zehen handelte es sich durchweg um Hohmannoperationen wegen Krallenzehen. Ein interessantes Kapitel für sich sind die Muskeltranspositionen; in unserem Material 3 Psoasplastiken und 1 Tricepsersatz. Auf sie kann hier nicht näher eingegangen werden. Auch die septischen Komplikationen, für die bei Querschnittgelähmten eine gewisse Disposition besteht, sollen nicht detailliert besprochen werden.

Zweifellos sind operative Hilfen für die Rehabilitation Rückenmarkverletzter unentbehrlich. Eine gedrängte Übersicht unseres Krankengutes sollte zeigen, welche Möglichkeiten und Schwerpunkte sich in dieser Hinsicht ergeben.

Literatur

Paeslack, V., Michaelis, L. S.: Zit. nach V. Paeslack, Ergebnisse der konservativen Behandlung von Flexions-Rotationsfrakturen der Halswirbelsäule mit Querschnittlähmung. Referat. Joint Conference IMSP/VET Scottsdale, Arizona/USA, 29.— 3. 10. 1973

Patsch, K., Paeslack, V.: Spätfolgen der Laminektomie bei Luxationsfrakturen der Wirbelsäule mit Querschnittlähmung. Referat 60. Tagung der Deutschen Gesellschaft für Orthopädie und Traumatologie, 16.— 19. 9. 1973

G. Zrubecky, Tobelbad (Österr.)

Medizinische Grenzen bei der Behandlung Querschnittsgelähmter

Jochheim, Meinecke u. Stoephasius haben erst in jüngster Zeit in einer bemerkenswerten Denkschrift „Zur Neuordnung der Behandlungszentren für Querschnittsgelähmte in der Bundesrepublik“ konstruktive Vorschläge unterbreitet.

Aber auch bei uns in Österreich soll zukünftig die *Rehabilitation* als Pflichtleistung im Allgemeinen Sozialversicherungsgesetz — ASVG — verankert werden.

Ich möchte daher in meinem Referat die *medizinischen* Grenzen der Rehabilitation zur Diskussion stellen.

Bei einer kompletten Querschnittslähmung gibt es *keine* Heilung. Diese Verletzten bleiben zeit ihres Lebens gelähmt. Diese Tatsache ist derzeit — und in naher aber auch überblickbarer Zukunft — unabdingbar.

Das *Ziel* der Behandlung eines Querschnittsgelähmten muß von dieser Tatsache ausgehend ein zweifaches sein: Einmal die noch erhaltenen Funktionen optimal zu nützen, und zum anderen alle sekundären negativen Behandlungsfolgen unter allen Umständen zu verhindern.

Ob die Para-osseo-arthropathien — kurz POA — Unfall- oder Behandlungsfolgen sind, wissen wir noch nicht mit Sicherheit. Die Behandlungsfolgen Decubitus, Kontrakturen und die Sekundärfolgen der Blasenstörung, sind aber fast immer zu verhindern.

Druckgeschwüre sind durch richtige Pflege immer zu verhindern. Dennoch sehen wir auch heute noch bei *vielen* Verletzten, die nicht unmittelbar nach dem Unfall in ein entsprechendes Zentrum eingeliefert wurden, solche ausgedehnte Decubitalgeschwüre. Wir sind aber heute in der Lage, jedes auch noch so große und tiefe Decubitalgeschwür *plastisch* zu decken.

Die Behandlung erfolgt in 3 Phasen

1. Phase: Mechanische und medikamentöse Reinigung des Geschwüres.

2. Phase: „Braunsche Pfropfung". Diese anspruchslose freie Hautplastik heilt auf jeder Unterlage ein. Durch diesen „biologischen Verband" wird erstens aus einer septischen Wunde eine aseptische Narbenplatte und zweitens — und das ist der entscheidende Vorteil — wird der Hautdefekt durch die narbige Schrumpfung wesentlich verkleinert und dadurch erst die Voraussetzung zur

3. Phase: der Behandlung, der endgültigen plastischen Deckung mit einem großen Verschiebelappen geschaffen.

Eine weitere Behandlungsfolge sind *Kontrakturen.* Diese entstehen in der Regel

1. durch paraartikuläre Ossifikationen oder Para-osseo-arthropathien, Abkürzung: POA;
2. durch hochgradige Spasmen.

Die *Ätiologie* dieser POA ist noch nicht endgültig geklärt. Sicher wissen wir aber, daß die Behandlung dieser POA problematisch ist und daher die Entstehung dieser Ossifikationen frühzeitig erkannt und nach Möglichkeit verhindert werden soll, um eine Progredienz dieses pathologischen osteoplastischen Prozesses auszuschalten.

Unsere Erfahrungen zeigen, daß die Entwicklung dieser POA schon im *Anfangsstadium* durch einen Steilanstieg der Alkalischen Phosphatase (AP) — diese ist ein biochemischer Nachweis der vermehrten Osteoblastentätigkeit — und durch eine Anreicherung von Strontium 87 im Knochenszintigramm — als Ausdruck gesteigerter Umbauvorgänge — festgestellt werden kann. Rossier u. Nechwatal haben darüber ausführlich berichtet.

Im letzten Jahr wurden wegen stark erhöhter Phosphatasewerte von 253 in Tobelbad behandelten Querschnittsgelähmten 42 szintigrafiert.

Bei 29 von den 42 Patienten, das sind 69%, zeigte dann auch das Szintigramm eine starke Speicherung.

Die Verlaufs-Analyse dieser Verletzten zeigt, daß der Anstieg der Alkalischen Phosphatase *und* die massive Speicherung im Szintigramm mit dem Beginn der „aktiven Rehabilitation" zeitlich zusammenfallen, anders ausgedrückt, *durch forcierte, nicht dosierte passive Bewegungsübungen wird die Entstehung der POA begünstigt.*

Daraus haben wir folgende therapeutische Konsequenzen gezogen:

1. In der Phase der *Immobilisierung*, d.h. bis zur knöchernen Stabilisierung der Wirbelkörper, *keine* passiven Übungen, sondern nur regelmäßige Lageänderung Regelmäßige AP-Kontrollen.

2. 7—10 Tage nach Beginn der *aktiven Rehabilitation*, d.h. Mobilisierung des Verletzten vom Bett in den Rollstuhl, *wieder* Bestimmung der Phosphatasewerte. Sind diese erhöht, so szintigrafische Untersuchung.

Bei stark erhöhter AP *und* vermehrter Isotopen-Speicherung wird die aktive Mobilisierung auf ein „Selbständigkeitstraining" eingeschränkt.

3. Eine Speicherung im Bereich des Trochanter minor bleibt erfahrungsgemäß lokalisiert. Eine diffuse wolkige Speicherung führt aber häufig zur knöchernen Versteifung des Hüftgelenkes.

Bei dieser diffusen, nicht lokalisierten, vermehrten Isotopen-Speicherung darf daher der Patient nur die *notwendigsten* Alltagshandlungen durchführen.

Das Rehabilitationsprogramm muß also zwangsläufig — von den aufgezeigten Punkten abhängig — „dosiert" werden, um ein Fortschreiten der paraartikulären Ossifikationen zu verhindern.

So waren von unseren 29 Querschnittsgelähmten mit erhöhter POA nach Abschluß einer dosierten Rehabilitation nur 8 nicht vollkommen selbständig. Mitteilungen in der Literatur zeigen aber, daß es in 33—52% nach der Osteotomie *wieder* zu knöchernen Versteifungen kommen kann.

Unsere eigenen Erfahrungen haben gezeigt, daß aber *nicht* die Technik, sondern der richtige Zeitpunkt der Operation über Erfolg oder Mißerfolg entscheidet. Wir führen die Osteotomie daher erst durch, wenn *laufende Kontrollen*

1. des Röntgenbildes zeigen, daß der osteoplastische Prozeß abgeschlossen ist;
2. die Werte der Alkalischen Phosphatase der Norm entsprechen;
3. im Szintigramm keine oder nur mehr eine geringe Speicherung zu erkennen ist.

Eine weitere unabwendbare Unfallfolge einer Querschnittslähmung sind *Spasmen.* Um es vorwegzunehmen: Auch der Behandlung von Spasmen sind derzeit noch sehr *enge* Grenzen gesetzt. Bei solchen Verletzten sind alle Mittel recht, um die hochgradigen Spasmen zu beseitigen oder wenigstens zu bessern.

Die Ausschaltung solcher Spasmen kann durch eine Myelotomie, eine chemische oder chirurgische Rhizotomie erreicht werden. Guttmann injiziert absoluten Alkohol intralumbal. Dadurch wird die Ausschaltung der Spasmen durch eine Stuhl- und Harn*inkontinenz* erkauft. Dieser Preis ist uns zu hoch; wir wenden diese Methode daher nicht mehr an.

Wir haben in Tobelbad von 1971—1973 16 operative Eingriffe am Rückenmark zur Ausschaltung hochgradiger Spasmen durchgeführt:

In 2 Fällen — longitudionale Myelotomie;

in 4 Fällen — Durchtrennung der vorderen, d.h. motorischen Wurzeln in Höhe von L-1/S-1,

und bei 10 Querschnittsgelähmten haben wir die hinteren, sensiblen Wurzeln — ebenfalls in Höhe von L-1/S-1 — durchtrennt.

Die *Ergebnisse*: Nur bei 4 von 16, oder einem Viertel der Patienten, ist es durch die hintere Wurzeldurchtrennung gelungen, die hochgradigen Spasmen *vollständig* zu beseitigen; in 8 Fällen, das sind wieder nur die Hälfte, konnte die Intensität der Muskelkrämpfe herabgesetzt werden. Bei einem Viertel der Verletzten war die Operation überhaupt erfolglos.

Die Analyse dieser Ergebnisse zeigt:

1. Die Rhizotomia posterior zeigt die besten Ergebnisse,

2. aber — und das ist die entscheidende Einschränkung — die Spasmen konnten nur bei einer Läsionshöhe *D-12 und tiefer* vollständig beseitigt werden.

3. Oberhalb D-12 konnten die Spasmen durch die Rhizotomia nur teilweise bzw. überhaupt *nicht* gebessert werden.

Auch erfahrene Neurologen bzw. Neurochirurgen konnten uns diese überraschende Feststellung nicht befriedigend erklären.

Zum Schluß zu den Lähmungshänden der Tetraplegiker:

Bei einer Halsmarkverletzung ist die Wiederherstellung einer Greifform das *zentrale Problem.*

Bei einer Läsionshöhe C-4 und C-5 — diese Patienten können nur den *Ellbogen* etwas beugen, Handgelenk und Finger sind vollkommen gelähmt — kann eine Greifform nur durch einen orthopädisch-technischen Behelf, d.h. eine *Orthese*, wiederhergestellt werden.

Wir verwenden dafür eine *myoelektrisch* gesteuerte Orthese.

Das Prinzip ist einfach. Der gelähmte Daumen ist in Oppositionsstellung fixiert. Zeige- und Mittelfinger können im Grundgelenk gebeugt und so durch einen Bowdenzug eine Greifform gebildet werden.

Durch Hautelektroden werden Muskelimpulse aufgenommen und durch diese wird über einen Motor, der am Rollstuhl befestigt ist, die Orthese myoelektrisch gesteuert.

Mit dieser Orthese können auch *hohe* Tetraplegiker (C-4 und C-5) ohne fremde Hilfe essen, schreiben, eine Zeitung halten und telefonieren.

Tertiäre oder passive Greifformen der Tetraplegiker

Nach einem Bruch des 6. Halswirbels entwickeln solche Verletzte sogenannte „passive oder tertiäre Greifformen". „Tertiär" — in logischer Folge der primären und sekundären Greifformen der menschlichen Hand.

Prinzip der tertiären Greifformen: Die Finger sind gelähmt, nur die Streckung des Handgelenkes ist erhalten. Die schlaff gelähmten Finger werden passiv um einen Gegenstand gelegt. Jetzt wird das Handgelenk *aktiv* gestreckt und dadurch die Beugesehnen der Finger passiv verkürzt und so der Gegenstand aufgenommen.

Operative Wiederherstellung

Da aber die Kraft dieses passiven Greifens erfahrungsgemäß nicht ausreicht, um auch schwere Gegenstände, z.B eine Flasche oder einen Telefonhörer mit einer Hand zu ergreifen, haben wir die Kraft dieser passiven Greifform operativ verstärkt.

Operation: Dabei werden die Beugesehnen der Finger am Unterarm gerafft und in gleicher Sitzung eine Tenodese des Daumens in Oppositionsstellung ausgeführt.

In den letzten 3 Jahren haben wir diesen Eingriff bei 24 Halsmarkgeschädigten ausgeführt. Durch diese in Tobelbad entwickelte Operation wurde die grobe Kraft, nicht aber die Geschicklichkeit der gelähmten Hand, entscheidend verstärkt und so jeder Tetraplegiker in Höhe von C-6 im Rollstuhl von jeder fremden Hilfe unabhängig und vollkommen selbständig.

Ich habe versucht, Ihnen die medizinischen Grenzen bei der Behandlung eines Querschnittsgelähmten aufzuzeigen. Sehr viel weiter sind diese Grenzen nicht geworden, aber: Wo nichts ist, ist auch wenig schon sehr viel.

H. Stoboy, Berlin; B. W. Rich und M. Lee, New York

Die Beurteilung der Leistungsfähigkeit und die Bestimmung des Energieumsatzes rollstuhlfahrender Patienten

Bei rollstuhlfahrenden Patienten spielt die Einschätzung der körperlichen Anstrengung auf dem Wege zum Arbeitsplatz und im Arbeitsbereich eine Rolle. Einige Autoren Gordon [1, 2], Clarke [3], Peizer [4], Evans [5], Lee *et al.* [6], Stoboy *et al.* [7], Hildebrandt *et al.* [8, 9] haben die Netto-Energieausgabe beim Rollstuhlfahren bei etwa vergleichbarer Geschwindigkeit (3–4 km/h) mit 1,5–2,4 kcal/min angegeben.

Für die *Beurteilung der Leistungsfähigkeit* wurden zwei Gruppen von Versuchspersonen VPN) untersucht:

1. 15 gesunde, untrainierte, männliche VPN,
2. 15 rollstuhlfahrende Patienten, darunter 8 Querschnittsgelähmte mit Läsionen im Thorakalbereich und 7 Beinamputierte.

Dazu mußte ein Ergometer so adaptiert werden, daß die VPN, im Rollstuhl sitzend, eine Handkurbelleistung von $^1/_2$ W/kg bzw. 1 W/kg Körpergewicht ausführen konnten. In einem offenen System wurden das Atemzeitvolumen, die Sauerstoffaufnahme, die CO_2-Ausscheidung und die Herzfrequenz registriert. In einem zweiten Versuch fuhren die VPN einen faltbaren Zimmerrollstuhl 5 min lang mit frei gewählter Geschwindigkeit auf hartem ebenen Boden. Dabei wurden die oben genannten Funktionswerte gleichfalls gemessen. Die Geschwindigkeit betrug im Mittel 3 km/h.

Die Ruheherzfrequenz ist bei den Amputierten und Normalpersonen (82/min bzw. 78/min) wesentlich höher ($p < 0{,}02$) als bei den Querschnittsgelähmten (66/min), Abb. 1. Dieser niedrige Wert läßt sich nicht auf einen guten Trainingszustand zurückführen. Nach Miller [10] ist bei Läsionen im Bereich von T 6 und z.T. auch darüber eine Abnahme der Herzfrequenz durch eine Erhöhung des Vagotonus bedingt. Bei einer Leistung von 1 W/kg steigt die Herzfrequenz der Querschnittsgelähmten weit über die der Normalgruppe an. ($p < 0{,}05$). Die Dauerleistungsgrenze, die nach Müller [11] bzw. Grandjean [12] bei einem Anstieg der Pulsfrequenz auf 30/min über dem Ruhepuls erreicht ist, wird von den Querschnittsgelähmten weit überschritten, wenn sie nicht trainiert sind Brauer [13]. Das bedeutet, daß Rollstuhlfahrten für Querschnittsgelähmte nur kurzfristig zumutbar sind.

Unter Ruhebedingungen ist die *Sauerstoffaufnahme* des Normalkollektivs (290 ml/min) deutlich größer als die der Patienten insgesamt (218 ml/min), Abb. 2. Entsprechend verhält sich auch der Ruheenergieumsatz. Die Nettoenergieausgabe beim Rollstuhlfahren entspricht nach Spitzer u. Hettinger [14] einer Geschwindigkeit von 3,6 km/h bei Gehen mit Schnürschuhen auf ebener Tretbahn.

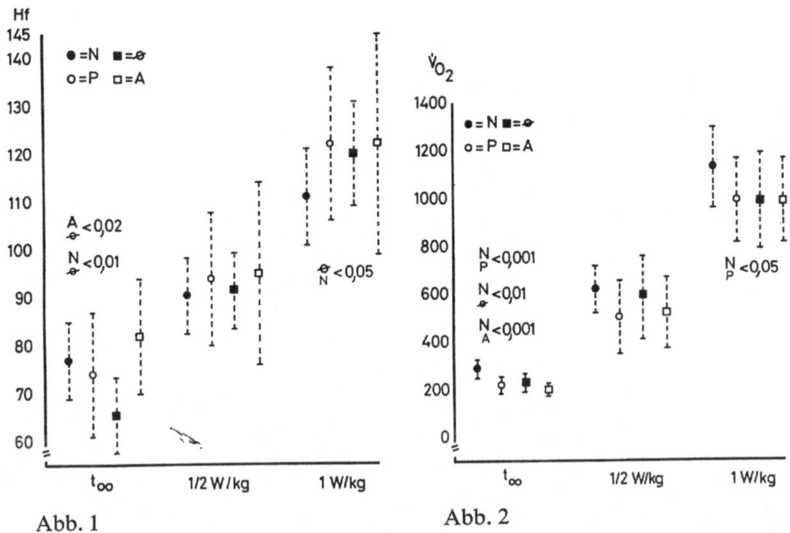

Abb. 1. Herzfrequenz normaler Versuchspersonen (*N*), aller Patienten (*P*), Querschnittsgelähmter (⌀) und Amputierter (*A*) unter Ruhebedingungen (t_∞) und während einer Leistung von $^1/_2$ W/kg bzw. 1 W/kg Körpergewicht

Abb. 2. Sauerstoffaufnahme normaler VPN (*N*), aller Patienten (*P*), Querschnittsgelähmter (⌀), Amputierter (*A*) unter Ruhebedingungen (t_∞) und während einer Leistung von $^1/_2$ W/kg bzw. 1 W/kg Körpergewicht

Im allgemeinen wird der Energieumsatz auf 1 m^2 der Körperoberfläche bezogen. Unter Ruhebedingungen erfolgen nach Aschoff u. Wever [15] 72% der Wärmebildung im Körperkern und nur 18% in der Haut und der Muskulatur. Deshalb scheint eine Verminderung der Wärmeaustauschfläche für die niedrige Sauerstoffaufnahme der Patientengruppe verantwortlich zu sein.

Bei den Amputierten ist der Verlust von Wärmeaustauschfläche offensichtlich. Deshalb wurde nach den Angaben von Fischer bzw. Dempster [16, 17] und unter Benutzung der Wallace-Regel [18] die verlorengegangene Oberfläche von der nach DuBois ermittelten Körperoberfläche abgezogen. Unter Ruhebedingungen besteht nun nur zwischen dem Normalkollektiv (149 ml $O_2/m^2 \cdot min$) und der Gruppe der Querschnittsgelähmten (130 ml $O_2/m^2 \cdot min$) mit einem $p < 0,05$ ein deutlicher Unterschied.

Aus diesem Grunde lag es nahe, bei den Querschnittsgelähmten an eine funktionelle Verminderung der wärmeaustauschenden Körperoberfläche zu denken. Zwischen der Normalgruppe und den Querschnittsgelähmten besteht im *Oberflächentemperaturprofil*, an 10 Stellen des Körpers gemessen, eine mittlere Flächendifferenz von 19,4% (Abb. 3). Subtrahiert man diese Flächendifferenz von der nach DuBois ermittelten Körperoberfläche, so erhält man einen wesentlich niedrigeren Wert, und der signifikante Unterschied zwischen dem

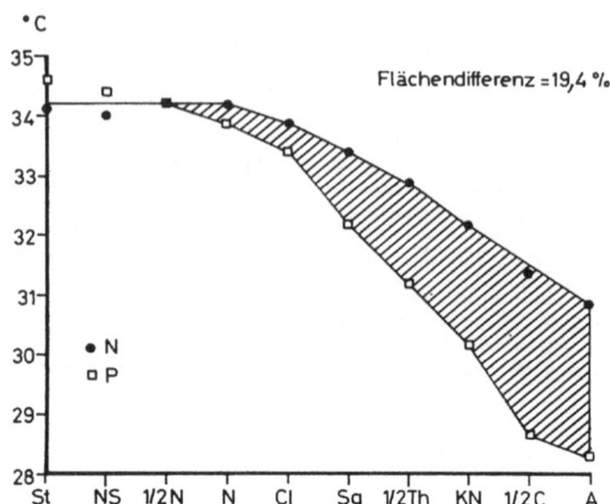

Abb. 3. Unterschiede im Temperaturprofil zwischen normalen VPN (obere Kurve) und Querschnittsgelähmten (untere Kurve)

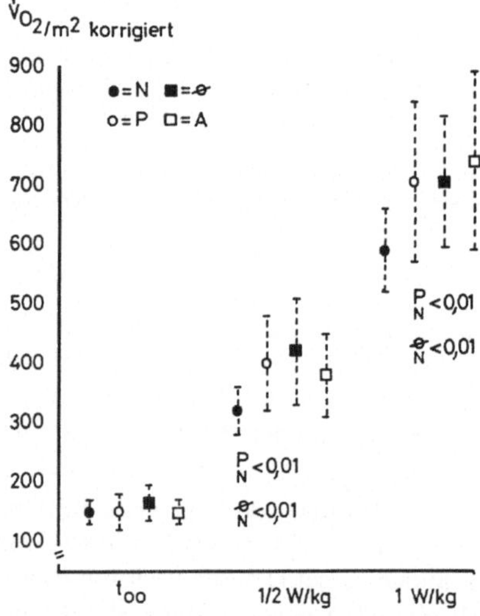

Abb. 4. Sauerstoffaufnahme pro min bezogen auf die korrigierte Körperoberfläche (m^2) von normalen VPN (*N*), allen Patienten (*P*), Querschnittsgelähmten (⌀) und Amputierten (*A*) unter Ruhebedingungen (t_∞) und während einer Leistung von $^1/_2$ W/kg bzw. 1 W/kg Körpergewicht

Normalkollektiv und den Querschnittsgelähmten verschwindet (Abb. 4). Unter Berücksichtigung der korrigierten Körperoberfläche ist die Sauerstoffaufnahme der Querschnittsgelähmten bei einer Leistung von $^1/_2$ W/kg Körpergewicht (429 ml/m^2·min) und bei 1 W/kg Körpergewicht (706 ml/m^2·min) mit einem $p < 0{,}01$ größer als die der Normalpersonen.

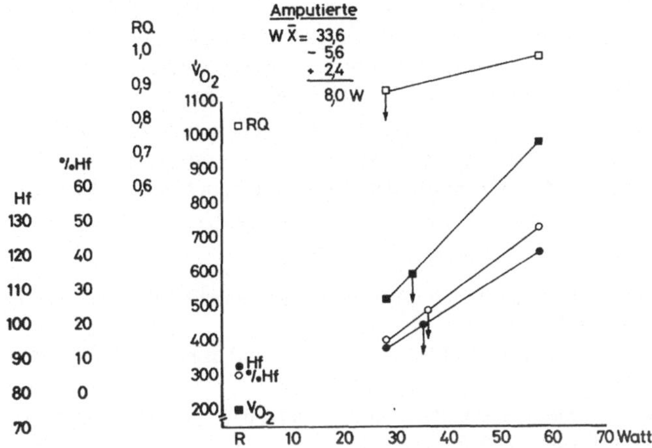

Abb. 5. Ermittlung der Leistung Amputierter während Rollstuhlfahrens

Auf die unkorrigierte Körperoberfläche bezogen, besteht dagegen zum Normalkollektiv kein signifikanter Unterschied. Es ist daher anzunehmen, daß sich bei körperlicher Leistung die Durchblutungsverhältnisse in den unteren Extremitäten der Querschnittsgelähmten ändern und damit die funktionelle Wärmeaustauschfläche vergrößert wird.

Nach Miller [10] findet sich eine Verminderung der Unterschenkeldurchblutung bei Läsionen im Bereich von T 10 bis L 4. Unterhalb der Läsion soll sich eine primitive Thermoregulation entwickeln, wobei durch Anstieg der Umgebungstemperatur eine Vasodilatation der Gefäße zu beobachten ist. Es ist wahrscheinlich, daß eine Vasodilatation auch bei einem Anstieg der Körpertemperatur, die bei körperlicher Leistung zu erwarten ist, erfolgt.

Bei einer genauen Beurteilung der körperlichen Leistungsfähigkeit von Körperversehrten muß also die Art und das Ausmaß der Behinderung berücksichtigt werden.

In der Leistungsmedizin werden physiologische Parameter generell mit physikalischen Leistungswerten wie mkp/sec oder W verglichen. Deshalb erscheint es gerechtfertigt, auch beim Rollstuhlfahren die körperliche Anstrengung in den angegebenen Maßeinheiten zu ermitteln.

Dazu wurden die im Ergometerversuch gewonnenen Werte über der Leistung in Watt aufgetragen. Die gleichen während des freien Rollstuhlfahrens gemessenen Funktionswerte wurden in die Graphik eingetragen und von diesen Werten das Lot auf die Abszisse in Watt gefällt.

Die so ermittelte physikalische Leistung variierte in Abhängigkeit des benutzten Parameters, so daß sich bei den Normalpersonen eine mittlere Leistung von 43 ± 5 W ergab.

Bei den Querschnittsgelähmten bzw. Amputierten war die mittlere Anstrengung geringer (ca. 38 W) mit einer Streuung von maximal ± 6,5 W. Da nach Grunert,

Hünerberg u. Stobay [19] im Leistungsbereich von 10—15 W die Leistung um ca. 20 W variieren muß, um signifikante Änderungen der Funktionswerte zu erzielen, ergibt sich bei diesem Verfahren eine Abschätzung der physikalischen Leistung, die innerhalb des Streubereiches liegt (Abb. 5).

Deshalb erscheint die Ermittlung der körperlichen Leistung in physikalischen Maßeinheiten während täglicher Verrichtungen oder bei Arbeitsvorgängen gerechtfertigt, um deren Zumutbarkeit meßbar beurteilen zu können.

Literatur

1. Gordon, E. E.: Energy costs of various physical activities in relatian to pulmonary tuberculosis. Arch. physiol. Med. **33**, 201 (1952)

2. Gordon, E. E.: Energy cost of activities in healt and disease. Arch. intern. Med. **101**, 702 (1952)

3. Clarke, K. S.: Caloric requirements of traumatic paraplegics. Ph. D. Thesis. Urbana Ill.: University of Illinois 1963

4. Peizer, E., Wright, D., Freiberger, H.: Bioengineering methods of wheelchair evalusation. Bull. Pro. Res. **10-1**, 77 (1964)

5. Evans, M., Featherstone, H., Haines, P., Ledgerwood, G., Robin, G., Wampold, D.: Energy cost of wheelchair ambulation. Seattle/Wash.: University of Washington,Dept. of Physiol. 1968

6. Lee, M., Menon, M., Trainor, F. S., Dacso, M. M.: Evaluation of a geared wheelchair in terms of energy costs during level operation. New York University Medical Center, Rehabilitation Medicine, Goldwater Memorial Hospital, Welfare Island, New York, N.Y. 10017. Presendted at the New York Society of Physical Medicine and Rehabilitation and the Section on Rehabilitation of the New York Academy of Medicine, May 3, 1967

7. Stoboy, H., Wilson-Rich, B., Lee, M.: Workload and expenditure during wheelchair propelling. Paraplegia **8**, 4 (1971)

8. Voight, E. D., Berendes, B., Hildebrandt, G.: Energieumsatz und Kreislaufbelastungen von Körperbehinderten beim Fahren im Krankenfahrstuhl. Arbeitsmed. Sozialmed. Arbeitshyg. **3**, 135 (1969)

9. Engel, P., Hildebrandt, G.: Zur arbeitsphysiologischen Beurteilung verschiedener handbetriebener Krankenfahrstuhlmodelle. Phys. Med. Rehab. **2**, 95 (1971)

10. Miller, J. M.: Autonomic function in the isolated spinal cord. In: Physiological basis of rehabilitation medicine. Philadelphia-London-Toranto: W. B. Saunders 1971

11. Müller, E. A.: Die physische Ermüdung. In: Handbuch der gesamten Arbeitsmedizin, Bd. I, S. 405. Berlin-München-Wien: Urban & Schwarzenberg 1961

12. Grandjean, E.: Physiologische Arbeitsgestaltung. Thun-München: Ott 1967

13. Brauer, R. L.: An ergonomic analysis of wheelchair wheeling. Doctoral Thesis, Dep. of Mechanical and Industrial Engineering, University of Illinois at Urbana-Champain 1972

14. Spitzer, H., Hettinger, Th.: Tafeln für den Kalorienumsatz bei körperlicher Arbeit. Sonderheft REFA-Nachrichten, Darmstadt 1969

15. Aschoff, J., Wever, R.: Kern und Schale im Wärmehaushalt des Menschen. Naturwissenschaften **45**, 477 (1958)

16. Fischer, O.: Theoretische Grundlagen für eine Mechanik der lebenden Körper mit speziellen Anwendungen auf den Menschen, sowie auf einige Bewegungsvorgänge an Maschinen. Leipzig-Berlin: B. G. Teubner 1906

17. Dempster, W. T.: Space requirements of the seated operator. Geometrical, Kinematic and mechanical aspects of the body with special reference to the limbs. WADC Technical Report 55—159. Wright Air Development Center, Air Research and Development Command, United States Air Force, Wright-Patterson Air Force Base, Ohio, 1955

18. Ehalt, W.: Unfallpraxis. Berlin-New York: Walter de Gruyter 1972

19. Grunert, J. P., Hünerberg, V., Stoboy, H.: Das Verhalten physiologischer Funktionswerte in Leistungsbereichen von 10—50 Watt (im Druck)

Besondere Probleme der Rehabilitation

H. J. Müller, Murnau/Obb.

Amputierte Sofortversorgung — Gehschulung — Handübungstherapie

Das weitere Schicksal der Beinamputierten ist an erster Stelle abhängig von der operativen Stumpfgestaltung, sei es bei der Erstversorgung Frischverletzter oder bei wiederherstellungschirurgischen Maßnahmen wegen leistungsmindernder Amputationsfolgen, wie hier bei einem großen Mißverhältnis zwischen Weichteil- und Knochenstumpflänge.

Dederich hat 1956 seine Methode der *muskelplastischen Stumpfkorrektur* veröffentlicht.

Bei den sonst geübten Amputationstechniken wurden nach Zirkel- oder Lappenschnitten und Absetzung des Extremitätenteiles lediglich die Fascienteile in sich vernäht, so daß sich nicht fixierte Muskeln retrahieren und damit ihre Leistung nie richtig entfalten konnten.

Vereinigt man die Muskelenden über dem Knochenstumpf, wird der Knochen selbst inmitten gut durchbluteter Weichteile zentriert, die Markhöhle nicht nur periostal sondern auch muskulär abgedeckelt und eine Muskelretraktion verhindert. Reseziert man noch die Fascienanteile im Stumpfpolbereich, ist auch die Ernährung der Haut voll gesichert. Der Stumpf erhält eine optimale Form. Das Kunstbein wird durch Nutzung der verbliebenen Muskelstrecken unter Verbesserung des Anpreßdruckes im Schaft sicherer geführt und die Dauerbelastbarkeit sichtlich gesteigert.

Dederich hat damit auch die Voraussetzungen für die Entwicklung des Kontaktschaftes geschaffen, da die Vorteile desselben nur mit einem myoplastisch geformten Stumpf wahrgenommen werden können. Durch innige Kontaktnahme des Stumpfes mit der Schaftwand werden durch die wechselnden Pumpbewegungen beim Gehen die Durchblutung und damit der Stoffwechsel gefördert und die Ökonomie des Kunstbeinganges wesentlich verbessert.

Myoplastik und Kontaktschaft ermöglichten 1961 Berlemont und 1963 Weiss die Versorgung Frischamputierter mit einem temporären Gipsschaft-Kunstbein. Sofort nach der Amputation wird ein Gipsschaft anmodelliert der gegen den mit einem dünnen Wundverband versehenen Stumpf, in der Reihenfolge vom Stumpf zum Schaft hin aufgezählt, mit einem Trikotschlauch, mit einem angepaßten Stumpfpolkissen, mit einem 1,5 cm dicken Moltoprenmantel und weiteren elastischen Trikotschläuchen isoliert wird. Damit wird die Stumpfnaht vor Druckschäden geschützt, geringe Volumenschwankungen in der Zeit der Erstbelastung werden aufgefangen und vor allem das wundheilungsverzögernde Stumpfödem wird durch die Raumenge und später durch die Pumpbewegung beim Belasten erheblich verringert.

Aus den bisher veröffentlichten Statistiken ist ersichtlich, daß gegenüber der üblichen Versorgungsart mit der Sofortversorgung in geeigneten Fällen im Durchschnitt der Patient einen Monat früher mit einem Kunstbein versorgt und entsprechend früher wieder arbeitsfähig werden kann.

Wegen des enormen Aufwandes an Material und Personal ist die Sofortversorgung aber nur dann wirtschaftlich vertretbar, wenn viele Amputationen durchgeführt werden.

Auch größere Weichteilplastiken zur Erhaltung von Kurzstümpfen am Unter- oder Oberschenkel oder wie hier osteomyelitische Herde, die sich im mittleren Drittel des Gliedmaßenanteiles lokalisieren, erlauben keine Sofortversorgung, wenn ein verzögerter Wundschluß und nachgehende Narbenplastik in Kauf genommen werden muß, um damit auch ohne Sofortversorgung einen gut weichteilgedeckten, ausreichend leistungsfähigen und orthopädietechnisch gut zu versorgenden Stumpf mit funktionell und kosmetisch gutem Ergebnis zu bekommen.

Ist es besonders sinnvoll, in solchen Fällen die Behandlungszeiten nach Tagen zu zählen?

Patienten mit multiplen Verletzungen müssen bis zur Amputation Bettruhe einhalten und die für die Sofortversorgung notwendigen Vorübungen können nicht durchgeführt werden. Auch diese Fälle scheiden also aus.

So bedienen wir uns der *Frühversorgung*, die durch eine wohldosierte Stumpfkompressionsbehandlung mit gummielastischen Binden und Trikotschläuchen möglich wird. Wir können jederzeit die Wunde kontrollieren und der zeitliche Abstand zum Zeitpunkt der Versorgung mit der definitiven Prothese bei der Sofortversorgung ist nicht zu groß, im Durchschnitt beträgt er 14 bis 20 Tage.

Gerade bei Amputierten, die vor der Amputation lange Zeit bettlägering waren, ist ein intensives Gehschulprogramm erforderlich. Nach Stoffwechsel- und Atemgymnastik, Bewegungsübungen für das erhaltene Bein und Übungen mit Expander und Baligerät zur ersten Kräftigung der Rumpf-Extremitätenmuskulatur während der Bettruhe, steht der Patient unter Belassung des Kompressionsverbandes nach abgeschlossener Wundheilung auf, wobei die Krankengymnastin anfangs mit, später ohne Kompressionsverband besonders die Adduktion, Streckung und Innendrehung des Stumpfes gegen ansteigenden Widerstand übt, um einer stark gehstörenden Abduktions-Beugekontraktur vorzubeugen.

Rumpf- und Extremitätenmuskeln werden bei der Komplexbewegungstherapie geschult und gekräftigt.

Steh- und erste Schrittübungen erfolgen zuerst am Barren oder an der Sprossenwand, Gleichgewichtsschulung mit Schlagballübung, das Gehen auf Bänken bringt Gangsicherheit und gutes Balancegefühl, so daß erst kleinere Hindernisse überwunden werden und auch im Freien gegangen werden kann.

Versehrtensportliche Übungen härten ab und geben dem Amputierten neben der Freude am Sport und Spiel insgesamt eine bessere Leistungsbreite.

Wegen mangelnder Mitarbeit und scheinbar nicht ausrottbaren häuslichen Milieuschäden werden inaktivierte und verfettete Schweramputierte trotz aller Rehabilitationsbemühungen nicht aus unserem Gesichtskreis verschwinden.

Im Programm der *Handübungstherapie* geben wir nach erfolgreich absolviertem Funktions-, Reaktions- und Geschicklichkeitstraining dem Selbsthilfetraining und der Schulung der Kunsthand für Alltags- und Arbeitszwecke großen Raum.

Mit Fremdkraft gut steuerbare und weit zu öffnende Kunsthände, insbesondere die bioelektrisch gesteuerte Kunsthand des Unterarmamputierten, erlauben den relativ geschickten Einsatz als passive oder aktive Hilfshand, wie hier beim Säubern des Rasierapparates, beim Essen und beim Öffnen einer Flasche.

Ein Trinkglas oder eine Tasse zum Mund zu führen ist schon eine schwere Übung, besonders wenn es sich um Oberarmamputierte handelt. Der Hosenbund kann wesentlich schneller mit zusätzlichem aktivem Einsatz der Kunsthand geschlossen werden.

In das Übungsprogramm gehört auch das Schlipsbinden und Schuheschnüren. Warum soll der Einhänder nur Slipper tragen? Telefonieren und gleichzeitig Notizen aufnehmen wird durch die Beihand erleichtert. Eine freie Schukosteckerkupplung kann nur mit 2 Händen bedient werden. Das gleiche gilt für das Anbringen von Büroklammern und Aufdrehen oder Schließen einer Leimtube.

Eine schwere komplexe Übung ist es, ein Paket zu packen. Der erzwungene Umgang mit verschiedenen Materialien und der wechselnde passive und aktive Kunsthandeinsatz fördert nicht nur die Geschicklichkeit, sondern auch die Leistungsdauer.

Frauen üben besonders hauswirtschaftlich ausgerichtete Tätigkeiten in der Übungsküche, wo sie auch Arbeitshilfen kennenlernen. Um einen Knopf ordentlich anzunähen, braucht man eine Hilfshand.

Auch die Bedienung eines PKW wird mit der Kunsthand geübt. Der Amputierte lernt die Kunsthand beim Lenken mit einzusetzen, da bei längeren Fahrten die einseitige Inanspruchnahme des erhaltenen Armes zu Verspannungen und vorzeitiger Ermüdung führt. Gang- und Automatik-Wahlhebel können aktiv oder passiv mit der Kunsthand bewegt werden.

Ein Fahrradtraining ergänzt dieses Programm.

Arbeitstherapeutische Schulung wird besonders bei Landwirten, Gärtnern und Hilfsarbeitern aktuell, da erstere meist in ihrem Beruf verbleiben wollen und letztere nicht für diffizilere Tätigkeiten umgeschult werden können.

Wir haben auch versucht, nach entsprechender Umrüstung bioelektrisch gesteuerter Kunsthände dieselben für mechanische und feinmechanische Arbeiten einzusetzen. Hier versagte aber die Widerstandsfähigkeit der Mechanik, so daß wir wegen der hohen Reparaturanfälligkeit unsere Aufmerksamkeit bei der Kunsthandschulung unter anderem wieder auf leicht auszuwechselnde robuste Werkprothesen gerichtet haben.

Literatur

Berlemont, M.: Notre expárience de l'apparaillage précoc des amputes des membres interieurs aux Etablissiments Helio-Marins de Berck. Ann. Méd. phys. **4**, 27 (1961)

Dederich, R.: Amputation der unteren Extremität. Stuttgart: G. Thieme 1973

Die muskelplastische Stumpfkorrektur. Zbl. Chir. **1956**, 1194

Gördes, W., Bär, H. W.: Frühe und vorzeitige Versorgung bei Amputationen, Z. Orthop. **109**, 897 (1971)

Kersten, H.: Gehschule für Beinamputierte. Stuttgart: G. Thieme 1961

Langhagel, J.: Die Beinprothese. Stuttgart: G. Fischer 1968

Leitz, G.: Zeitgemäße Amputationstechnik an den unteren Extremitäten und Überlegungen zur prothetischen Sofortversorgung. Z. Orthop. **108**, 294 (1971)

Trebes, G., Wolff, U., Röttgen, H., Groth, J.: Die Armschulung. Stuttgart: G. Thieme 1970

Meinecke, R., Hörner, K.: Postoperative, prothetische Sofortversorgung. Z. Orthop. Traum. **16**, 277 (1969)

Viernstein, K., Weigert, M.: Immediate — Fitting beim Unterschenkelstumpf. Z. Orthop. **106**, 633 (1969)

O. K. Sperling, Düsseldorf

Spezifizierte Rehabilitationsmaßnahmen bei Sportverletzungen (einschl. Versehrtensport)

Im Gegensatz zum Arbeitsunfall, bei welchem es sich bei ca. 30—40% der stationär behandelten Fälle um sogenannte Mehrfachverletzungen mit Beteiligung der Körperhöhlen oder des Schädels handelt, ist bei den Sportverletzungen der Haltungs- und Bewegungsapparat — sozusagen das Erfolgsorgan des sportlichen Leistungsstrebens — in ca. 90% der Fälle allein betroffen; wenn man so will, bereits ein *erstes Specificum.*

Wenn ich hier heute zur Rehabilitation speziell bei Sportverletzungen sprechen soll, dann kann dies natürlich nicht heißen, daß für diesen Patientenkreis die allgemeinen Grundsätze der modernen Traumatologie nicht gelten. Ich möchte sogar sagen — im Gegenteil! Aus der Tatsache, daß ein Referat über spezielle Rehabilitationsmaßnahmen bei Sportverletzungen in das Programm dieser Jahrestagung aufgenommen wurde, darf daher auch lediglich geschlossen werden, daß es einige Gesichtspunkte geben muß, worin sich die Behandlung des verletzten Sportlers doch von der Versorgung nicht sporttreibender Patienten unterscheiden kann. Dies setzt aber voraus, daß mehrere erprobte Behandlungsmöglichkeiten zur Diskussion stehen, wobei dann die Tatsache zum entscheidenden Gesichtspunkt wird, daß der Patient neben seinem Beruf eben wettkampfmäßig seinen Sport betreibt, evtl. auch noch die Frage, welchen Sport er vorwiegend betreibt (*zweites Specificum*!).

Wenn nun — wie wir es leider immer wieder erleben — ein Rehabilitationsverfahren schon als abgeschlossen gilt, wenn der Patient imstande ist, seinen Beruf im wesentlichen beschwerdefrei und ohne Risiko in vollem Umfange wieder auszuüben, dann könnte dies bei den Sportverletzungen sinngemäß höchstens für den Profi gelten. *Arbeitsfähigkeit* im Beruf heißt in vielen Fällen *noch längst nicht sportfähig*. Grad und Dauer der Minderung der sportlichen Leistungsfähigkeit brauchen mit der Erwerbsminderung auf dem allgemeinen Arbeitsmarkt durchaus nicht identisch zu sein (*drittes Specificum*!).

Diese Feststellungen stoßen vielfach — zumindest bei sportlich Außenstehenden — auf verständnisloses Kopfschütteln. Als Kriterium einer erfolgreichen Rehabilitation konzediert man höchstens noch die wiedergewonnene Fähigkeit, regelmäßig Leibesübungen im Sinne des sogenannten Breitensports zu betreiben — als wesentlichen Aktivposten der Präventivmedizin.

Hierbei werden aber zumindest 4 Fakten übersehen, welche gerade für die *Rehabilitation nach Sportverletzungen* von einiger Bedeutung sein können:

1. Jede Defektheilung im weitesten Sinne des Wortes, auch wenn sie sich im beruflichen Alltag nicht oder doch nur unwesentlich auswirkt, kann unter zusätzlicher sportlicher Beanspruchung eine regelrechte Disposition zu neuen Schäden oder Verletzungen darstellen. Die volle Wiederherstellung des unfallgeschädigten Körperabschnittes hinsichtlich Bewegungsausmaß, Koordination, Führungssicherheit und Fixation, Kraft und Dauerleistung ist daher mit allen Mitteln anzustreben, *gerade* auch im Sinne der *Prävention*.

2. Bekanntlich werden beim Sport je nach Disziplin bestimmte Gelenke an Wirbelsäule oder Extremitäten systematisch gelockert. Dies erfordert eine vergrößerte Haltearbeit der Weichgewebe pro Zeiteinheit im beruflichen und sportlichen Alltag. Mit zunehmender Inaktivität sinkt aber zwangsläufig die Kondition der Weichgewebe, während die Lockerung noch lange Zeit erhalten bleibt.

Mit diesen Insuffizienzfolgen haben wir uns in der Praxis fast täglich auseinanderzusetzen, wenn der Patient nach Abschluß der Unfallbehandlung nicht bald wieder sportlich aktiv wird.

3. Wesentlich für die sportliche Leistung ist die Steigerung der Herz- und Kreislaufkapazität durch ein regelmäßiges, systematisch aufgebautes Training. Längere Zwangspausen, eben z.B. infolge Sportverletzungen, führen zu einer Art Dekompensation, welche bei älteren Sportlern, etwa vom 4. Lebensjahrzehnt aufwärts, zu einem echten therapeutischen Problem werden kann, zumindest dann, wenn der Patient aufgrund bleibender Unfallfolgen nicht mehr imstande ist, wieder voll trainieren bzw. die Organbelastung über Monate oder sogar Jahre hinaus *langsam* zu reduzieren.

4. Nicht zu unterschätzen ist schließlich auch noch ein psychologisches Moment, daß nämlich der verletzte Sportler von einer erfolgreichen Behandlung

selbstverständlich auch erwartet, daß er seine alte Leistungsfähigkeit wieder erreicht.

Wesentlich für die Wahl unseres therapeutischen Vorgehens muß weiterhin sein, die *verletzungsbedingte Inaktivität* mit ihren Folgen, wie z.B. Leistungsschwund der Weichgewebe, zunehmende Funktionseinschränkung in den ruhiggestellten Gelenken, Abnahme des Koordinationsvermögens usw., möglichst *abzukürzen*. Dies gilt übrigens auch für die älteren, nur noch Leibesübungen betreibenden Menschen, bei denen der inaktivitätsbedingte Leistungsschwund mit zunehmendem Lebensalter schneller und meist viel signifikanter einsetzt als beim jüngeren, worauf Witt erst kürzlich wieder hingewiesen hat.

Dementsprechend wird man sich bei Sportverletzungen auch leichter zum operativen Vorgehen entschließen, selbst dann, wenn mit großer Wahrscheinlichkeit ein Behandlungsversuch mit altbewährten konservativen Maßnahmen zumindest gerechtfertigt erschiene (sinngemäß: *viertes Specificum*).

Ich denke da z.B. u.a. an:

alle kompletten Kontinuitätsdurchtrennungen der Bänder, vor allem an Schulter-, Fuß- und Kniegelenken,

die Teilrupturen der Quadricepssehne, des Lig. patellae oder der Achillessehne die Strecksehnenabrisse der Finger, auf jeden Fall aber die Rupturen ihrer Beugesehnen,

die Sehnenrisse des Biceps brachii, auch wenn es sich um seine Ursprungssehnen handelt, und schließlich

die Ruptur der Supraspinatussehne.

Auch bei Fascienrissen und beim Quervain wird man sich beim Sportler im allgemeinen schneller zur operativen Versorgung entschließen.

Bei der operativen Frakturbehandlung wählen wir nach Möglichkeit die Methode, welche mit der geringsten Weichteiltraumatisierung verbunden ist (*fünftes Specificum*).

Jeder erfahrene Unfallchirurg weiß, daß nach erfolgter Frakturheilung gerade die Folgen der Traumatisierung der Weichteilgewebe die Wiederherstellung einwandfreier Funktionsverhältnisse noch recht lange hinauszögern können.

So braucht die Differenzierung des den Defekt überbrückenden jungen Narbengewebes eben ihre Zeit. Der örtliche Gewebschemismus pendelt sich nur zögernd wieder ein. Narbenbildungen auch im regional zugeordneten interstitiellen Bindegewebe, zu einem wesentlichen Teil auf die posttraumatische Acidose bzw. die inaktivitätsbedingte Stase zurückzuführen, stören den koordinierten Funktionsablauf im Muskel selbst und lösen sich nur zögernd. Damit bleibt aber auch wieder das Resorptionsvermögen im Verletzungsbereich noch längere Zeit herabgesetzt.

Durch flächenhafte Verklebungen ist die Verschieblichkeit der Fascien gegenüber ihren benachbarten Geweben oder der Sehnen in ihren Gleitbahnen mehr oder weniger eingeschränkt. Setzt die volle Belastung zu früh wieder ein, kommt es nicht selten infolge gewaltsamer Lösung zu einer neuen inneren Wunde. Häufig stört auch eine Art Fremdkörperwirkung von Hämatomresten noch relativ lange nach der Verletzung das harmonische Spiel der Gewebe.

Bei allen Sportverletzungen hängt die Dauer der Arbeitsunfähigkeit und natürlich erst recht die der Sportunfähigkeit sowie schließlich das Ausmaß einer evtl. zurückbleibenden Leistungsminderung zu einem wesentlichen Teil davon ab, ob die richtigen *krankengymnastischen* und *physikalischen Maßnahmen zur rechten Zeit*, am *richtigen Ort* und mit der *notwendigen Konsequenz* eingesetzt wurden. Gerade beim Sportler sollte dies nicht allzu schwer fallen, da wir bei ihm von vornherein mit einem gewissen Muskel- und Bewegungsgefühl, mit mehr Verständnis für die Notwendigkeit gerade dieser Behandlungsmaßnahmen und damit mit seiner aktiven Mitarbeit rechnen können.

Relativ frühzeitig kann man auch eine leichte *allgemeine Körperschule* in den Behandlungsplan mit einbauen, methodisch und belastungsmäßig ganz gezielt dosiert, zunächst nur mit dem Ziel, die normalen Funktionsabläufe in den Muskel- bzw. Gliederketten wiederherzustellen. Gegen Ende der ambulanten Behandlung können auch geeignete Übungsleiter oder Trainer mit herangezogen werden, da jetzt schon in der Art eines Konditionstrainings weitergearbeitet wird, zunächst auf Dauerleistung, und erst in der letzten Rehabilitationsphase auf Kraft bzw. Schnellkraft gezielt.

Oberstes Gebot der gesamten Übungsbehandlung bis zu diesem Zeitpunkt ist es, die *Schmerzgrenze* und später die *Belastungsgrenze* der verletzungs- bzw. inaktivitätsgeschädigten Gewebe *nie zu überschreiten*. Die Behandlung gilt im allgemeinen erst als abgeschlossen, wenn 40% der früheren Trainingsbelastung erreicht sind.

Aus der Sicht unseres Themas möchte ich es eigentlich als *sechstes Specificum* bezeichnen, daß sich hier die medizinische Rehabilitation nach Sportverletzungen mit dem sportlichen Wiederaufbau noch einige Zeit überschneidet. Im Sinne einer wirklich nahtlosen Rehabilitation ist es doch eigenlich nur logisch, wenn bei Sportverletzungen die zunächst nur auf die Wiederherstellung des geschädigten Körperabschnittes gezielte krankengymnastische Übungsbehandlung über die Gebrauchsschule planmäßig in die allgemeine Wiederaufbauarbeit des sportlichen Trainings übergeht. Hinzu kommt, daß man ja schließlich erst dann von einer perfekten Rehabilitation des Haltungs- und Bewegungsapparates sprechen kann, wenn auch Lunge, Herz und Kreislauf ihren Leistungsstand vor dem Unfall wieder erreicht haben.

Besondere Bedeutung hat die Rehabilitation mit Hilfe sportlicher Betätigung, wenn die Sportverletzung zu einem bleibenden Körperschaden, wie z.B. Lähmungen, Gliedmaßenverlust oder maßgeblichen Funktionsausfällen geführt hat. Um dem posttraumatischen Leistungsabfall möglichst erfolgreich entgegenzuwirken, sollten die Leibesübungen auch mit dem Versehrten unmittelbar nach der klinischen Behandlung beginnen.

Selbstverständlich ist der Sport der Versehrten kein Leistungssport. Dies schließt aber nicht aus, daß jeder danach strebt, im Rahmen seiner verbliebenen Möglichkeiten persönliche Bestleistungen zu erzielen. Dies führt automatisch dazu, daß er sich mit gleich oder ähnlich Geschädigten mißt.

Gerade den Sportler trifft der bleibende Körperschaden besonders hart. Im Versehrtensport findet er das sportliche Gemeinschaftserlebnis wieder, häufig eine wertvolle Hilfe für seine Wiedereingliederung. Als vor dem Unfall mehr oder weniger austrainiert und bewegungsbeherrscht, wird er erfahrungsgemäß seinen bleibenden Defekt viel leichter verarbeiten, also schneller bewegungsgesund werden, als ein Nichtsportler. Voraussetzung hierfür ist natürlich, daß die sportliche Betätigung auf seine spezielle Behinderung zugeschnitten ist und durch ständige Überwachung Fehl- oder Überbelastung vermieden wird.

Die Bedeutung der Eingliederung der Versehrten in Versehrtensportgruppen als psycho-somatischer Rehabilitationsfaktor und als Prophylaxe gegen zahlreiche Inaktivitätsfolgen am Haltungs- und Bewegungsapparat und an den inneren Organen wird offensichtlich immer noch unterschätzt.

Das Specificum der Rehabilitation bei Sportverletzungen ist also letzten Endes die Tatsache, daß es sich bei dem Patienten um einen Sportler handelt, welcher als Ergebnis unserer Behandlung den individuellen Anforderungen seines Alltags, also auch des Sports, im wesentlichen wieder gewachsen sein soll. Hier kommt die angestrebte *restitutio quoad vitam* der *restitutio ad integrum* besonders nahe, letzten Endes dem idealen Rehabilitationsergebnis jeder Unfallbehandlung.

I. Joppich, Mannheim

Rehabilitation bei Kindern

Alle therapeutischen Maßnahmen und Überlegungen bei verletzten Kindern müssen von Anfang an Fragen der Rehabilitation miteinbeziehen. Und obwohl mehr noch als in späteren Altersstufen die Rehabilitation bei Kindern ein komplexer Aufgabenbereich ist und sich in der Durchführung nicht aufteilen läßt, scheint es sinnvoll, zur Darstellung der kindgemäßen, vom Erwachsenenalter abweichenden Besonderheiten medizinische, psychologische und sozial-berufliche bzw. familiäre und schulische Aspekte zunächst getrennt zu betrachten.

Um sich die Bedeutung der Rehabilitation bei Kindern vor Augen zu halten, sei kurz das Volumen der pädiatrischen Traumatologie in Erinnerung gebracht.

Der Unfall ist seit 30 Jahren die häufigste Todesursache im Kindesalter. Und so schwierig es ist, die nichttödlichen Kinderunfälle statistisch zu erfassen, lassen sich doch auf jedes unfalltote Kind etwa 12 schwerverletzte Kinder schätzen, sowie 2 Kinder, die die Klinik mit einer Defektheilung verlassen, so daß wir in der Bundesrepublik ein jährliches Kontingent von ca. 40—50000 schwerverletzten Kindern haben, bei denen Wiederherstellungs- und Wiedereingliederungsprobleme zu lösen sind.

Aus vielerlei Gründen liegen die medizinischen Gegebenheiten der Rehabilitation beim Kind günstiger als beim Erwachsenen.

1. Es soll hier nur kurz auf die außerordentliche Fähigkeit des kindlichen Skelets, auch erhebliche Frakturfehlstellungen bis zu einem gewissen Grade spontan wieder auszugleichen, hingewiesen werden,

2. auf die Tatsache, daß kindliche Gelenke selbst bei längerer Ruhigstellung nicht wesentlich und schon gar nicht unwiederbringlich versteifen und die Muskulatur nicht dauerhaft atrophiert,

3. darauf, daß sich die Annahme einer vermehrten Infektionsanfälligkeit des kindlichen Skelets bei operativen Maßnahmen als unrichtig erwiesen hat,

4. darauf, daß mit operativen Korrekturen der verletzten Epiphysenregion oftmals eine Schädigung eher vermieden als verursacht werden kann,

5. und auf die Erfahrung, daß die Nachbehandlung der „meisterhaften Vernachlässigung" nach Blount voll ausreicht und wir uns mit einer funktionellen Spieltherapie begnügen können, die wir zudem den Eltern und ihren Kindern selbst überlassen und die normalerweise in kürzester Zeit die volle Wiederherstellung bringt.

Eine intensive krankengymnastische oder anderweitige Nachbehandlung ist die Ausnahme und bleibt den Fällen mit einem unbefriedigenden Erstbehandlungsresultat, den Begleitverletzungen und Komplikationen vorbehalten.

So gilt der Satz von Ernst Baumann, daß alle Sorgen hinsichtlich des Endergebnisses und der völligen Wiederherstellung gering sind, wenn die Fraktur – und ihre Begleiterscheinungen – primär gut versorgt worden sind, oder mit anderen Worten: daß die *optimale Erstversorgung* mehr als die Nachbehandlung *die beste Rehabilitation* darstellt.

Wenn sich für das Kindesalter die Rehabilitation in der Regel also nicht vorrangig als medizinisches Problem darstellt, so stehen umso mehr bei jedem verletzten Kind erhebliche seelische Belastungen im Vordergrund, insbesondere, wenn eine längere stationäre Behandlung erforderlich und um so stärker, je jünger das betroffene Kind ist.

Dieser *psychische Hospitalismus*, vor allem hervorgerufen durch den abrupten Tausch

des gewohnten kindlichen Lebenskreises „Familie" mit dem Krankenhaus,

der intimen Mutter-Kindbeziehung mit dem Krankenhaus-Gruppenleben,

der familiär-häuslichen Konvention, Moral und Autorität der Eltern als bisherigem Bezugspunkt mit Arzt-Autorität und Pflege-Routine,

des Vorranges des kranken Körpers und seiner Bedürfnisse vor jeder geistig-seelischen Betreuung,

dieser psychische Hospitalismus und sein Einfluß auf die Rehabilitation bei Unfallkindern wird im allgemeinen kaum beachtet.

Was können wir tun?

1. Erstens sollte auch die chirurgische und operative Behandlung soweit möglich ambulant erfolgen, wie es für viele kleine und mittlere Eingriffe in der Kinderchirurgie, etwa bei Phimosen, Leistenhernien und sogar der Retentio testis, praktiziert wird, und wie es für die große Zahl der einfachen Frakturen ja auch üblich ist,

2. Für die unumgängliche stationäre Aufnahme stellt sich die Frage, ob eine gemeinsame Unterbringung von Mutter und Kind möglich ist. Doch sind bisher kaum irgendwo die räumlichen Voraussetzungen dafür gegeben, noch können sich meist die berufstätigen Mütter – schon wegen weiterer Kinder – für derartige Rooming-in-Programme freimachen.

3. Die Verkürzung der Liegezeiten kann teilweise diesem Problem ausweichen, indem wir bei konkurrierenden konservativen oder operativen Verfahren durchaus dem schnelleren Wege den Vorzug geben und etwa Frakturen durch percutane Bohrdrahtung oder innere Schienung versorgen, so daß eine Entlassung schon am Folgetag wieder möglich ist. So kann auch – etwa im Schulalter – die stationäre Behandlungsdauer von Oberschenkelfrakturen von der 8wöchigen Streckbehandlung auf 10 Tage Operation und Wundheilung reduziert werden.

4. Bei längerem Krankenhausaufenthalt stellt die Einführung einer täglichen Besuchszeit für die psychische Rehabilitation der Kinder eine erhebliche Erleichterung dar, wenn sie auch aus räumlichen und pflegerischen Gründen oftmals ein schwierig zu organisierendes Problem ist.

5. Mehr als die bisherigen Faktoren gehen Spieltherapie und Schulunterricht während der stationären Behandlung über zu den sozialberuflichen Aspekten der Rehabilitation. Sie sollen Selbstbewußtsein und Selbstvertrauen der Kinder stärken, Entwicklungsstillstand oder gar -rückfall auffangen, um so nach der Entlassung eine nahtlose Rückkehr in die vorherige Altersgruppe oder Schulklasse zu ermöglichen.

Die Schulfrage wird von den Eltern mit Recht als eines der dringendsten und noch unbefriedigend gelösten Probleme der Rehabilitation angesehen, kann sich ein verlorenes Schuljahr heute doch oftmals katastrophal selbst noch für Berufsweg und Berufsausbildung auswirken.

Sowohl hinsichtlich der körperlichen wie der psychischen Rehabilitation können wir glücklicherweise davon ausgehen, daß die Voraussetzung jeder erfolgreichen Wiedereingliederung, nämlich die Aktivität des verletzten Kindes und sein Gesundungswille, stets vorhanden sind und selbst die herzlosen Hänseleien von Kindern untereinander die körperlich Behinderten meist noch im positiven Sinne zu einem gesunden Leistungswettbewerb anreizen und stimulieren.

Dennoch müssen diese Kinder, die wir nicht gesund aus der Klinik entlassen können, schon früh und von dort aus medizinisch und psychisch betreut und gelenkt werden und dürfen im engen Kontakt mit dem Hausarzt nicht der Kontrolle entgleiten, um Mißerfolgen vorzubeugen.

So stellt sich uns die Rehabilitation unfallverletzter oder behinderter Kinder als eine komplexe medizinische und psychische Wiedereingliederungsaufgabe, die auf lange Sicht gesehen, geplant und verantwortungsbewußt betrieben werden muß, um unsere kleinen Patienten nicht körperlich und seelisch geschädigt, ungelernt und behindert und als potentielle Fürsorgeempfänger in ihr Leben zu entlassen.

E. Marquardt, Heidelberg

Dysmelie – Ertüchtigung für das Leben

Dysmelie (griechisch: Dys = Miß; Melos = Glied) bedeutet Gliedmaßenfehlbildung und beinhaltet zunächst Andersartigkeit des Erscheinungsbildes,

Funktionseinbuße, zum Teil mit Einengung der erfahrbaren Welt, Beschränkung der beruflichen, sozialen und privaten Möglichkeiten, Auseinandersetzung mit der eigenen Behinderung, mit der Umwelt und deren Normen.

So nimmt es nicht Wunder, daß der Mutter, die gerade ein derartiges Kind geboren hat, ihre Welt, die Identität mit dem Kinde zusammenbricht und daß sie einen schweren psychischen Schock erleidet.

Weshalb erwähne ich das? Weil die Ertüchtigung für das spätere Leben eines jeden neugeborenen Dysmelen in erster Linie davon abhängt, ob die Mutter dieses, ihr Kind, in seiner ganzen Andersartigkeit akzeptiert und annimmt und zu einer angepaßten Erziehungshaltung findet.

Wichtigste Voraussetzung für die spätere Tüchtigkeit ist die *psychische Gesundheit*. Dazu benötigt die Mutter Hilfe: Im Verstehen ihrer Verzweiflung, in sachlicher Aufklärung und in durchaus praktischen Vorschlägen zur Überwindung ihrer seelischen Not, durch geführtes Tätigwerden in der Therapie und im Miterleben der psycho-motorischen Entwicklung ihres eigenen Kindes. Gegebenenfalls ist rechtzeitige Psychotherapie der Mutter angezeigt. Nur in therapeutisch zwingenden Ausnahmefällen soll ein dysmeler Säugling hospitalisiert werden; in der Regel bleibt er bei der Mutter, die nun, dem Entwicklungsstand ihres Kindes angepaßt, von uns beraten wird.

Zu den ersten praktischen Vorschlägen gehören Kleidungsänderungen, die z.B. bereits dem Säugling erlauben, phocomele Händchen einzusetzen und die Füße als Hände zu gebrauchen. Nicht das Warten auf technische Sensationen, sondern die *frühzeitige Förderung aller körpereigenen Kompensationen* in alters- bzw. entwicklungsgerechtem Spiel und Tun führt zur späteren Selbständigkeit in den Aktivitäten des täglichen Lebens, zum Teil in Verbindung mit einfachen technischen Hilfen (An- und Ausziehhilfen, Toilettenhilfen, Waschhilfen, Kleidungsänderungen — zumeist kreative Arbeit der Beschäftigungstherapie).

Armprothesen kommen bei einseitigen transversalen Fehlbildungen (Peromelien) vom 9. Lebensmonat an und bei schweren beidseitigen Fehlbildungen etwa vom 3. Lebensjahr an hinzu. Bei doppelseitigen Amelien und Phocomelien haben die Armprothesen gegenüber dem Fußtraining nur eine untergeordnete Bedeutung. Dennoch müssen wir den armlosen Kindern noch vor der Einschulung die Gelegenheit geben, den Gebrauch einer Armprothese zu erlernen.

Bei doppelseitigen Oberarmstümpfen konnte die Effektivität der Prothesen durch die von mir 1972 angegebenen Winkelosteotomie (Abb. 1 a—d) wesentlich gesteigert und damit auch die Motivation zum Tragen und zum Einsatz der Prothesen verbessert werden. Darüberhinaus stellt die Winkelosteotomie die derzeit einfachste und wirkungsvollste Therapie der drohenden Knochendurchspießung kindlicher Oberarmstümpfe dar.

Beim Kind wird die vordere Corticalis des Humerus etwa 3—4 cm proximal des Stumpfendes mit einem Lister quer osteotomiert, danach wird das distale Fragment in den gewünschten Winkel von 70—90° gebogen, die Fixation erfolgt mit einem Kirschnerdraht; beim Erwachsenen erfolgt eine vordere Keilentnahme und die Fixation mit einer Corticalisschraube.

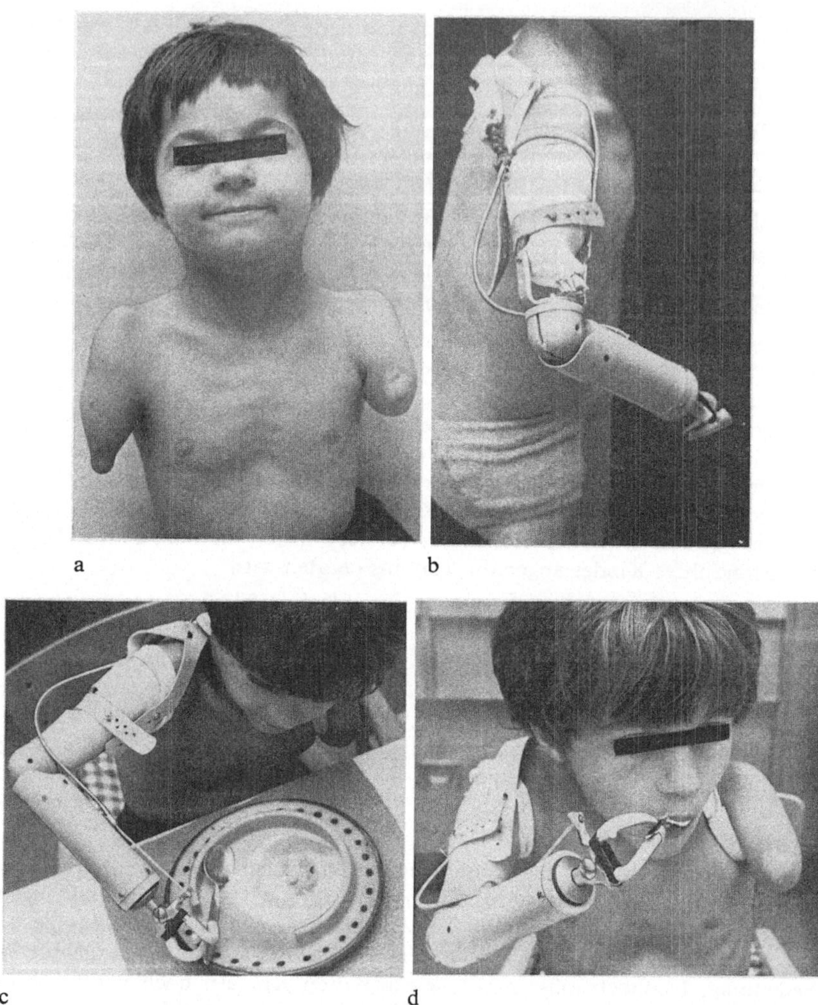

Abb. 1. a 6jähriges Kind mit beidseitiger transversaler Oberarmfehlbildung (Peromelie); rechts drohende Knochendurchspießung. b Der Gipsprobeschaft läßt die Abwinkelung des distalen Fragmentes deutlich erkennen. Das hintere Fenster ist zum Einstieg notwendig; es wird von einer flachen Pelotte verschlossen. c—d Die Bewegungen des Schultergelenkes werden nach der Winkelosteotomie direkt auf die Prothese übertragen. Die Abb. c und d zeigen die Ausnutzung der Innen- und Außenrotation beim Essen (Prothesentechnik: O. M. A. Emmerich)

Häufig sind bei schweren Armschäden die Kompensationen mit *Fehlhaltungen der Wirbelsäule* verbunden, die bei ständigem Gebrauch zur Fixation führen. Durch frühzeitigen Beginn von zunächst spielerischem täglichem Haltungs-

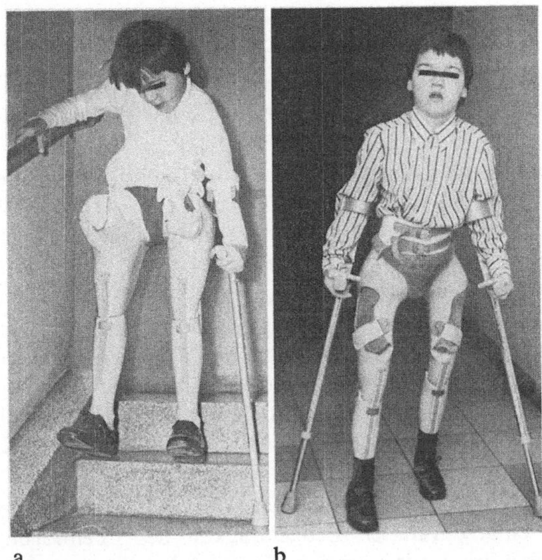

a b

Abb. 2. a Der nach vorne oben zeigende extreme pes varus der Tibiaaplasie bildet zusammen mit der Hüftbeugekontraktur der partiellen Femuraplasie schwierige orthopädietechnische Probleme. Dem Heranwachsenden ist eine derartige Versorgung trotz guter Funktion kosmetisch nicht mehr zumutbar. b Neue Prothesenversorgung nach Fußunterstellungsoperation. Die Einstellung des Fußes wurde vor der Operation mit dem Orthopädiemechaniker besprochen, damit eine optimale Einbettung erreicht wird (Prothesentechnik: O. M. H. Waigand)

turnen und durch frühzeitiges Schwimmen können wir zumeist die Entwicklung krankhafter Haltungen (Kyphosen und Skoliosen) in Grenzen halten. Überhaupt stellt das Schwimmen für alle dysmelen Kinder die wichtigste Sportart dar.

Kinder mit Fehlbildungen der unteren Extremitäten werden altersentsprechend, also in der Regel mit 12 Monaten, auf die Beine gebracht, bei hohem Schweregrad zunächst mit Stubby-Prothesen.

Die folgende Dia-Serie zeigt Ihnen den altersentsprechenden Prothesenaufbau bei verschiedenen Schweregraden der Behinderung Dabei spielt die Beschaffenheit der oberen Extremitäten eine entscheidende Rolle. Häufig können technisch und kosmetisch vollkommenere Prothesen erst nach der Durchführung operativer Eingriffe gegeben werden. Zu diesen Eingriffen zählen in unserer Dysmelie-Abteilung

1. bei der Tibia-Aplasie die Bildung eines Kniegelenkes zwischen Femur und Fibula mit Quadricepsplastik in Weiterentwicklung der Technik von Brown und die Fußunterstellung (W. Blauth) in einer für die Prothese günstigen Position (Abb. 2a u. b);

2. bei der Fibula-Aplasie mit Tibia antekurvata und schwerer Fußdeformität die Pirogoff- oder Syme-Amputation;

3. bei der einseitigen (subtotalen) Femur-Aplasie und funktionstüchtigen oberen Extremitäten die tenomyoplastische Chopart-Exarticulation (E. Marquardt, 1972).

Die in gemeinsamer Arbeit vom Operateur und vom Orthopädie-Mechaniker erreichten funktionellen und kosmetischen Verbesserungen schaffen eine günstige Basis für die normale Integrierung und für die schulische, berufliche und soziale Rehabilitation bzw. Habilitation; auch helfen sie entscheidend, psychische Störungen zu überwinden.

Bei den Dysmelien der oberen Extremitäten sollte jedem operativen Eingriff ein umfangreicher Funktionstest mit Fotos und Film vorausgehen. Wir müssen dabei sehr kritisch prüfen, ob wir mit den geplanten Maßnahmen der Ertüchtigung für das weitere Leben unseres Patienten dienen, oder ob wir das Gegenteil, nämlich die Zerstörung von Wachstum, Funktion und Kompensation bewirken.

In weitaus der Mehrzahl dieser Fälle wird die Radial-Abduktion der Hand als Ersatz der eingeschränkten Beugefähigkeit des Ellenbogengelenkes, die Volar-Flexion als Ersatz des groben Griffes beim Tragen schwerer Gegenstände, beim Klettern usw., die kombinierte Bewegung im Handgelenk und — fächerartig — in den Metacarpalgelenken als Ersatz der fehlenden Pro- und Supination benötigt.

In funktioneller Anpassung entwickelt sich an diesen Klumphänden der Kleinfinger zum kompensatorischen Daumen; er ist zumeist von der Fehlbildung am wenigsten betroffen und beim Greifen der erste am Objekt. Ihn operativ in eine bessere Dreh- und Oppositionsstellung zu bringen, scheint mir, wenn nötig, sinnvoller zu sein als die Pollizisation des in derartigen Fällen nur mühsam einsetzbaren Zeigefingers. Steht aber bei der Aplasie bzw. hochgradigen Dysplasie des Daumens die Hand in der Achse des Unterarmes, hat die Pollizisation des Zeigefingers in der Technik von Blauth oder Buck-Gramcko, gefolgt von einer gezielten Beschäftigungstherapie, einen hohen funktionellen und kosmetischen Wert.

Im wesentlichen sind es beschäftigungs-therapeutische, krankengymnastische, operative und technische Maßnahmen, die von Anfang an, zusammen mit psychologischen, pädagogischen und sozialen Hilfen, die medizinische Rehabilitation bzw. Habilitation bestimmen und die Voraussetzung für eine optimale schulische, berufliche und soziale Rehabilitation bzw. Habilitation und damit auch für die Tüchtigkeit im Leben stellen.

H. J. Refior, München

Rehabilitation in der Geriatrie

Es darf als Tatsache angesehen werden, daß unter medizinischen und sozialen Aspekten die Rehabilitation in der Geriatrie in den letzten Jahren sprunghaft an Bedeutung gewonnen hat.

Dieser Entwicklung ist in verschiedensten Bereichen der Medizin durch eine intensive Auseinandersetzung mit den speziellen Problemen und Gegebenheiten des Menschen jenseits des 60. Lebensjahres Rechnung getragen worden.

Für die Orthopädie, auf die sich die folgenden Ausführungen beziehen, kann in diesem Zusammenhang in Anspruch genommen werden, daß sie sich schon von jeher mit den altersgebundenen Abnützungserkrankungen des Haltungs- und Bewegungsapparates und mit den daraus resultierenden schmerzhaften Funktionseinschränkungen des alten Menschen auseinandersetzte. Den Fragen der Rehabilitation wurde dabei größte Beachtung geschenkt.

Die Lebenshaltung des alten Menschen unserer Tage hat sich gegenüber vergangenen Jahrzehnten deutlich gewandelt. Dieser Wandel dokumentiert sich nicht selten in einer erstaunlichen, geistigen und körperlichen Aktivität, die vergessen läßt, daß er trotzdem einer physischen Involution unterliegt.

Im Bereich des Haltungs- und Bewegungsapparates weisen Gelenke und Bänder, Sehnen, Muskeln und Knochen altersgebundene Gewebsveränderungen auf, die eine verminderte Belastungsfähigkeit zur Folge haben.

Es nimmt daher nicht Wunder, daß der alte Mensch in diesem Zustand besonders anfällig ist.

Trifft ihn in diesem Abschnitt seines Lebens anläßlich eines Unfalles eine Verletzung, so ist neben vielfältigen psychischen Reaktionen, meist mit vielschichtigen Folgen der Verletzung aufgrund der Gewebsveränderungen zu rechnen.

Eine rechtzeitig einsetzende, die morphologischen Veränderungen berücksichtigende Rehabilitation kann derartige Folgen vermindern bzw. beseitigen. Sie sollte immer von dem Grundsatz geprägt sein, die Wiederherstellung der gesamten Leistungsfähigkeit und nicht nur die Reparierung des lokalen Schadens anzustreben (A. N. Witt).

Alle Maßnahmen, die eine längere Inaktivierung einer Extremität oder des ganzen Menschen mit sich bringen, müssen folglich als wenig geeignet betrachtet werden. Sie führen zu einer erheblichen Muskelatrophie sowie zu irreparablen Gelenksteifen und haben somit einen weiteren Verlust der meist schon reduzierten allgemeinen Leistungsfähigkeit zur Folge.

Vielmehr ist für den durch Verletzungen oder Erkrankungen im Bereich des Haltungs- und Bewegungsapparates behinderten alten Menschen, wenn es sein Allgemeinzustand zuläßt, ein aktives Handeln angezeigt. Diese Einstellung bedeutet, daß das rehabilitative Vorgehen durch operative Maßnahmen geprägt ist.

Nach A. N. Witt ist gerade beim alten Menschen die operative Therapie in vielen Fällen die beste und die allein indizierte.

Dabei ist jedoch zu berücksichtigen, daß bei der Behandlung verletzter und behinderter alter Menschen das einfachste und schonendste Vorgehen gewählt wird.

So sind wir bei der medialen Schenkelhalsfraktur, die in einem hohen Prozentsatz Schenkelhalspseudarthrosen bzw. Kopfnekrosen zur Folge hat, von der

Nagelung abgegangen und führen, abhängig von den Pfannenverhältnissen und der knöchernen Situation den partiellen, bzw. totalen alloplastischen Hüftgelenksersatz durch.

Der partielle Hüftgelenksersatz stellt einen relativ kleinen und schnell ausführbaren Eingriff dar, bei dem das Hüftkopffragment durch eine Endoprothese nach Moore bzw. in neuerer Zeit nach Weber-Huggler ersetzt wird.

Dieses Vorgehen gestattet es den Patienten schon am 1. postoperativen Tage vor das Bett zu stellen und nach weiteren 2 Tagen mit der Gehschule im Gehwagen unter krankengymnastischer Anleitung zu beginnen.

Auch für die übrige untere Extremität gilt bei Frakturen der Grundsatz der sofortigen Wiederherstellung der Stabilität, um somit die Voraussetzung zu einer frühzeitigen aktiven Übungsbehandlung zu schaffen, durch die der Leistungsverfall des alten Menschen weitgehend verhindert werden kann.

Hier hat sich neben der Marknagelung die Plattenosteosynthese der A. O. besonders bewährt.

Bei Schaftfrakturen auf dem Boden einer Osteoporose kann sich jedoch eine Plattenverschraubung aufgrund locker im Knochen liegender Schrauben als problematisch erweisen. Hier können, abhängig vom Grad der Osteoporose, auch einmal Gegenmuttern verwendet werden.

Auch die Verwendung von Knochenzement zur abschnittsweisen Austapezierung des Intramedullärraumes und damit zur zusätzlichen Stabilisierung im Sinne der Verbundosteosynthese kann in Einzelfällen angezeigt sein (M. E. Müller; Scheuba).

Im Bereich der oberen Extremität empfehlen sich neben einem operativen Vorgehen häufig auch konservative Maßnahmen. So hat sich z.B. bei der subkapitalen Humerusfraktur des alten Menschen die funktionelle Methode nach Poelchen besonders bewährt.

Für die Schaftfrakturen des Humerus kann der hanging-cast Gutes leisten (Abb. 1).

Stellen sich jedoch die Fragmente nicht achsengerecht ein und wird ein stärkeres Interpositum vermutet, so sollte frühzeitig die operative Stabilisierung angestrebt werden.

Konservativ werden auch die häufigen Radiusbasisbrüche behandelt, die bei Instabilität durch Kirschner-Drähte in anatomischer Stellung fixiert werden können.

Besondere Probleme bietet die Wirbelsäule des alten Menschen. Hier spielen sich im Rahmen der Involutions-Osteoporose die Rarefizierungsvorgänge eher als am übrigen Skelet ab, so daß es zu sogenannten Spontanverformungen der Wirbelkörper (A. N. Witt) kommt. Sie können akut oder schleichend auftreten und sind aus forensischen Gründen nicht mit dem Begriff der „Spontanfraktur“ zu belegen.

Roborierende Maßnahmen sowie die Verordnung einer Leibbinde-Kreuzbandage oder eines leichten Rahmen-Stützkorsettes, das keine Behinderung der Atemexkursionen zur Folge hat, stellen geeignete rehabilitative Schritte dar (Abb. 2).

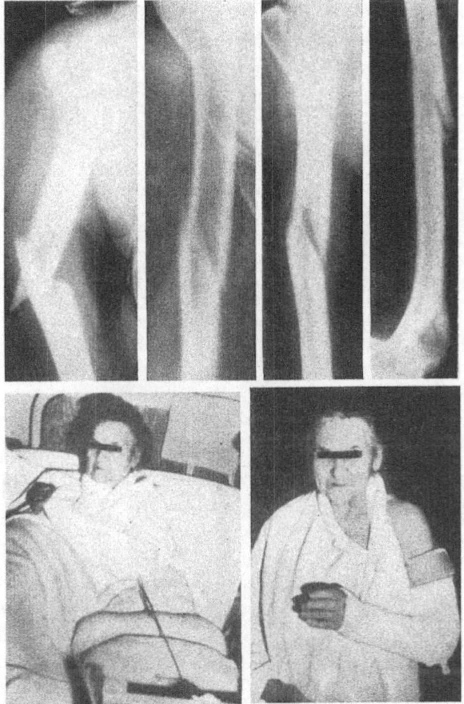

Abb. 1. Oberarmschaftfraktur des alten Menschen — Behandlung mit hanging-cast

Bei Wirbelbrüchen des alten Menschen sollte von Aufrichtungsversuchen Abstand genommen und eine Gipsfixation möglichst vermieden werden. Hier ist fast ausnahmslos eine funktionelle Behandlung zu fordern.

Neben der Abnahme der knöchernen Elastizität und Belastungsfähigkeit weist der alte Mensch entsprechende Veränderungen des Muskel-, Sehnen- und Bandapparates auf, so daß es z.B. schon nach einer geringen Mehrbelastung zu Spontanrupturen der Achillessehne oder der Sehnen des Biceps brachii kommen kann.

Wenn es der Allgemeinzustand zuläßt und wenn es sich um einen aktiven alten Menschen handelt, ist auch hier zur Wiederherstellung der Leistungsfähigkeit ein operatives Vorgehen unter Verwendung einer zugfesten Nahttechnik angezeigt.

Bei eventuellen Kontraindikationen kann bei Sehnenrupturen im Einzelfall für das tägliche Leben auch durch eine konservative Behandlung ein ausreichendes Ergebnis erzielt werden (A. N. Witt).

Das gilt auch für die Bandverletzungen. Hier kann ggf. mit einer individuellen Schienen- oder Apparatversorgung des Gelenkes eine ausreichende Stabilität der betroffenen Extremität erreicht werden.

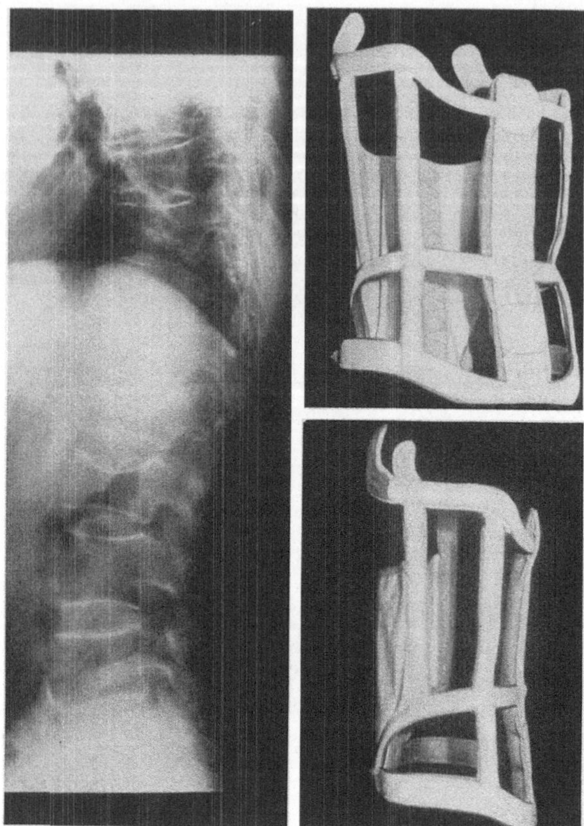

Abb. 2. Wirbelkörper-Spontandeformierungen bei Osteoporose. Versorgung mit einem leichten Rahmen-Stützkorsett

Große Bedeutung kommt den Gelenken des alten Menschen zu, deren aktive und passive Führung häufig reduziert ist. Sie weisen darüberhinaus meist Vorschädigungen in Form arthrotischer Veränderungen sowie mehr oder weniger starke Bewegungseinschränkungen auf.

Stürze, sowie plötzliche passive Extrembewegungen können unter diesen Voraussetzungen zu schweren Gelenkverletzungen mit Kapsel-, Band- oder Meniscusläsionen führen, so daß auch hier ein operatives Vorgehen notwendig wird.

Desgleichen ist bei Gelenkfrakturen insbesondere im Bereich der unteren Extremität, eine operative Rekonstruktion anzustreben, da nur so eine Übungsstabilität erzielt und die notwendige alsbaldige Nachbehandlung eingeleitet werden kann.

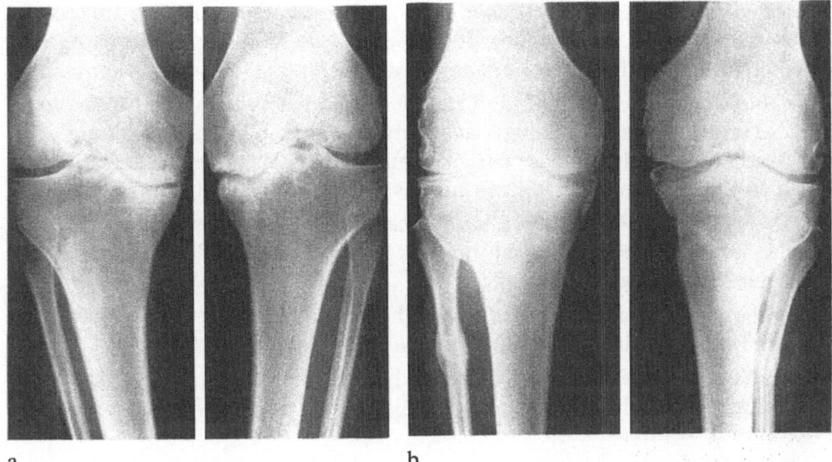

Abb. 3. a Genua vara bei Gonarthrose, b Behandlung durch hohe Tibiakopfosteotomie (Pendelosteotomie) zur Korrektur der Achsenfehlstellung

Rehabilitative Maßnahmen sind aber über die Verletzungen hinaus für den alten Menschen auch im Rahmen der schon erwähnten degenerativen Veränderungen der Gelenke angezeigt. Das gilt besonders für die unteren Extremitäten. Hier kann eine doppelseitige Coxarthrose den alten Menschen zu einem Rollstuhl-Dasein verurteilen.

In solchen Fällen hat sich der zweiseitige alloplastische Hüftgelenksersatz bewährt, der eine Mobilisierung des Patienten schon am ersten postoperativen Tage gestattet. Eine aktive Nachbehandlung mit einer alsbaldigen Gehschulung schließt sich in den folgenden Tagen an.

Rehabilitativ, operativ ist auch das Vorgehen bei den schmerzhaften, schweren Gonarthrosen, die mit einem ausgeprägten Genu varum oder valgum einhergehen.

Zur Verbesserung der Statik hat sich hier die hohe Tibiaosteotomie in Form der *Pendelosteotomie* bewährt. Nach Korrektur der Achsenfehlstellung wird für acht Tage ein Liegegips gegeben. Anschließend werden ungepolsterte Gehgipse angelegt, mit denen der Patient 14 Tage nach dem Eingriff aus der stationären Behandlung entlassen wird.

Diese sofortige Aktivierung gestaltet die folgende Mobilisationsbehandlung in der Regel problemlos, so daß neben der Korrektur der Fehlstatik in den meisten Fällen noch eine günstige Beeinflussung der Gelenkbeschwerden erzielt wird, wie Keyl aus unserer Klinik in einer Nachuntersuchung an 104 Pendelosteotomien nachweisen konnte (Abb. 3a u. b).

Derartige Beispiele können beliebig fortgeführt werden. Sinn ihrer Darstellung war es, aufzuzeigen, daß die Rehabilitation des verletzten bzw. behinderten alten Menschen primär ein wiederherstellendes, aktives Vorgehen erfordert.

Dieses Vorgehen setzt jedoch eine enge Zusammenarbeit mit den Internisten und Anaesthesisten voraus, um lebensbedrohliche Komplikationen aufgrund einer latenten insuffizienten Leistungsfähigkeit innerer Organe zu vermeiden.

Eine so eingeleitete Rehabilitation stellt ein Zusammenspiel vieler Maßnahmen dar. So ist neben der krankengymnastisch geführten Übungsbehandlung auch die Beschäftigungstherapie zu berücksichtigen, die neben dem übenden Effekt zu einer allgemeinen psychischen und physischen Aktivierung beiträgt.

Nicht zuletzt die Pflege des alten Menschen, die mit besonderer Umsicht durchgeführt werden sollte, ist für den endgültigen Erfolg von ausschlaggebender Bedeutung.

Zur Rehabilitation des verletzten oder behinderten alten Menschen gehört aber auch seine psychische Führung durch den behandelnden Arzt.

Der Wille zur Genesung sollte stets wach gehalten werden. Nur so kann das Ziel seiner Wiedereingliederung in das tägliche Leben erreicht werden.

K. A. Jochheim, Köln

Rehabilitation bei schweren Schädel-Hirnverletzungen

Die Bemühungen, möglichst frühzeitig eine einigermaßen zuverlässige Prognose bei schweren Schädel-Hirnverletzungen zu gewinnen, haben umfangreiche Forschungsarbeiten in den Ländern der Europäischen Gemeinschaft ausgelöst. Diese Forschungsarbeiten haben zunächst eine Vereinheitlichung der Nomenklatur notwendig gemacht.

So hat sich neben der Berücksichtigung des Lebensalters und der vor dem Unfall erkennbaren sozialen und biographischen Daten vor allem die *Dauer der initialen Bewußtlosigkeit*, der Bewußtseinstrübung und des mittelschweren Durchgangssyndroms als bedeutsam erwiesen. Die im anglo-amerikanischen Sprachraum benutzte Zeitspanne der posttraumatischen Amnesien hat demgegenüber als subjektives Kriterium nur einen begrenzten Wert, weil hierbei Leistungen der Merkfähigkeit in die Angaben einfließen, die sich der objektiven Dokumentation leicht entziehen und zuweilen unter dem Einfluß gutachtlicher Konsequenzen auch tendenziös ausgestaltet werden.

Anhand einer Studie von 48 Hirnverletzten, die wir in Köln mehr als 2 Jahre regelmäßig nachuntersucht haben, soll die Korrelation zwischen der Dauer der Bewußtseinsstörung und der Schwere des psychopathologischen Dauerschadens verdeutlicht werden (Tabelle 1).

Die Dauer des mittelschweren Durchgangssyndroms, gemessen mit der Testbatterie von Böcker, läßt deutlich erkennen, daß derartige psychopathometrische Hilfen die Zuverlässigkeit der Prognose innerhalb des 1. Halbjahres weiter erhöhen und damit wichtige Bausteine für den weiteren Rehabilitationsplan liefern.

Diese Beurteilungskriterien der biologischen Rekonvaleszenz lassen zunächst die Vermutung aufkommen, daß rehabilitative Bemühungen wenig Einfluß auf

Tabelle 1. *Beziehungen zwischen der Bewußtseinsveränderung (Bewußtlosigkeit und Bewußtseinstrübung) und psychischen Dauerschäden*

	Patienten-zahl	Psychischer Dauerschaden			
		keiner	leicht	mittel-schwer	schwer
ohne Bewußtseinsverlust	2	2			
bis zu 1 Tag	1	1			
bis zu 1 Woche	8	5	3		
bis zu 3 Wochen	17	10			
bis zu 6 Wochen	17	3	2	7	5
mehr als 6 Wochen	3			1	2

das endgültige soziale Eingliederungsergebnis haben. Diese Schlußfolgerung ist jedoch sicherlich unberechtigt, wenn man berücksichtigt, daß nach den Erfahrungen von G. Müller in Luxemburg selbst bei den leichteren Traumen ohne bleibende psychopathologische Defekte mehr als 50% in die Gruppe der Frühinvaliden einmünden.

Ähnliche Erfahrungen haben auch Naquet u.Mitarb. in Marseille machen müssen, die wegen mangelnder rehabilitativer Hilfen relativ häufig Resignationshaltung und Regressionen bei ihren Verletzten antrafen, so daß die mit der biologischen Rückbildung sich wieder erweiternden sozialen Möglichkeiten nicht in angemessener Weise genutzt wurden.

Wir haben dagegen im Rehabilitationszentrum der Universität zu Köln durch eine kontinuierliche Förderung mit Hilfe von Krankengymnastik und Sport, Beschäftigungs- und Arbeitstherapie sowie mit psychotherapeutischen Hilfen, die auch den familiären Umkreis mit einschlossen, feststellen können, daß die neurologischen Kontusionsfolgen sich im Laufe des ersten Jahres nach dem Trauma noch weitgehend besserten und erst zu diesem Zeitpunkt den bleibenden Defekt erkennen ließen.

Die psychopathologischen Auffälligkeiten haben sich sogar bis zu einem Zeitraum von 2–3 Jahren weiter gebessert und erst zu diesem Zeitpunkt haben wir unter Berücksichtigung der verbliebenen Merkschwäche, der Konzentrationsstörung und der Veränderungen im Antrieb und bei der Affektkontrolle den definitiven beruflichen Eingliederungsplan entwickeln können.

Bei jugendlichen Verletzten mußte noch ein zusätzlicher Zeitraum für die allgemeine menschliche Reifung hinzugefügt werden, in dem ein realistischer Kompromiß zwischen Wünschen und Ansprüchen und verbliebenem Leistungsvermögen erreicht werden konnte.

Das Endergebnis der Eingliederung bei den aus unserem Krankengut gebildeten 4 Gruppen zeigt Tabelle 2.

Leider sind in der BRD die Möglichkeiten zu einer derartigen systematischen Rehabilitation Hirnverletzter nur vereinzelt organisatorisch vorbereitet. Über die Zeiträume der klinischen Behandlung gibt Tabelle 2 ebenfalls Auskunft.

Tabelle 2.

Gruppe		Durchschnittliche Dauer der klinischen Behandlung in Wochen	Durchschnittliche Dauer der Rehabilitationsmaßnahmen in Wochen	Durchschnittlicher Zeitpunkt der Arbeitsaufnahme nach dem Trauma in Monaten	Quote der Rückkehr ins Arbeitsleben
I	*Bewußtlosigkeit bis zu 1 Tag* Bewußtseinstrübung bis zu 1 Woche und/oder mittelschweres Durchgangssyndrom bis zu 3 Wochen	7	$16^1/_2$	6	6/9
II	*Bewußtlosigkeit bis zu 1 Woche* Bewußtseinstrübung bis zu 3 Wochen und/oder mittelschweres Durchgangssyndrom bis zu 3 Monaten	8	16	8	13/17
III	*Bewußtlosigkeit mehr als 1 Woche* Bewußtseinstrübung mehr als 3 Wochen und/oder mittelschweres Durchgangssyndrom mehr als 3 Monate	15	$20^1/_2$	12	12/18
IV	*Bewußtlosigkeit mehr als 3 Wochen* Bewußtseinstrübung mehr als 2 Monate und/oder mittelschweres Durchgangssyndrom mehr als 6 Monate	26	5	entfällt	keiner

Auch die darüber hinaus benötigten Rehabilitationszeiten haben wir erfaßt und können darüber in Tabelle 2 nähere Angaben machen.

Die Schlußfolgerungen liegen auf der Hand. Die große Zahl im Straßenverkehr entstehender schwerer Schädelhirnverletzungen beläuft sich in der BRD auf etwa 10000 jährlich. Sie liegt damit etwa bei der Hälfte der Verkehrstoten.

Die größere Zahl wird derzeit von den neurochirurgischen Kliniken und Abteilungen zumindest vorübergehend versorgt. Die weitere Rekonvaleszenz findet allerdings wegen der notwendigen Entlastung der neurochirurgischen Abteilungen in psychiatrisch-neurologischen und in kleinen chirurgischen Abteilungen statt, die durchweg die für eine rasche und planmäßige Rehabilitation erforderlichen räumlichen und personellen Voraussetzungen nicht besitzen.

Es muß daher bei der Strukturveränderung des Krankenhauses der Tatsache Rechnung getragen werden, daß der Personenkreis der Hirnverletzten zunächst einer sachgerechten Pflege und einer intensiven physikalischen Therapie bedarf und in der Phase des abklingenden Durchgangssyndroms mit den Methoden der gestuften Aktivierung – bis auf die Gruppe der Schwerverletzten – häufig auf den allgemeinen Arbeitsmarkt zurückkehren kann.

Schwerstbehinderte mit erheblichen psychopathologischen Ausfällen, mit häufigen hirnorganischen Anfällen, mit einer gröberen Beeinträchtigung der Motorik finden in der Regel nur noch in der Werkstatt für Behinderte eine adäquate Tätigkeit. Es ist daher erforderlich, diese Einrichtungen auf kommunaler Ebene zu erweitern und auszubauen, so daß ein wirkliches Angebot unterschiedlicher Tätigkeiten und Arbeitsabläufe zur Verfügung steht – *das dem Hirnverletzten eine leidliche Befriedigung verschafft* – und die Familie über Tag von pflegerischen Verpflichtungen entlastet, so daß die heute noch so häufig anzutreffende massive materielle und psychologische Belastung der Angehörigen zumindest partiell mit Hilfe solcher Werkstätten erleichtert wird.

W. Küppermann, Dortmund

Die Rehabilitation von Unfallverletzten aus der Sicht des Krankenhausarztes

Am Ende meiner 39jährigen vorwiegend unfallchirurgischen Tätigkeit an einer Klinik möchte ich zu einigen Problemen der Rehabilitation Stellung nehmen.

Nach meinen Erfahrungen ist die Wiedereingliederung Unfallverletzter um so leichter, je schwerer die Verletzung war. Das hat seinen Grund darin, daß sich Versicherungsträger wie auch Betriebe für Schwer- und Schwerstverletzte am aufgeschlossensten zeigen. Sonst ist die Rehabilitation auch heute noch oft nicht einfach, ja sogar schwierig.

Man hat den Eindruck, daß die Technisierung unserer Umwelt das Gefühl für den individuellen Wert eines Menschen herabgesetzt hat und daß dem Einzelschicksal nicht genügend Anteil und Interesse entgegengebracht wird. Man darf sich z.B. nicht damit begnügen, die verminderte Leistungsfähigkeit nur mit einer Geldentschädigung abzutun. Es ist zwar wichtig, daß ein Verletzter weiß, daß er für eine geringere Arbeitsleistung eine Rente erhält, um wirtschaftlich nicht geschädigt zu werden. Es müßte eigentlich selbstverständlich sein, daß ein Patient nicht nur eine optimale ärztliche Behandlung erfährt, sondern, daß während der Behandlungszeit auch eine psychologische und soziologische Betreuung stattfindet. Sie ist wesentlicher Bestandteil des Therapieerfolges.

Der Arzt muß den Kranken wissen lassen, daß man sich für seine zukünftige Arbeit, die er nach seinen körperlichen und geistigen Kräften wieder ausführen kann, interessiert. Das setzt natürlich voraus, daß man in etwa seine Arbeitsbedingungen kennt. Es ist daher schon seit über 30 Jahren an unserer Klinik üblich, daß in regelmäßigen Abständen nicht nur Brauereien, sondern besonders Über- und Untertagebetriebe der Zechen, Hüttenwerke, Maschinenfabriken und andere Arbeitsstätten besichtigt werden, um in der Lage zu sein, sich mit den Patienten über ihre Arbeitsplätze unterhalten zu können.

Seitdem die Großbetriebe Werkärzte haben, sind uns diese eine wertvolle Hilfe, weil sie mit Betrieb und Betriebsführung enger verbunden sind als wir und auch besser die Arbeitsmöglichkeiten übersehen können. Sie vermitteln den Arbeitsplatz und betreuen auch die Verletzten in den ersten Wochen nach Beendigung des eigentlichen Heilverfahrens weiter.

Der Patient muß das Gefühl und die Gewißheit haben, daß man bemüht ist, seine Unfallfolgen noch zu mindern. Nur so lassen sich gescheiterte Arbeitsversuche verhindern, sich anbahnende Überlastungsschäden und seelische Fehlhaltungen erkennen und beseitigen.

In den kleineren und kleinen Betrieben ohne Werkarzt ist dies alles schon schwieriger. Bei den Betriebsunfällen haben wir in den letzten Jahren von den Berufsgenossenschaften eine wertvolle Hilfe bekommen. Der *Berufshelfer* einer Dortmunder Berufsgenossenschaft nimmt einmal im Monat an einer Visite durch die ganze Klinik teil, sieht dabei alle Verletzten, bei denen eine Umschulung oder ein Arbeitsplatzwechsel notwendig werden könnte. Von ihm werden die für den Verletzten zuständigen Berufsgenossenschaften verständigt, so daß diese schon frühzeitig mit den Betrieben Kontakt aufnehmen können, um zu erreichen, daß der Patient nach Abschluß der Behandlung an seine alte Arbeitsstätte zurückkehren kann.

Auch der *Ambulanzarzt* der Klinik schaltet sich telefonisch oder brieflich ein, um günstige und zumutbare Arbeitsbedingungen zu erzielen. Dies ist oft nicht einfach, da vor allem kleinere Betriebe nicht sofort bereit sind, beschränkt arbeitsfähige Patienten wieder einzustellen, auch dann nicht, wenn es sich nur um eine vorübergehende Behinderung der Leistungsfähigkeit handelt.

Für mich steht fest, daß ein Verletzter sein Schicksal eher meistert, Selbstachtung und Selbstgefühl schneller wieder gewinnt und sich weniger seinen Arbeitskollegen zurückgesetzt fühlt, wenn er in sein ihm bekanntes Milieu zurückkehren kann, als wenn er in einem neuen Beruf und in eine ihm fremde Umgebung überwechseln muß.

In diesem Zusammenhang ist die Frage von Bedeutung, wie lange ein Verletzter behandelt werden soll. Soll er so früh wie es ärztlich eben zu verantworten ist eine Tätigkeit wieder aufnehmen, oder ist es besser, die Behandlung über längere Zeit durchzuführen, damit bei Arbeitsbeginn die Unfallfolgen möglichst gering sind?

Ich halte eine zu frühe Wiederaufnahme der Tätigkeit für falsch und glaube, daß, je weiter der Heilungsprozeß fortgeschritten ist, ein Verletzter leichter und schneller mit den verbliebenen Unfallfolgen fertig wird. Für uns ist der Faktor Zeit nie vordergründig gewesen. Es besteht sonst die Gefahr, daß ein Verletzter seine Arbeit niederlegt, weil er sich den Anforderungen noch nicht wieder gewachsen fühlt. Solche gescheiterten Arbeitsversuche führen nicht selten zu einer Fehleinstellung zur gesamten Arbeit, die dann in einer Rentenneurose enden kann.

Die Rentenneurose geht somit primär nicht immer vom Patienten aus, sondern wird vielfach durch die Ungunst der Verhältnisse bei der Wiedereingliederung gefördert. Als Beispiel: Die Kopfprellung mit flüchtiger Hirnbeteiligung – eine an sich leichte Verletzung! Hier nach 2—3 Wochen eine Arbeitsaufnahme erzwingen zu wollen ist sicherlich nicht richtig, vor allem dann nicht, wenn der Verletzte in heißen oder Lärmbetrieben oder auf den Zechen unter Tage arbeiten muß.

Eine etwas längere Behandlungszeit ist für den Patienten, den Betrieb und auch für die Berufsgenossenschaft besser, um nicht ein Rentenverfahren in Gang zu bringen, das dann oft vor den Sozialgerichten endet.

Bei der Arbeitsplatzregelung sollten auch neben den vorhandenen Unfallfolgen die besonderen Fähigkeiten des Patienten berücksichtigt werden. Einem hochqualifizierten Arbeiter kann man z.B. nicht zumuten, über längere Zeit eine primitive Tätigkeit auszuüben. Dies würde zwangsläufig in ihm das Gefühl der beruflichen Minderwertigkeit wecken und psychische Reaktionen hervorrufen können.

Noch ein Wort zur *Nachbehandlung*: Nach einer langen, oft über Monate dauernden Behandlungszeit ist für jeden Verletzten eine wiedereinsetzende geregelte Arbeit eine Belastung. Diese kann er um so leichter überwinden, je mehr sie im Behandlungsplan berücksichtigt wurde. Es genügt einfach nicht, daß 4- oder 5mal in der Woche für wenige Minuten therapeutische Maßnahmen angewandt werden, vor allem dann nicht, wenn der Verletzte kurz vor der Entlassung steht. In der letzten Behandlungsphase muß er täglich über längere Zeit, am besten über mehrere Stunden beschäftigt werden. Nur so kann man seine Leistungsfähigkeit steigern und Freude an der bald wieder zu leistenden Arbeit wecken. Auch ist der Patient anzuhalten, daß er sich zu Hause weiter beschäftigt und nicht stundenlang im Fernsehsessel sitzt.

Es ergibt sich somit, daß bei der Rehabilitation vieles zu beachten ist, was zwar klein erscheint, aber nicht selten große Auswirkungen hat. Es läßt sich lösen, wenn Arzt, Patient, Betriebsführung, Berufsgenossenschaft und soziale Einrichtungen vertrauensvoll zusammenarbeiten.

Wir haben an unserer Klinik, durch die jährlich über 30000 Verletzte gehen, im ganzen gesehen bei der Wiedereingliederung keine größeren Schwierigkeiten mehr.

F. Blohmke, Bonn

Die Leistungen zur Rehabilitation

Beim Klang des Wortes Rehabilitation mag so manchen ein gewisser Schauer überlaufen, weil er vielleicht der Meinung ist, daß dieser, ein Geschehen beschreibender Begriff nicht neu, keine Importware aus fremden Ländern oder ein fast nicht mehr zu ertragender Hinweis auf eine selbstverständliche Menschenpflicht ist.

Die rauhe Wirklichkeit, in der der Behinderte lebt, sieht aber doch oft ganz anders aus und fordert geradezu heraus, auf diesem Gebiet der Menschlichkeit etwas zu tun, zu ändern, ja ich möchte sagen, wirklich neu zu gestalten. Man sollte sich in diesem Zusammenhang auch des Wortes von Josef Weinheber erinnern: Humanitas: dies eben heißt, Menschliches menschlich tun mit Geist.

Im April 1970 setzte die Bundesregierung ihr Signal mit dem *Aktionsprogramm zur Förderung der Rehabilitation der Behinderten*, das auch heute noch uneingeschränkt gilt. Schon damals erklärte Bundesarbeitsminister Arendt, daß es für den einzelnen Behinderten völlig unwichtig ist, von welchem Träger er Rehabilitationsleistungen erhält. Entscheidend ist allein, daß das Rehabilitationsverfahren zügig und erfolgreich zum Abschluß gebracht wird. Es dürfen zwischen den einzelnen Trägergruppen nicht Schranken aufgerichtet werden, die für den Behinderten unüberwindlich sind.

In Verfolgung dieses Grundgedankens hat das Bundeskabinett am 8. August 1973 den Entwurf eines Gesetzes über die *Angleichung der Leistungen zur Rehabilitation* beschlossen, das jetzt im Parlament beraten wird.

Dieser Gesetzentwurf hatte sicher manche Hürde schon bis zum Kabinett zu nehmen. Seiner sozialpolitischen Aktualität konnte jedoch der Erfolg nicht versagt bleiben. Seine Aufgabe soll es sein, die sehr unterschiedlichen Rechtsgrundlagen der Rehabilitation weitgehend zu vereinheitlichen. Ein sicher nicht leichtes Unterfangen.

Aufgabe der Rehabilitation nach diesem Gesetz ist es, die medizinischen, berufsfördernden und ergänzenden Maßnahmen und Leistungen darauf auszurichten, körperlich, geistig oder seelisch Behinderte möglichst auf Dauer in Arbeit, Beruf und Gesellschaft einzugliedern.

Der *Anwendungsbereich* erstreckt sich auf die gesetzliche Kranken-, Unfall- und Rentenversicherung, die Altershilfe für Landwirte, die Kriegsopferversorgung und die Kriegsopferfürsorge nach dem Bundesversorgungsgesetz einschließlich der seine Vorschriften für anwendbar erklärenden Gesetze und die Arbeitsförderung nach dem Arbeitsförderungsgesetz. Sie sehen also, daß hier ein weiter Bogen gespannt wurde, um alle entscheidenden Fragen der Rehabilitation zu erfassen.

Ich könnte Ihnen jetzt noch verschiedene Ausführungen z.B. zur Beratung der Behinderten, zur Einleitung der Maßnahmen zur Rehabilitation, über die Zusammenarbeit der Rehabilitationsträger usw. machen. Das würde aber zu weit führen. Ich halte es vielmehr für wichtig, auf vier wesentliche und neue Aussagen in diesem Gesetz aufmerksam zu machen.

1. Die *Zuständigkeit* des Rehabilitationsträgers richtet sich selbstverständlich nach den für ihn geltenden gesetzlichen Bestimmungen. Ist aber ungeklärt, welcher Rehabilitationsträger zuständig ist, und ist dadurch die unverzügliche Einleitung erforderlicher Maßnahmen gefährdet, so hat in allen Fällen notwendiger medizinischer Maßnahmen die nach dem Wohnsitz des Behinderten zuständige Landesversicherungsanstalt und im Falle von berufsfördernden Maßnahmen die Bundesanstalt für Arbeit vorläufige Leistungen zu erbringen. Stellt sich später im Verlauf des Rehabilitationsverfahrens heraus, daß ein anderer Träger an sich zuständig gewesen wäre, so hat dieser die Leistungen zu erstatten. Dieser Anspruch verjährt 2 Jahre nachdem zuletzt vorläufige Leistungen erbracht wurden.

2. Zu den *medizinischen Leistungen* gehören insbesondere ärztliche und zahnärztliche Behandlung:

Arznei- und Verbandsmittel,

Heilmittel einschließlich Krankengymnastik, Bewegungs-, Sprach- und Beschäftigungstherapie,

die Ausstattung mit Körperersatzstücken, orthopädischen und anderen Hilfsmitteln einschließlich Instandsetzung, Ersatz und Ausbildung im Gebrauch und letztlich Belastungserprobung und Arbeitstherapie.

3. *Berufsfördernde Leistungen* zur Rehabilitation sollen für die Zeit erbracht werden, die vorgeschrieben oder allgemein üblich ist, um das angestrebte Berufsziel zu erreichen. Dabei soll das Leistungsvermögen des Behinderten voll ausgeschöpft werden. Eine vollwertige und dauerhafte Eingliederung ist nicht selten, so meint man, nur über einen beruflichen Aufstieg zu erreichen.

Die einschlägigen Gesetze, auf die dieser Gesetzentwurf Anwendung finden wird, werden den obengenannten Ausführungen entsprechend ergänzt oder geändert. Damit soll erreicht werden, daß einheitliche Leistungen während der medizinischen und berufsfördernden Maßnahmen zur Rehabilitation gewährt werden.

4. Im Rahmen der *ergänzenden Leistungen* werden Unterhaltsleistungen in allen Bereichen der Rehabilitation einheitlich mit „*Übergangsgeld*" bezeichnet. Nur bei der Krankenversicherung bleibt es beim „Krankengeld". Die Höhe des Übergangsgeldes bzw. des Krankengeldes richtet sich nach dem bisherigen Bruttoverdienst und beträgt 80 v.H. des regelmäßigen Entgelts. Leider war es nicht möglich, einheitliche Höchstbeträge festzusetzen, da die Leistungsbemessungsgrenzen bei den Rehabilitationsträgern noch unterschiedlich sind.

Wenden wir uns nunmehr einer weiteren gesetzlichen Maßnahme, dem Gesetz zur *Weiterentwicklung des Schwerbeschädigtengesetzes* zu, kurz auch Schwerbehindertengesetz genannt. Es wurde bereits im Juni 1973 dem Bundestag zugeleitet.

Das ursprünglich im Jahre 1953 in erster Linie zur Überwindung der Kriegsfolgen geschaffene Schwerbeschädigtengesetz soll in Zukunft dem modernen Gedanken einer umfassenden Rehabilitation angepaßt werden.

Dazu werden folgende Lösungen angeboten:

1. Der geschützte Personenkreis, bisher nur Kriegs- und Arbeitsopfer, wird auf Schwerbehinderte unabhängig von Art und Ursache ihrer Behinderung ausgedehnt, sofern der Grad der Erwerbsfähigkeit um wenigstens 50 v.H. gemindert ist.

2. Jeder Arbeitgeber der privaten Wirtschaft und der öffentlichen Hand mit 16 oder mehr Arbeitsplätzen soll in Zukunft verpflichtet werden, seinen Beitrag zur Wiedereingliederung Schwerbehinderter in Arbeit, Beruf und damit auch in die Gesellschaft zu leisten.

Alternativ kann er zwischen der Bereitstellung von Arbeitsplätzen in gewissem Umfang, gedacht sind an 6 v.H. der Arbeitsplätze, oder der Zahlung einer Ausgleichsabgabe zur Förderung der Rehabilitation Schwerbehinderter wählen. Dabei hat selbstverständlich die Beschaffung von Arbeitsplatz Vorrang vor der Geldleistung. Die Höhe der Ausgleichsabgabe ist gegenüber dem geltenden Recht verdoppelt worden und soll 100.– DM je Monat und unbesetzten Arbeitsplatz betragen.

Darüber hinaus soll das Verwaltungsverfahren vereinfacht und die Stellung des Vertrauensmannes der Schwerbeschädigten im Betrieb verbessert werden. Nicht zuletzt wird das Gesetz auch auf die Werkstätten für Behinderte Anwendung finden. Arbeitgeber, die an diese Werkstätten Aufträge vergeben, können 30 v.H. auf ihre zu zahlende Ausgleichsabgabe anrechnen. Das soll u.a. dazu beitragen, den Behindertenwerkstätten die erforderlichen Arbeits- und Lieferaufträge zu beschaffen und damit den Betrieb der Werkstätten zu sichern.

Ich habe versucht, Ihre Aufmerksamkeit auf einige wesentliche Aspekte, die entweder ganz neu sind oder zumindest deutlicher als bisher im Rampenlicht der Rehabilitationsbühne stehen werden, zu lenken. Ich hoffe, es ist mir gelungen.

Literatur

Aktionsprogramm der Bundesregierung zur Förderung der Rehabilitation der Behinderten. BABl. H. 5, S. 339 (1970)

Entwurf eines Gesetzes über die Angleichung der Leistungen zur Rehabilitation. Bundesratsdrucksache Nr. 517/73 vom 7. September 1973. Bonn-Bad-Godesberg: Dr. H. Heger 1973

Entwurf eines Gesetzes zur Weiterentwicklung des Schwerbeschädigtenrechts. Bundestagsdrucksache Nr. 7/656 vom 10. Mai 1973. Bonn-Bad Godesberg: Dr. H. Heger 1973

Jahrbuch der Vereinigung für die Rehabilitation Behinderter. Stuttgart: G. Thieme (i. Kommission) 1965/66

III. Szintigraphie bei Frakturen und Pseudarthrosen

K. zum Winkel, Berlin

Szintigraphie des Skeletsystems und der Gelenke

Physikalisch-apparative Grundlagen

Als *Szintillationen* (scintilla = der Funke) bezeichnet man Lichtblitze, die energiereiche Strahlen durch Anregung luminescierender Substanzen hervorrufen. In einem *Szintillationszähler* befindet sich der Szintillator – meist handelt es sich um Natriumjodidkristalle – zusammen mit einem Sekundärelektronenvervielfacher in einem lichtdichten Gehäuse.

Die im Szintillator ausgelösten Photonen führen an einer Photokathode zur Emission von Elektronen, die verstärkt und nahezu trägheitslos in elektrische Spannungsimpulse umgeformt werden können. Ein angeschlossenes Registriergerät ermöglicht die Dokumentation.

Die externe Messung der Gammastrahlung und bildliche Darstellung der Radioaktivitätsverteilung in einem Organismus oder Teilbereichen nach Inkorporation einer, mit einem Gammastrahlen emittierenden Radionuklid markierten Substanz nennt man *Szintigraphie.*

Unter *radioaktiver Markierung* versteht man den Ersatz eines stabilen Atoms in einem Molekül durch ein Strahlen emittierendes Radionuklid.

Meist wird bei der Szintigraphie die dreidimensionale, räumliche Aktivitätsanordnung in flächenhafter, zweidimensionaler Form registriert. Durch Auswertung der Speicherintensität in Organen mit gleichmäßiger Tiefenausdehnung sind Hinweise zur räumlichen Aktivitätsanordnung zu erhalten.

Vorteile der Szintigraphie sind

1. Darstellung von Organen und Krankheitsprozessen durch radioaktiv markierte Substanzen mit bekannter Gewebeaffinität,
2. Prüfung und topographische Zuordnung spezieller Organ- oder Gewebefunktionen,
3. einfache, wenig belastende Applikationstechniken,
4. geringe Strahlenbelastung, speziell der Gonaden,
5. minimale, subtoxische Substanzbelastung.

Die szintigraphische Lokalisationsanalyse wird geführt entweder durch einen motorisch bewegten, relativ kleinen Strahlungsdetektor als *Scanning* (Cassen *et al.*, 1951) oder durch große, *stationäre Detektorsysteme* mit einem Kristall in Form der Gammakamera (Anger, 1958) respektive mit wabenförmig angeordneten zahlreichen Kristallen in Form des Autofluoroscopes (Bender u. Blau, 1960). Die Szintigramme werden als Scan oder – falls vom Oscilloskopschirm gewonnen – als Szintiphoto bezeichnet.

Beim Scanning wird ein motorisch bewegter Szintillationszähler mit focussierendem Kollimatorsystem mäanderförmig über die interessierende Körperregion bewegt. Ein angekoppeltes Schreibwerk verzeichnet die Radioaktivitätsverteilung – meist in natürlicher Größe, gelegentlich auch in verkleinerter Form (minification) – entweder in farbig abgestufter Intensität als Colorscan, als Schwarzweiß-Scan oder bei Registrierung auf einem Röntgenfilm mittels Kathodenstrahlröhre als Photoscan. Wir verwenden zur Knochenszintigraphie einen Ganzkörperscanner oder einen Multidetektorscanner mit 10 Kristallen (Venohr und zum Winkel), der das Rumpfskelet etagenförmig aufzeichnet.

Große Bedeutung hat in der Szintigraphie die elektronische Datenverarbeitung einschließlich der Informationsspeicherung erlangt. Erst mit ihrer Hilfe lassen sich die Meßergebnisse semiquantitativ auswerten.

Das szintigraphische *Auflösungsvermögen* ist durchweg schlechter als das röntgenologische, weil aus Strahlenschutzgründen mit einem Bruchteil von Photonen gearbeitet werden muß und es durch die Kollimation und die statistische Schwankung des radioaktiven Zerfalls beeinflußt wird.

Bei der Szintigraphie sind grundsätzlich zwei Formen der *Abbildung von krankhaften Prozessen* zu unterscheiden,

1. der positive Kontrast mit Indikatoranreicherung in der Läsion

2. der negative Kontrast mit fehlender oder verringerter Aktivitätsablagerung in einem sonst gleichmäßig speichernden Organ oder Organsystem.

Bei der Szintigraphie des Skelets und der Gelenke handelt es sich ausschließlich um den *positiven Kontrast*: die krankhafte Läsion kennzeichnet sich durch vermehrte Radioaktivitätsablagerung.

Physiologisch-pharmakologische Grundlagen

Mit radioaktiv markierten Substanzen sind Messungen möglich über den formativen oder resorptiven Knochenstoffwechsel, die ossäre Absorption und die Ausscheidung von bestimmten Mineralien, über Durchschnittsprozesse und die Durchblutung des Knochens. Nach Bauer lassen sich unterscheiden:

1. Ablagerung durch Austausch in Form der Adsorption an der Kristalloberfläche

2. Ablagerung bei der Knochenneubildung durch Diffusion ins Kristallinnere.

Das Fluoridanion wird mit der HO-Gruppe an der Oberfläche des Hydroxylapatitkristalls ausgetauscht, es bildet sich Fluorapatit. Strontium als Kation wird zunächst an der Kristalloberfläche mit Calcium ausgetauscht und gelangt in reutilisierter Form wieder ins Blut. Strontium und Fluor diffundieren nach Stunden oder Tagen ins Kristallinnere, wo sie monatelang fixiert bleiben. Mit Strontiumisotopen sind sowohl Austausch wie Diffusion zu untersuchen.

Aus den physikalischen Halbwertzeiten der Radionuklide (Tabelle 1) ergeben sich die Verwendungsmöglichkeiten: ^{18}F (Blau *et al.*; Van Dyke *et al.*; zum Winkel *et al.*) und ^{87m}Sr (Myers) für den frühzeitigen und ^{85}Sr (Bauer; Bessler; Charkes u. Sklaroff; De Nardo; Felländer u. Lindberg; Frey *et al.*; Wendeberg) für den späteren Nachweis von Umbauprozessen.

Tabelle 1. *Radionuklide und Strahlenbelastung in der Knochen- und Gelenkszintigraphie*

Radio-nuklid	Halb-wert-zeit	Pho-tonen-energie in MeV	i.v.-Dosis in μCi	Szinti-gramm nach	Belastung in rad		Substanz
					Knochen	Ganzkörper	
^{18}F	110 min	0,51	2000	15—60 min	0,4—1,2	0,04—0,14	Fluorkomplex
^{87m}Sr	2,8 h	0,388	2000	1—2 h	0,2—1,2	0,014—0,04	Nitrat, Chlorid
^{99m}Tc	6 h	0,14	10000	3—4 h	0,4	0,1	Polyphosphat
^{99m}Tc	6 h	0,14	3000	3 h		0,036	Serumalbumin
^{85}Sr	64 h	0,514	100	2—7 d	3—6	0,6—1,1	Nitrat
^{75}Se	120 d	0,269	300	1 d		2—3	Selenit

Bedeutungsvoll für das szintigraphische Resultat ist auch die *Substanzbelastung*. So konnten wir mit ^{85m}Sr, verabfolgt in einer Dosis von 60 mg Sr in Affektionen keine Konzentration erzielen, die sich mit trägerfreiem ^{18}F leicht objektivieren ließen. Schließlich werden die radioaktiven Substanzen in ossären Prozessen in unterschiedlicher Intensität und mit unterschiedlicher Geschwindigkeit angereichert.

Technetium-Polyphosphat (Subramanian und McAfee) wird zu einem hohen Anteil im Skelet (40%) innerhalb 4 h abgelagert; in dieser Zeit werden 40% der Aktivität mit dem Urin ausgeschieden. Mit der Verwendung hoher Aktivitäten lassen sich in kürzester Zeit und durch die geringere statistische Schwankung wesentlich bessere Abbildungen erzielen. Allerdings ist das Verhältnis von Aktivitätsaufnahme in pathologisch veränderten, zu der in normalen Knochen für eine endgültige Stellungnahme noch nicht genügend abgeklärt. Technetium-Polyphosphat (Murray *et al.*) und Pertechnetat (Maxfield, Weiss *et al.*) wie Tc-Serumalbumin sind geeignet für die Gelenkszintigraphie.

^{75}Se-Selenit wird besonders in Chondrosarkomen angereichert (Esteban *et al.*).

Schließlich sind im Zusammenhang mit der Knochenszintigraphie noch die Radionuklide des *Galliums* (Dudley u. Maddox) und das nur im Cyklotron herstellbare, ultrakurzlebige (Halbwertzeit 20 min) *Carbon-11* (Myers und Hunter) zu erwähnen.

Die Szintigraphie vermag Knochenregionen mit erhöhtem Mineralstoffwechsel (Tabelle 2) nachzuweisen. Da beispielsweise eine Demineralisation 30—50% betragen muß, um röntgenologisch sichtbar zu werden, läßt sich nicht selten eine ossäre Läsion mit reaktivem Osteoid weit früher szintigraphisch als röntgenologisch feststellen. Ferner kann man szintigraphisch über die Stoffwechselaktivität eines ossären Prozesses aussagen, d.h. ob es sich um einen ruhenden oder aktiven Knochenherd handelt.

Ähnlich verhält es sich mit der Gelenkszintigraphie, deren Grundlage eine erhöhte Durchlässigkeit der Synovia bei entzündlichen Prozessen bildet.

Die nuclearmedizinischen Ergebnisse bei ossären und arthritischen Erkrankungen sind jedoch unspezifisch und gestatten lediglich die Feststellung eines lokal erhöhten Mineralstoffwechsels (Osteogenese) bzw. einer erhöhten Durch-

Tabelle 2. *Pathophysiologie in der Knochenszintigraphie (in Anlehnung an Charkes, N. D. in Clinical uses of radionuclides, AEC Symposium Series 27, S. 113)*

Mechanismus	Beispiel	Radionuklide
Reaktive Knochenformation	Metastase	„Knochensucher"
Maligne Knochenneubildung	Osteosarkom	wie ^{18}F, ^{87m}Sr,
Erhöhte Knochendurchblutung	Myelofibrose, Morbus Paget	^{85m}Sr, ^{99m}Tc-Polyphosphat
Erhöhte Knochenoberfläche	Myelom	Polyphosphat
Dystrophische Calzifikation	Urämie mit Hypercalzämie	Polyphosphat
Tumordurchblutung	Metastase	^{99m}Tc-Pertechnetat, ^{99m}Tc-Polyphosphat, ^{87m}Sr
Tumoraufnahme	Metastase	Radiogallium
Erhöhte Permeabilität der Synovialmembran	Arthritis	^{99m}Tc-Pertechnetat, ^{99m}Tc-Albumin

blutung oder einer vermehrten Durchlässigkeit der Synovia. In vielen Fällen treten sie zeitlich früher und infolge der vermehrten Radioaktivitätsablagerung auch optisch deutlicher in Erscheinung als auf dem Röntgenbild.

Ergebnisse

Beim *normalen Erwachsenen* findet man im Knochenszintigramm eine gering erhöhte Radioaktivitätsablagerung in der Brustwirbelsäule, der Gegend der Sacroiliacalgelenke und in Nachbarschaft der statisch belasteten Gelenke der unteren Extremität. Häufig ist ^{87m}Sr auch in der Blase — gelegentlich in den Nieren — zu sehen.

Asymmetrische Radioaktivitätsablagerungen weisen bei paarig angelegten Knochen auf pathologische Prozesse. Mathematische Bearbeitung der elektronischen Datenverarbeitung durch Filterungs- und Glättungsprozesse vermitteln verbesserte Detailerkennbarkeit. Beim Kind oder Jugendlichen ist eine erhöhte Aktivität in Epiphysennähe nachzuweisen entsprechend der erhöhten Osteogenese.

Pathologische Radioaktivitätsablagerung zeigt sich bei praktisch allen primären und den meisten sekundären Knochentumoren mit Ausnahme von reinen Osteolysen ohne reaktive Neubildung in der Umgebung, akuten und chronischen Osteomyelitiden, Arthritiden, Frakturen, ektopischer Calzifikation, beim Morbus Paget mit der höchsten bekannten Aktivitätsspeicherung infolge der überstürzten, kompensatorischen Knochenneubildung, regionaler Osteoporose, z.B. beim Sudeck-Syndrom, bei aseptischer Nekrose und ganz allgemein bei lokalisiert erhöhter osteogener Aktivität und ossärer Perfusion.

Verminderte Speicherung zeigt sich bei Bestrahlung des Knochengewebes in umschriebenen Bereichen.

Die *Gelenkszintigraphie* gestattet den Nachweis der Synoviitis mit Radioaktivitätsablagerung im affizierten Gelenk infolge der Membrandurchlässigkeit. Obgleich die Ergebnisse unspezifisch sind, kann bei normaler Verteilung eine Arthritis weitgehend ausgeschlossen werden. Andererseits wird der szintigraphische Befund weit früher als das Röntgenbild positiv. Erhöhte Radioaktivität wird nachgewiesen bei rheumatoider Arthritis, Gicht, infektiöser Arthritis, Tendinitis, Bursitis, Osteoarthritis, Lupus erythematodes, Psoriasis und Morbus Reiter. Die Synoviitis ist szintigraphisch mit 30% mehr Sicherheit nachzuweisen als röntgenologisch (Maxfield *et al.*; Weiss *et al.*).

Einige szintigraphische Befunde erscheinen noch besonders erwähnenswert, weil sie für den Orthopäden und Unfallchirurgen unter Umständen therapeutische Konsequenzen beinhalten, respektive ihn mit ungewöhnlichen Krankheitsbildern konfrontieren.

Bei aseptischen Nekrosen — z.B. beim Perthes — können bei gleichem Röntgenbefund unterschiedliche Stoffwechselaktivitäten objektiviert werden. Die spontane Nekrose des medialen Femurcondylus kennzeichnet sich im Röntgenbild durch geringe Konturunregelmäßigkeiten, im Szintigramm aber durch intensive Ablagerung an korrespondierender Stelle. Erhöhte Speicherung sieht man bei ausgeprägten Skoliosen, speziell bei Instabilitäten, bei posttraumatischer Myositis ossificans und Meniscusschäden, dabei mehr in diffuser Art an den Gelenkflächen von Femur und Tibia (Dreyer u. Georgi).

Nach Venohr *et al.* läßt sich der postoperative Verlauf nach alloplastischem Hüftgelenkersatz kontrollieren: findet man nach 9 Monaten oder später eine Aktivitätsablagerung in Hüftgelenk oder Femur, ist eine Lockerung oder eine Infektion anzunehmen. Groher *et al.* haben auf die Bedeutung der erhöhten Aktivitätskonzentration für die Frühdiagnose des Morbus Bechterew hingewiesen.

Während die Szintigraphie bei ossärem Befall von Systemerkrankungen in 80% positive Resultate liefert, vermag das Röntgenbild dies nur in 40% (De Nardo). Lungen- und Weichteilmetastasen von Chondrosarkomen können „Knochensucher“ speichern.

Die Ergebnisse der Szintigraphie bei Frakturen, posttraumatischen Osteomyelitiden und Pseudarthrosen als Stigmata des Heilungsprozesses und der Stabilität sind Gegenstand der folgenden Vorträge, die über den neuesten Stand der entsprechenden Forschung berichten, und werden hier bewußt nicht näher erörtert.

Mit Nachdruck sei jedoch betont, daß die Szintigraphie zwar über die metabolische Dynamik des Knochengewebes und die Durchlässigkeit der Synovia, aber im Gegensatz zur Röntgenuntersuchung nicht über anatomische Strukturen informiert!

Indikationen

Die *Indikation zur Szintigraphie* des Skeletsystems oder der Gelenke ist gegeben, wenn es sich handelt um:

Tabelle 3. *Vor- und Nachteile von Szintigraphie und Röntgenuntersuchung in der Erkennung von Knochenläsionen (Feine u. zum Winkel)*

Vorteile	Nachteile
Knochenszintigraphie	
Positive Radioaktivitätskonzentration in ossären Umbauprozessen	Mangelnde spezifische Aussage
Frühe Erkennung von lokalen Umbauprozessen	Schwieriger Nachweis von diffusen Umbauprozessen
Zuordnung von Krankheitsprozessen als ruhend oder aktiv	Schwierige Erfassung aller Umbauprozesse
Nachweis von Krankheitsprozessen in röntgenologisch schwer abzubildenden Knochen (Sternum, Gesichtsschädel)	Lange Untersuchungszeit beim Scanning
Gelenkszintigraphie	
Frühe Erfassung von Membranstörungen der Synovia	Unspezifische Aussage
Röntgenuntersuchung	
Beurteilung der Knochenstruktur	Demineralisationen erst ab 30%, oft erst ab 50% nachweisbar
Diagnose möglich aus Kalkgehalt, Struktur, Kontur und Umgebungsreaktion	Schwierige Erfassung aller pathologischen Prozesse
Einfach und ohne Belastung durchführbar	Schwierige Klassifizierung von aktiven oder ruhenden Knochen- oder Gelenkprozessen
Erkennung von diffusen Knochenerkrankungen möglich	Schwierige Beurteilung bestimmter Knochen (Sternum, Schädel etc.)

1. die Aufdeckung von Regionen mit veränderter Knochendurchblutung oder veränderter osteogener Aktivität (erhöhter Mineralstoffwechsel);

2. den Nachweis von Zonen mit erhöhtem Stoffwechsel bei unauffälligem Röntgenbefund (Frühbefund bei Morbus Bechterew);

3. den Nachweis oder Ausschluß von Knochenmetastasen bei Patienten mit bekanntem Primärtumor;

4. die Lokalisation von Knochenherden, die einer eingehenden Röntgenuntersuchung einschließlich Tomographie und falls erforderlich Angiographie bedürfen;

5. die Kontrolle nach der Therapie von Knochentumoren (Rückgang der Aktivitätsablagerung), Pseudarthrosen, entzündlichen und degenerativen Läsionen und nach alloplastischem Hüftgelenkersatz;

6. unerklärbare Knochenschmerzen;

7. ossäre Stoffwechselstörungen;

8. die Feststellung des Mineralstoffwechsels nach Frakturen (Heilungszustand);
9. den Nachweis von entzündlichen Knochen- und Gelenkprozessen;
10. die Abgrenzung erworbener gegen angeborene (Aktivitätsablagerung erhöht) Skeletveränderungen.

Kontraindikationen für die Szintigraphie existieren praktisch nicht, doch sollte die Methode bei Schwangeren und stillenden Frauen nur bei strenger Indikation angewandt werden.

Ausblick

Die szintigraphische Untersuchung des Skelets und der Gelenke liefert unspezifische Ergebnisse, die über die Ätiologie wenig und über die Stoffwechselaktivität von umschriebenen und ausgedehnten Erkrankungen bedeutsam auszusagen vermag.

Szintigraphie und Röntgenologie haben Vor- und Nachteile, die im Einzelfall sorgfältig zu beachten sind (Tabelle 3). Die Kombination beider Verfahren beinhaltet eine umfassende Unterrichtung über Morphologie und proliferative Dynamik und damit eine Erweiterung unseres klinischen Horizonts.

Die zukünftige Entwicklung wird sich zu beschäftigen haben mit technisch-apparativen Problemen wie z.B. der Verbesserung der Positronenszintigraphie, der Suche nach neuen osteotropen radioaktiven Substanzen und der pharmakologischen Beeinflussung der Ablagerung von Radioaktivität im Knochensystem und in den Gelenken.

Literatur

Anger, H. O.: Scintillation camera. Rev. sci. Instrum. **29**, 27 (1958)

Bauer, G. H. C.: Isotopes of calcium and strontium for studies of bone metabolismin man. In: Radioactive pharmaceuticals USAEC. OaK Ridge 1966

Bender, M. A., Blau, M.: The Autofluoroscope. In: Progress in medical radioisotope scanning. USAEC Report TID-7673

Bessler, W.: Szintigraphische Untersuchungen nach Frakturen und Knochenoperationen. Fortschr. Röntgenstr. **107**, 654 (1967)

Blau, M., Nagler, W., Bender, M. A.: Fluorine-18: A new isotope for bone scanning. J. nucl. Med. **3**, 322 (1962)

Cassen, B., Curtis, L., Reed, C. W., Libby, L.: Instrumentation for ^{131}I use in medical studies. Nucleonics **9**, 46 (1951)

Charkes, N. D., Sklaroff, D. M.: Early metastatic bone cancer by photo-Diagnosis of scanning with Strontium-85. J. nucl. Med. **5**, 168 (1964)

De Nardo, G. L.: The ^{85}Sr scintiscan in bone disease. Ann. intern. Med. **65**, 44 (1966)

Dreyer, H. J., Georgi, P.: Möglichkeiten und Grenzen der Skelett-Szintigraphie für die Orthopädie. Aktuelle Orthopädie, H. 4. Stuttgart: Thieme 1972

Dudley, H. C., Maddox, G. E.: Deposition of radiogallium (Ga^{72}) in skeletal tissue. J. Pharmacol. exp. Ther. **96**, 224 (1949)

Esteban, J., Lasa, P., Perez-Modrego, S.: Detection of cartilagions tumors with selenium-75. Radiology **85**, 149 (1965)

Feine, U., zum Winkel, K.: Szintigraphische Diagnostik. Stuttgart: G. Thieme 1969
Felländer, M., Lindberg, L.: Clinical use of radiostrontium in evaluation of spondylitis. J. Bone Jt Surg. **48**, 1585 (1966)

Frey, K. W., Sonntag, A., Scheybain, M. S., Krauss, O., Fuchs, P.: Knochen-Szintigraphie mit Strontium 85, vergleichende Untersuchungen zwischen Röntgendiagnostik und Szintigraphie. Fortschr. Röntgenstr. **106**, 206 (1967)

Fueger, G.: Nuklearmedizinische Untersuchungen an Frakturen. In: Ergebnisse der medizinischen Radiologie, Bd. V. Stuttgart: G. Thieme 1973

Groher, W., Klems, H., Venohr, H.: Szintigraphische Untersuchungen zur Früherkennung des Morbus Becherew. 59. Tagung der Deutschen Gesellschaft für Orthopädie, Berlin 1972

Hayes, R. L.: Radioisotopes of gallium. In: Radioactive pharmaceuticals. USAEC, OaK Ridge 1966

Maxfield, W. S., Weiss, T. E., Tutton, R. H., Hidalgo, J. U.: Detection of arthritis by joint scanning. Sympos. Med. Radioisotope Scintigraphy. International Atomic Energy Agency, Salzburg 1968

Murray, I. P. C., McKay, W. J., Robson, J., Sorby, P. J., Boyd, R. E.: Skeletal scintigraphy with Skeltec, a technetium polyphosphate complex. Sympos. Med. Radioisotope Scintigraphy, Monte Carlo 1972

Venohr, H., Groher, W., Klems, H.: Szintigraphische Verlaufsbeobachtungen vor und nach alloplastischem Hüftgelenkersatz. Fortschr. Röntgenstr. **117**, 355 (1972)

Venohr, H., zum Winkel, K.: Knochenszintigraphie mit dem Multidetektorscanner-Med. Welt **22**, 177 (1971)

Weiss, T. E., Maxfield, W. S., Murison, P. J., Hidalgo, J. U.: Scintillation scanning in rheumaatoid arthritis. Sth. med. J. (Bgham, Ala.) **59**, 484 (1966)

Wendeberg, B.: Mineral metabolism of fractures of the tibia in man studies with external counting of Sr^{85}. Acta orthop. scand., Suppl. **52**, (1961)

zum Winkel, K., Maier-Borst, W., Harbst, H., Scheer, K. E., Sinn, H., Lorenz, W. J.: Clinical results with reactor produced Fluorine-18. Symposium ossium, London 1970

W. Becker, J. Dreyer und P. Georgi, Heidelberg

Wert der Szintigraphie bei Frakturen und Pseudarthrosen

Die Beurteilung der Frakturheilung und eventuell auftretender Störungen erfolgt im allgemeinen anhand des Röntgenbefundes, mit dessen Hilfe die morphologischen Veränderungen meist unzweideutig erfaßt werden können. Während das Röntgenbild das sichtbare Äquivalent zur mineralisierten Knochenneubildung darstellt, kann mit der Szintigraphie ein *Einblick in die physiologischen bzw. pathophysiologischen Vorgänge bei der Knochenbruchheilung* gewonnen werden.

Die zunehmende Verwendung kurzlebiger osteotroper Radionuklide wie *18-F* und *99 m-Tc-Polyphosphat* und die damit verbundene geringere Strahlenbelastung rechtfertigt den Einsatz der Knochenszintigraphie nicht nur bei Patienten, die *nicht* an Krebs erkrankt sind, sondern auch bei Jugendlichen und Kindern [5, 6].

Wegen der schnelleren Blut- und Gewebsclearance, die nach unseren Erfahrungen besonders bei Szintigrammen der Wirbelsäule und des Beckens zu eindeutigeren Ergebnissen führen, bevorzugen wir im allgemeinen 18-F gegenüber den 99 m-Tc-Phosphatverbindungen [3]. Nachteil des 18-F ist, daß es nur in unmittelbarer Nachbarschaft eines Cyklotrons oder Reaktors eingesetzt werden kann, da bei der kurzen Halbwertzeit von 110 min ein längerer Transport nicht möglich ist.

99m-Tc-Phosphatverbindungen, die aus einem 99-Mo-Generator in jeder nuclearmedizinischen Institution hergestellt werden können, haben neben dem Nachteil einer sehr viel langsameren Blut- und Gewebsclearance auch den eines geringeren Knocheneinbaues.

Bei peripher gelegenen Knochenläsionen mit intensiver Speicherung kommen diese Nachteile nicht zum Tragen, wie die Szintigramme einer distalen Humerusfraktur beim Kinde zeigen. Der identische Verlauf der *Speicherkurve* von 18-F und 99m-Tc-Pyrophosphat spricht dafür, daß der Einbaumechanismus für beide Substanzen gleich sein dürfte.

Die früher geäußerte Vermutung [2], daß die 18-F-Ablagerung im Knochen lediglich von der Durchblutung abhängig ist, wird von Perfusionsuntersuchungen, die wir an Ratten durchführten, widerlegt. Bei einer 6fach höheren Perfusionsrate beobachteten wir lediglich eine Steigerung der 18-F-Einlagerung von 10,8 auf 12,9% der verabreichten Dosis. Dementsprechend können bei massiven Speicherherden unauffällige Angiogramme gefunden werden.

Zur Methodik sei noch kurz angemerkt, daß ein Vergleich der Speicherrate verschiedener, zeitlich nacheinander liegender Untersuchungen bei der Knochenszintigraphie — und dieses gilt besonders für den Einsatz kurzlebiger Radionuklide — *nicht möglich* ist. Bei Verlaufsuntersuchungen kann daher nur das Verhältnis der Speicherung in der Läsion zum umgebenden gesunden Knochengewebe bewertet werden. Für eine objektive Beurteilung müssen hierfür jedoch die Speicherraten in den interessierenden Arealen bekannt sein. Die sogenannte Computerszintigraphie, bei der die gesamte Information des Szintigramms digital gespeichert wird, bietet hierfür ideale Voraussetzungen.

Um den Beginn der meßbaren Aktivitätssteigerung über Frakturen festzustellen, wurde das Speicherverhalten an frakturierten Rattentibiae gemessen. Dabei wurde die prozentuale Speicherrate der applizierten Dosis pro Gramm Trockengewicht von Blut, Muskel, der intakten und der frakturierten Tibiadiaphyse sowie beider Tibiaköpfe bestimmt. Die Messungen erfolgten 2 Std nach Applikation von 18-F in einem Kurzzeitversuch 1, 2, 4, 8, 16, 32 Std nach der Fraktur sowie in einem Langzeitversuch 1, 2, 4, 8, 11 und 16 Tage nach der Fraktur.

Als *wichtigstes Ergebnis* sei zunächst festgehalten, daß sämtliche Werte des 18-F-Einbaues, mit Ausnahme des an der Fraktur selbst bestimmten, während der genannten Versuchsdauer signifikant konstant blieben. Das heißt, daß durch die Fraktur keine szintigraphisch erfaßbare Änderung in Gebieten außerhalb der Fraktur auftritt. Im übrigen war erwartungsgemäß die Radioaktivität in Muskel und Blut entsprechend der bekannt schnellen Clearance niedrig. Die höchsten Speicherwerte wiesen die Tibiaköpfe auf, die der Diaphyse lagen um ein Drittel niedriger. Bei den Messungen an den frakturierten Diaphysen wurde ein signifikanter Anstieg der Speicherkurven nach 4 Tagen beobachtet, der bis zum 16. Tag weiter anhielt. Die Impulsrate erreichte knapp die Werte des Tibiakopfes, das heißt, es erfolgte ein etwa dreifacher Anstieg. Da die Gewebsproben jeweils aus dem Verband herausgelöst wurden, kann dem Blut für den 18-F-Einbau lediglich eine Trägerrolle zukommen.

Neben diesen Tierversuchen wurde bei Patienten die Aktivitätsspeicherung über Frakturen in einem Zeitraum zwischen 3 Std und 28 Jahren nach dem Trauma eingehend analysiert. Entsprechend der Fragestellung unseres Themas wurden hierbei neben normal verlaufenden Frakturheilungen insbesondere auch solche herangezogen, bei denen Störungen des Heilverlaufes aufgetreten waren. Nach dem Zeitintervall zwischen Fraktur und Szintigramm wurden drei Gruppen gebildet. Bei der Gruppe 1) lag die Fraktur 3 Std bis 5 Tage zurück, bei der Gruppe 2) 7 Tage bis 5 Monate, bei der Gruppe 3) 6 Monate bis 28 Jahre.

Wie nach den Ergebnissen der Tierversuche zu erwarten, finden sich dabei in der Gruppe 2), also im Zeitraum zwischen 7 Tagen und 5 Monaten bei 16 Frakturen stets positive Szintigramme.

Bei einigen Fällen handelt es sich um iatrogene Knochenläsionen. Für das zeitliche Speicherverhalten sind diese aufschlußreich, da mehrfach zweizeitige Osteotomien verschiedener Knochen durchgeführt wurden. Hierbei zeigte sich, daß die 45 Tage alte Osteotomie deutlich geringer speichert, als die 16 Tage alte. Gleiches gilt für die $3^1/_2$ Monate alte Femurosteotomie im Vergleich zur 7 Tage alten Tibiaosteotomie. Da wir auch bei der Rattentibiafraktur eine Aktivitätssteigerung bis zum 16. Tag festgestellt haben, kann angenommen werden, daß das Maximum der Speicherung bei ungestörter Frakturheilung zwischen dem 16. und 45. Tag liegt. Nach 4 Monaten fand sich nur in einem Fall eine noch leicht erhöhte Aktivitätseinlagerung.

Mit Ausnahmen, die im Anschluß diskutiert werden sollen, erfolgte in der 1. Gruppe, das heißt vor dem 5. Tag und in der 3. Gruppe, also nach dem 5. Monat keine vermehrte Speicherung im Frakturbereich. Die unerwarteten positiven Szintigramme — 7 von 12 in der 1. Gruppe und 12 von 25 in der 3. Gruppe — ließen sich als ungewöhnliche Verläufe charakterisieren, bzw. in den ersten Tagen auf nicht unmittelbar frakturbedingte Ursachen zurückführen.

Als solche fand sich eine nicht frakturbedingte Speicherung zum Beispiel bei einer *Arthrose* im Frakturbereich. Eine zweideutige Aussage kann sich hierbei nur bei gelenknahen Frakturen ergeben, wobei das Röntgenbild die Situation jedoch klärt.

Eine mechanisch bedingte Behinderung der Blutclearance durch ausgedehnte *Frakturhämatome* möchten wir als Ursache für die restlichen 6 positiven Befunde der Gruppe 1) ansprechen. In 3 Fällen handelte es sich um Außenknöchelfrakturen mit Bandzerreißungen und entsprechend ausgedehnter Hämatombildung, in drei anderen um metaepiphysere Frakturen, bei denen es aus der stark vascularisierten Spongiosa zu beträchtlicher Blutung und lokaler „Anschoppung" des Radiopharmakons kommen kann.

Ein aufschlußreiches Szintigramm im Zeitbereich der Gruppe 3 erhielten wir bei einem 6 Monate alten Stückbruch des Unterschenkels. Eine distal gelegene Fraktur war verheilt und zeigte erwartungsgemäß keine Aktivitätsanreicherung mehr (138 Impulse gegenüber 105). Eine proximale Fraktur war pseudarthrotisch und speicherte etwa dreifach stärker als die Umgebung. Zusätzlich hatte sich jedoch eine *Sudecksche Dystrophie* ausgebildet und die ausgedehnten Knochenumbauvorgänge schlugen sich in diesem Bereich in einer auf das mehr als fünffache erhöhten Aktivität nieder.

Von Interesse ist ferner eine 4 Monate alte Fraktur, die fest verheilt und dementsprechend nur gerade noch nachweisbar ist. Bei dem $11^1/_2$jährigen Mädchen zeigte sich aber hier eine deutlich vermehrte, auf die mediale Seite beschränkte Aktivitätsanreicherung im Bereich der Epiphysenfuge, möglicherweise als Hinweis auf eine *frakturbedingte Wachstumsstimulierung*.

Die *Auslockerung von Implantaten* führt über die Resorptions- und Umbauvorgänge ebenfalls zu positiven Szintigrammen, ein Umstand, auf den auch im Hinblick auf die Beurteilung von ausgelockerten Endoprothesen bereits hingewiesen wurde [1]. Wir fanden in diesem Sinne bei einem zu dünnen Küntschernagel 25 Monate nach dem Frakturereignis eine diffuse Anreicherung im Verlauf der gesamten Diaphyse des Oberschenkels ohne wesentlich vermehrte Speicherung im ehemaligen Bruchspalt.

Schließlich führten die Umbauvorgänge im Zusammenhang mit einer *Infektion* ebenfalls zu Aktivitätsanreicherungen. Bei einer 13 Jahre alten Femurfraktur bestand der Verdacht auf eine Infektion, ein Sequester war jedoch röntgenologisch nicht mit Sicherheit nachzuweisen. Mit Hilfe des Szintigrammes konnte der Herd lokalisiert und operativ bestätigt werden.

Bei einem Zustand 14 Monate nach intertrochantärer Osteotomie wurde ebenfalls ein positives Szintigramm erhoben. Röntgenologisch war die Osteotomie lateral völlig durchgebaut, medial jedoch einsehbar. Diese positive Dokumentation der *verzögerten Bruchheilung* leitet über zu den Befunden, die wir an Pseudarthrosen erheben konnten.

Die sieben *Pseudarthrosen* stellen den Rest der positiven Szintigramme 6 Monate nach dem Frakturereignis dar. Alle anderen Frakturen waren szintigraphisch nach diesem Zeitpunkt nicht mehr nachweisbar. Mit Hilfe der digitalen Computerauswertung läßt sich zeigen, daß der zunächst als positiv erscheinende Befund im Gebiet einer *avasculären Pseudarthrose* mit 152 Impulsen in dieser „region of interest" nur unwesentlich über dem der Umgebung liegt, während bei der hypertrophen Pseudarthrose eine gegenüber der Umgebung dreifach höhere Speicherung erhalten wird. Der im Bereich der hypertrophen Pseudarthrose damit dokumentierte lebhafte Knochenumbau macht es verständlich, daß hierbei durch eine Druckosteosynthese ohne weitere Maßnahmen eine Ausheilung erzielt werden kann, während der gegenüber der normalen Frakturheilung verringerte Umbau bei der avasculären Form den Stimulus der Knochenspananlagerung erfordert.

Abschließend sei noch auf die Möglichkeit zum Einsatz der Szintigraphie bei der Abgrenzung *Trauma zu angeborenen Veränderungen oder vorbestehendem Schaden* verwiesen.

Im Falle einer 2 Monate zurückliegenden Verletzung des Handgelenkes bestand der Verdacht auf eine Kahnbeinfraktur. Differentialdiagnostisch mußte an ein Naviculare bipartitum gedacht werden. Das positive Szintigramm zu diesem Zeitpunkt deutete in diesem Fall auf eine Fraktur.

Ein anderer Patient wies nach einem Sturz auf den Rücken eine Höhenminderung der Vorderkante des 1. Lendenwirbelkörpers auf. Da auf alten Aufnahmen ebenfalls eine Höhenminderung als Vorzustand unbekannter Genese bekannt war, bestanden Zweifel an dem aktuellen Unfallereignis. Das positive Szintigramm zum jetzigen Zeitpunkt bei fehlenden auffälligen degenerativen Veränderungen bekräftigte jedoch den Verdacht auf ein frisches Trauma. Gleichzeitig stellt sich hierbei eine Aktivitätsanreicherung am 12. BWK dar, die röntgenologisch kein erfaßbares Korrelat erkennen ließ.

Zusammenfassend kann festgestellt werden, daß die Knochenszintigraphie bei Frakturen und ihren Folgezuständen als wertvolle Interpretationshilfe für die Beurteilung von Röntgenbildern gelten kann. Sie liefert digital anfallende Informationen, die den Knochenmetabolismus reflektieren. Hierbei können – vorteilhafterweise mit Hilfe des Computers – Abweichungen und Tendenzen einer Frakturheilung beobachtet werden. Darüberhinaus besteht für die Klinik der Wert des Verfahrens in folgenden Indikationsbereichen: Ausschluß von Frakturen in röntgenologisch schwierig darstellbaren Regionen, aproximativer Altersbestimmung, differentialdiagnostischen Erwägungen bei frischen Knochenschädigungen sowie in der Beurteilung der Reaktion des Knochengewebes auf Implantate.

Literatur

1. Dreyer, J., Georgi, P.: Möglichkeiten der Skelet-Szintigraphie für die Orthopädie. Akt. Orthop. **4**, (1972)

2. Dyke, van, P·, Anger, H. O., Yano, Y., Bozzini, C.: Bone bloodflow shown with 18-F and the positron camera. Amer. J. Physiol. **209**, 65 (1965)

3. Georgi, P., Dreyer, J., Lorenz, W. J., Scheer, K. E., Walch, G.: Untersuchungen zur Computerauswertung von Knochenszintigrammen. 10. Internationale Jahrestagung der Gesellschaft für Nuklearmedizin, Freiburg 27. — 30. 9. 1972 (im Druck)

4. Georgi, P., Dreyer, J., Lorenz, W. J., Metzku, S., Sinn, H.: Die Möglichkeiten der Datenverarbeitung in der Knochenszintigraphie. Fortschr. Röntgenstr. **117**, (1972) 72

5. Georgi, P., Dreyer, J., Clorius, J.: Grundlagen der Skeletszintigraphie. Therapiewoche **23**, 1482 (1973)

6. Trott, N. G., Stacey, A. J., Ellis, R. E., Dermentzoglou, F. M.: The dosimentry o selected procedures using X-rays and radioactive substances. In: Cloutier, R. J. Edwards, C. L., Suyder, W. S., Medical radionuclides: Radiation dose and effects US Atomic Energy Commission, Division of Technical Information, 1970, p. 157

H. Klems, M. Weigert und H. Venohr, Berlin

Szintigraphische Kontrollen der Elektrocallusbildung nach Osteotomie der Kaninchentibia

In den letzten Jahren ist es gelungen, durch Einwirkung von elektrischem Strom die Knochenbildung anzuregen, das Längenwachstum von Röhrenknochen zu beschleunigen und die knöcherne Heilung von Frakturen und Pseudarthrosen zu fördern.

Direkte Nachweismethoden wie histologische Untersuchungen von Längsschnittpräparaten und vergleichende Prüfung der Bruchfestigkeit osteotomierter Knochen waren früher bereits angewandt worden. In einer weiteren Serie sollte versucht werden, am lebenden Tier eine Aussage über die Mineralisierungsvorgänge an der osteotomierten Kaninchentibia unter Einwirkung des elektrischen Stroms zu erhalten.

Dazu wurden bei 11 ausgewachsenen Kaninchen beide Tibien in Höhe der Fibula-Synostose quer osteotomiert und die Fragmente durch selbstspannende A. O.-4-Loch-Drittelrohrplatten osteosynthetisiert (Abb. 1). Eine Kathode aus Platin-Iridium-Draht (⌀ 0,6 mm) wurde 3 mm proximal, eine Anode der gleichen Legierung 3 mm distal des Osteomiespaltes durch einen Bohrkanal in die Markhöhle implantiert. Die stromführenden kunststoffisolierten Litzen wurden subcutan zu einer am Rücken befestigten Batterieeinheit geführt. Die Dimensionierung dieser Gleichstromeinheit erfolgte so, daß eine Stromstärke von 10 μA eingestellt und stufenlos nachreguliert werden konnte. Auf der Gegenseite wurden die Elektroden nicht an den Stromkreis angeschlossen.

Als Leerversuch wurden einem Tier bei sonst gleichen Bedingungen nichtstromführende Elektroden implantiert.

Mit der dynamischen *Knochen-Szintigraphie* wurde versucht, Reparationsvorgänge zeitlich vor dem röntgenologischen Nachweis zu objektivieren. Unser spezielles Problem bestand darin, das durch elektrische Potentiale hervorgerufene Plus bei der Mineralisierung des Knochens durch eine geeignete Registrierung nachzuweisen.

Als knochenaffines Radionukleid wurde 87^{m}Sr verwandt. Die emittierte Gamma-Strahlung von 0,39 Me V läßt sich szintigraphisch einfach nachweisen; bei der kurzen physikalischen Halbwertzeit von 2,8 Std kann eine Verlaufsbeobachtung ohne störende Restaktivität in kurzen Zeitabständen vorgenommen werden.

Die *Messungen* erfolgten 2 Wochen nach der Osteotomie.

Das narkotisierte Tier wurde in Rückenlage mit gestreckten Extremitäten auf einem Untersuchungstisch fixiert. Dabei wurde auf strenge Symmetrie bezüglich der Lagerung der Hinterläufe geachtet. Abhängig vom Körpergewicht injizierten wir jeweils 0,5—1,2 mCi-87^{m}-Sr-Citrat in die Ohrvene des Versuchstieres. Mit einem stationären Detektor-Verstärker-System wurde die Gamma-Strahlung simultan über beiden hinteren Extremitäten gemessen, verstärkt und auf einem Oscillographen registriert. Die aktuelle Aktivitätsverteilung wurde überdies kontinuierlich alle 30 sec über 60 min auf einem Digitalband gespeichert. Das Summationsbild der Radioaktivitätsverteilung nach 30 und 60 min wurde vom Oscillographen abphotographiert. Bei Verwendung einer Lochblende mit Bleiabschirmung beträgt das Auflösungsvermögen max. 0,5—1,0 cm (Abb. 2).

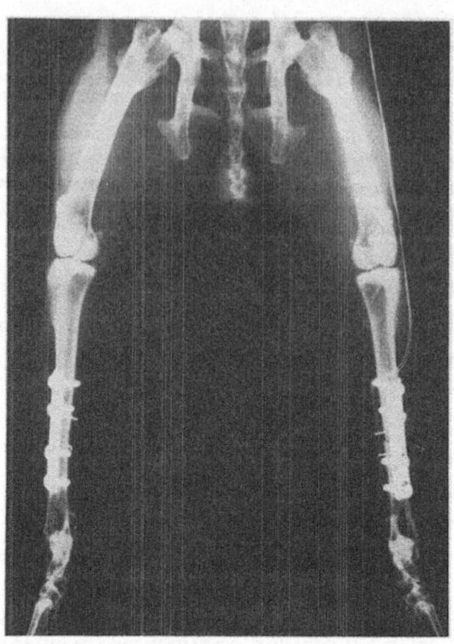

Abb. 1. Querosteotomierte Kaninchentibia bds. Fixation bds. mit Drittelrohrplatte. Rechts im Bild sind die mit den Elektroden verlöteten Litzen zu erkennen

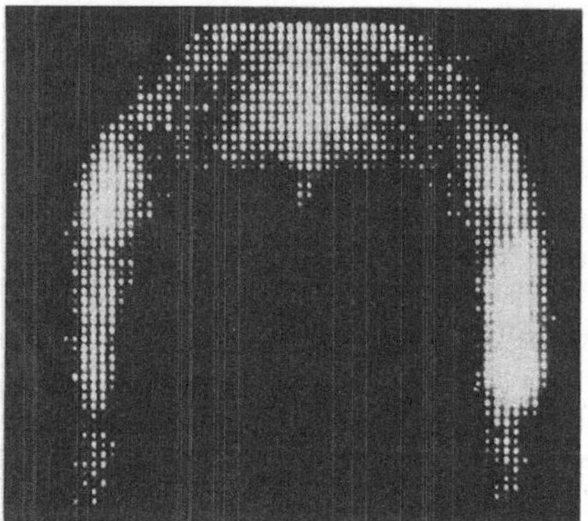

Abb. 2. 87^{m}Sr-Szintigramm der Hinterläufe eines bds. osteotomierten Kaninchens. 60 min × p. inj. vermehrte Radioaktivität unter dem Einfluß des elektrischen Stroms (rechts im Bild)

Nach Abschluß der Messungen wurden aus dem Summationsbild annähernd gleich große Areale über korrespondierenden Regionen beider Unterschenkel mit einem Lichtstift bestimmt und einem Kernspeicher eingegeben (Abb. 3). Durch Abspielen des Magnetbandes wurde die Radioaktivitätskinetik über den ausgewählten Regionen simultan als Kurve auf dem Oscillographen wiedergegeben (Abb. 4).

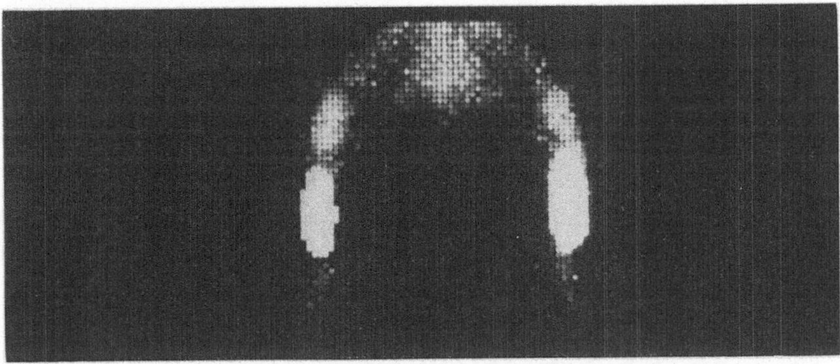

Abb. 3 (oben). Summationsaufnahme des gleichen Tieres mit markierten Arealen (regions) in Höhe der Osteotomie und dazugehöriger Impulsdichte (counts). Höhere Impulsdichte auf der stromstimulierten Seite

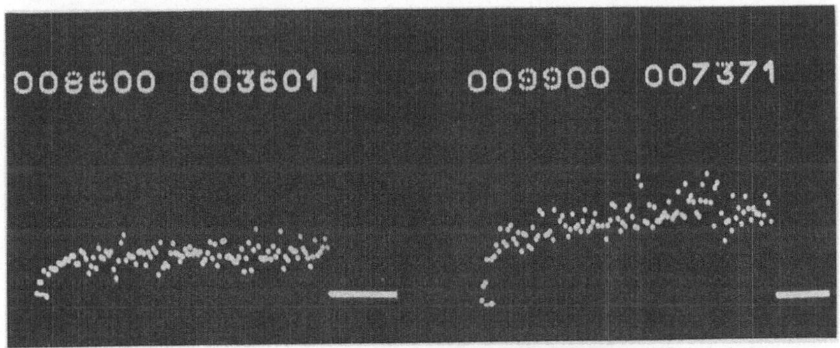

Abb. 4 (unten). In Kurvenform registrierte Radioaktivitätskinetik der sogenannten regions mit den entsprechenden counts. Über der Stromseite höheres Niveau der Kurve

Die *Auswertung* der Resultate ergab, daß die Summation der Radioaktivitätsverteilung in 8 Fällen ein deutliches Überwiegen auf der Stromseite aufwies. In 3 Fällen war kein verwertbarer Unterschied zwischen Strom- und Leerseite zu erkennen. Der Leerversuch zeigte gleiche Aktivität auf beiden Seiten. Ein Vergleich der nach 30 und 60 min angefertigten Summationsbilder ergab in 5 der 8 positiven Fälle eine deutliche Zunahme der Seitendifferenz zugunsten der Stromseite, während die restlichen 7 Aufnahmen keine verwertbaren Änderungen gegenüber der 30 min-Aufnahme erkennen ließen.

Ein Vergleich der Impulsdichte erbrachte in Übereinstimmung mit den Aktivitätsmustern 6mal signifikante Erhöhungen auf der Stromseite und 2mal — im Gegensatz zu den Summationsbildern — signifikant höhere Werte auf der Leerseite. Der Leerversuch zeigte seitengleiches Verhalten, in 3 weiteren Fällen

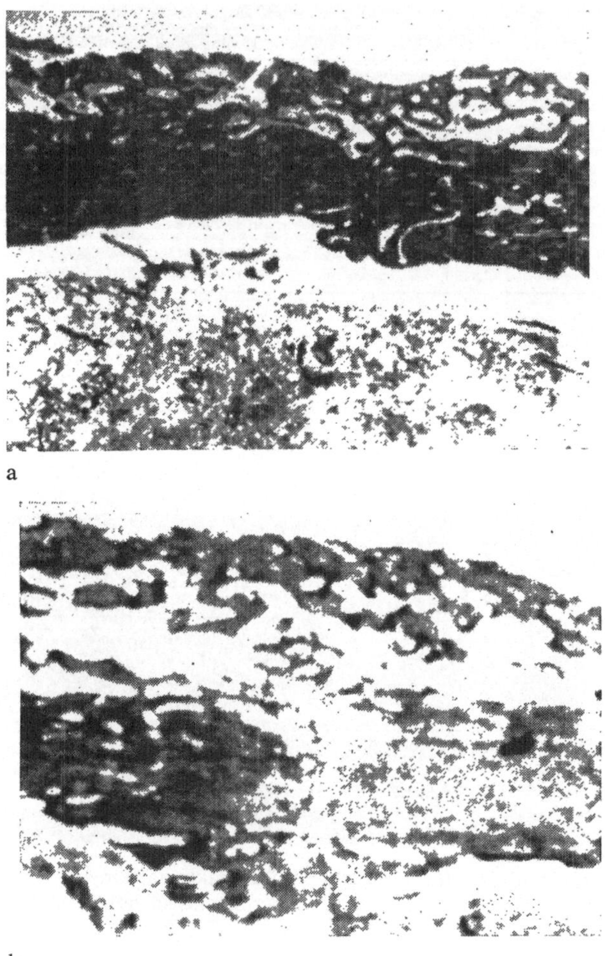

Abb. 5. a Histologisches Präparat[1]. b Unter Stromeinwirkung vermehrte periostale und endostale Callusbildung (Vergrößerung jeweils 1:15)

war kein signifikanter Unterschied zwischen Strom- und Leerseite festzustellen.

Noch weniger aussagekräftig waren die Resultate bei der in Form von Kurven aufgezeichneten Radioaktivitätskinetik über den ausgewählten Regionen. Hier fand sich nur in 3 Fällen eine verwertbare Erhöhung auf der Stromseite bei 9 im wesentlichen seitengleichen Kurven einschließlich des Leerversuches.

1 Für die Überlassung des histologischen Präparates danke ich Herrn cand. med. C. Werhan.

Die 3 Wochen nach Versuchsbeginn nach Tötung der Tiere ausgelösten Tibien ließen in 9 Fällen auf der Stromseite makroskopisch eine vermehrte Callusbildung erkennen, wobei in 8 Fällen eine Übereinstimmung mit den Summationsbildern der Radioaktivitätsverteilung bestand. Die histologische Untersuchung ergab ebenfalls ein Mehr an Callusbildung, und zwar überwiegend des periostalen Callus, bei den gleichen 9 Präparaten jeweils auf der Seite der elektrisch stimulierten Osteotomie (Abb. 5 a u. b).

Auf Grund dieser und früher bereits publizierter Ergebnisse nehmen wir an, daß sowohl die Bildung der Knochengrundsubstanz als auch der Prozeß der Mineralisierung durch die Einwirkung eines elektrischen Potentials positiv beeinflußt wird. Die Knochen-Szintigraphie erscheint nach den vorliegenden Untersuchungen geeignet, frühzeitig, und zwar vor Auftreten röntgenologisch erkennbarer Veränderungen, Aussagen über den Grad der Mineralisierung eines osteotomierten Knochens zu machen. Einschränkend muß allerdings angemerkt werden, daß nur die Summationsbilder der Aktivitätsverteilung und, mit geringerer Treffsicherheit, der Vergleich der Impulsdichte über korrespondierenden Regionen verwertbare Aussagen gestatten, nicht jedoch die in Kurvenform registrierte Radioaktivitätskinetik.

Literatur

Weigert, M.: Die Anregung der Knochenbildung durch elektrischen Strom. H. Unfallheilk. **115** (1973)

Weigert, M., Müller, J.: Die Beeinflussung der Knochenbruchheilung durch Gleich- und Wechselstrom. Verh. Dtsch. orthop. Ges., 57. Kongr. S. 129 (1971)

Weigert, M., Werhan, C., Mülling, M.: Beschleunigung der knöchernen Heilung von Osteotomien an Schafen durch elektrischen Strom Z. Orthop. **110**, 959 (1972).

Weigert, M., Werhahn, C., Venohr, H.: Versuche zur Beschleunigung der Pseudarthrosenheilung an Kaninchentibien im Rechts-Links-Versuch durch elektrischen Strom. Langenbecks Arch. klin. Chir. **329**, 1016 (1971)

E. Greif, H. Creutzig und H. Tscherne, Hannover

Vitalitätsnachweis und szintigraphische Beurteilung der Einheilung dritter Fragmente

Durch die Fraktur völlig oder teilweise von der Durchblutung abgeschnittene, damit avitale Fragmente können nach Osteosynthesen röntgenologisch oft schwierig hinsichtlich ihrer Einheilung und Belastbarkeit beurteilt werden. Nach früheren experimentellen und klinischen Untersuchungen mit 87-m-Strontium bei Frakturen scheint es möglich zu sein, den Verlauf eines avasculären Fragmentes bei der Frakturheilung besser zu erkennen.

Anhand der damaligen Untersuchungen an 32 Kaninchentibiaosteotomien und klinischen sowie szintigraphischen Untersuchungen an 80 Unter- und Oberschenkelbrüchen ist es möglich, solche dritten abgelösten Fragmente bei bestimmter Größe (mindestens ca. 2 cm) innerhalb des Unterscheidungs-

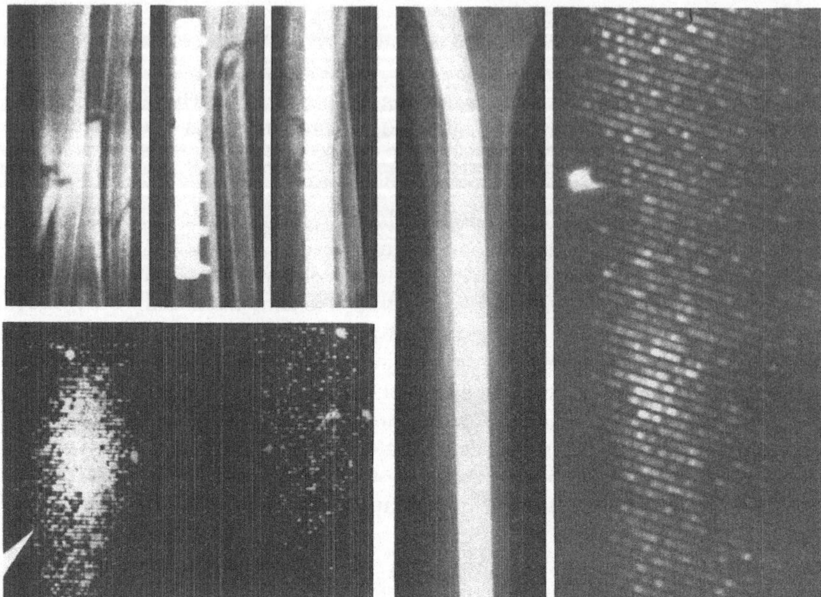

Abb. 1. Medialer, von Weichteilen abgelöster Biegungskeil eines offenen Tibiabruches, der nach Plattenosteosynthese röntgenologisch nicht einheilte. Im 4. Monat zeigt das Szintigramm bei Vergleich mit dem anderen Bein in der stark speichernden Frakturzone den Aktivitätsdefekt (li. unterer Pfeil). Rö.-Bild und Szintigramm zeigen 20 Monate nach dem Unfall die genagelte, geheilte Fraktur und die Rückbildung des knöchernen Umbaus

vermögens des Meßkopfes und bei achsengerechter Projektion auf ihre Aktivität zu prüfen. Der Verlust an Einlagerung im Szintigramm als Aktivitätsdefekt gegenüber der Umgebung kann Rückschlüsse auf eine ausbleibende Revascularisierung zulassen.

Fall 1 (Abb. 1). Als Beispiel ein offener Unterschenkelbiegungsbruch, der mit Plattenosteosynthese versorgt wurde. Bei der Operation ist der Biegungskeil von der Durchblutung ausgeschaltet gewesen. 4 Monate nach der Fraktur ist der Frakturspalt noch durchzusehen, der Keil ist scheinbar röntgenologisch nicht eingebaut. Im 87-m-Strontium-Szintigramm mit Vergleich der gesunden Seite, erkennt man den Aktivitätsdefekt gegenüber der anliegenden Frakturzone, die stark speichert und gegenüber dem normalen Speichermuster des anderen Beines.

8 Monate nach dem Unfall erfolgte die Plattenentfernung und Marknagelung wegen der verzögerten Bruchheilung. Eine dabei gewonnene Biopsie des avitalen Stückes ergab auch histologisch eine Knochennekrose. 20 Monate nach dem Unfall erkennt man die röntgenologische Konsolidierung der umgenagelten Fraktur. Im Szintigramm daneben finden wir eine umschriebene, wenig erhöhte Aktivitätsanreicherung gegenüber der Umgebung, die als Zeichen des jetzt rückläufigen Knochenumbaus gewertet werden kann.

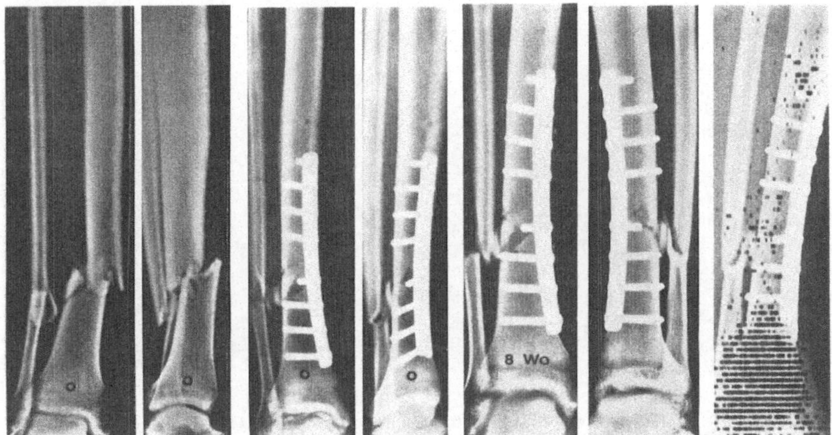

Abb. 2 (Fall 2). Lateral-dorsaler devitalisierter Biegungskeil bei offenem Unterschenkelbruch mit geringer Aktivität im Szintigramm der 8. Woche. Bandförmige gelenknahe Entkalkung mit starker Aktivität

Wir haben im Nuklearmedizinischen Institut der Hochschule in Hannover mit dem wirtschaftlicheren 99-m-Technetiumpolyphosphat zunächst eine kleinere Anzahl von dritten Fragmenten an der Tibia szintigraphiert. Die Möglichkeiten des 99-m-Technetiums dürften den übrigen Radiopharmaka, die am Knochen angewendet werden, entsprechen. Vorteilhaft ist wie bei den anderen der rasche Abfall der Blutaktivität.

Den Einbau des 99-m-Technetiumpolyphosphates kann man sich als ausgebreitetes Molekül auf der Oberfläche neugebildeten Hydroxyapatits vorstellen und damit auf die Mineralisationsleistung gewisse Rückschlüsse ziehen. Endgültige Kenntnisse über den Weg des Einbaus stehen jedoch noch aus.

Neben dem Kernspeicherbild wurde simultan durch eine exakte reproduzierbare Doppelbelichtung die räumliche Zuordnung des Aktivitätsmusters zum Rö.-Bild in zwei Ebenen vorgenommen.

Fall 2. Als Beispiel ein offener Unterschenkelbruch (Abb. 2), dessen lateraler und dorsaler Biegungskeil nur noch geringe Weichteilverbindung hatte. Primäre Plattenosteosynthese. Nach 8 Wochen bei gesteigerter bandförmiger Inaktivitätsatrophie im Rö.-Bild findet sich ein gesteigerter Umbau am distalen Ende im Szintigramm. Relativ geringe Aktivität in der Zone des dritten Fragmentes. Auffällige Aktivität am oberen Plattenende ohne Zeichen einer Instabilität im Rö.-Bild. Nach 16 Wochen (Abb. 3), deutliche Zunahme der Einlagerung im Frakturbereich bei gleicher Aktivität am Sprunggelenk. Keine Aktivitätsdefekte. 56 Wochen nach dem Unfall bei glattem klinischen und röntgenologischen Verlauf Rückbildung der Aktivität im Sprunggelenk und immer noch vorhandene Aktivitätseinlagerung lateral dorsal.

Fall 3. Zwei Biegungskeile bei einem Tibiabruch, die bei der Plattenosteosynthese beide teilweise abgelöst waren. Trotzdem gute Aktivität 8 Wochen später. 5 Monate nach dem Unfall gesteigerte Aktivität max. nur noch am Ort der Biegungskeile.

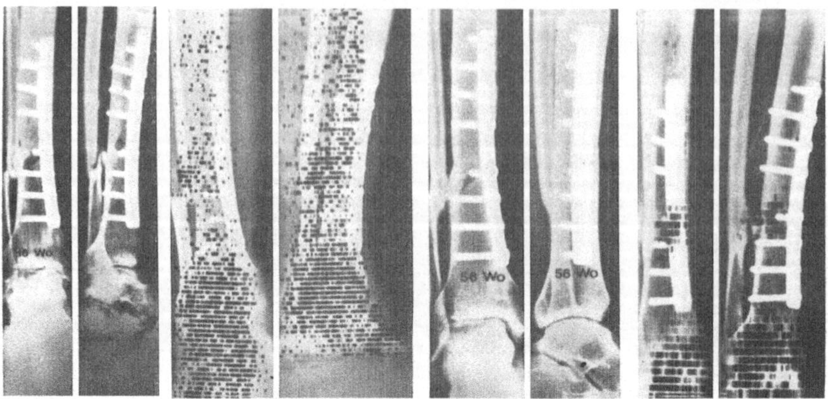

Abb. 3 (Fall 2). Kontrollen 16 und 56 Wochen nach dem Unfall zeigen Aktivitätszunahme im Bereich des dritten Fragmentes mit noch anhaltendem Umbau bei ausgeheilter Fraktur in der 56. Woche

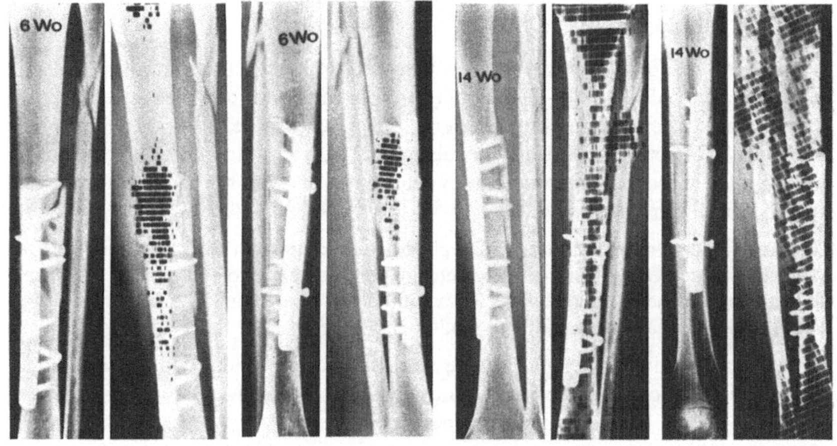

Abb. 4. Großes abgelöstes drittes Fragment lateral vorn mit fehlender Aktivitätseinlagerung in der 6. Woche im Technetium-Szintigramm. 14 Wochen-Kontrolle zeigt röntgenologisch und szintigraphisch Zunahme der Aktivität und der knöchernen Durchbauung.

Fall 4 (Abb. 4). Hier ein 99-Te-Szintigramm in 2 Ebenen 6 Wochen nach Plattenosteosynthese, die das große laterale, abgelöste Fragment nicht voll gefaßt hat. Speicherdefekt des Fragmentes. 14 Wochen nach der Verplattung Ausdehnung der Aktivität im Szintigramm über die Frakturzone auf das dritte Fragment bei zunehmendem röntgenologischen Einbau.

Fall 5. Offener Zweietagenbruch des Schienbeins mit einem medialen dorsalen Biegungskeil, der bei der Osteosynthese mit langer DCP-Platte deutlich abgelöst war. Aktivitätsverminderung bei genauer Projektion von Szintigramm zu Rö.-Bild im Bereich des Biegungskeils 8 Wochen nach dem Unfall. Im 4-Monate-Bild deutliche Aktivitätssteigerung im dritten Fragment bei röntgenologisch verheilter Fraktur.

Die kleinen Zahlen dieses Vergleiches erlauben sicherlich noch keine routinemäßige Anwendung der zusätzlichen szintigraphischen Untersuchung. Jedoch wird die röntgenologische Aussage in besonderen Fällen durch die Szintigraphie zu erklären sein, um therapeutische Konsequenzen bei zu erwartender Frakturheilungsstörung dritter Fragmente durch frühzeitige Spongiosaplastik zu ziehen.

D. Havemann und R. Becher, Kiel

Szintigraphische Untersuchungen bei Luxationen und Luxationsfrakturen des Talus

Luxationen und Luxationsfrakturen des Sprungbeines beanspruchen wegen der ihnen eigentümlichen Komplikationen des Heilungsverlaufes und der sich daraus ergebenden weitreichenden Folgen für den Verletzten besonderes Interesse. Folgenschwerste Heilungsstörung ist die partielle oder totale Nekrose des Sprungbeines. Über ihr Auftreten werden von verschiedenen Untersuchern Quoten von 30—75% angegeben.

Neben den durch die anatomische Konfiguration der Gefäßversorgung bedingten Voraussetzungen für das Auftreten von trophischen Störungen am Sprungbein darf nicht versäumt werden, auch auf die stets vorhandene Mitbeteiligung des oberen und unteren Sprunggelenkes bei Verrenkungen und Brüchen des Talus hinzuweisen. Diese sind die Ursache für die fast regelmäßig folgende posttraumatische Arthrose dieser Gelenke.

Hauptursache für die nicht selten enttäuschenden Heilungsergebnisse bleibt jedoch die *Nekrose des Sprungbeines*, die durch Mitverletzung der Gefäße des Rete periostale und vor allem des Sinus und Canalis tarsi, die den Hauptteil der Versorgung sichern, entsteht. Wenn nicht zwei der genannten Systeme nach einer Verletzung intakt geblieben sind, ist die arterielle Versorgung des Talus nicht mehr ausreichend sichergestellt.

Totale Luxationen führen fast ausnahmslos durch Art und Ausmaß der Dislokation zur Nekrose des Sprungbeines. Bei Luxationsfrakturen tritt die Nekrose um so häufiger ein, je weiter proximal die Fraktur des Talushalses gelegen und wie erheblich der Dislokationsgrad und -ort ist.

Zusätzlich muß der *Zeitfaktor* berücksichtigt werden: je länger die Dislokation besteht, umso wahrscheinlicher ist das Auftreten von trophischen Störungen. Auf diese klinischen Fakten stützt sich die prognostische Beurteilung des Heilungsverlaufes der Verletzungen des Sprungbeines, die ihren Niederschlag in der Aufstellung einer Schweregradklassifikation der Talusverletzungen fand, über die in Bern 1972 berichtet wurde.

Dennoch kann wegen der Möglichkeit einer Revascularisation luxierter Sprungbeinanteile die Prognose durch klinische Beurteilung allein nicht so exakt gestellt werden, als daß die Therapie damit sicher bestimmt werden könnte.

Ausgehend von der Annahme, daß von der Zirkulation abgeschnittene Fragmente in der Frühphase nach der Verletzung keine Veränderungen des Calciumstoffwechsels erfahren und daß daher bei der Szintigraphie die betroffenen Bezirke als kalte Zonen erscheinen müßten, erhofften wir Aufschlüsse über das Schicksal des betroffenen Sprungbeinabschnittes. Selbst wenn grundsätzlich gelten sollte, daß Luxationen und Luxationsfrakturen einer sofortigen operativen Behandlung mit Reposition und Osteosynthese bedürfen, kann zur Erzielung frühbestmöglicher Wiederherstellung der Verletzten die Frage diskutiert werden, ob eine Osteosynthese bei drohender Nekrose überhaupt ein sinnvoller Eingriff ist.

Die natürlicherweise in der Umgebung der Fraktur ablaufenden reaktiven Vorgänge mit vermehrtem Calciumumsatz sowohl nach der Seite des Abbaus als auch nach der Seite des Anbaus mußten als vermehrte Strontium-Aktivitäten zur Darstellung kommen. Wir hofften, daß trotz der bekannten Steigerung der Radio-Strontium-Einlagerung beispielsweise bei der Femurkopfnekrose, wie sie Morscher nachwies, mit Hilfe von typischen Veränderungen unter Umständen eine Talusnekrose von einer normalen Knochenheilung im Sprungbeinbereich unterscheiden zu können, um daraus für die Praxis der einzuschlagenden Therapie Hinweise zu bekommen.

Über die bei 7 Patienten mit Talusluxationsfrakturen und bei 1 Patienten mit totaler Luxation des Talus vorgenommenen szintigraphischen Untersuchungen soll berichtet werden.

Zum technischen Vorgehen ist zu bemerken, daß 3 Tage nach intravenöser Injektion von Sr^{85}-Chlorid mit mindestens 2 μCi/kg Körpergewicht die szintigraphischen Aufzeichnungen vorgenommen wurden. Das sogenannte „Frühszintigramm" wurde in der Regel 3—4 Tage nach operativer Versorgung, das „Spätszintigramm" nach 6—8 Wochen angefertigt und mit den röntgenologischen Befunden verglichen.

Kasuistik

Fall 1. Sportunfall eines 23jährigen. Totale Luxation des Sprungbeines nach lateraldorsal mit Rotation um mehr als 90°, Luxatio pedis sub talo. Sofortige offene Reposition und Wiederherstellung des Kapselapparates des oberen und unteren Sprunggelenkes. 3 Tage nach Versorgung Frühszintigramm mit Strontium-85-Chlorid; diffuse Anreicherung im gesamten oberen und unteren Sprunggelenksgebiet. 6 Wochen nach der Versorgung: Konzentration des Radioisotops im Bereich des oberen Sprunggelenkes. 4 Monate nach dem Unfall ergab das Kontrollszintigramm bei insgesamt verminderter Einlagerung eine konzentrierte Aktivitätsanreicherung in Höhe des Taluskopfes. Eine Nekrose des Sprungbeines ist nicht eingetreten, wie weitere Kontrolluntersuchungen nach 2 Jahren ergaben.

Fall 2. Talushalsluxationsfraktur bei 28jährigem nach Kraftfahrzeugunfall mit Frontalzusammenstoß, versorgt mit Zugschraubenosteosynthese. Das postoperative Frühszintigramm zeigte eine diffuse, kräftige Aktivitätsanreicherung im Bereich des oberen

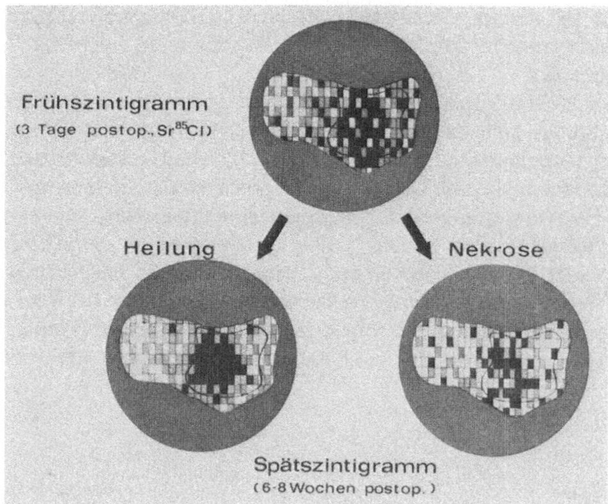

Abb. 1. Schematische Darstellung der Ergebnisse von Sr^{85}-Szintigraphien bei Talusverletzungen

Sprunggelenkes. 7 Wochen später ist insgesamt eine erhebliche Aktivitätsabnahme mit Konzentration auf den oberen Sprunggelenksabschnitt eingetreten. Die Spätaufnahme 112 Tage nach der Versorgung zeigte keine Nekrose, jedoch erhebliche Umbauerscheinungen im Sinne einer Atrophie besonders im Taluskörper und Callusbildung im Halsbereich.

Fall 3. Luxationsfraktur des Talus bei einem 32jährigen Mann nach Absturz mit Rotationsdislokation des Taluskopfes um 90° nach medial. Reposition und Osteosynthese mit Zugschraube. Das Frühszintigramm zeigte eine diffuse Aktivitätsanreicherung im gesamten Fußwurzelbereich mit Maximum in Höhe des oberen Sprunggelenkes. Bei der späten Szintigraphie zeigte sich weiter der diffuse Charakter der Aktivitätsvermehrung, jetzt jedoch auf den oberen Sprunggelenksbereich konzentriert. Die Röntgenkontrollaufnahme knapp $1^1/_2$ Jahre nach dem Unfall läßt eine eindeutige Nekrose erkennen.

Fall 4. Offene Talusluxationsfraktur einer 17jährigen durch Sturz vom Pferd. Operative Sofortversorgung mit Zugschraubenosteosynthese. Frühszintigramm nach Versorgung: ausgedehnte Aktivitätsanreicherung im Bereich des distalen Unterschenkels, des Sprunggelenkes und auch der Fußwurzel. Das Spätszintigramm 8 Wochen nach dem Unfall läßt diffuse Aktivitätsanreicherung im Verletzungsgebiet erkennen. Die Spätkontrollaufnahme des Talus 243 Tage nach der Verletzung zeigt eine eindeutige Nekrose.

Die Auswertung der Szintigramme der mit einer sicheren Nekrose einhergehenden Fälle zeigt, daß im Vergleich zu den Scans mit ausbleibender Nekrose eines luxierten Talus lediglich in der Spätphase Unterschiede bestehen. – In den Fällen, in denen keine Nekrose nach röntgenologischer Spätkontrolle festgestellt werden konnte, kam es in den Frühszintigrammen zu diffuser Aktivitätsanreicherung, die sich erst mit fortlaufender Zeit auf das Talusgebiet konzentrierte. Bei den mit Nekrose einhergehenden Talusverletzungen blieb die diffuse Anreicherung in der Frühphase bis zu Monaten nach der Verletzung bestehen (Abb. 1).

Bei den in der Heilungsphase angefertigten Szintigrammen sind die Befunde so zu deuten, daß es sich um Überlagerungen von Reparationsvorgängen im Rahmen der Knochenbruchheilung und um Umbauveränderungen bei auftretender Knochennekrose handelt. Die erwarteten Aussparungen infolge mangelnder Blutversorgung eines Fragmentes wurden nicht beobachtet.

Zusammenfassend ist festzustellen, daß die Szintigraphie als alleinige Untersuchungsmethode u.E. nicht geeignet ist, eine eindeutige Beurteilung hinsichtlich des Auftretens einer avasculären Knochennekrose des Talus zu gestatten. Insbesondere ist eine sichere Entscheidung über die einzuschlagende Therapie hinsichtlich der frühzeitig zu stellenden Indikation zur Arthrodese nicht möglich.

E. Nöh, Gießen

Pseudarthrosenszintigraphie am proximalen Femur

Farbszintigraphische Untersuchungen am proximalen Femur mit Strontium oder Technetium werden bei Patienten unserer Klinik besonders bei Totalendoprothesen, Osteotomien und Pseudarthrosen durchgeführt.

Segmüller, Cech u. Bekier [5] untersuchten 1969 die osteogene Aktivität der Pseudarthrosen langer Röhrenknochen. Sie fanden, daß eine Röntgenbildserie, auch wenn sie in regelmäßigen Abständen aufgenommen wird, nur unvollständig über die Dynamik des reparativen Vorganges informiert. Dies trifft vor allem dann zu, wenn es sich um callusarme und atrophische Pseudarthrosen handelt.

Systematische Röntgenuntersuchungen der Callusbildung bei heilenden Knochenbrüchen durch von Schlotheim [6] zeigten, daß vom Periost entblößte Fragmentspitzen meist vom Callus frei bleiben und das abgehobene Periost eigentlich immer der Ausgangspunkt der Callusbildung ist. Bei dem oft großzügigen Umgang mit dem Periost bei Operationen ist so die Entstehung mancher Pseudarthrose zu erklären.

Nach Witt [7] ist eine klare Trennung von verzögerter Knochenneubildung und Pseudarthrose oft sehr schwierig, aber für die Praxis von größter Bedeutung. Allein durch permanente Fixation kann nach Jahren eine Konsolidierung bei verzögerter Callusbildung eintreten, was bei einer Pseudarthrose nicht möglich ist.

Nach Brandt [1] stellt die verzögerte Callusbildung ein Stadium in der Knochenbruchheilung dar, in dem die beiden Möglichkeiten, die noch zustandekommende Konsolidierung oder der Ausgang in die Pseudarthrose, offen sind.

Während man im deutschsprachigen Bereich meist nur den Begriff „Pseudarthrose" verwendet, unterscheiden die Angelsachsen zwischen „verzögerter" und „ausbleibender" Heilung (delayed and nonunion) sowie „tatsächlicher Pseudarthrose" mit Bildung eines echten Gelenkes zwischen den sklerosierten und devitalisierten Fragmentenden (Friedrich u. Krone [2]).

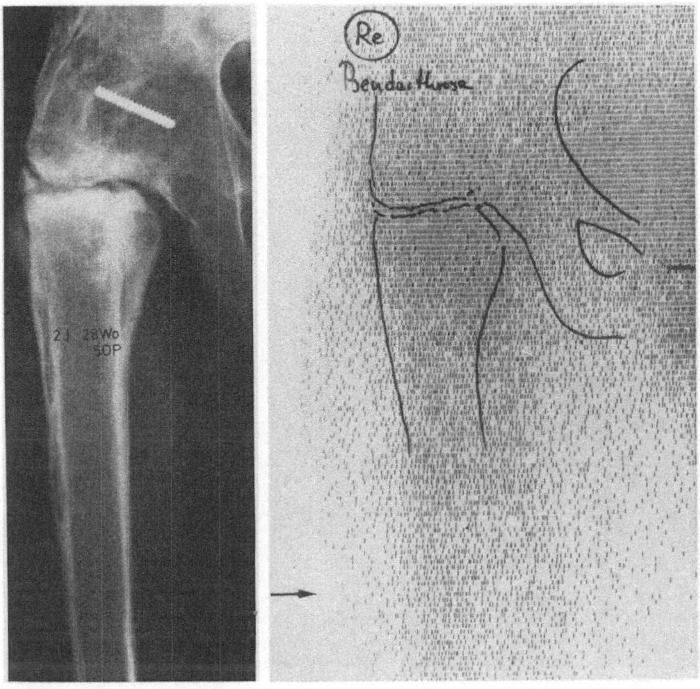

Abb. 1 Abb. 2

Abb. 1. Therapieresistente Pseudarthrose. Zustand nach Spanüberbrückung und Nagelarthrodese, Arthrodese mit Winkel- und Kreuzplatte, callusarme Pseudarthrose nach 5 Operationen

Abb. 2. Szintigraphischer Befund: erheblich vermehrte Aktivitäten im gesamten Pseudarthrosenbereich

Bei den von uns im Rahmen des anfallenden Krankengutes durchgeführten Szintigrammen bei Pseudarthrosen handelt es sich nicht um sogenannte Falschgelenke, sondern ausschließlich um verzögerte bzw. ausbleibende Heilung durch verschiedene Ursachen.

Obwohl der proximale Femur tief in die Weichteile eingebettet liegt, werden jedoch auch hier durch die Farbszintigraphie Aussagen möglich über die Ausdehnung des am reparativen Prozeß beteiligten Skeletabschnittes. Die meisten Pseudarthrosen nach der eben gegebenen Definition weisen noch radioaktive Impulsraten auf, die weit über der Norm liegen und für eine aktive Osteogenese sprechen. Reaktionslose Pseudarthrosen sind selten.

Im weitesten Sinne können röntgenologisch sichtbare Spaltbildungen bei Totalendoprothesenoperierten an der Hüfte mit einer Pseudarthrosendehiszenz verglichen werden. Auch diese zeigen farbszintigraphisch lange Zeit, bis Jahre nach der Operation, noch meist hohe Aktivitäten. Auch hier gibt es kaum einen „stummen" Befund (Nöh [4]).

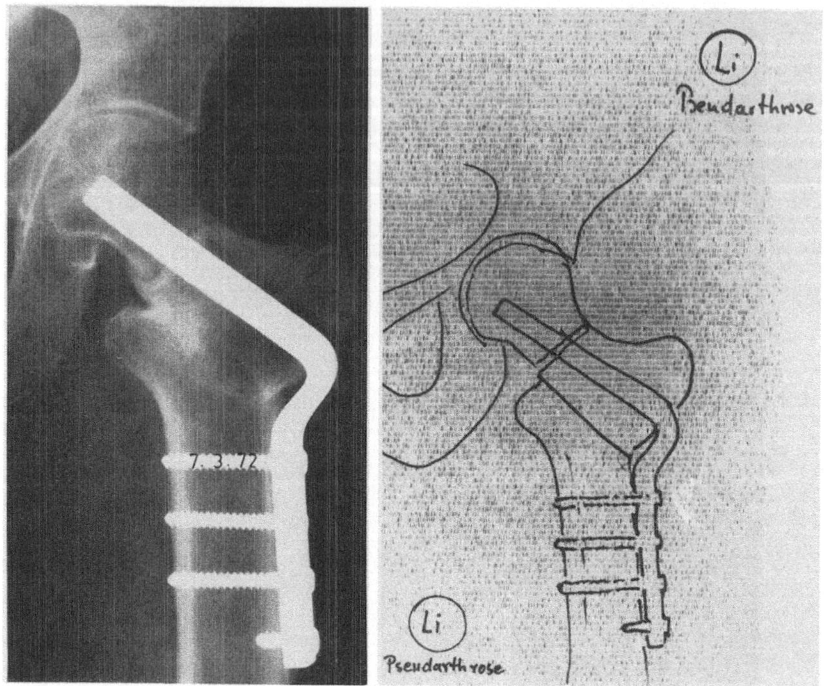

Abb. 3 Abb. 4

Abb. 3. Schenkelhalspseudarthrose links (Umbauzone). Valgisierung 1971, Kontrolle 1972

Abb. 4. Szintigraphischer Befund 1971: gering vermehrte Aktivitäten im Schenkelhals-, Trochanter- und Kopfbereich

Naumann [3] wies besonders auf die Bedeutung der Hüftankylose bei der Heilungstendenz der inter- und subtrochanteren Korrekturosteotomien hin. Zusammen mit der Ankylose der Hüfte ist eine Beunruhigung der Osteotomie und somit eine Störung der Knochenbruchheilung gegeben.

Zunächst möchte ich nun die Rö.-Bilder einer 51jährigen Patientin vorstellen. Es handelt sich um eine therapieresistente Pseudarthrose im intertrochanteren Bereich im Sinne der ausbleibenden Callusbildung. Nach dem Gesamtverlauf und röntgenologisch beurteilt sollte man eine reaktionslose Pseudarthrose erwarten. Das Szintigramm nach langjähriger operativer und konservativer Behandlung dagegen zeigt heute noch eine hohe Aktivität im gesamten Pseudarthrosenbereich (Abb. 1 und 2).

Bei intertrochanteren Osteotomien ist eine verzögerte Callusbildung oder eine verminderte Stabilität röntgenologisch nicht immer faßbar, besonders wenn die Osteotomiefläche schräg liegt. Die Szintigraphie ermöglicht uns, Heilungs-

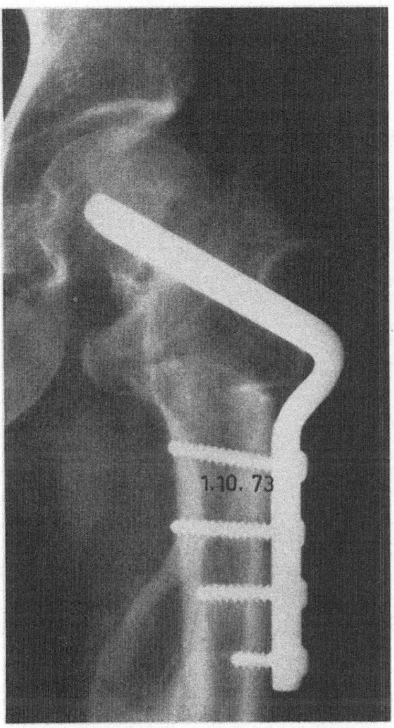

Abb. 5. Posttraumatische Schenkelhalspseudarthrose links nach valgisierender Osteotomie

verläufe zu beobachten und auch unter Umständen eine drohende Komplikation aufzudecken.

Eine 34jährige Patientin wurde doppelseitig wegen einer schmerzhaften Residualdysplasie valgisiert. Links ergab sich ein normaler Heilungsverlauf, rechts lag die A.O.-Platte nicht ideal, die Patientin klagte noch 4 Monate nach der Operation über starke Schmerzen. Zu diesem Zeitpunkt wurde ein Farbszintigramm mit Strontium 87M angefertigt. Dieses zeigte massive Aktivitäten am Osteotomiespalt und im unteren Schenkelhalsbereich. 2 Monate später kam es zur Fraktur und Aufspaltung in 4 Fragmente. Heute ist nach einer erneuten Valgisation der Befund ausgeheilt.

Zum proximalen Femur rechnen wir auch den gesamten Implantationsbereich der Hüftendoprothesen.

Die szintigraphische Untersuchung einer 75jährigen Totalendoprothesenoperierten mit Zustand nach Oberschenkelschaftbruch bei der Operation wegen einer massiven Osteoporose und nachfolgender Osteosynthese ergab massive Aktivitätsvermehrungen am Übergang von der Prothesenstielspitze zur A.O.-Platte als Zeichen einer hohen Umbaurate. An dieser Stelle entwickelte sich eine Umbauzone; es kam, begünstigt durch einen Zementspitzenbruch, zu einer Refraktur, die ein erneutes operatives Eingreifen erforderlich machte. Eine Reosteosyhthese mit längerer Platte brachte Ausheilung.

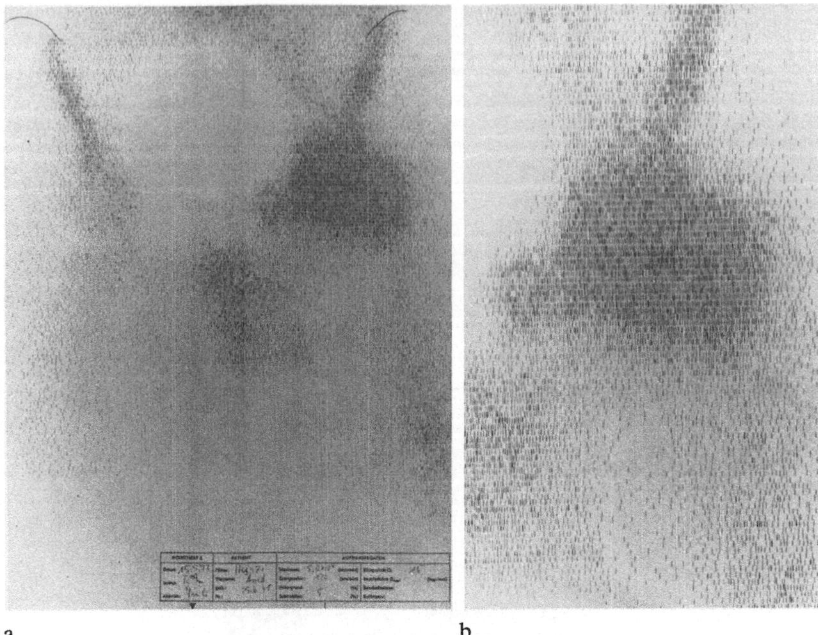

a b

Abb. 6. a und b Szintigramm und Ausschnittvergrößerung, starke Anreicherung im gesamten Pseudarthrosen- und Hüftkopfbereich

Pseudarthrosen im Schenkelhalsbereich, gleich welcher Ursache, sind für szintigraphische Untersuchungen von besonderem Interesse, da die Aktivitäten im Hüftkopffeld bei Umbauveränderungen im Hinblick auf Hüftkopfnekrosen mit zur Darstellung kommen.

Zunächst Vorstellung einer Pseudarthrose bei einer 61jährigen Patientin mit Coxa vara. Es handelt sich wahrscheinlich um eine Umbauzone ohne markierten Abrutsch. Wie lange die Pseudarthrose bestand, war nicht zu ermitteln. Szintigraphisch ergab sich nur eine dürftige Anreicherung im Schenkelhals-, Trochanter- und Kopfbereich, diese Pseudarthrose kann als weitgehend reaktionslos angesehen werden. Die valgisierende Osteotomie zeigte entsprechend nur einen geringen Einfluß auf die Pseudarthrosenausheilung (Abb. 3 und 4).

Anders ist die Situation bei einem 32jährigen Mann als Zustand nach linksseitigem Oberschenkel- und Schenkelhalsbruch. Etwa 1 Jahr nach dem Unfall ist der Oberschenkel schmerzfrei bei noch erheblichen Beschwerden an der Hüfte. Szintigraphisch liegen im Oberschenkelschaftbruchbereich, obwohl röntgenologisch durchaus noch keine völlige Angleichung an den Normalknochen eingetreten war, keine wesentlich vermehrten Aktivitäten mehr vor. Die Fraktur ist fest, klinischer und szintigraphischer Befund stimmen überein. Im Schenkelhals-Hüftkopfbereich hingegen findet sich — diese Szintigraphie wurde mit Technetium durchgeführt — eine massive Anreicherung im gesamten Hüftkopf- und Pseudarthrosengebiet als Zeichen des noch hochaktiven Prozesses. Aus diesem Grunde versuchten wir auch hier zur Unterstützung der Ausheilung eine valgisierende Osteotomie (Abb. 5 und 6).

Die dargestellten Fälle sind zum Teil keine Pseudarthrosen im klassischen Sinne, die Übergänge sind jedoch fließend. Die Farbszintigraphie gibt uns die Möglichkeit, Knochenneubildungsstörungen oder Verzögerungen und Umbauzonen am proximalen Femur im Hinblick auf ihre osteogene Aktivität zu untersuchen.

In jedem Falle ist die Farbszintigraphie auch eine Hilfe bei der Beurteilung des weiteren Verlaufes, und sie wird uns in Zukunft bei neuen Behandlungsverfahren, zum Beispiel bei der Knochenneubildungsanregung durch elektrischen Strom, wertvolle Informationen liefern.

Literatur

1. Brandt, G.: Verzögerte Knochenbruchheilung und Pseudarthrosenbildung. Leipzig 1937

2. Friedrich, B., Krone, J. R.: Zur Ätiologie von Pseudarthrosen. Mschr. Unfallheilk. **76**, 308 (1973)

3. Naumann, P.: Verzögerte Knochenbruchheilung und Pseudarthrosenentstehung nach inter- und subtrochanteren Korrekturosteotomien bei Hüftankylosen. Beitr. Orthop. Traum. **16**, 413 (1969)

4. Nöh, E., Rettig, H.: Scintigraphic studies to evaluate stability for foreign body implants (endoprotheses) in the hip joint. In: Arthroplasty of the hip, p. 197. Ed. by G. Chapchal. Stuttgart: G. Thieme 1973

5. Segmüller, G., Cech, O., Bekier, A.: Die osteogene Aktivität im Bereich der Pseudarthrose langer Röhrenknochen. Z. Orthop. **106**, 599 (1969)

6. Schlotheim, von, A.: Über Callusbildung auf Grund systematischer Röntgenaufnahmen bei heilenden Knochenbrüchen. Dtsch. Zschr. Chir. **144**, 289 (1918)

7. Witt, A. N.: Die Behandlung der Pseudarthrosen. Berlin: W. de Gruyter 1952

G. Segmüller, St. Gallen

Spätphasen der Frakturheilung ermittelt mit Hilfe der Szintimetrie

Die funktionelle Isotopendiagnostik, so wertvoll bei der Tumorsuche am Skelet, wird immer häufiger zur Beurteilung der Frakturheilung herangezogen. Diese neue Möglichkeit ist verlockend, weil gerade ossäre Regenerationsprozesse im Szintigramm besonders deutlich zur Darstellung gebracht werden können.

Ist damit aber der klinische Einsatz dieses zusätzlichen diagnostischen Hilfsmittels gerechtfertigt? Gibt es Situationen, in welchen die Aussage der Isotopenuntersuchung eine wirkliche Ergänzung des konventionellen Röntgenbildes bringt? Wir glauben dies nur mit größter Zurückhaltung bejahen zu dürfen. Neben der klinischen Bedeutung aber, beispielsweise bei der Beurteilung einer alten, „atrophischen" Pseudarthrose [1—3], erhält die *Aufklärung der Pathophysiologie der Frakturheilung* neue Impulse. Solchen Untersuchungen kommt

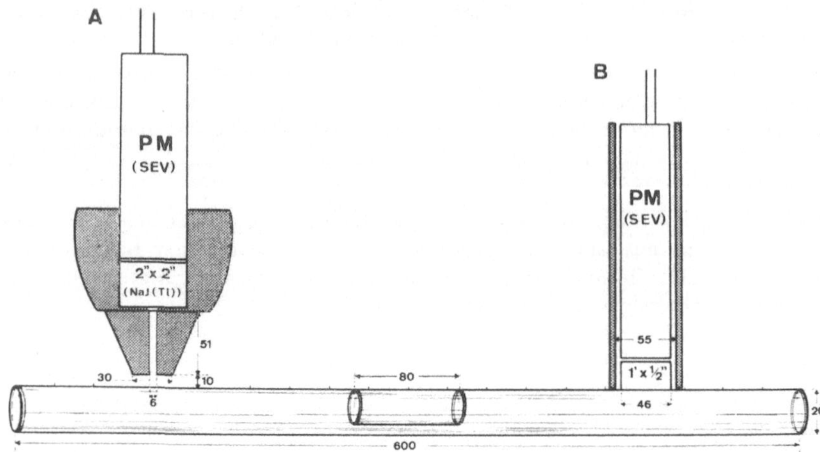

Abb. 1. Labormodell: 60 cm lange Plastikröhre mit Tracersubstanz in Trägerflüssigkeit. Im Zentrum eine Ampulle, 8 cm lang, mit einer höheren Konzentration von Tracersubstanz. Kanalkollimator li. und Kontaktdetektor re.

vorwiegend experimentelle Bedeutung zu. Wir untersuchten die Spätphasen der normalen Frakturheilung an der menschlichen Tibia.

Zur Untersuchungstechnik

Die Szintigraphie bewährt sich vor allem bei der großflächigen Untersuchung ganzer Skeletregionen, wobei Einzelherde am Skelet lokalisiert werden können. Bei der Frakturuntersuchung ist die Lokalisation und ebenfalls die Ausdehnung bekannt. Der Zweck der Untersuchung bei der Frakturheilung ist demnach nicht die Suche eines Herdes, sondern die möglichst quantitative Erfassung der Speicherung des Radioisotops.

Bei dieser Zielsetzung ist die *Szintimetrie* in der Aussagekraft der Szintigraphie weit überlegen. Es können zudem kleinste Dosierungen von Tracersubstanzen mit entsprechend geringer Strahlenbelastung am Patienten verwendet werden (z.B. für 85 Sr 5–7 Mikro Ci an Stelle von 50–100 Mikro Ci) [4]. Kleinste Dosierungen können ohne Einbuße der Aussagekraft verwendet werden [Beschreibung der Methode: Segmüller, G. *et al.*, Z. Orthop. **106**, 599 (1969)].

Die Tibia ist für die Untersuchung der Normalheilung wie auch der gestörten Frakturheilung besonders geeignet, weil ein störender Weichteilmantel über der vorderen Tibiakante fehlt und weil die Gegenseite als Kontrolle einerseits und zur Errechnung eines dosisunabhängigen Quotienten herangezogen werden kann.

Labormodell

In einer Plastikröhre wird einer Trägerflüssigkeit eine gewisse Menge Tracersubstanz zugefügt $= K_1$ (Abb. 1). Im Zentrum der Röhre enthält eine kleine

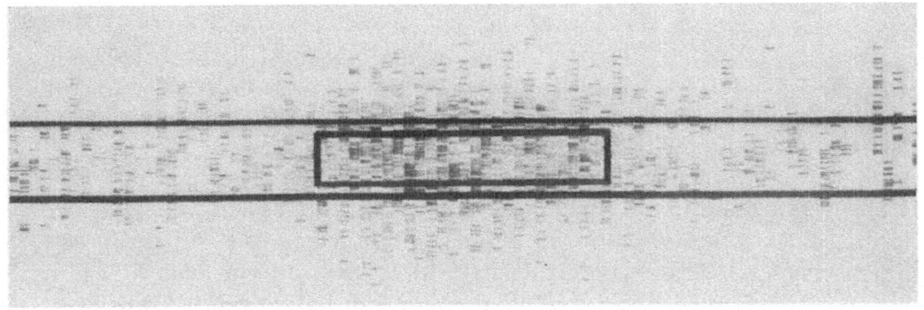

Abb. 2. Szintigramm des Labormodells: stärkere Anfärbung im Bereich der höheren Konzentration in der zentralen Ampulle, ohne quantitative Aussage

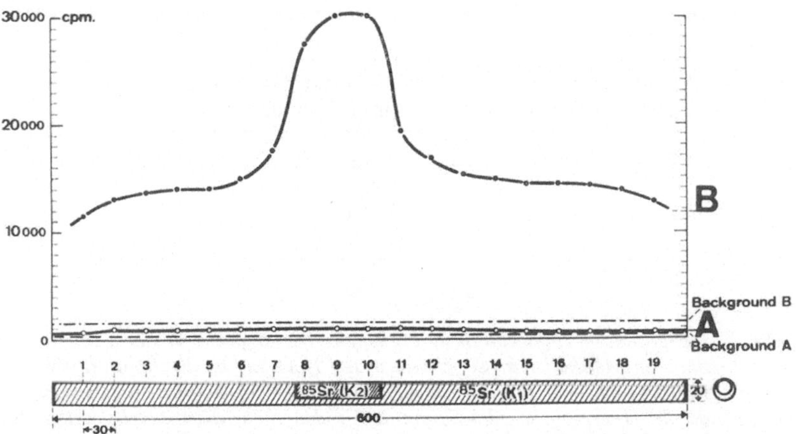

Abb. 3. Szintimetrische Messung am Labormodell: Die flache Kurve (*A*) gibt die mit dem Gerät A gemessenen Impulszahlen wieder, die Kurve (*B*) wird mit dem Gerät B ermittelt. Die Unterschiede der beiden Konzentrationen kommen in Kurve *B* sehr deutlich zum Ausdruck

Ampulle eine höhere Konzentration des gleichen Radioisotops$=K_2$. Das Szintigramm (Abb. 2) gibt die höhere Konzentration (K_2) durch stärkere Anfärbung wieder. Die Messungen mit einem konischen oder zylindrischen Kollimeter ergeben auf Grund der kleinen Konzentration und der ungünstigen Meßgeometrie eine flache Kurve A (Abb. 3), während ein einfacher Szintillationsdetektor „Gammaprobe 610-065 Picker“ die K_2 sehr deutlich zur Darstellung bringt (Kurve B, Abb. 3).

Mit dieser Methode wurden die Untersuchungen an der Tibia durchgeführt, a) bei der Pseudarthrose [2, 3], b) zum Studium der metabolischen Veränderung im Verlauf der normalen Frakturheilung zwischen 4 Monaten und 3 Jahren nach der Fraktur.

Klinik

Die Untersuchung des Ca-Stoffwechsels erstreckt sich über die Spätphasen der Frakturheilung bei nichtoperierten Unterschenkelfrakturen. In Tabelle 1 sind die 4 Patienten-Kollektive aufgelistet.
Nach Verabreichung von 5—7 Mikro Ci 85 Sr i.v. wird die Aktivität an mehreren, genau bestimmten Stellen der Tibia, vom Kniegelenk bis zum oberen Sprunggelenk gemessen, sowohl auf der Frakturseite wie auf der gesunden Gegenseite. Die Messungen erfolgen 1 Std, 24 Std, 3 Tage und 7 Tage nach der Injektion. Ein Meßprotokoll wird von jedem Fall angelegt (Tabelle 2).

Die gemessenen Impulszahlen an allen Meßstellen über der Tibia, graphisch dargestellt, ergeben die Normalkurve auf der gesunden Seite (rechts) und die

Tabelle 1. *Bei 4 Patienten-Kollektiven ist die szintimetrische Messung der Strontium-Anreicherung durchgeführt worden*

Szintimetrie (Anzahl der Patienten)	Zeitpunkt der Messung (nach Fraktur)
7	4 Monate
6	1 Jahr
5	2 Jahre
5	3 Jahre

Tabelle 2. *Meßprotokoll eines einzelnen Patienten: Die Impulse werden gemessen an 6 genau bestimmten Meßstellen an der frakturierten Tibia und an der Kontrolltibia. Die Messung am 7. Tage nach der Injektion ist diejenige, die die Verhältnisse am deutlichsten wiedergibt, da die Tracersubstanz im Serum und in den Weichteilen bereits weitgehend eliminiert ist*

4 Monate	Meßstelle	1 Std	2 Std	24 Std	72 Std	7 Tage
Fraktur-Tibia	1	3400	7000	6800	6600	6500
	2	3400	7200	6800	6600	6700
	3	3800	7400	7800	8000	8600
	4	3800	7200	7800	8000	8200
	5	3400	6400	6600	6900	7000
	6	3400	6000	6000	6000	6200
Kontroll-tibia	1	3200	5300	4800	4000	3800
	2	3200	5200	4600	3800	3400
	3	3000	5200	4600	3500	3000
	4	3000	4900	4500	3500	3000
	5	3200	4900	4500	3400	3000
	6	3200	4900	4500	3400	3200
A-Quotient	Fraktur-stelle		1,42	1,69	2,34	2,73

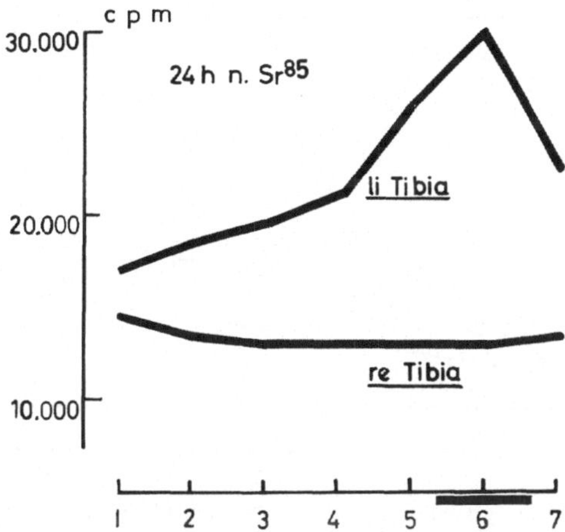

Abb. 4. Graphische Darstellung der Meßwerte einer Unterschenkelpseudarthrose li. Untere Kurve zeigt die Normalwerte der gesunden Kontrolltibia an 7 verschiedenen Meßstellen vom Kniegelenk bis zum oberen Sprunggelenk

erhöhte Anreicherung über der ganzen frakturierten Tibia (Abb. 4). Das Maximum liegt an der Meßstelle über der Fraktur selbst.

Der *Aktivitätsquotient* $\left(= \frac{\text{cpm Frakturseite}}{\text{cpm Kontrolltibia}}\right)$ beträgt im Fall der Abb. 4 2,5. Dies bedeutet somit eine Steigerung der Isotopenanreicherung li. gegenüber re. um 150%.

Im folgenden werden nur noch diese Aktivitätsquotienten an der Frakturstelle 1 Std bis 7 Tage nach der Injektion der Tracersubstanz wiedergegeben.

Ergebnisse

a) Eine 1. Gruppe von Patienten wurde 4 Monate nach der Fraktur untersucht. Alle Patienten zeigten einen komplikationslosen Verlauf, d.h. die Fraktur ist zum Zeitpunkt der 1. Messung bereits fest und belastungsfähig.

Die Quotienten der 7 untersuchten Fälle bewegen sich am 7. Tag nach der Injektion zwischen 2,2 und 2,9. Dies entspricht einem vermehrten Ca-Umsatz von 100—200%. Obwohl der Callus auf dem konventionellen Röntgenbild weitgehend mineralisiert erscheint und entsprechend klinisch belastungsfähig ist, kann szintimetrisch eine noch ganz erhebliche Osteogenese nachgewiesen werden (Abb. 5).

b) bei einem 2. Patientenkollektiv ähnlich gelagerter, konservativ behandelter Frakturen, ohne Komplikationen, sind die szintimetrisch ermittelten Quotienten in Abb. 6 wiedergegeben. Diese Untersuchungen erfolgten 1 Jahr nach Behandlungsbeginn. Die Aktivitätsquotienten liegen 7 Tage nach 85 Sr-Verabreichung zwischen 1,3 und 1,9. Gegenüber der Kontrolltibia übertrifft der Mineralumsatz an der Frakturstelle die gesunde Seite noch immer um 30—90%.

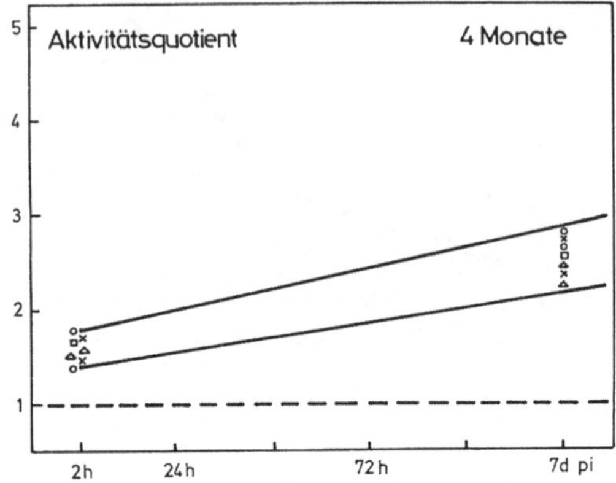

Abb. 5. Aktivitätsquotienten beim 1. Patientenkollektiv: 4 Monate nach der Fraktur

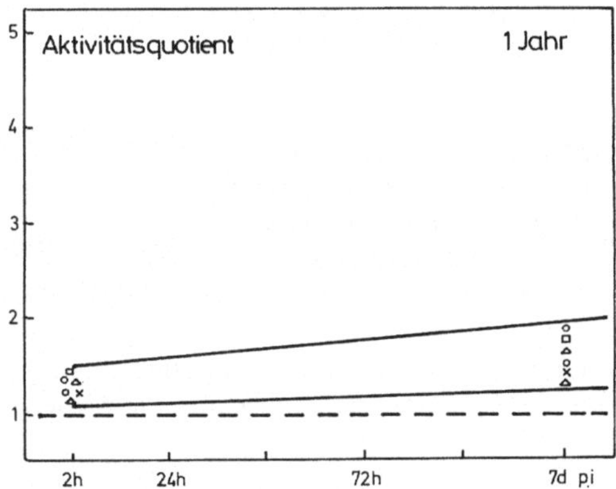

Abb. 6. Aktivitätsquotienten bei einem 2 Patientenkollektiv: 1 Jahr nach Fraktur

Die Verminderung der Osteogenese gegenüber derjenigen 4 Monate nach der Fraktur beträgt im Schnitt 100%.

c) Ein 3. Kollektiv Patienten wird 2 Jahre nach Behandlungsbeginn untersucht. Trotz längst „geheilter“ Fraktur kann eine gesteigerte Stoffwechsellage festgestellt werden. Es vollzieht sich eine ossäre Umstrukturierung: Abbau von überschüssigem Callus, Umwandlung des Primärknochens in eine funktionsgerechte Corticalis mit Haverschem Aufbau. Die Quotienten von 1,2—1,3 weisen auf einen erhöhten Mineralstoffwechsel von 10—30% hin (Abb. 7).

d) Bei einem Patientenkollektiv, das 3 Jahre nach dem Unfallereignis untersucht wurde, hat kein einziger Fall noch den Quotienten 1,0 erreicht (Abb. 8). Der Quotient der einzelnen Fälle beträgt 1,05—1,15. Seitengleiche biologische Verhältnisse sind noch nicht wiederhergestellt. Das physiologische Gleich-

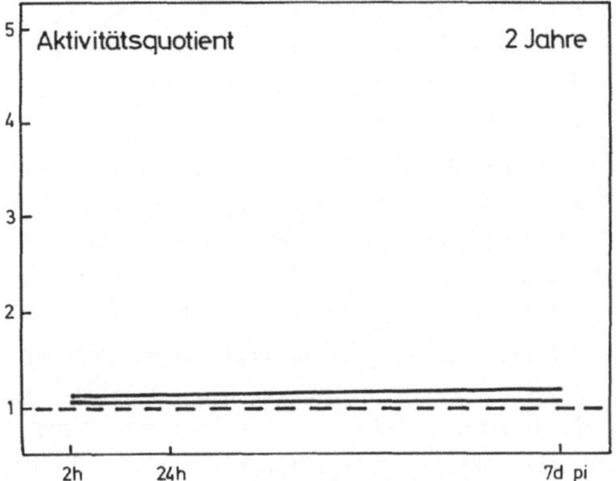

Abb. 7. Aktivitätsquotienten beim 3. Patienten-Kollektiv: 2 Jahre nach der Fraktur

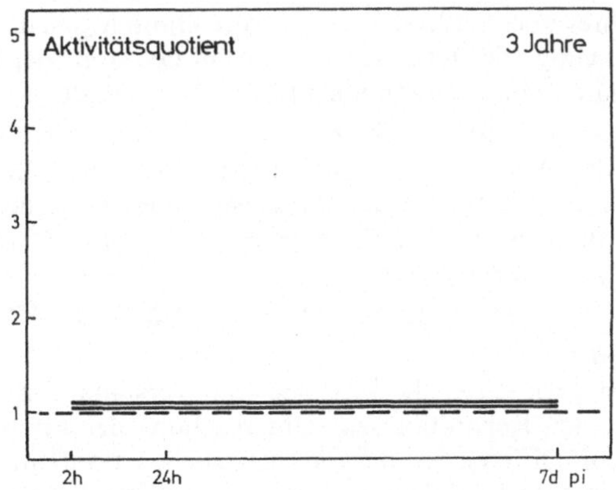

Abb. 8. Aktivitätsquotienten beim 4. Patientenkollektiv: 3 Jahre nach der Fraktur

gewicht von Knochenabbau und Knochenaufbau (physiologische Mauserung) ist zu diesem Zeitpunkt aber nahezu erreicht. Die leicht vermehrte Anreicherung von Isotopensubstanz an der ehemaligen Knochenläsion beruht zu diesem Zeitpunkt mindestens teilweise auf einem etwas erhöhten Knochenvolumen an der Frakturstelle im Vergleich zur homologen Stelle der gesunden Tibia. Die Empfindlichkeit der Meßmethode ist ja schließlich ausreichend, um Unterschiede der Isotopenanreicherung in der etwas dickeren proximalen Tibiadiaphyse von derjenigen im distalen Abschnitt der Diaphyse aufzuzeigen.

Diskussion

Die *Szintimetrie* kann gegenüber der Szintigraphie als semiquantitative Methode zur Erfassung einer lokal erhöhten Osteogenese nach der Fraktur bezeichnet werden.

Das Auflösungsvermögen der *Szintigraphie* ist ausreichend für die Lokalisation von osteogenen Knochenprozessen, nicht aber für eine möglichst quantitative Beurteilung von lokalen Unterschieden des Mineralumsatzes, wie z.B. in der Spätphase der Frakturheilung.

Es ist deshalb eine szintimetrische Technik zur quantitativen Beurteilung sowohl an der normalen wie der gestörten Frakturheilung notwendig. Es ist zudem der Vergleich der Isotopenanreicherung an der Läsion mit derjenigen einer gesunden Knochenpartie erforderlich. Dadurch ist eine differenzierte Aussage möglich, trotz kleinster Dosierung der benötigten Tracersubstanz.

Weiterhin ist für jede klinisch in Frage kommende Methode das für die jeweilige Methode spezifische Normalmuster der Knochenbruchheilung vorerst festzulegen. Erst dann sind Abweichungen von der Norm abgrenzbar und einer Interpretation zugänglich. Wir haben mit unserer Methode ein Verlaufs-Profil der „normalen" Heilung der Tibiafrakturen angestrebt. Jede Meßtechnik hat ihr eigenes Profil.

Darüber hinaus haben wir den Nachweis erbracht, daß die Osteogenese nach Ablauf eines Jahres noch äußerst aktiv ist trotz klinisch geheilter Fraktur, und daß das „Remodeling" der Knochenstruktur auf der Höhe der Knochenläsion über einen Zeitraum von 3 Jahren anhält beim Normalfall.

Abweichungen davon, beispielsweise bei der verzögerten Frakturheilung, lassen sich mit Hilfe des Aktivitätsquotienten leicht nachweisen. Die dadurch erhaltene zusätzliche Information *auf klinischer Ebene* ist äußerst gering. Die klinische Beurteilung ist in den allermeisten Fällen ohne Einschränkung auf Grund des Röntgenbildes möglich.

Eine allgemeine Verwendung der Isotopendiagnostik in der Klinik ist deshalb *nicht gerechtfertigt.*

Einen Beitrag dagegen leistet die Methode zum Verständnis der Pathophysiologie der knöchernen Reparation, zur Untersuchung der Vitalität alter Pseudarthrosen und zur Differenzierung von zusätzlichen traumatischen Veränderungen bei bestehenden krankhaften Prozessen (z.B. Wirbelsäule) und schließlich zur Beurteilung von seltenen Heilungsstörungen nach Osteotomie und Arthrodesen, die radiologisch nicht eindeutig zu klären sind.

Literatur

1. Segmüller, G., Cech, O., Bekier, A.: Die osteogene Aktivität im Bereich der Pseudarthrose langer Röhrenknochen. Z. Orthop. **106**, 599 (1969)

2. Segmüller, G., Cech. O., Bekier, A.: Diagnostic use of 85 strontium in the preoperative evaluation of non-union. Acta orthopl scand. **41**, 150 (1970)

3. Segmüller, G., Bekier, A., Cech, O.: 85-Sr uptake study in non-union in man. Europ. Surg. Res. **2**, 226 (1970)

4. Wendeberg, B.: Mineral metabolism of fractures of the tibia in man studied with external counting of Sr 85. Acta orthopl scand., Suppl. **52** (1961)

G. Fueger, Graz

Möglichkeiten und Grenzen der Szintigraphie bei Frakturen

Die Analyse eines Krankenguts von mehr als 100 Patienten mit verschiedenen Frakturen, vor allem Unterschenkelfrakturen, sowie die experimentelle Untersuchung des Verhaltens von 87m-Sr im menschlichen Körper (Fueger, 1973) haben gewisse vorläufige Verallgemeinerungen ergeben: Im Knochen und pathologischen Veränderungen entspricht die Verteilung von kurzlebigem 87m-Sr der Durchblutung. 87m-Sr-Szintigramme sind regional differenzierte Darstellungen der Knochendurchblutung. Die 87m-Sr-Szintigramme lassen Veränderungen der regionalen Knochendurchblutung während des Heilungsverlaufes einer Fraktur erkennen:

Die Speicherung 87m-Sr bzw. die Durchblutung erfährt während kurzer Zeit nach dem Trauma eine Zunahme, die den ganzen frakturierten Knochen betrifft. Ein devitalisiertes Fragment wird von Anfang ausgespart und ist als Defekt im Szintigramm zu erkennen, wenn es genügend groß ist, um von der Apparatur erfaßt zu werden und wenn es nicht von intensiv durchblutenden und speichernden Frakturteilen überlagert wird. Im weiteren Verlauf der Heilung (offenbar nach vollständiger Organisation einer Fraktur) kommt es zu starker Zunahme der 87m-Sr-Speicherung (bzw. Durchblutung) in umschriebenen Bereichen, die vorwiegend Callus entsprechen. Die Durchblutung normaler Schaftanteile bildet sich gleichzeitig zurück. Zunehmende Durchbildung einer Fraktur führt zur Rückbildung der umschrieben erhöhten Speicherung bzw. Durchblutung des Frakturbereiches. Die Rückbildung der erhöhten Speicherung fehlt, wenn der Heilungsvorgang in irgendeiner Weise gestört oder verzögert ist. Dies betrifft sowohl die anfängliche diffuse Durchblutungssteigerung wie auch die umschriebene Speicherung des Frakturbereiches. Die Rückbildung der umschrieben erhöhten Durchblutung erfolgt (im Tierversuch mit Sicherheit, am Menschen wahrscheinlich) schneller nach Osteosynthese als nach konservativer Versorgung. Atrophie, Sudeksche Dystrophie, sowie Osteomyelitis gehen mit erhöhter Indikatorspeicherung einher, die das gesamte betroffene Areal umfaßt. Verzögerte Frakturheilung ist häufig durch Persistenz der anfänglichen diffus erhöhten Speicherung vorhersagbar. Delayed- oder Non-union ist in der Regel mit besonders intensiver umschriebener Speicherung assoziiert. Jede iatrogene Traumatisierung eines Knochens, wie das Aufbohren eines Markkanals für die Einführung eines Nagels, die Fixierung einer Druckplatte mittels Schrauben hat eine regional umschriebene Erhöhung der Strontium 87m-Speicherung zur Folge.

Als *Indikation zur Knochenszintigraphie* bei Frakturen können heute gelten:

Die Beurteilung der Vitalität dritter Fragmente, die Heilungsverzögerung einer Fraktur, andere Komplikationen der Frakturheilung, Verlaufskontrolle nach Osteosynthesen zum Nachweis der Speicherungsabnahme.

Dafür wäre die quantitative Szintigraphie („Szintimetrie") wünschenswert, diese erfordert aber eine besondere meßtechnische Ausstattung. Die Quantifizierung der erhöhten Indikatorspeicherung ist allerdings methodisch noch nicht befriedigend abgeklärt. Die Knochenszintigraphie bei Frakturen soll in der Regel nach einem Intervall von 3—6 Wochen als Verlaufskontrolle wiederholt werden.

Die Interpretation von Knochenszintigrammen muß kritisch und zurückhaltend geschehen, überdies nur im Zusammenhang mit der Röntgenuntersuchung und bei Kenntnis der relevanten klinischen Daten sowie des Intervalls seit dem Trauma.

Die Knochenszintigraphie gewinnt erheblich an Aussagekraft durch die *Verlaufskontrolle.* Es ist zweckmäßig, zwischen direkt erkennbaren Befunden (Größe, Form, Lage der Speicherung, allenfalls ihre Intensität), ihren pathophysiologischen und pathologisch-anatomischen Grundlagen und deren mutmaßlicher klinischer Bedeutung streng zu trennen. Die Fähigkeit des reparativen Gewebes, Calcium festzuhalten und einzubauen, ist eine andere Funktion als Calcium aus der Blutbahn aufzunehmen. Die kurzfristig nach Verabreichung stattfindende Speicherung geschieht durch einen anderen Mechanismus als die langfristige Speicherung in Knochenmineralkristallen. Reparatives Gewebe verhält sich überdies etwas anders als Knochengewebe.

Eine erhöhte Speicherung von 87m-Sr zwischen einer und mehreren Stunden nach der intravenösen Verabreichung bedeutet erhöhte Durchblutung, sagt aber nicht aus, ob gutes Knochengewebe niedergelegt wird und ob die Bilanz für Calcium und Phosphat bzw. Hydroxylapatit in dem betroffenen Knochen oder Frakturabschnitt positiv ist. D.h. nicht die Mineralisation von Knochen ist aus dem Szintigramm ablesbar, sondern der Ablauf und die regionale Ausdehnung von Umbauprozessen.

Hoher Umsatz (Durchblutung) muß nicht zu Gewinn (von gut mineralisierten Fasern) führen, sondern kann auch von Verlust (von Mineralstoff) begleitet sein. Die Szintigraphie mit 87m-Sr zeigt die regionalen Unterschiede im Umsatz, aber nicht die absolute Höhe des Umsatzes an und keinesfalls den Ertrag. Intensive Speicherung von 87m-Sr darf nicht mit hoher Regenerationspotenz eines Knochens gleichgesetzt werden. Eine hochgradige 87m-Sr-Speicherung ist nur insoweit ein Indikator für die osteogene Regenerationspotenz als für diese eine ausreichende Blutversorgung erforderlich bzw. Voraussetzung ist.

Die häufige Anwendung sowie eine kritische und zurückhaltende Beurteilung der Knochenszintigraphie bei Frakturen werden notwendig sein, um der Knochenszintigraphie den richtigen Platz neben der Röntgenuntersuchung in der Beurteilung der Frakturheilung und ihrer Komplikationen zuzuweisen.

Literatur

Fueger, G. F.: Nuklearmedizinische Untersuchungen an Frakturen. Ergebnisse der medizinischen Radiologie Bd. VI, S. 1, 1973 (95 Literaturstellen).

Ch. Stöhr, H. Scholz, S. Croissant und Ch. Weinbach, Ludwigshafen

Die Szintigraphie in der Diagnostik der fistelnden, chronisch-eitrigen Osteomyelitis

Bei keinem chirurgischen Krankheitsbild wird operativ soviel reinterveniert wie bei der chronisch-eitrigen Osteomyelitis.

Die Ursache liegt neben vielen anderen Gründen nicht zuletzt auch darin, daß neben den therapeutischen Wegen auch oftmals die diagnostischen Möglichkeiten nicht ausreichen, was zwangsläufig zu einem Rezidiv führen muß.

An diagnostischen Maßnahmen führen wir in jedem Falle

a) die Rö.-Aufnahmen in verschiedenen Ebenen,

b) bei Fistelung die Kontrastmitteldarstellung mit Kunststoffkatheter und

c) in vielen Fällen die tomographische Untersuchung durch.

Unerläßlich sind Blutbild, Blutsenkungskontrolle, Elektrophorese und in jedem Falle regelmäßig bakteriologische Untersuchungen, da es sich bei einer chronischen Osteomyelitis fast immer um eine Super- oder Mischinfektion, vorwiegend mit gramnegativen Keimen handelt.

Erstmals berichteten wir 1971 zusammen mit Voorhoeve, Schmidt u. Michele über den Wert der zusätzlich von uns angewandten knochenszintigraphischen Untersuchung bei der Osteomyelitis.

Inzwischen fertigen wir auf Grund der bisherigen Erfahrungen bei jedem zu behandelnden osteomyelitischen Prozeß ein Knochenszintigramm an.

Diese Untersuchungen erfolgen nach exakter klinischer und labormäßiger Untersuchung in enger Zusammenarbeit mit den Kollegen der nuclearmedizinischen Abteilung der Städtischen Krankenanstalten Ludwigshafen. Nur durch eine enge, interdisziplinäre Zusammenarbeit kann hier zusammen mit dem klinischen Befund eine exakte Auswertung der Photoscans und der Knochenszintigramme bei der Osteomyelitis erfolgen.

Die Untersuchung erfolgt mit dem Magna-Scanner von Picker und dem Szintimat von Siemens. Zunächst wurde Strontium 85 verwandt, was heute aber nur noch Anwendung bei älteren Patienten findet wegen der relativ hohen Strahlenbelastung. Bei jüngeren Patienten wird als Isotop Technecium M 99 entweder als Polyphosphat oder als Pyrophosphat genommen. In den letzten 18 Monaten haben wir über 40 Knochenszintigramme durchgeführt und erhielten hier wertvolle Hinweise:

1. bei der Suche des Prozesses bei nicht vorhandene Fistelung,

2. eine genauere Abgrenzung oder Ausdehnung des osteomyelitisch befallenen Knochenanteils, was uns wichtig ist für das individuelle operative Vorgehen auch bei diesem Krankheitsbild und

3. können wir auch bei zum Stillstand gekommenen Prozessen in der Begutachtung und bei Abwägung eventuell erforderlicher neuer Heilverfahren eine gerechtere Beurteilung abgeben als dies bisher bei nur röntgenologischen oder labormäßigen Untersuchungen möglich war.

An einigen Beispielen möchten wir daher in der Kürze der Zeit den Wert der Szintigraphie mit folgenden kasuistischen Beispielen belegen:

Ad 1. Suche der Osteomyelitis

Ein 43jähriger Patient wird wegen unklaren Fieberschüben zunächst ambulant und dann 6 Wochen stationär bei mittelgradiger BSG-Erhöhung von 19/43 mm n.W. mit den verschiedensten Antibiotica intern behandelt. 1947 hatte er als Jugendlicher eine

Oberschenkelosteomyelitis li. mit mehrmaliger operativer Revision durchgemacht. Seit 1949 keine Fistelung mehr. Erstmalige Vorstellung bei uns im März 1973, da keine Besserung eingetreten war. Die Nativaufnahmen und Schichtaufnahmen ergaben Aufhellungs- und Sklerosierungsräume mit Verdacht auf Senkungsabsceß suprakondylär li.

Das von uns zusätzlich angefertigte Szintigramm ergab sowohl suprakondylär als auch in der Schaftmitte eine deutliche Anreicherung und wir entschlossen uns zu einer ausgedehnten, 25 cm langen Trepanation mit anschließender Spül-Saug-Drainage, wobei sich dann hier sowohl operativ als auch histologisch ein osteomyelitischer Herd im mittleren Schaftanteil als auch kurz oberhalb der Oberschenkelrolle li. ergab.

Ad 2. Ausdehnung des Prozesses und operatives Vorgehen

Bei einem 42jährigen Mann mit einer schweren Coxarthrose li., sehr wahrscheinlich als Folge einer jugendlichen Kopfnekrose oder Kopfkappenlösung, kam es im Januar 1973 zu einem kniegelenksnahen Unterschenkelbruch li. Trotz idealem Frakturstand erfolgte die Osteosynthese mit 2 Platten. Es kam hier zu einem handtellergroßen Hautdefekt und nachfolgender Osteomyelitis. $^{1}/_{2}$ Jahr später, nach zweimaliger Revision des Herdes und nach Plattenentfernung, Aufnahme bei uns.

Die von uns durchgeführte szintigraphische Untersuchung ergab einen umschriebenen entzündlichen Prozeß im ehemaligen Plattenbereich. Wir entschlossen uns hier zur Resektion und bei der schon bestehenden Beinverkürzung von 3,5 cm li. wegen des Hüftleidens zur primären Spongiosaplastik. Diese Plastik wurde H-artig vom Beckenkamm entnommen, eingebaut und mit Charnley-Spannern fixiert.

Ein anderer Fall zeigt bei einem genagelten Unterschenkelbruch li. eine chronisch-eitrig-fistelnde Osteomyelitis und hier ergab das Fotoscan und die szintigraphische Untersuchung einen das gesamte Schienbein befallenen Entzündungsprozeß, was auch szintigraphisch deutlich darzustellen war. Hier muß natürlich anders operativ vorgegangen werden. Nagelentfernung, danach erfolgt hier Spül-Saug-Drainage von proximal bis distal und Z-förmige Korrekturosteotomie mit äußerer Fixierung mit Charnley-Spannern.

Ad 3. Begutachtung und erneutes Heilverfahren

Ein 50jähriger Mann hatte 1955 einen Unterschenkelbruch rechts mit nachfolgender Osteomyelitis. Später bestand keine Fistelung mehr.

Jetzt seit einem Jahr befand er sich in ärztlicher Behandlung wegen ziehender, klopfender und bei Belastung sich verstärkender Schmerzen im rechten Unterschenkel. Rentenerhöhungsantrag.

Die Rö.-Untersuchung und die Schichtaufnahmen wie hier dargestellt, konnten einen osteomyelitischen Herd nicht sicher ausschließen. Die BSG war mittelgradig erhöht. Die szintigraphische Untersuchung ergab rechts gegenüber links keine Aktivitätsvermehrung.

Wegen Verdacht auf Tibialis anticus-Syndrom wurde zusätzlich eine neurologische Untersuchung veranlaßt, die diesen Verdacht erhärtete. Deshalb wurde dann eine Fascienspaltung in der Tibialisloge vorgenommen, die schlagartig und bis heute zur völligen Beschwerdefreiheit führte.

Zusammenfassend kann gesagt werden, daß für uns die szintigraphische Untersuchung neben der exakten klinischen Erstuntersuchung eine weitere, wertvolle Bereicherung sowohl bei der Erkennung des osteomyelitischen Herdes und seiner Ausdehnung als auch zur Operationsplanung und nicht zuletzt zur gerechteren Begutachtung bei alten Osteomyelitis-Patienten darstellt.

R. Heep und H. Lichte, München

Nuclearmedizinische Befunde an gelockerten und entzündeten Total-Endoprothesen

In vielen Kliniken werden heute alloarthroplastische Operationen in ständig zunehmender Anzahl vorgenommen. Dementsprechend werden immer häufiger Spätkomplikationen beobachtet. Die folgenschwerste Komplikation des künstlichen Gelenkersatzes ist die schmerzhafte Lockerung und die schleichende Infektion. Während die gelockerte Prothese relativ zuverlässig durch Auswechseln behandelt werden kann, bedeutet die Infektion ein therapeutisches Problem. Es ist deshalb vor dem erneuten operativen Eingriff wünschenswert, Gewißheit zu bekommen, ob es sich um eine mechanische Lockerung oder um eine Infektion handelt. Der endgültige Ausschluß oder die Bestätigung einer Infektion kann mit den bisher zur Verfügung stehenden klinischen und radiologischen Methoden nur bedingt getroffen werden.

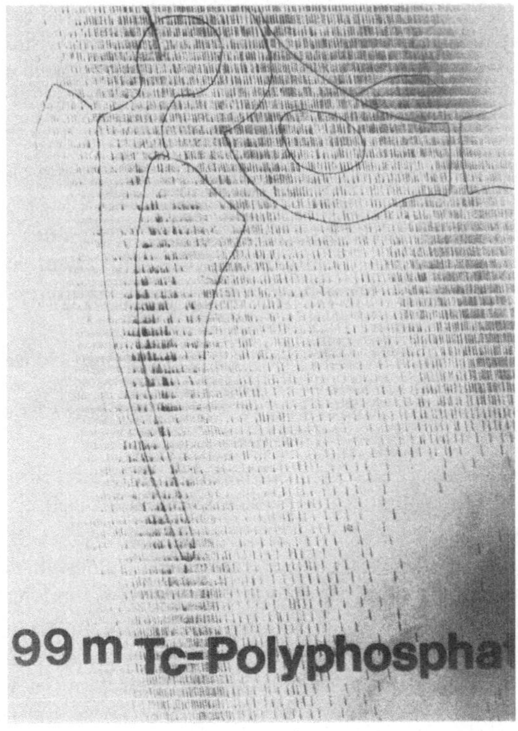

Abb. 1a. ^{99m}Tc-Polyplosphat-Szintigramm der re. Hüfte. 73jähriger Patient $1^1/_2$ Jahre nach Einsetzen einer Total-Endoprothese. Im Szintigramm eine massive Aktivitätsanreicherung des Femurschafts. Röntgenologisch deutlich sichtbarer Aufhellungssaum

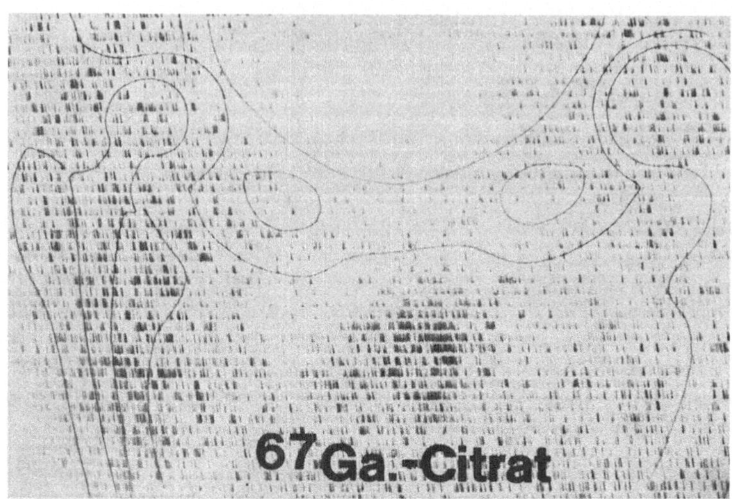

Abb. 1b. ^{67}Gallium-Citrat-Szintigramm. Anreicherung von Gallium-Aktivitäten im Femurschaft re. bei bakteriologisch nachgewiesener infizierter Lockerung der Prothese

Eine diagnostische Bereicherung bedeutet die Einführung nuclearmedizinischer Untersuchungsmethoden.

Durch knochenaffine Radiopharmaka, wie z.B. ^{87m}Sr oder ^{99m}Tc-Polyphosphat, kann im Bereich der Total-Endoprothese mit dem Szintigramm eine vermehrte Aktivität nachgewiesen werden, die einem erhöhten Knochenumbau entspricht.

Venhor u. Mitarb. zeigten, daß dieser vermehrte Knochenstoffwechsel bei regelrechtem Verlauf bis zum 9. postoperativen Monat beendet sein sollte. Ein über diesen Zeitpunkt hinaus bestehender gesteigerter Knochenstoffwechsel wird entweder als Lockerung mit oder ohne Infektion der Prothese angesehen.

Eine Unterscheidung von Lockerungen mit und ohne Infektion ist bei alleiniger Verwendung knochenaffiner Radiopharmaka nicht zu treffen.

Deshalb haben wir zusätzlich zum ^{99m}Tc-Polyphosphat-Szintigramm eine Szintigraphie mit ^{67}Gallium-Citrat angefertigt, das sich erfahrungsgemäß neben seiner Tumoraffinität auch im entzündlichen Gewebe anreichert.

Jede Art von Prothesenlockerung bedingt einen erhöhten Knochenumbau, der mit knochenaffinen Isotopen bzw. Radiopharmaka nachgewiesen wird. Durch die zusätzliche Verwendung des ^{67}Gallium-Citrats wollten wir entzündliche und mechanische Lockerung voneinander trennen (Abb. 1 a u. b, 2 a u. b).

Im einzelnen gingen wir so vor:

Patienten, die nach Einsetzen einer Total-Endoprothese längere Zeit über Schmerzen klagten und bei denen klinisch und radiologisch der Verdacht einer Lockerung bestand, wurden nuclearmedizinisch nachuntersucht. Sie erhielten

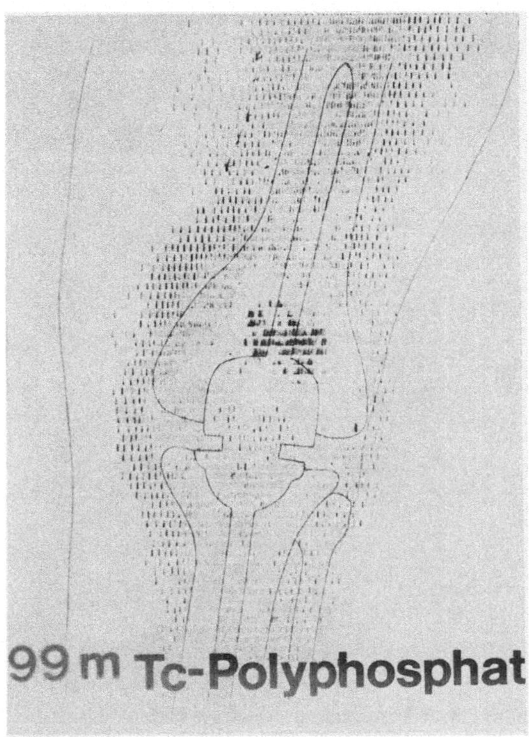

Abb. 2a. ^{99m}Tc-Polyphosphat-Szintigramm li. Kniegelenk. 72jährige Patientin 1 Jahr nach Einsetzen einer Kniegelenksprothese. Im Szintigramm Anreicherung im Bereich der Femurkomponente. Röntgenologisch war hier ein Resorptionssaum zu erkennen

zunächst 10 mCi ^{99m}Tc-Polyphosphat i.v. und nach 3 Std wurde ein Szintigramm aufgezeichnet.

Etwa eine Woche später wurden 2 mCi ^{67}Gallium-Citrat i.v. gegeben und 2 Tage danach ebenfalls ein Szintigramm geschrieben.

Wir stellten eine Methode vor, mit der der postoperative Verlauf bei alloarthroplastischem Gelenkersatz kontrolliert werden kann und mit der es möglich sein dürfte, eine mechanische Lockerung von einer Infektion zu trennen.

Ist der nuclearmedizinisch nachweisbare Knochenumbau nicht bis zum 9. Monat nach Einbringen einer Total-Endoprothese abgeschlossen, muß das als Lockerung oder Infektion gedeutet werden.

Bei kombiniertem Einsatz von ^{99m}Tc-Polyphosphat und ^{67m}Gallium-Citrat konnte aus dem szintigraphischen Verlauf folgendes entnommen werden:

Alleinige Anreicherung des knochenaffinen ^{99m}Tc-Polyphosphat kennzeichnet die *mechanische Lockerung*.

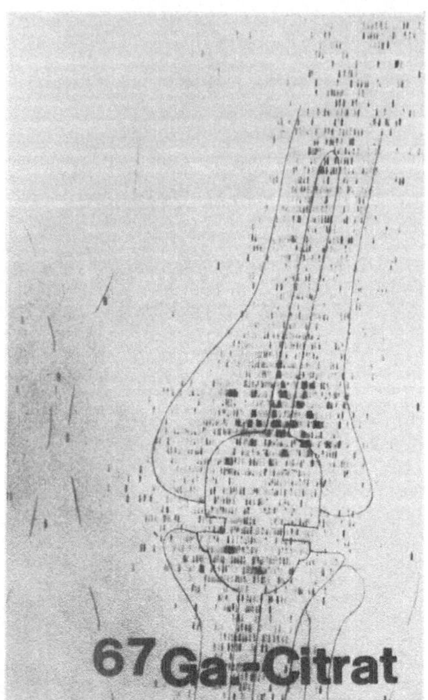

Abb. 2b. ^{67}Gallium-Citrat-Szintigramm desselben Knies. Vermehrte Aktivität im Bereich der entzündlich gelockerten Femurprothese; der bakteriologische Nachweis wurde erbracht

Zusätzliche Anreicherung im Szintigramm mit ^{67m}Gallium-Citrat spricht für eine *schleichende Infektion.*

R. Gassler, und G. Füger, Tobelbad/Österr.

Therapeutische Konsequenzen aus szintigraphischen Untersuchungen

Vortrag ist ausgefallen

Diskussion

K. zum Winkel, Berlin

In der Diskussion wurde zunächst von radiologisch-nuclearmedizinischer Seite die Wahl des Themas begrüßt, da über die szintigraphischen Ergebnisse bei Frakturen und Pseudarthrosen bisher an keiner Stelle ausführlich berichtet und diskutiert werden konnte.

Die Anreicherung von radioaktivem Strontium, Fluor und Polyphosphat läßt sich durch 2 Kompartimente erklären: die initiale Anreicherung entspricht dem Austausch in der Kristallhülle und ist weitgehend durchblutungsabhängig, während die mit langlebigen Radionukliden prüfbare Diffusion ins Kristallinnere weitgehend unabhängig von der ossären Durchblutung abläuft.

Fluor-18 ist nach Georgi, Heidelberg, offenbar das Radionuklid mit der höchsten ossären Anreicherung überhaupt. Technetium-Polyphosphat wird bis 4 Std angereichert; danach findet eine weitere Akkumulierung nicht mehr statt.

Bereits 2 Std nach der Applikation von Polyphosphat wird an einigen Stellen die Szintigraphie durchgeführt. Nachteilig ist die Anreicherung von Technetium im Gewebe, in den Nieren und in der Blase. Außer Heep, München, der über differentialdiagnostische Untersuchungen mit Gallium-67-Zitrat zur Feststellung von infizierten Totalendoprothesen berichtete, lagen keine weiteren diesbezüglichen Untersuchungen vor.

Georgi, Heidelberg, wies auf Berichte in der Literatur hin, nach denen Radiogallium zur Knochenszintigraphie in früheren Jahren verwendet wurde. Für die klinische Diagnostik herrschte allgemein Übereinstimmung, daß die Szintigraphie mit der Feststellung eines erhöhten Knochenumbaus bzw. eines erhöhten ossären Stoffwechsels unspezifische Ergebnisse liefert.

Füger, Graz, betonte die Bedeutung mehrmaliger szintigraphischer Untersuchungen für die Verlaufskontrolle von Frakturen und Pseudarthrosen. Die Absolutanreicherung korreliert nicht bzw. nur mäßig mit dem Heilungsprozeß. Wichtig ist der Nachweis der erhöhten Osteogenese bei Wirbelfrakturen und zur Kontrolle nach operativen Eingriffen. Bei verzögerter Frakturheilung tritt die Abnahme der Radioaktivitätsanreicherung verzögert ein.

Die erhöhte Radioaktivitätsanreicherung in der elektrisch durchströmten Fraktur, über die Klems berichtet hatte, war Gegenstand weiterer Diskussionsbemerkungen, ohne daß Ergebnisse von anderer Seite vorgelegt werden konnten. Auch für die Beurteilung der Pseudarthrose sind Verlaufsuntersuchungen wichtig; ein einmaliges Ergebnis gestattet nur eine beschränkte Beurteilung. Das gilt auch für die Differentialdiagnose der avasculären und hypertrophischen Pseudarthrose.

Übereinstimmung besteht, daß die Knochenszintigraphie nach Hüftgelenkersatz über die Lockerung bzw. Infektion wesentlich auszusagen vermag.

Bedeutsam für die Zukunft erscheinen die Untersuchungen von Segmüller, St. Gallen, der sich um die Quantifizierung der Knochenszintigraphie nach Frakturen bemüht hat. Auf diesem Gebiet dürften in Zukunft Schwerpunkte der zukünftigen klinischen Forschung zu suchen sein. Erste Resultate legte Georgi, Heidelberg, vor, der zu einer Differenzierung von atropischen und hypertropischen Prozessen aufgrund eines Aktivitätsquotienten zwischen gesunden und affiziertem Knochengewebe kommen konnte.

IV. Verkehrsmedizin

Das Kind im Straßenverkehr

W. Winkler, Hannover

Die Entwicklung der Verkehrsunfälle bei Kindern aus medizinisch-psychologischer Sicht

1. Epidemiologische Verkehrsunfallforschung

Durch Fortschritte der Medizin und der Hygiene ist es gelungen, die Kindersterblichkeit zwischen 1910 und 1970 um 18 % zu senken [1].

Im gleichen Zeitraum stieg die Unfallquote, d.h. der prozentuale Anteil der unfalltoten Kinder an den Getöteten, von 5,1 % auf 39,9 %. Bis zu zwei Fünftel der Kindersterbefälle in der Bundesrepublik Deutschland sind Folgen eines Unfalles.

Die relative Bedeutung der Unfälle als primäre Todesursache in den Altersgruppen zwischen dem ersten und dem fünfundzwanzigsten Lebensjahr und der zu erwartende weitere relative Anstieg der Kinderunfallsterblichkeit infolge der sinkenden Gesamtmortalität haben zur Forderung geführt [2], den Unfall in gleicher Weise zu bekämpfen wie Infektionskrankheiten, nämlich durch epidemiologische Untersuchungsmethoden und Abwehrstrategien.

Bislang ist es nicht gelungen, auf diesem Wege wesentliche Fortschritte zu erzielen. Die Gründe dafür sind vielfältig. Drei sollen hier näher dargestellt werden.

Einmal ist die Erforschung von Unfallursachen im Straßenverkehr wegen der Vielzahl möglicher Einflußgrößen sehr viel schwieriger als die Erforschung von Ursachen der Infektionskrankheiten. Zu welchen Größenordnungen multifaktorielle Forschungsansätze bei Verkehrsunfallanalysen führen, zeigen kürzlich publizierte Ergebnisse aus dem Road Research Laboratory in Großbritanien [3].

Bei der Analyse von 948 Verkehrsunfällen wurden allein 461 Faktoren aus dem Bereich der Straßencharakteristik isoliert, 283 Faktoren für die Fahrzeug-Charakteristik und 2068 Faktoren für den menschlichen Anteil am Unfallgeschehen.

Eine Aufbereitung des Materials kann nur mit Hilfe von Interdependenzanalysen erfolgen, wozu die üblichen Unfallstatistiken, und das ist der zweite Punkt, nichts beitragen. Die uns zur Verfügung stehenden statistischen Publikationen basieren in aller Regel auf einer deskreptiven Statistik, aus der sich mit Sicherheit lediglich die Bedingungen der Deskription extrahieren lassen, eventuell noch langfristige Trends und die Ausprägung extrem abweichender Verteilungen.

Drittens müssen wir uns vor Augen halten, daß der Unfall lediglich den Schnittpunkt einer Kette von divergenten Verhaltenssequenzen darstellt, die in aller Regel nicht zum Unfall führen. Russma berichtete 1973 [4], daß der Kraftfahrer in Großbritanien alle 47 Jahre mit einem Unfall, der einen Personenschaden zur Folge hat, rechnen kann und alle 5—7 Jahre mit einem Blechschadensfall. Für die Bundesrepublik liegen die Zahlen etwas ungünstiger, wie Steegen [5] bereits früher errechnete.

Der Unfall ist zugleich ein Massenphänomen und ein seltenes Ereignis. Das irritiert und erschwert die Unfallanalyse auch im Bereich des Kinderunfalles. Über sein Bedingungsgefüge wissen wir so gut wie nichts, weil kaum Untersuchungen des Normalverhaltens, d.h. des unfallfreien Verhaltens der Kinder im Straßenverkehr erfolgt sind, aus denen ersichtlich wird, wann, wie, wo, wie oft, wie lange und unter welchen Bedingungen Kinder am Straßenverkehr teilnehmen. Wir kennen weder ihre Gefahrenexposition noch die Anzahl der Konfliktsituationen, in die sie geraten, noch wissen wir, wie sie diese meistern.

2. Interpretation deskriptiver Statistiken

Unter diesen Umständen werden wir lediglich versuchen, allgemeine Trends zu ermitteln oder extrem abweichende Verteilungsformen zu interpretieren.

2.1 Unfall und Verkehrsteilnahme

Im letzten Jahrzehnt (1961—1971) nahm die Zahl der verunglückten Kinder um 44,6% zu und erreichte 1972 die Zahl von 73493. 48% der verunglückten Kinder waren Fußgänger, 22% Radfahrer und die restlichen 30% Mitfahrer. Im gleichen Zeitraum stieg die Gesamtzahl aller im Straßenverkehr verunglückten Personen um 16,07% auf 536812 Getötete und Verletzte[1] [7]. Das Unfallrisiko, definiert durch die Zahl der Verunglückten auf 100000 Einwohner der gleichen Altersstufe, — und hier bietet sich eine Interpretation an — entwickelte sich nicht für alle Gruppen von Verkehrsteilnehmern in gleicher Weise: während das Fußgängerrisiko um 2% fiel, stieg das Risiko für Radfahrer um 45% und das für mitfahrende Kinder um 83% an. Selbst wenn man berücksichtigt, daß im Beobachtungszeitraum der Kraftfahrzeugbestand um 76% zunahm, ist die Erhöhung des Unfallrisikos immer noch überproportional und läßt die Frage aufkommen, ob die Mitfahrerschulung unserer Kinder in der Verkehrserziehung genügend beachtet wurde.

Die Steigerung des Radfahrer-Risikos, das seit 1967 sprunghaft anwächst, kann nur beurteilt werden, wenn die Zahl der radfahrenden Kinder bekannt ist. Möglicherweise handelt es sich bei den um 45% gestiegenen Radfahrerunfällen lediglich um die Zuwachsrate an verkauften Kinderfahrrädern.

Bemerkenswert erscheint indessen das Konstantbleiben des Risikos für die zu Fuß gehenden Kinder. Die Zahl ist aber in Relation zu der Zunahme der als Mitfahrer Verunglückten zu sehen. Sie kann u.U. nur zum Ausdruck bringen, daß 1971 mehr Kinder als 1961 im Kraftfahrzeug mitgenommen worden sind

1 Der Verfasser dankt den Mitarbeitern des Statistischen Bundesamtes für vielfältige Informationen und Hinweise.

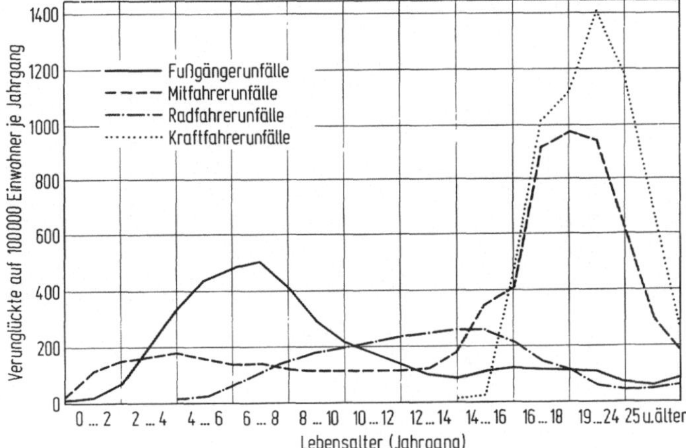

Abb. 1. Bei Straßenverkehrsunfällen 1968 in der Bundesrepublik Deutschland Verletzte nach Lebensalter und Art der Verkehrsteilnahme (nach Wirtschaft u. Statistik, 1970)

und daher keine Möglichkeit hatten, als Fußgänger zu verunglücken. In diesem Fall hätten wir keinen Grund, von einer Abnahme des Fußgängerrisikos zu sprechen, sondern von einer Art Umverteilung, die mit der Änderung der Verkehrsstruktur einhergeht.

Es bleibt lediglich die abschließende Feststellung, daß die Zahl der Kinderunfälle in der Bundesrepublik steigt, und zwar stärker als die Zahl der Erwachsenenunfälle, daß die Zahl der Fußgängerunfälle konstant bleibt, dagegen die Zahl der Radfahrer- und Mitfahrer-Unfälle zunehmend wächst.

2.2 Gefährdungswahrscheinlichkeit

Diese Feststellung ist umso bedauerlicher, als die Wahrscheinlichkeit, durch Verkehrsunfälle zu verunglücken, bei Kindern bislang noch deutlich niedriger ist als bei Erwachsenen. Von 100000 Kindern unter 15 Jahren verunglückten 1971 505 im Straßenverkehr, während 987 über 15jährige Personen als Folge eines Verkehrsunfalles eine Verletzung erlitten [8].

Abb. 1 zeigt das Ansteigen der Unfallwahrscheinlichkeit zwischen dem 15. und dem 25. Lebensjahr. Die Unfälle der 18—25jährigen sind für die fast doppelt so hohe Unfallzahl der Erwachsenen über alle Altersgruppen hinweg vor allem verantwortlich [10].

Auch hier wäre eine Interpretation verfehlt, die von einer größeren Sicherheit der Kinder im Straßenverkehr ausginge. Die Risiken steigen linear mit dem Anteil der aktiven Verkehrsteilnahme an, wobei die Mitfahrer hier zu den aktiven Verkehrsteilnehmern zu zählen sind.

Die verschiedenen Lebensbereiche und die jeweilige Aktivität, mit der wir uns in ihnen bewegen, bestimmen offensichtlich in entscheidendem Maße die Unfallwahrscheinlichkeit. Das läßt sich für Kinder überzeugend nachweisen.

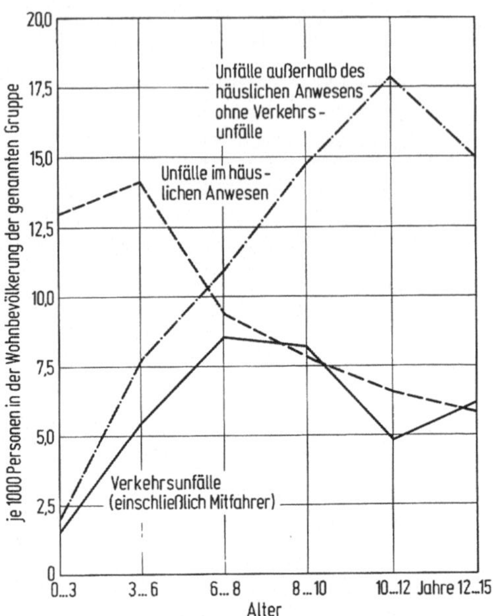

Abb. 2. Kinderunfälle in verschiedenen Lebensbereichen (nach Wirtschaft u. Statistik, 1966)

Abb. 2 gibt einen Einblick in das Unfallgeschehen im Haushalt, bei Spiel und Sport und im Straßenverkehr. Die Umwelten unserer Kinder erweisen sich je nach Lebensalter als unterschiedlich gefährlich, wobei der Straßenverkehr mit 5,6 Verunglückten auf 1000 Personen der Wohnbevölkerung noch am günstigsten abschneidet gegenüber 9,9 Verunglückten im Haushalt und 10,7 bei Spiel und Sport [9].

Zur Interpretation bieten sich zwei Hypothesen an: einmal könnten die Zahlen darauf hinweisen, daß die Unfallwahrscheinlichkeit bestimmt wird durch den Grad der lernbedingten Anpassungsschwierigkeiten an neuartige, mit Risiken verbundene Aufgaben, zum anderen läßt die Verteilung der Kinderunfälle in verschiedenen Lebensbereichen die Hypothese zu, es gäbe eine über alle Lebensalter konstante Unfallwahrscheinlichkeit, die jedoch mit den Altersstufen den jeweils gefährdeten Lebensbereich variiert.

Die Anpassungshypothese wird bekräftigt durch entsprechende Erfahrungen aus der Analyse betrieblicher Unfälle. Anfänger weisen die relativ höchste Unfallquote auf.

Für die Hypothese einer konstanten Unfallwahrscheinlichkeit liegen wenige Informationen vor. Nach einer Erhebung aus dem Jahre 1965 [9] schwanken die Unfälle der Altersgruppen von 3—15 Jahren, nur geringfügig zwischen 27,3 Verunglückten bei den 3—6jährigen und 27,1 Verunglückten je 1000 Einwohner der Altersstufe bei den 12—15jährigen. Ein in gleicher Richtung weisender statistischer Befund ist die unerwartet gleich große Zuwachsrate der Todesfälle von Kindern, die durch Stürze, mechanisches Ersticken und Kraftfahrzeugunfälle in der Bundesrepublik zwischen 1960 und 1969 entstanden sind. Der Anstieg betrug bei den Kraftfahrzeugunfällen 49%, bei den Todesfällen infolge mechanischem Ersticken 43% und als Folge von Stürzen 41% [1]. Es gibt keinen plausiblen Grund für die Annahme, innerhalb eines Jahrzehntes würden sich die Risiken verschiedener Lebensbereiche relativ gleichmäßig verändern, und der Schluß liegt nahe, ist aber nicht erlaubt, dieses Phänomen finde seine Ursache in den verunglückten Personen selbst. Auch an dieser Stelle begegnen wir wieder einem Mangel an Information und dem Fehlen von Interdependenzanalysen, um zu Erkenntnissen für die Unfallverhütung zu gelangen.

Wenn es bei den Kindern so etwas wie ein Unfallsyndrom gäbe, d.h. eine relativ konstante Unfallneigung, die je nach dem Lebensalter in verschiedenen Lebensbereichen wirksam wird, wäre es u.a. sinnvoller, an den Schulen nicht nur den Verkehrsunterricht zu fordern sondern ein allgemeines Sicherheitstraining für Kinder anzustreben und zu ermitteln, welche Systembedingungen unseres gesellschaftlichen Lebens die Risiken für Kinder und ihre Bereitschaft, Risiken einzugehen, erhöhen.

2.3 Geschlechtsspezifische Risiken

Die Unfallrate der Knaben ist 1,6mal größer als die der Mädchen. Das gilt wie Abb. 3 erkennen läßt, auch für Hausunfälle, d.h. für Unfälle in einem Lebensbereich, in dem Mädchen evtl. größeren Gefahren ausgesetzt sind als Jungen, weil sie häufiger zu häuslichen Arbeiten herangezogen werden. Im Straßenverkehr ist das Unfallrisiko der Knaben 1,4mal größer als das der Mädchen.

Unsere ursprüngliche Vermutung, Mädchen verfügten über mehr Verkehrswissen, und daher über ein besseres Verkehrsverhalten, konnte nicht verifiziert werden. Vielmehr ergaben diesbezügliche Untersuchungen [11, 15, 14, 12, 13] bei den Mädchen deutlich geringere Kenntnisse der verkehrsrelevanten Regeln und Verhaltensnormen. Andere Variablen, wie Intelligenz, Reaktionszeit, Wahrnehmungsfähigkeit usw. besitzen keinen auch nur annähernd gleich großen Einfluß auf die Unfallvarianz wie das Geschlecht. In Untersuchungen, die eine für beide Geschlechter gleiche Gefahrenexposition zugrundelegen konnten, war die geschlechtsspezifische Differenz ebenfalls erkennbar [16].

Zur Interpretation bietet sich die Hypothese an, mit den unterschiedlichen Geschlechtsrollen-Erwartungen entwickeln wir unterschiedliche Bereitschaften, Risiken einzugehen. Von der Frau wird erwartet, das haben Untersuchungen im angelsächsischen Raum ergeben, „daß sie Aggressionen unterdrückt, Passivität zeigt und eine affektive soziale und freundliche Haltung gegenüber anderen einnimmt. Die männliche Geschlechtsrolle impliziert Aggressivität und Unabhängigkeit, intellektuelles Leistungsstreben, Dominanz und Unterdrückung regressiver Tendenzen und Angstgefühle“ [17]. Selbst wenn die mit dem Geschlecht verknüpften Erwartungshaltungen in den letzten 10 Jahren

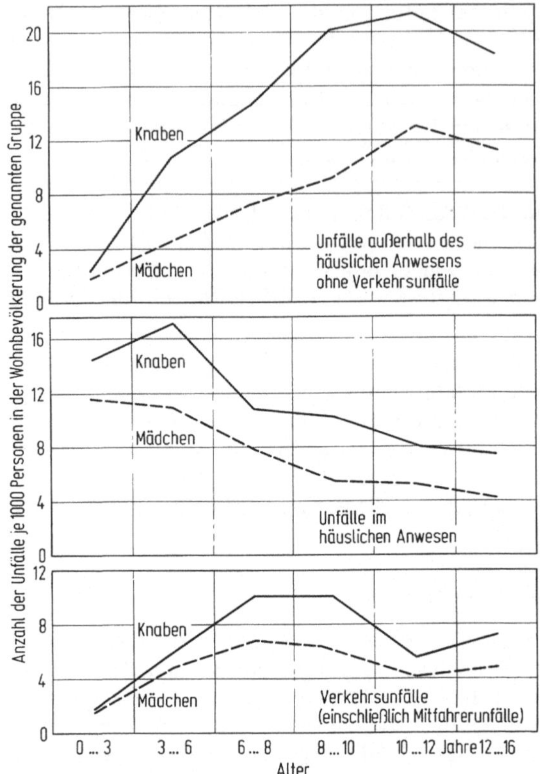

Abb. 3. Kinderunfälle in verschiedenen Lebensbereichen nach Alter und Geschlecht (nach Wirtschaft u. Statistik, 1966)

eine deutliche Wandlung erfahren, bleibt bemerkenswert, daß die für die männliche Geschlechtsrolle genannten Einstellungen, Haltungen und Eigenschaften hoch korrelieren mit denjenigen, die wir bei Personen finden, die als Verkehrsdelinquenten und durch wiederholte Unfallbeteiligung in Erscheinung treten [18].

Die Frage ist berechtigt, ob wir in unserer Gesellschaft mit dem für den Mann geprägten Leitbild der Erziehung gleichzeitig jene Eigenschaften entwickeln und verstärken, die den Umgang mit Risiken aller Art ungünstig beeinflussen und damit die Unfallgefahr erhöhen.

2.4 Systembedingungen

Die Frage ist nicht nur berechtigt, sondern auch geboten angesichts der Tatsache, daß die Wahrscheinlichkeit, einem Unfall im Straßenverkehr zu erleiden, für die Kinder verschiedener Länder unterschiedlich groß ist.

Die statistischen Werte lassen der Interpretation wiederum einen breiten Spielraum. Wir kennen die Unterschiede der Verkehrsbeteiligung, der Gefahrenexposition und der situativen Einflußgrößen nicht, um zu Erkenntnissen zu gelangen; aber es ist zu vermuten, daß Systembedingungen der jeweiligen Verkehrsgesellschaft die Unfallquote der Kinder beeinflussen.

Zu den Systembedingungen gehören vor allem das Schulsystem, die Art der Verkehrserziehung, die Ausbildung von technischen und verkehrslenkenden Sicherheitsmaßnahmen, die speziell für Kinder entwickelt sind, die Stellung des Kindes in der Verkehrsrechtsprechung, das Verhältnis der erwachsenen Verkehrsteilnehmer zu den Kindern und die Stellung des Kindes in der Gesellschaft schlechthin.

Eine vordergründige Verkehrserziehung wird auf die zuletzt genannten Tatbestände wenig Rücksicht nehmen, sich der Ausbildung von Fähigkeiten und Fertigkeiten des Kindes zuwenden und auf die Vermittlung von Wissen abzielen. Dies sind notwendige und erforderliche Arbeitsschritte. Die erheblichen Differenzen der Unfallzahlen zwischen den Ländern geben indessen Anlaß, stärker nach den Systembedingungen zu forschen, unter denen sich Kinderunfälle ereignen bzw. vermieden werden, d.h. nach den Eigenarten und Gepflogenheiten des jeweiligen Gesellschafts- und Erziehungssystems. Der Blick auf das noch nicht voll verkehrstüchtige Kind, der jahrelang im Zentrum der Verkehrserziehung gestanden hat, versperrt möglicherweise diese Sicht auf Unfallbedingungen, deren Einflüsse unter Umständen größer sind als die von der psychophysischen und intellektuellen Leistungsfähigkeit des einzelnen Verkehrsteilnehmers ausgehenden.

Untersuchungen über die Systembedingungen, die das kindliche Verkehrsverhalten bestimmen, sind kaum erfolgt. Wir konnten beobachten [19], daß zu Fuß gehende Kinder bei der Überquerung von Kreuzungen weniger Fehler begehen als Erwachsene, wodurch die schon ungünstigen Lernbedingungen im Straßenverkehr zusätzlich verschlechtert werden, da Kinder bekanntlich im Bereich sozialen Lernens vorwiegend dem Prinzip der Imitation folgen.

Bei einer weiteren Untersuchung [20] wurde deutlich, in wie starkem Maße das angebliche alleinige Verschulden des verunglückten Kindes darauf zurückzuführen ist, daß dem Kind die nötigen Mittel und Erfahrungen fehlen, um Zeugen für das Verschulden des Erwachsenen zu finden oder die Vertuschungsversuche des erwachsenen Unfallpartners zu verhindern. Es müssen ernsthafte Zweifel geltend gemacht werden, ob Kinder in der Verkehrsgesellschaft der Bundesrepublik als gleichberechtigte Partner behandelt werden. Aber nur unter dieser Vorraussetzung hätte es einen Sinn, von ihnen die Beachtung derjenigen Verhaltensnormen, die für Erwachsene gelten, zu fordern und sie ihnen anzuraten.

Zu den Systembedingungen der Straßenverkehrsteilnahme unserer Kinder gehört auch eine Betreuung unfallgefährdeter Kinder. Darunter sind einmal solche Kinder zu verstehen, die wiederholt an Unfällen beteiligt waren und entweder durch die Unfälle verunsichert oder gar infolge von Verletzungen in ihrer Leistungsfähigkeit beeinträchtigt worden sind oder Kinder, die Persönlichkeitsmerkmale aufweisen und unter Lebensbedingungen aufwachsen, die eine Unfallbeteiligung begünstigen. Hier kann auf Untersuchungen von Backett u. Johnston [21], Krall [22], Marcus *et al.* [23], Mannheimer u. Mellinger [24] und neuerdings Finlayson [25] verwiesen werden.

Zum anderen müssen solche Kinder als vermehrt unfallgefährdet angesehen werden, die infolge von Krankheiten oder Verletzungen Einbussen ihrer Verkehrstüchtigkeit erlitten haben. Leider gibt es zu diesem Problem keine zuverlässigen Untersuchungen, die eine quantitative oder differenzierte qualitative Abschätzung der Risiken dieser Kinder und ihrer Verhinderung zuließen. Die ärztliche Beratung der Eltern und die Betreuung der Kinder ist — wie auch aus den Untersuchungen von Bläsig u. Schomburg [26] deutlich wurde —, eine Aufgabe, die helfen kann, vermeidbare Unfälle zu verhindern und die Unfallwahrscheinlichkeit zu reduzieren.

Literatur

1. Tödliche Unfälle im Kindesalter 1960 bis 1969. Wirtschaft u. Statistik **1971** 622

2. McFarland, R. A.: Epidemiologic principles applicable to the study and prevention of child accidents. Amer. J. publ. Hlth **45**, No. 10 (1955)

3. Sabey, B. E.: Accident Analysis in Great Britain. The Interaction of factors in the system. First International Conference on Driver Behaviour, Zürich 1973

4. Russam, K.: Accident prevention from studies of driver behaviour. First International Conference on Driver Behaviour, Zürich 1973

5. Steegen, H. E.: Fahrerlaubnisse, Fahrleistungen und Unfallbeteiligung der Hamburger Kraftfahrer. Z. Verk.-Sich. **12**, 259 (1966)

6. Straßenverkehrsunfälle der Kinder. 600 **1973**. Wirtschaft u. Statistik

7. Persönliche Mitteilung aus dem Statistischen Bundesamt an den Verfasser

8. Straßenverkehrsunfälle der Kinder 1971. Wirtschaft u. Statistik 248 **1973**,

9. Unfälle von Kindern und Jugendlichen unter 15 Jahren — Ergebnisse der Zusatzbefragung zum Mikrozensus 1965. Wirtschaft und Statistik **1966**, H. 12

10. Straßenverkehrsunfälle von Kindern 1968. Wirtschaft u. Statistik, **1970**, 109

11. Pallmann, S., Knopf, G.: Kinder im Straßenverkehr. Verlag Hamburger Abendblatt 1973

12. Hess, H., Winterfeld, V.: Die Erfassung des Verkehrswissens Fünfjähriger in einer Spielsituation, Jahresarbeit am Psychologischen Institut I der Universität Frankfurt a. M. 1972

13. Michalik, Ch.: Psychologische Grundlagen der Verkehrserziehung. In: Pädagogik der Gegenwart. Wien-München: Jugend u. Volk 1973

14. Sandels, St.: Kinder im Straßenverkehr. Z. Verk.-Sich. **17**, 79 (1971)

15. Winkler, W.: Einige sozialpsychologische Aspekte der Verkehrsteilnahme. Psychol. Beitr. **9**, 351 (1966)

16. Goldstein, L. G.: Youthful drivers as a special problem. Acc. Anal. u. Prev. **4**, 153 (1972)

17. Kagan, J.: Zit. nach Gottschalch, W., Sozialisationsforschung. Frankfurt a.M. 1971

18. Schneider, W., Spoerer, E.: Leitbilder für die Verkehrserziehung. Frankfurt a.M.: Tetzlaff 1969

19. Winkler, W.: Lebensalter u. Verkehrsverhalten. In: Hoyos (Hrsgb.), Psychologie des Straßenverkehrs, Bern 1965

20. Winkler, W.: Verkehrsunfälle mit Kindern. Kraftfahrt u. Verkehrsrecht **1969**, 257

21. Backett, E. M., Johnsfon, A. M.: Social patterns of road accidents. Brit. Med. J. **1959**, 409

22. Krall, V.: Personality characteristics of accident repeating children. J. abnorm. soc. Psychol. **48**, (1953)

23. Marcus, I. M.: An interdisciplinary approach to accident patterns in childhood. Monogr. Soc. Res. Child Develop. **25**, No. 2 (1960)

24. Mannheimer, D. I., Mellinger, G. D.: Personality characteristics of the child accident repeater, Child Develop. Abstr. **38**, 491 (1967)

25. Finlayson, H. M.: Childrens road behaviour and personality. Brit. J. educ. Psychol. **42**, 225 (1972)

26. Bläsig, W., Schomburg, E.: Das unfallgeschädigte Kind. Stuttgart: G. Thieme 1971

27. Biehl, B. M., Older, S. J., Griep, D. J.: Pedestrian safety. A Report by an OECD Road Research Group, Paris 1970

28. Ganter, H.: Ärztliche Überlegungen zum motorisierten Straßenverkehr. Medizinische **1958**, 1048

K. Mayer, Tübingen

Entwicklung verkehrsrelevanter psychischer Funktionen beim Kind

Verkehrsrelevant sind solche psychischen Leistungsfunktionen und Persönlichkeitseigenschaften, die ein insgesamt angepaßtes Verkehrsverhalten und den jeweiligen Verkehrssituationen entsprechende Reaktionen ermöglichen. Solche angepaßten und lebensdienlichen Verhaltensweisen muß der Mensch lernen. Instinktverhalten, also angeborene Verknüpfungen zwischen bestimmten Umweltmerkmalen oder Umweltereignissen und fixen Verhaltensmustern, stehen ihm nicht zur Verfügung. Er erreicht aber durch Lernprozesse und Erfahrungsbildung ein Höchstmaß an Verhaltensflexibilität. Aus den noch nicht abgeschlossenen Lernprozessen und ungenügender Erfahrungsbildung im Kindesalter leitet man eine erhöhte Unfallgefährdung der Kinder ab.

Im allgemeinen werden Negativkataloge derjenigen Fähigkeiten und Fertigkeiten vorgelegt, über die Kinder bestimmter Altersstufen noch nicht verfügen, die aber für ein angepaßtes und lebensdienliches Verkehrsverhalten erforderlich sind. Oder aber es werden spezifisch oder vermeintlich spezifisch kindliche und unangepaßte Verhaltens- und Reaktionsweisen im Straßenverkehr angeführt. Eine erhöhte Unfallgefährdung der Kinder wird also in deren alters- und entwicklungsbedingt unvermeidbarem Fehlverhalten gesehen.

Dabei wird unterstellt, daß der gesunde Erwachsene im allgemeinen über die notwendigen Eigenschaften und Fähigkeiten zur Verkehrsbewältigung verfugt. Eine erhöhte subjektive Unfallgefährdung liegt bei ihm nur dann vor, wenn bestimmte verkehrsrelevante Eigenschaften und Leistungsfunktionen nicht ausreichend vorhanden sind und/oder störende personale, situative oder soziogene Faktoren wirksam werden.

Es kann unterstellt werden, daß solche verkehrsrelevanten psychischen Funktionen und Eigenschaften erst im Verlaufe der allgemeinen körperlichen und psychischen Entwicklung des Menschen strukturiert und differenziert werden. Über Art und Verlauf der Entwicklung verkehrsrelevanter Funktionen liegen bislang nur wenige empirische Erhebungen und experimentelle Untersuchungen an zu kleinen Zufallsstichproben vor. Das Bemühen nach exakter Quantifizierung einzelner Leistungs- oder Verhaltenskomponenten führte lediglich zur Erfassung von Einzelfunktionen, ohne daß deren Einordnung in das Gesamt kindlicher Verhaltens- und Reaktionsweisen methodisch möglich war.

So kann etwa — wie geschehen — die affektive Belastung des Kindes im Straßenverkehr nicht allein durch die telemetrisch gemessenen vegetativen Parameter des Affektes erfaßt werden. Zumindest aber lassen solche Parameter keine gesicherte Aussage etwa darüber zu, ob das Kind beim Überqueren der Straße Angst empfindet oder nicht.

Aussagen über die Entwicklung verkehrsrelevanter Funktionen sind gegenwärtig daher nur und nur bedingt möglich aus den Erkenntnissen der Entwicklungsphysiologie und Entwicklungspsychologie. Zu warnen ist dabei vor dem häufigen „physiologischen" Vorurteil (Metzger), nach welchem aus physiologisch-anatomischen Erkenntnissen folgert, welche psychischen Leistungen dem Kind möglich oder unmöglich sind.

Auf die Entwicklung psychischer Funktionen kann letztlich nur aus dem tatsächlichem oder dem im Experiment provozierten Verhalten geschlossen werden. Diese Entwicklung ist abhängig von der Reifung biologischer Strukturen, aber auch und wesentlich von Lernprozessen und Erfahrungen, die bedingte Reflexe, Verhaltenskategorien und Verhaltensstile prägen und im gewissen Maße offenbar auch — wie die neuropsychologischen Forschungen der letzten Jahre zeigen — die Entwicklung biologischer Strukturen und Funktionen beeinflussen. Die Differenzierung psychischer Funktionen im Verlaufe der Entwicklung äußert sich in einer zunehmenden Vielfalt und Dynamik des Verhaltens. Das Verhalten wird im Verlaufe der Entwicklung spezifischer, dafür aber auch weniger einheitlich und weniger voraussagbar.

Praktikabel ist eine ordnende Einteilung der Entwicklung in *frühe Kindheit*, *spätere Kindheit* und *Reifealter*.

In der *frühen Kindheit* wird das Verhalten durch das affektive Erleben, durch Subjektivität und Egozentrizität, bestimmt. Die willentliche und rationale Steuerung des Verhaltens ist nur unvollständig. Es werden aber die motorischen und sensomotorischen Funktionen, die differentiellen Wahrnehmungsleistungen und die kognitiven Leistungen ausgebildet. Das Kind ist beeindruckbar, suggestiv beeinflußbar und bestimmbar. Nicht zuletzt deswegen finden gerade in dieser Zeit die wesentlichen und für die weitere Entwicklung entscheidenden Lernprozesse statt.

Bestimmend für die *spätere Kindheit* ist das Erfassen sozialer Bezüge und das Lernen sozialen Verhaltens. Das Kind ist aufgeschlossen und vielseitig interessiert. Es neigt zu Imitation der Erwachsenen und zur Identifikation mit ihnen.

In den *Reifejahren*, in den Jahren zwischen Kindheit und Erwachsenenalter, kommt es aus der zunehmenden Verselbständigung, dem Streben nach Selbstverwirklichung und Eigenständigkeit sowie Frustration zu Verhaltens- und Anpassungsschwierigkeiten mit Selbstwertkrisen.

Wesentliche Voraussetzung für wirklichkeitsbezogenes, angepaßtes und lebensdienliches Verhalten sind ausreichende *Erkenntnismöglichkeiten*. Erkenntnis setzt Erfassung und Deutung der Umwelt und der gewonnenen Erfahrungen voraus. Das Erkennen beginnt also mit den Sinnesfunktionen und den differentiellen Wahrnehmungsleistungen.

Als beispielhaft sind einige Formen und Entwicklungen der Wahrnehmung anzuführen: Die Wahrnehmungen sind primär diffus und labil. Die Objekte haben einen diffusen Ganzheitscharakter, Merkmale werden noch nicht einzelheitlich erfaßt. Aber bereits mit 4 Monaten, wenn das Kind zu greifen beginnt, vermag es zwischen dem Erreichbaren und Unerreichbaren zu unterscheiden (Lau, 1931, 1931; Dix, 1939) und das Zweijährige unterscheidet bereits Weglängen von 140 und 180 cm (Kuroda, 1926). Die Entfernungswahrnehmung eines 4jährigen entspricht etwa dem des Erwachsenen (Updegraff, 1930). Erschwert ist aber beim Kind die Beurteilung der Entfernung zwei räumlich getrennter Objekte.

Demgegenüber ist bis zum 6. Lebensjahr etwa die Tiefenwahrnehmung unvollkommen und damit auch die Fähigkeit, Geschwindigkeiten richtig zu schätzen. Allgemein fällt Kindern die Beurteilung der Geschwindigkeit noch schwerer als Erwachsenen (v. d. Leyen, 1958). Nach Sandels (1970) können 6jährige sich bewegende Fahrzeuge nicht so schnell im äußeren Blickwinkel erkennen wie Erwachsene. Unter 5 Jahren kann zwischen Zeit- und Raumwahrnehmung nicht sicher getrennt werden. Unter 6 Jahren kann Geschwindigkeit nur bei einem Überholvorgang erkannt werden. Erst im 8. Lebensjahr wird die Fähigkeit erworben, Fahrgeschwindigkeit zu unterscheiden.

Kinder unterschätzen die Tiefendistanz, Erwachsene überschätzen sie. Kinder gehen bei der Orientierung offenbar von sich selbst und damit von dem nahegelegenen Bereich aus. Zwischen Erwachsenen und Kindern bestehen auch erhebliche Unterschiede in der Fähigkeit, Geräusche zu lokalisieren.

Die Entwicklung der speziellen Bezugssysteme erfolgt nur sehr langsam und unsicher. Über die Entwicklung der Wahrnehmung von Geschehenseinheiten, also von Bewegung und Veränderung fortbestehende Gebilde, oder von Verursachungszusammenhängen gibt es nur vereinzelte Beobachtungen (Metzger).

In der frühkindlichen Wahrnehmung ist die Fähigkeit noch begrenzt, Elemente zu einem Gesamtbild synthetisch zu verknüpfen und fragmentarische Eindrücke durch Deutung zu ergänzen. Aber schon 4jährige sind in der Mehrzahl fähig, Unterschiede zu erkennen und im 5. Lebensjahr ist diese Fähigkeit voll entwickelt.

8jährigen gelingt die Unterscheidung von rechts und links nur in Bezug auf die eigene Person. Erst Elfjährige können rechts und links auch unter erschwerten Bedingungen unterscheiden.

Untersuchungen über die Reaktionsfähigkeit zeigen, daß mit zunehmendem Alter das Reaktionstempo und die Reaktionssicherheit steigen. Auch bei

Kindern verkürzen Konzentration und Übung das Reaktionstempo und fördern die Reaktionssicherheit (Klint, 1969). So haben 5jährige noch die doppelte Reaktionszeit von Erwachsenen. Vom 3.–5. Lebensjahr wird jedoch die Reaktionszeit um 40% verbessert.

Im übrigen können jüngere Kinder nur wenige Reize insgesamt verarbeiten und können nicht unterscheiden zwischen relevanten und unwichtigen Reizen. Hörreize werden offenbar in einer etwas anderen Weise als beim Erwachsenen verarbeitet (Hartwig, 1968). Es gelingt deshalb nicht, ein Kind zu erschrecken, etwa durch Hupen, Klingeln oder Warnrufe, wenn es durch andere Reize etwa beim Spiel abgelenkt ist. Hartwig nimmt an, daß bei Kindern auf einen Reiz ein bedingter Reflex gebildet wird und dieser stets den neu hinzugekommenen Wortreiz überwiegt und dieser dann nicht wirksam wird. Dies ist eine Erklärungsmöglichkeit. Es kann aber auch auf die neuropsychologischen Untersuchungen über die Unterdrückung von Reizen bei gleichzeitig gegebenen Reizen, etwa einem Schmerzschrei und akustischen Reiz verwiesen werden. Die sensorischen Reize lassen sich elektroencephalographisch kortikal nachweisen (Arousel reaction) und durch psychologische Methoden, wie Ablenkung und Entspannung beeinflussen.

Allgemein ist zumindest bis zum 8. Lebensjahr die Fähigkeit vermindert, verkehrsbedeutsame Gegebenheiten frühzeitig zu erkennen. Allerdings wird die Wahrnehmungsfähigkeit nicht nur von den Sinnesfunktionen bestimmt, sondern auch von Aufmerksamkeit und Konzentration und Affektivität.

Die Aufmerksamkeit ist bei Kindern rezeptiv, sie richten ihre Aufmerksamkeit auf auffällige, interessierende Reize und haften an Reizen, die ihren eigenen Wünschen und Bedürfnissen entsprechen. Sie sind unfähig, ihre Aufmerksamkeit zu teilen. Dabei ist es gleichgültig, ob die sie interessierenden Reize gefährlich oder nicht gefährlich sind. Erst allmählich entwickelt sich aus der unwillkürlichen, fluktuierenden Aufmerksamkeitseinstellung die willkürliche, fixierende Aufmerksamkeitseinstellung.

Die Subjektivität der Wahrnehmung ist beim Kinde noch ausgeprägter als beim Erwachsenen. Mehr noch als beim Erwachsenen wird die Wahrnehmung beeinflußt durch subjektive Bedingungen, wie Bedürfnisse, Erwartungen und Befürchtungen. Die kindliche Aufmerksamkeitseinstellung ist stärker von emotionalen Faktoren abhängig als die der Erwachsenen. Das Kind ist bis weit in das Schulalter hinein unfähig, seine Aufmerksamkeit zu teilen, ein Geschehen zu beachten, ohne das andere aus dem Auge zu verlieren. Das Spiel oder eine andere, dem Kind wichtig erscheinende Zielvorstellung fordert das ganze Interesse und die Aufmerksamkeit. Es werden dabei Gebote, Forderungen und auch Gefahren vergessen.

Die für die Verkehrsbewältigung an sich notwendigen psycho-physiologischen Funktionen werden im Verlaufe der frühen und späteren Kindheit zunehmend entwickelt und differenziert. Das Erlernen eines wirklichkeitsbezogenen und angepaßten Verkehrsverhalten erfolgt jedoch nicht unbedingt parallel hierzu, sondern erst allmählich und bis in die Reifejahre hinein. Lernprozesse und Erfahrungsbildung sind über die individuelle psychophysiologische Entwicklung hinaus abhängig von überindividuellen Normen und Forderungen. Dies gilt ebenso für die Affektivität mit der Ausprägung angstbildender und angstlösender Erfahrungen und dem davon abhängigen Risikobewußtsein wie auch für die Persönlichkeitsentwicklung mit der Bereitschaft und Fähigkeit zur Anpassung und Verhaltenssteuerung.

Wir wissen heute aus vergleichenden neuropsychologischen Untersuchungen und der Verhaltensforschung, daß die Angstfähigkeit sowohl in der Ontogenese als auch in der Phylogenese zunimmt. Der erwachsene Mensch ist angstfähiger und angstanfälliger als das Kind. Dem Kleinkind fehlt zunächst die in bestimmten Situationen lebensdienliche und warnende Angst. Es muß Angst erst erlernen. Andererseits ist es im Vergleich zum Erwachsenen nur wenig imstande, eine angsterregende Situation oder angsterregende Vorstellung real einzuschätzen und zu beherrschen.

Das Lernen selbst muß sich erst entwickeln über die frühe Form der Signalbildung in den ersten Lebenswochen zum probierenden Lernen und einsichtigen Lernen in der frühen und späteren Kindheit bis ins Erwachsenenalter. Die Prägung des Verhaltens im Verlaufe der Entwicklung durch Gesellschaft und Umwelt bedingt einen prägenden Einfluß auch durch Verkehrserleben und Verkehrserfahrung, denn Prägung ist nach Thomae die Verfestigung von Formen der Auseinandersetzung der heranwachsenden Persönlichkeit mit einer mehr oder minder andauernden Situation.

Die Prägung eines angepaßten Verkehrsverhaltens könnte demnach verbessert werden, wenn es gelingt, durch die Massenmedien konkrete Inhalte des Straßenverkehrs zu einem beherrschenden und sich wiederholt darbietenden Bestandteil der Situation des Kindes werden zu lassen.Vorauszugehen hat aber eine Prüfung der prägenden Wirkung konkreter Inhalte von Massenmedien, also der Darstellungen von angepaßtem Verhalten im Straßenverkehr. Dies ist notwendig, da auch eine Negativprägung erfolgen kann. So zeigen beispielsweise Untersuchungen über die gefährdende Wirkung prägende Einflüsse durch Massenmedien für das 6.—8. Lebensjahr eine Tendenz zur „Verängstigung durch Einzelszenen, die isoliert erfaßt werden".

Insgesamt ist das Wissen über die Entwicklung verkehrsrelevanter Funktionen noch unzulänglich. Es kann daher noch keine Regeln dafür geben, welches Maß an angepaßtem Verhalten von Kindern bestimmter Altersgruppen gefordert werden muß oder in welcher Altersstufe welche Verkehrsanpassung erwartet werden kann. Wenn schon das Verkehrsverhalten beim Erwachsenen durch vielfältige persönlichkeitsbedingte, psychogene, soziogene und situative Faktoren unabwägbar ist, so erst recht beim Kind. Verhaltensnormen im Straßenverkehr auch unter der forensischen Fragestellung schuldhaften Verhaltens sind zumindest für die Zeit der frühen und späteren Kindheit kaum möglich.

Zu fordern sind gezielte experimentelle Untersuchungen und empirische Erhebungen an genügend großen Stichproben. Erst dann sind verkehrserzieherische Folgerungen möglich und gezielte Bemühungen sinnvoll. Sie sind aber notwendig, zumal die Verkehrserziehung nicht nur auf die Verkehrsbewältigung im Kindesalter, sondern auch im Erwachsenenalter hinzielt.

Literatur

Dix, K. W.: Das Seelenleben des Kindes im ersten Lebensjahr. Jena 1939

Gantenbein, M. M.: Recherche sur le développement de la perception du mouvement avec l'âge. Arch. Psychol. **33**, 1952

Hartwig, H.: Zum Entwicklungsstand der motorischen sensorischen und intellektuellen Fähigkeiten des Vorschulkindes unter dem Aspekt seiner Teilnahme am Straßenverkehr. Ärztl. Jugendk. **59**, 345 (1968)

Hartwig, H.: Das Vorschulkind im Straßenverkehr — Besonderheiten im Bereich der höheren Nerventätigkeit und der Verhaltensweisen. Ärztl. Jugendk. **59**, 452 (1968)

Klimt, F.: Die Reaktionszeit auf optische Signale bei 4—9jährigen Kindern. Arch. Kinderheilk. **179**, 27 (1969)

Kuroda, A.: Perception of distance in a two-year-old child. Jap. J. Psychol. 1926

Lau, E.: Über die Raumanschauung des Kindes im 3. Lebensjahr. Z. Kinderforsch. **38** (1931)

Metzger, W.: Die Entwicklung der Erkenntnisprozesse. In: Handbuch der Psychologie, Bd. 3, Entwicklungspsychologie, S. 404. Göttingen: Hogrefe 1970

Müller-Lüken, U.: Psychologische Voraussetzung bei dem Zustandekommen kindlicher Unfälle. Der Unfall im Kindesalter. Kinderchir. **11**, Suppl. 29 (1972)

Sandels, S.: Young children in Traffic. Brit. J. educ. Psychol. **40**, 111 (1970)

W. Straub, Marburg a.d. Lahn

Sehbehinderung bei Kindern als Ursache von Verkehrsunfällen

Am Zustandekommen von Verkehrsunfällen ist eine Reihe von Faktoren beteiligt. Eine wichtige Rolle spielt dabei die Herabsetzung der Funktionen des Auges, also eine Verminderung der zentralen Sehschärfe, Störungen des beidäugigen Sehens, Gesichtsfeldeinschränkungen und Störungen der Dunkeladaptation. Solche Mängel können bei Kindern naturgemäß für das Entstehen von Unfällen noch bedeutungsvoller sein als bei Erwachsenen.

Um welche Augenerkrankungen handelt es sich dabei? Natürlich muß sich der vorliegende Beitrag auf einige Schwerpunkte konzentrieren, zwangsläufig können diese Ausführungen nicht vollständig sein, vielmehr nur skizzierender Art.

Umfangreiche statistische Untersuchungen zeigen, daß etwa 3—4% aller Menschen schielen, häufig besteht dabei gleichzeitig eine einseitige Schwachsichtigkeit. Diese Amblyopie bleibt dem Betroffenen nicht selten zunächst unbekannt. Wir erleben z.B., daß Erwachsene mit einseitiger Schwachsichtigkeit erst dann ihr Leiden bemerken, wenn ihnen ein Fremdkörper in das gute Auge gerät und sie deshalb das Lid schließen. Dann fällt ihnen die Sehherabsetzung auf dem nichtverletzten Auge auf. Manche dieser Patienten sind dann leicht geneigt, auch die Schwachsichtigkeit auf die Verletzung zurückzuführen.

Selbstverständlich kann man in der Regel auch nicht erwarten, daß ein einseitig schwachsichtiges Kind die Eltern von sich aus darüber informiert. Schielende

Patienten sind in der Regel funktionell einem Einäugigen gleichzusetzen. Denn selbst, wenn jedes Auge für sich volle Sehschärfe besitzt, wird das Bild des jeweils schielenden Auges exkludiert. Es ist also kein räumliches Sehen vorhanden. Dies erschwert die Einschätzung von Entfernungen, was selbstverständlich gerade im heutigen Straßenverkehr entsprechende Konsequenzen haben kann.

Vielfach kommen solche Patienten erst vor der Einschulung in die Hand des Augenarztes, zu einem Zeitpunkt, in dem eine funktionelle Behandlung kaum mehr Aussicht auf Erfolg hat. Die Therapie der Schielschwachsichtigkeit sollte bereits im Alter von 2 Jahren beginnen. Neben der in fast allen Fällen erforderlichen Brille zur Korrektur der Weitsichtigkeit gibt es eine Reihe individueller erfolgversprechender Maßnahmen. Bei einer rechtzeitig eingeleiteten und sachgemäß durchgeführten Behandlung — dazu gehören auch Operation an den äußeren Augenmuskeln — läßt sich die Schielschwachsichtigkeit in vielen Fällen beheben. Oft gelingt es dann, ein beidäugiges Sehen, sogar in der höchsten Qualität des stereoskopischen Sehens, aufzubauen.

Eine Gruppe von Augenerkrankungen, welche als Ursache für Verkehrsunfälle in Betracht kommen, sind angeborene Anomalien bzw. Mißbildungen. Hier wäre u.a. der angeborene Nystagmus zu nennen. Denn dabei ist fast immer die Sehschärfe herabgesetzt, manche dieser Patienten nehmen auch Scheinbewegungen der Außenwelt wahr.

Beim Albinismus kann die Regenbogenhaut ihre Blendenfunktion nicht erfüllen, der Patient ist daher stark blendungsempfindlich. Dabei besteht in der Regel ebenfalls ein Nystagmus, und die Augen sind schwachsichtig. Man kann versuchen, durch getönte Gläser bzw. gefärbte Haftschalen die erhöhte Blendungsempfindlichkeit zu verringern, auf die verminderte Sehschärfe hat dies keinen Einfluß. Operationen an äußeren Augenmuskeln mit dem Ziel, den Nystagmus zu beseitigen, können eine gewisse Besserung bringen.

Andere angeborene oder erworbene organische Erkrankungen führen ebenfalls zu einer graduell unterschiedlichen Sehherabsetzung oder zu einer Störung des beidäugigen Sehens, je nachdem, ob sie ein- oder doppelseitig vorhanden sind. Hier sind zunächst Hornhauttrübungen zu nennen, wie sie etwa nach dem Ablauf einer Ceratitis zurückbleiben. Dies ist z.B. nach einer Ceratitis parenchymatosa bei angeborener Lues der Fall oder nach Hornhautentzündungen anderer Art sowie bei Narbenbildungen der Cornea nach Verletzungen.

Zur Therapie kommt hier, auch bei Kindern, die optische Ceratoplastik in Betracht. Ein- oder doppelseitige Trübungen der Linse haben einen ähnlichen Effekt. Die Formenfülle der angeborenen Linsentrübungen ist schier unübersehbar. Häufig handelt es sich hierbei um familiäre, bzw. erbliche Anomalien, welche auch für den Genetiker Interesse besitzen.

Wir kennen aber auch durch peristatische Schäden entstandene, angeborene Linsentrübungen, so beispielsweise im Rahmen der Rötelnembryopathie. Daß selbstverständlich nach Verletzungen ebenfalls Linsentrübungen entstehen können, sei nur am Rande vermerkt. Die Intensität dieser Linsentrübungen variiert von kaum wahrnehmbaren, funktionell völlig bedeutungslosen Opazitäten bis zur Totaltrübung.

Völlig klar im optischen Sinne ist überhaupt keine menschliche Linse: Bei erweiterter Pupille und genauer Inspektion findet man stets zarte Trübungen. Funktionell von Belang sind Linsentrübungen erst von einer bestimmten Intensität an. Auch spielt es eine Rolle, an welcher Stelle sie liegen. So stören axial gelegene Trübungen naturgemäß stärker als solche in der Peripherie.

Meist fallen angeborene Totalstare schon bald nach der Geburt auf, weil dann die Pupille nicht schwarz, sondern mehr oder weniger hell aussieht. Stärkere einseitige angeborene Katarakte sollten möglichst schon im ersten Lebensjahr operiert werden. Mit Hilfe der modernen Technik ist es kein Problem mehr, die getrübte Linse praktisch in toto zu entfernen. Wartet man mit der Operation einer einseitigen massiven, angeborenen Katarakt zu lange, so besteht die Gefahr, daß sich durch den langen Nichtgebrauch des Auges eine Schwachsichtigkeit entwickelt hat, die sich später dann nur noch, wenn überhaupt, durch eine langwierige Übungsbehandlung beseitigen läßt. Sind die Linsentrübungen beiderseits gleich intensiv, so sollte man etwa im zweiten Lebensjahr operieren.

Weiterhin können entzündliche Veränderungen am vorderen oder hinteren Bulbusabschnitt zu einer Sehherabsetzung führen. Bei einer Regenbogenhautentzündung sind die Vorderkammer und der Glaskörper mehr oder weniger getrübt, das Sehvermögen ist dementsprechend herabgesetzt. Auch bei entzündlichen Affektionen der Netz- und Aderhaut treten Glaskörpertrübungen auf. Sind im Bereich der Fundusmitte entzündliche oder traumatische Veränderungen vorhanden, so ist wegen der unmittelbaren Schädigung der Sinneszellen an dieser funktionell so wichtigen Macularegion eine in der Regel bleibende, erhebliche Sehherabsetzung die Folge.

Blutungen im Glaskörper können traumatisch bedingt sein, nicht so selten kommen sie auch bei der Retinopathie jugendlicher Diabetiker vor. Auch solche Medientrübungen gehen mit einer mehr oder weniger massiven Verminderung der Sehschärfe einher.

Eine Gruppe von Erkrankungen führt zunächst zwar nicht zu einer Herabsetzung des zentralen Sehvermögens sondern zu Gesichtsfeldeinschränkungen, welche selbstverständlich die Orientierung im Raum erschweren. Hierher gehören die diffusen tapeto-retinalen Degenerationen vom Pigmentosa-Typus, d.h. die Retinitis pigmentosa und ihre Varianten. Dabei ist grundsätzlich eine Nachtblindheit vorhanden. Diese kann das erste subjektive Symptom der Krankheit darstellen.

Wenngleich diese Netzhauterkrankungen sich im allgemeinen erst bei größeren Kindern oder bei jüngeren Erwachsenen manifestieren, so kennt man doch eine Reihe von Fällen, in denen das Leiden bereits in der Kindheit zum Ausbruch gekommen ist. Typisch dafür ist die progressive Einschränkung des peripheren Gesichtsfeldes, diese geht schließlich so weit, daß nur noch eine winzige zentrale Gesichtsfeldinsel vorhanden ist, mit welcher der Patient zwar volles Sehvermögen haben kann, er sieht jedoch seine Umwelt wie durch ein Schlüsselloch oder durch einen Gewehrlauf.

Eine kausale Therapie dieser progressiven Erkrankungen, bei denen wir nicht selten eine familiäre Häufung nachweisen, gibt es nicht. Denn pathologisch-anatomisch handelt es sich um einen Untergang des Netzhautparenchyms, das nicht regenerieren kann.

Schließlich wäre noch das angeborene Glaukom als Ursache einer hochgradigen Sehherabsetzung bei Kindern zu nennen. Das klinische Bild dieser schweren, häufig doppelseitigen Erkrankung, die Vergrößerung des Bulbus im gesamten, ist unverkennbar Diesem auffälligen Symptom verdankt die Erkrankung, der Buphthalmus, ja auch ihren Namen. Es handelt sich dabei um eine Mißbildung der für den Augeninnendruck so wichtigen Kammerwinkelregion. Das ständig gebildete Kammerwasser kann nicht abfließen, der intraoculare Druck steigt an und führt zu einer Dehnung der noch dünnen, kindlichen Bulbushüllen. Damit einher geht eine irreversible Schädigung des Sehnerven mit einer entsprechenden Herabsetzung aller Augenfunktionen, die häufig genug zur Erblindung führt, wenn nicht rechtzeitig eingegriffen worden ist.

Grundsätzlich hat die Erkrankung eine relativ schlechte Prognose, wenngleich sich hier durch neue Operationsverfahren ein Wandel anzubahnen scheint. Grundsätzlich ist wohl bei wenigen Erkrankungen die Forderung nach einer Frühdiagnose so sehr gerechtfertigt wie gerade beim Buphthalmus.

Wie anfangs erwähnt, war es natürlich nicht möglich, alle hier zur Diskussion stehenden Fragen erschöpfend zu besprechen. Manches wäre noch zu sagen. Ich denke aber, daß ich einige der wichtigsten Punkte gestreift habe, die in diesem Zusammenhang eine Rolle spielen.

E. M. Meyner, Tübingen

Augenverletzungen bei Verkehrsunfällen im Kindesalter

Das Thema „Kind im Straßenverkehr" hat sehr unterschiedliche und interessante Aspekte. Ich möchte versuchen, Sie für die augenärztliche Blickrichtung zu interessieren. Gerade auf dem Gebiet der Versorgung von Unfallfolgen im Straßenverkehr berühren sich chirurgische und augenärztliche Tätigkeit recht intensiv. Für eine optimale Behandlung der verletzten Kinder ist es deshalb Voraussetzung, daß der eine vom Fachgebiet des anderen so viel weiß, daß in Verdachtsfällen erforderliche Maßnahmen nicht versäumt oder zu spät eingeleitet werden.

Häufigkeit der Unfallursachen

Große Statistiken zeigen, daß bei Verkehrsunfällen etwa 10% der verletzten Personen Verletzungen im Bereich der Augen erleiden. Dennoch finden sich in der chirurgischen Fachliteratur nur selten Hinweise auf ophthalmologische Komplikationen.

Betrachten wir das Material einer Augenklinik auf den Anteil der verkehrsbedingten Verletzungen im Verhältnis zu den anderen Unfallursachen, so kommen wir für einen Zehn-Jahrezeitraum der Tübinger Klinik auf Werte, die für verletzte Kinder niedriger liegen als für Erwachsene: bei Kindern sind etwa

Tabelle 1. *In der Universitäts-Augenklinik Tübingen 1962—1972 behandelte Verletzungen des Auges und seiner Umgebung bei Kindern. Verteilung der Unfallursachen; Bagatellverletzungen und oberflächliche Fremdkörper sind in der Zusammenstellung nicht enthalten*

Ursachen	Jungen	Mädchen	Gesamtzahl (%)
	1.-14. Lebensjahr		
Geschosse	107	17	124 = 24
Schneide	44	22	66 = 13
Werkzeug	33	5	38 = 7,5
Holz	52	8	60 = 12
Glas	30	8	38 = 7,5
Fahrzeug passiv	9	5	40 = 8
Fahrzeug aktiv	19	7	
Andere	87	53	140 = 28
Insgesamt	381	125	506 = 100 %

8 % der Augenverletzungen Folgen von Verkehrsunfällen, bei Erwachsenen liegt dieser Anteil bei etwa 17 %.

Dennoch ist es wichtig, die kindlichen Augenverletzungen im Straßenverkehr etwas näher zu betrachten. Dazu muß man sie zunächst in den Zusammenhang der übrigen Verletzungsursachen stellen und sich die Tatsache vergegenwärtigen, daß Kinder — obwohl sie berufsbedingten Arbeitsunfällen im allgemeinen nicht ausgesetzt sind — mindestens ebenso häufig Augenverletzungen erleiden wie Erwachsene.

Der Tabelle 1 kann man entnehmen, daß der überwiegende Teil der Verletzungen im Bereich der Augen durch Spielunfälle und durch Hantierung mit verschiedenen, in der Hand der Kinder gefährlichen, Geräten ausgelöst wird. Verletzungen durch Pfeil und Bogen, andere Spielzeugwaffen, Wurfgegenstände usw. dominieren bei der Aufschlüsselung der Unfallursachen. Dabei sind — wie auch in vielen anderen Statistiken belegt — Jungen etwa 3—4mal häufiger betroffen als Mädchen.

Wir sehen, daß es der sehr hohe Anteil der Spielunfälle ist, die die straßenverkehrsbedingten Augenverletzungen *relativ* in den Hintergrund treten läßt. Typisch für die Unfälle der Kinder ist dabei der hohe Anteil der Verletzungen, die unmittelbar durch *andere* Personen — Spielkameraden, Geschwister, Eltern, erwachsene Verkehrsteilnehmer — verursacht werden. Nach den Anamnesen der über 500 von uns behandelten Kinder war mindestens in einem Drittel der Fälle die Verletzung durch eine andere Person verursacht.

Augenverletzungen bei „aktiven" und „passiven" Verkehrsteilnehmern

Die in der Tabelle gezeichneten Symbole sollen die Übersicht erleichtern, sie stellen aber keinen ausschließlichen Unfallmodus dar. Bei dem Symbol „Auto" sind alle Kinder aufgeführt, die „passiv" einen Unfall erlitten haben — sie waren entweder Beifahrer im PKW oder Fußgänger.

Es ist zu erwarten, daß bei Mitfahrern im PKW andere Verletzungen entstehen als bei Kindern, die als Roller- oder Fahrradfahrer verunglücken. Die typische Windschutzscheibenverletzung mit vorwiegend horizontal orientierten, ausgedehnten Schnittverletzungen im Gesicht ist bei Kindern seltener als bei Erwachsenen. Die Auszählung der gesamten Windschutzscheibenverletzungen des Jahres 1970 ergab in unserer Klinik, daß nur 3 von insgesamt 41 behandelten Patienten jünger als 14 Jahre alt waren. Dies entspricht einem Anteil von ca. 8%.

Wichtigste Verletzungsfolgen im Bereich der Augen

Tabelle 2 zeigt die relative Häufigkeit für die wichtigsten Typen augenärztlich zu versorgender Verletzungen, wie sie bei Kindern im Straßenverkehr auftreten. Nicht berücksichtigt ist in dieser Aufstellung die Tatsache, daß in vielen Fällen mehrere Verletzungsarten kombiniert sind, die Addition der Zahlen ergäbe also mehr als 100%.

Lidverletzungen sind Unfallfolgen, die sowohl von Chirurgen als von Augenärzten versorgt werden. Der Anteil verkehrsbedingter Verletzungen bei Kindern ist relativ hoch, verglichen mit anderen Unfallfolgen im Bereich des Auges. Bei einem Drittel der von uns behandelten Lidverletzungen waren die Tränenwege beteiligt.

Tabelle 2. *Relative Häufigkeiten von Verletzungen der Lider, der Orbita und des Bulbus, bezogen auf Fahrzeugunfälle und alle übrigen Unfallursachen — bei Kindern bis zum 14. Lebensjahr. Die Addition ergibt mehr als 100%, da die genannten Typen häufig kombiniert vorkommen*

Verletzungen der *Lider*	in 60% der Fahrzeugunfälle in 28% der übrigen Unfallursachen
Verletzungen der *Orbita*	in 30% der Fahrzeugunfälle in 1% der übrigen Unfallursachen
Verletzungen des *Bulbus*	in 65% der Fahrzeugunfälle in 89% der übrigen Unfallursachen

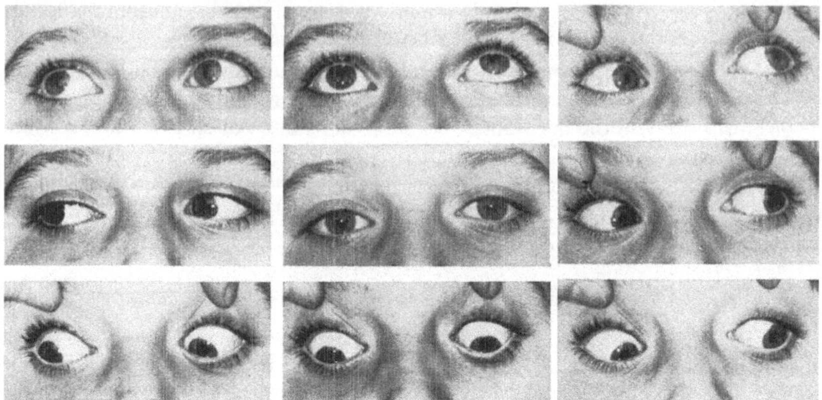

Abb. 1. Augenstellungen in verschiedenen Blickrichtungen, Zustand nach „Blow-out-Fraktur“ der rechten Orbita. 5 Wochen nach Fahrradunfall, 10jähriger Junge. Typischer Befund: beim Blick nach oben bleibt das rechte Auge zurück, subjektiv: vertikale Doppelbilder

Wir sind dankbar, wenn ein Chirurg sich nicht scheut, Verletzungen auch im Lidbereich mitzuversorgen, bei Verletzungen der Tränenwege muß bei dem jetzigen Stand der Operationstechnik jedoch in jedem Fall versucht werden, im Rahmen der primären Wundversorgung die anatomische Kontinuität der Kanälchen wiederherzustellen. Wir glauben, daß die Einführung der Mikrochirurgie eine subtilere und damit erfolgreichere Wundversorgung gestattet.

Unter dem Mikroskop ist es meist nicht schwierig, die durchtrennten Tränenkanälchen aufzusuchen und über eine „Kellnar-Sonde“ einen doppelten Faden aus Perlon oder Supramid hindurchzuführen. Damit ist die Adaptierung der Wundflächen ermöglicht.

Funktionell gesehen ist besonders das untere Tränenkanälchen von Bedeutung. Nach Verletzungen im inneren Lidwinkel mit Tränenwegbeteiligung rechnet man bei rascher primärer Wundversorgung mit Sondierung der Tränenwege in der beschriebenen Art für 40—70% der Fälle mit einer auch *funktionellen* Wiederherstellung. Es ist sicher, daß verspätet vorgenommene Wundrevisionen eine viel schlechtere Prognose haben.

Der Sturz vom Kinderfahrzeug ist ein typischer Anlaß für Orbitaverletzungen. Häufig ist es die Lenkstange oder der Rollergriff, der durch stumpfe Gewalteinwirkung zu einer Fraktur des Orbitabodens Anlaß geben.

Es ist dies ein sehr charakteristischer Unfallmechanismus, der als „Blow-out-Fraktur“ in den letzten Jahren sowohl bei Kieferchirurgen als bei Augenärzten zunehmendes Interesse gefunden hat. Häufige Symptome einer solchen Blow-out-Fraktur sind Enophthalmus oder — im frühen Stadium — auch Exophthalmus, eine oft nicht sehr auffällige Verlagerung des Augapfels sowie — typischerweise — eine Behinderung der Motilität beim Blick nach oben (Abb. 1). Diese

Bewegungseinschränkung ist Folge einer Verklemmung des Muskels oder seiner Scheide im Frakturbereich. Gelegentlich läßt sich auch eine Sensibilitätsstörung im Bereich des Unterlides und der Wange als Ausdruck der Beteiligung des N. infraorbitalis nachweisen.

Bei Orbitafrakturen dieser Art kann eine operative Revision angezeigt sein. Ihr Erfolg, vor allem hinsichtlich der ungestörten Beweglichkeit des Auges, hängt nach den bisher gemachten Erfahrungen wesentlich davon ab, ob der Eingriff rechtzeitig gemacht worden ist, bevor irreparable Verwachsungen entstanden sind. Die Behandlung der Orbitafrakturen ist eine Spezialaufgabe, die je nach den im Einzelfall vorliegenden Befunden die Zusammenarbeit mit Neurochirurgen, Kieferchirurgen oder HNO-Fachkollegen erforderlich machen kann.

Die Verletzung des Aufapfels selbst ist zwar nicht ganz so häufig wie im Durchschnitt der anderen Unfallursachen, sie ist aber die für das Kind *folgenschwerste*. Auch Verletzungen, die nicht zum anatomischen Verlust des Auges führen, können eine *funktionelle Einäugigkeit* herbeiführen.

Die Zahl der notwendigen Enucleationen nach schwerer Verletzung ist von früher 30 über 20 bei uns auf 6% zurückgegangen, größer ist natürlich die Zahl der Augen, bei denen kein verwertbares Sehvermögen erhalten werden konnte.

Eine besondere Rolle spielt bei der Behandlung der Verletzungsfolgen am Auge eine unfallbedingte *Linsentrübung*, die im Kindesalter funktionell viel schwerere Folgen haben kann als bei Erwachsenen. Zentrale Fixation und beidäugiges Sehen sind Funktionen, die nicht angeboren vorhanden sind, sondern in den ersten Lebensjahren „erlernt" werden. Selbst kurzfristige Unterbrechungen der normalen Abbildung im Auge oder der binocularen Zusammenarbeit können Störungen verursachen, wie wir sie aus der Schielbehandlung als „Schwachsichtigkeit" oder „Exklusion" kennen. Vor dem 4. Lebensjahr ist nach unseren bisherigen Erfahrungen in keinem einzigen Falle nach der Linsenextraktion die Wiederherstellung einer guten Sehschärfe möglich gewesen. Auch bei älteren Kindern gewinnt nur ein Teil von ihnen das beidäugige Sehen zurück. Von allen Kindern, die als Folge einer Verletzung einseitig linsenlos geworden sind, haben trotz funktioneller Nachbehandlung, ggf. mit Kontaktlinsenanpassung, bisher nur etwa 15–20% ein stabiles beidäugiges Sehen wiedergewonnen.

Mit diesen Hinweisen möchte ich die große *soziale* Bedeutung unterstreichen, die Verletzungen des Augapfels im Kindesalter haben.

Auf eine Besonderheit möchte ich am Schluß noch hinweisen: Etwa jedes fünfte Kind mit versorgungsbedürftigen Verletzungen des Auges oder der umgebenden Gewebe kommt *verspätet* zur Behandlung. Die Gründe dafür sind mehrfacher Art: Einmal stehen bei schweren Verletzungen zunächst die vitalen Interessen des Kindes im Vordergrund, in anderen Fällen verschweigt ein Kind wegen des schlechten Gewissens die Folgen eines verbotenen Spieles.

Schließlich aber kommt es vor, daß auch schwere Verletzungen des Auges zunächst keine heftigen subjektiven Symptome machen. Befindet sich ein solches Kind wegen anderer Verletzungen in chirurgischer Behandlung, so liegt es in der Verantwortung des Chirurgen, daß ein vertretbares Zeitintervall zwischen Verletzung und augenärztlicher Versorgung nicht überschritten wird, wenn ein optimales Behandlungsergebnis erzielt werden soll. In diesem Punkt sind wir auf die Aufmerksamkeit der Chirurgen besonders angewiesen.

Dies ist auch der Grund, weshalb ich mir erlaubt habe, Sie als Kollegen anderer Fachdisziplinen mit augenärztlichen Problemen zu konfrontieren, die sich bei der Behandlung unfallverletzter Kinder ergeben.

Literatur

Hollwich, F., Huismans, H.: Augenverletzungen beim Verkehrsunfall. Klin. Mbl. Augenheilk. **155**, 877 (1969)

Keeney, A., et al.: Industrial and traumatic opthalmology. Symp. of the New Orleans Acad. Ophthal. St. Louis: C. V. Mosby 1964

Kobor, J.: Augenverletzungen des Kindesalters. Klin. Mbl. Augenheilk. **146**, 740 (1965)

Holland, G.: Analyse von 2309 Verletzungen der Augen und Lider. Klin. Mbl. Augenheilk. **145**, 915 (1964)

Müller-Jensen, K., Allmaras, W.: Zur Prognose der Augenverletzungen bei Verkehrsunfällen. Klin. Mbl. Augenheilk. **153**, 803 (1968)

Rehbein, F. (Hrsg.): Der Unfall im Kindesalter. Z. f. Kinderchir. **11**, Suppl. (1972)

Söllner, F.: Augenverletzungen im Kindesalter. Arbeitsmed. Sozialmed. Arbeitshyg. **3**, 317 (1968)

A. Larena-Avellaneda, H. Imig, U. Fiedel und W. Gonzales, Köln

Die Fraktur im Kindesalter

Vom 1. Mai 1963 bis zum 30. April 1973 wurden in der Chirurgischen Universitätsklinik Köln-Lindenthal 757 Kinder und Jugendliche im Alter bis 15 Jahre wegen Unfallfolgen stationär behandelt. 333 Kinder kamen im Straßenverkehr, 113 bei Sport- oder Spielunfällen und 311 bei sonstigen Unfällen zu Schaden (Abb. 1).

Wie aus der Tabelle 1 ersichtlich, hatten drei Viertel aller stationär behandelten unfallverletzten Kinder Einzel- bzw. Mehrfachverletzungen, wobei hier ausschließlich die Verletzungen berücksichtigt wurden, die mit einem Knochenbruch bzw. der Ruptur parenchymatöser Organe oder schwerwiegenden Weichteilverletzungen einhergingen. Patienten mit leichten Verletzungen wie Prellungen, Distorsionen, Schnittwunden usw. fanden in dieser Analyse keine Beachtung. Das untersuchte Kollektiv umfaßt somit 757 Kinder mit insgesamt 510 Extremitätenfrakturen, wobei 182 Kinder mit Kombinationstraumen 215 Gliedmaßenbrüche aufwiesen. Jedes vierte Kind, das nach einem Unfall stationär behandelt werden mußte, war also im Sinne eines Kombinationstraumas verletzt worden.

Die Geschlechtsverteilung zeigt, daß Knaben mit einem Anteil von 65% weitaus häufiger von schweren Unfällen betroffen werden als Mädchen, welche in 35% aller Fälle beteiligt waren. Über die Hälfte aller Kinder entfiel auf die

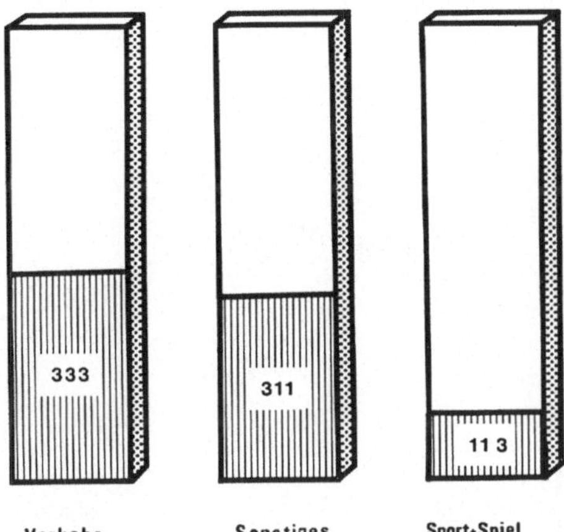

Abb. 1. Zahl und Unfallart bei 757 wegen Unfallfolgen stationär behandelten Kindern und Jugendlichen im Alter bis 15 Jahre. Über die Hälfte aller Unfallverletzten entfiel auf die Altersgruppe zwischen 5 und 10 Jahren. (Chirurgische Universitätsklinik Köln-Lindenthal, 1. 5. 1963 bis 30. 4. 1973)

Tabelle 1. *Zahl der Extremitätenfrakturen bei Einzel- bzw. Mehrfachverletzten sowie Kombinationsverletzten im eigenen Krankengut (stationär behandelte Kinder mit Unfallverletzungen)*

	Zahl der Verletzten	Zahl der Extremitätenfrakturen
Einzel- bzw. Mehrfachverletzte	575	295
Kombinationsverletzte	182	215
Gesamtzahl	757	510

Altersgruppe zwischen 5 und 10 Jahren, die als höchstgradig unfallgefährdet erscheint und in der die meisten Kombinationstraumen zu verzeichnen waren.

Die Abb. 2 zeigt die jahreszeitliche Abhängigkeit der Unfallfrequenz. In den Wintermonaten ereigneten sich wesentlich weniger Unfälle als im Sommer. Der Februar wies die geringsten Unfallzahlen auf, der September war der unfallreichste Monat. Fast spiegelbildsymmetrisch zum Jahresbeginn sanken dann die Unfallziffern in den Herbstmonaten wieder ab.

Wenden wir uns den Problemen der Behandlung kindlicher Frakturen zu, so muß zunächst festgestellt werden, daß bei Knochenbrüchen am nicht ausgewachsenen Skelet im Gegensatz zu den Frakturen Erwachsener eine Reihe grundlegend verschiedener Gesichtspunkte in Betracht gezogen werden muß. Da der Knochen noch im Wachstum begriffen ist, besitzt er in diesem Lebens-

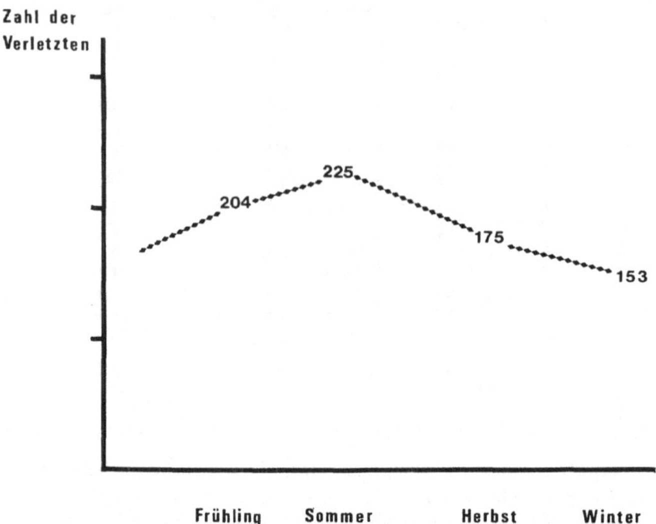

Abb. 2. Jahreszeitliche Abhängigkeit der Unfallfrequenz

abschnitt eine gesteigerte Durchblutung. Dadurch und wegen des relativ dicken, widerstandsfähigen Periostes ist die Knochenbruchheilung zeitlich wesentlich kürzer als beim Erwachsenen. Die gesteigerte Heilungstendenz der kindlichen Knochen ermöglicht den Ausgleich mitunter erheblicher Fehlstellungen. Es ist jedoch zu beachten, daß auch am nicht ausgewachsenen Skelet keine Möglichkeit für den Körper besteht, Rotationsfehler zu korrigieren.

Bemerkenswert ist, daß es selbst bei längerer Ruhigstellung zu keinen wesentlichen Gelenkversteifungen kommt. Infolge der verkürzten Heilungsdauer sind die sekundären Immobilisationsschäden viel geringer als beim Erwachsenen und von einigen Ausnahmen – nämlich den Brüchen des Ellenbogengelenkes – abgesehen, meist reversibel.

Aufgrund dieser Tatsachen werden die kindlichen Knochenbrüche im allgemeinen nach den Regeln der *konservativen Therapie* durch geschlossene Einrichtung und Ruhigstellung im Gipsverband bzw. durch Dauerzugextension behandelt, während die Indikation zur blutigen Reposition und Osteosynthese sich auf ganz bestimmte Fälle und Situationen beschränkt, wobei das operative Verfahren bei Kindern von der Technik der Osteosynthese bei Erwachsenen abweicht. Nur etwa 8–10% der kindlichen Frakturen bedürfen einer operativen Versorgung, bei weitem überwiegen hier die Knochenverletzungen der oberen Extremitäten.

Als *Indikationen für eine blutige Reposition und Fixation* gelten:

1. offene Brüche,
2. Traktionsbrüche (Patella, Olecranon),
3. irreponible Frakturen im Bereiche von Wachstumsfugen und Gelenken,

4. pathologische Frakturen und
5. Mitbeteiligung von Gefäßen und Nerven.

Im Gegensatz zu den Prinzipien bei der operativen Knochenbruchbehandlung von Erwachsenen steht bei kindlichen Frakturen nicht die absolut stabile Vereinigung, sondern lediglich eine Adaptation der Knochenfragmente im Vordergrund, evtl. in Kombination mit einer äußeren Fixierung. Wenn bei Kindern metallische Implantate zur Fixierung von Knochenbrüchen verwendet werden, dann sollte man diese frühzeitig wieder entfernen. Dies betrifft vor allem Osteosynthesen im Bereiche der Wachstumsfugen und der Gelenke.

Wie eingangs angedeutet, entfällt die Mehrzahl der operativ zu versorgenden kindlichen Knochenfrakturen auf die oberen Extremitäten; hiervon ist der Ellenbogen am häufigsten befallen. Da dieses Thema durch Herrn Peic ausführlich abgehandelt wird, möchte ich nicht auf die klare Operationsindikation verschiedener Verletzungen im Ellenbogenbereich, sondern lediglich auf die Behandlung der *supracondylären Hyperextensionsfraktur* eingehen.

Bei unkomplizierten Fällen bevorzugen wir die konservative Therapie in Form der von Baumann angegebenen Vertikalextension mit Olecranondrahtextension in stabiler Gleichgewichtslage. Wenn es infolge einer begleitenden Gefäßverletzung zu einer deutlichen Ischämie der Hand kommt, so sollte zunächst ein konservativer Behandlungsversuch während 2—3 Std nach dem Unfall unternommen werden. Kehrt der Radialispuls nicht deutlich zurück oder bestehen Zeichen einer Ischämie, so treten wir für eine sofortige Freilegung der A. brachialis ohne vorherige Angiographie ein.

Die Freilegung sollte nach unseren jüngsten Erfahrungen auch dann erfolgen, wenn bei Pulslosigkeit die Hand nicht vital gefährdet ist, da die funktionellen Ergebnisse bei dieser Ausgangssituation als ungenügend zu betrachten sind. Im allgemeinen handelt es sich um eine Einschnürung des Gefäßes im Frakturspalt, das Gefäß kann aber auch im Bruchspalt eingeklemmt sein. Wegen der winzigen Gefäßverhältnisse sollte die Incision längs erfolgen und die Arteriotomie in querer Richtung genäht werden; mit Hilfe des Fogarty-Katheters kann die Thrombektomie vorgenommen werden.

Wenn weitere Gefäßschäden vorliegen, so muß zusätzlich u.U. eine Intimaanheftung oder ggf. eine Resektion mit nachfolgender autologer Vena saphena-Interposition vorgenommen werden.

Bei einem reinen Gefäßspasmus genügt die Freipräparation der A. brachialis mit Aufträufeln von Scandicain auf das Gefäß. In solchen Fällen einer Gefäßbeteiligung wird die Fraktur anschließend mit gekreuzten Kirschner-Drähten operativ fixiert, eine Maßnahme, die eine exaktere Nachbehandlung sowie Überprüfung der Zirkulationsverhältnisse erlaubt.

Die häufigste kindliche Fraktur der unteren Extremität, welche in unserem Krankengut angetroffen wurde, war die Oberschenkelfraktur, nahezu ausnahmslos einseitig. Hierbei überwogen die Schaftfrakturen; fast die Hälfte aller Kinder war im Alter zwischen 3 und 6 Jahren.

Die Frakturen des Femurschaftes können im allgemeinen mit konservativen Maßnahmen behandelt werden, während die Operationsindikation bei subtrochanteren und manchmal bei suprakondylären Frakturen großzügiger gestellt wird.

In der konservativen Behandlung hat sich bei Kindern bis 6 Jahren bzw. 25 kg Körpergewicht die Vertikalextension nach Bryant mit einer Heftpflasterstrecke durchgesetzt; jenseits dieses Alters tritt die Tibiakopf-Drahtextension in den Vordergrund. In unserem Krankengut war im Rahmen der Einzel- und Mehrfachverletzungen eine operative Therapie der Oberschenkelbrüche lediglich bei 2 Kindern mit konservativ nicht zu reponierenden subtrochantären Frakturen notwendig.

Bei 182 Kindern erfolgte die stationäre Aufnahme wegen eines *Kombinationstraumas.* Als Kombinationstraumen zählen solche Verletzungen, bei denen mehrere Körperabschnitte, mindestens jedoch zwei, so schwer betroffen sind, daß jede einzelne Verletzung der stationären Behandlung bedurft hätte oder zumindest einen Knochenbruch darstellt.

Die Aufteilung des Körpers erfolgt in vier Abschnitte: Kopf, Thorax, Abdominal- und Retroperitonealorgane, Becken sowie rechte und linke obere und untere Extremität. In diesem Krankengut sind definitionsgemäß nicht berücksichtigt Verletzungen mehrerer Extremitäten, reine Mehrfachverletzungen einer Extremität oder multipe Schäden jeweils einer der drei Körperhöhlen, selbst wenn die Verletzung z.B. mehrere Abdominalorgane oder den knöchernen Schädel oder das Gehirn betrifft.

Die Mitbeteiligung von mindestens einer der drei Körperhöhlen verleiht diesem Unfallkrankengut eine Sonderstellung in Erkennung und Behandlung. Wie die Abb. 3 veranschaulicht, steht die Schädel-Hirn-Verletzung mit über 75% weitaus an erster Stelle, am häufigsten kombiniert mit Frakturen der unteren Extremitäten, wobei der Oberschenkelknochen bevorzugt betroffen ist.

Während man sich bei den geschlossenen oder offenen Frakturen im Rahmen der Einzelverletzung an die bewährten Prinzipien der Knochenbruchbehandlung halten kann, sind in diesem Krankengut der Kombinationsverletzungen zwei Tatsachen dafür verantwortlich, daß die Extremitätenfrakturen häufig in den ersten Stunden oder sogar Tagen nicht die ihnen gebührende Versorgung erhalten können.

1. Das höhere Risiko infolge Gefährdung der vitalen Funktionen durch die beim Kombinationstrauma stets begleitenden Körperhöhlenverletzungen und die sich hieraus ergebende Dringlichkeit höheren Ranges und

2. die außerordentlich hohe Frühletalität dieses Krankengutes.

Wir verloren von insgesamt 182 kombinationsverletzten Kindern 27, d.h. etwa 15% und zwar starben — wie das nächste Bild zeigt — 16 Kinder noch am Unfalltag und 20 innerhalb von 7 Tagen nach den erlittenen Verletzungen (Abb. 4).

Lediglich bei 7 Kindern trat der Tod jenseits des 7. Tages nach dem Trauma ein. Die Todesursachen werden auf der Tabelle 2 dargestellt. Daraus ergibt sich, daß der irreversible primäre hämorrhagische Schock sowie der zentrale Tod infolge Gehirnkontusion die gefahrvollsten Faktoren darstellen.

In Anbetracht dieser Verhältnisse ist in der Akutphase eines Kombinationstraumas die so exakt wie möglich ausgeführte konservative Behandlung der

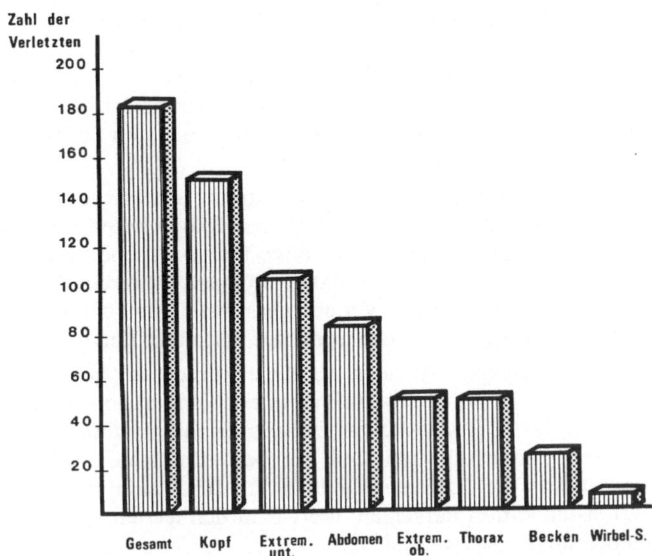

Abb. 3. Beteiligte Körperregionen bei 182 Kindern mit Kombinationsverletzungen. Das Schädel-Hirn-Trauma steht an derster Stelle, am häufigsten kombiniert mit Frakturen der unteren Extremitäten

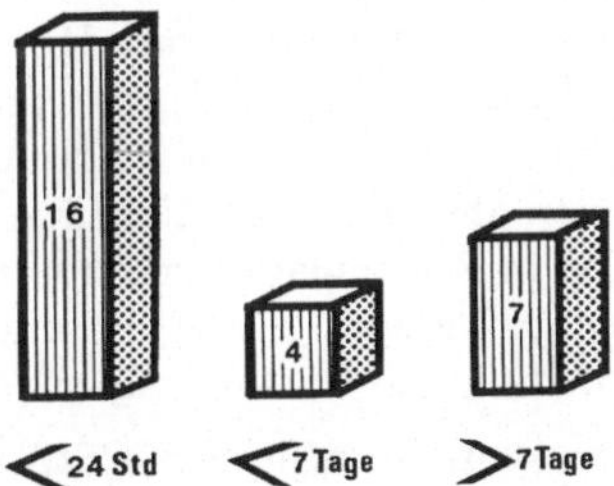

Abb. 4. Zeitpunkt des Todes bei 27 Kindern unter 182 Kombinationsverletzten. Die Mehrzal der Kinder verstarb am Unfalltag, lediglich bei 7 Verletzten trat der Tod jenseits der ersten Woche nach dem Trauma ein

Tabelle 2. *Aufschlüsselung der Todesursachen von 27 Kindern unter 182 Kombinationsverletzten*

Hämorrhagischer Schock	11
Zentraler Tod	8
Respiratorische Insuffizienz	3
Toxisches Herz-Kreislaufversagen bei Sepsis	2
Herzversagen bei Contusio cordis	2
Asphyxie bei Kanülen-Obturation	1

Extremitätenfrakturen die Methode der Wahl, sofern überhaupt eine Behandlung erlaubt erscheint. Notfalls werden die Extremitäten bis zur Erholung des Verletzten in einer aufblasbaren Schiene ruhiggestellt. Die primäre Osteosynthese ist nur selten vertretbar; absolut kontraindiziert ist sie bei Volumenmangelschock, Oligoanurie sowie bei noch nicht versorgten Schädel-, Thorax- oder Abdominalverletzungen.

Hinsichtlich einer Beeinträchtigung von Behandlung und Pflege bei gefährdeten Vitalfunktionen bereiten Frakturen der oberen Extremitäten im allgemeinen keinerlei Schwierigkeiten, weil diese — ohne therapeutische und pflegerische Maßnahmen zu stören — im Gipsverband ruhiggestellt werden können. Fehlstellungen sind bei einer solchen Verletzungskonstellation als zweitrangig zu betrachten und werden ggf. zu einem späteren Zeitpunkt korrigiert.

Während die Unterschenkelbrüche in der Regel konservativ behandelt werden, stellen die Oberschenkelbrüche im Rahmen des Kombinationstraumas ein besonders Problem dar. Die schwieriger zu reponierenden subtrochanteren und suprakondylären Femurfrakturen und die bei unruhigen, hirngeschädigten Kindern konservativ nicht zu versorgenden Schaftfrakturen können bisweilen eine Operationsindikation darstellen, die wir in den letzten Jahren wegen der guten Spätergebnisse erweitert haben.

Die *Indikation zur Osteosynthese* bei unseren Kindern mit Kombinationsverletzungen war gegeben, um einmal die Maßnahmen der Intensivbehandlung und -pflege zu erleichtern bzw. zu ermöglichen, zum anderen, um erhebliche Fehlstellungen beseitigen zu können, die infolge der Schwere des Krankheitsbildes in den ersten Tagen vernachlässigt werden mußte.

In letzter Zeit geben wir der A.O.-Platte ohne Kompression gegenüber dem früher verwendeten Nagel den Vorzug und zwar aus zwei Gründen: Einmal läßt sich durch die Benutzung einer Platte ein überschießendes Längenwachstum zuverlässiger vermeiden als durch das Einbringen eines Marknagels, zum andern kann die Operation in Rückenlage vorgenommen werden, während bei einer Nagelung zwangsläufig zumindest eine Halbseitenlagerung mit der Folge einer nachteiligen Beeinträchtigung der Atmung erforderlich wäre.

Diese frühsekundäre Osteosynthese zwischen 6 Std und 21 Tagen nach dem Unfall kann sich bei kritischer Indikationsstellung und Operation zum richtigen Zeitpunkt durch eine wesentliche Verbesserung der Bedingungen für die Intensivbehandlung und die Pflege lebensrettend auswirken, besonders bei Schädel-Hirn- und Thoraxverletzten.

Größte Zurückhaltung in der Operationsindikation erscheint jedoch geboten im Stadium noch nicht kontrollierbarer vegetativer Regulationsstörungen, bei noch ungeklärtem Abdominalbefund und bei bereits septischem Krankheitsbild infolge von Wund- oder Atemwegsinfektionen. In solchen Fällen würden wir der Beckengipsbehandlung zur Stabilisierung der Frakturen den Vorzug geben.

Zusammenfassend kann man sagen, daß beim Kombinationstrauma die Indikation zur operativen Behandlung von Extremitätenfrakturen flexibler gestellt werden muß als bei der Einzel- und Mehrfachverletzung. Vor der kritiklosen und ohne ernsthaften Grund bei Kindern angewendeten Osteosynthese muß allerdings eindringlich gewarnt werden. Stets sollte man sich vor Augen halten, daß gerade die Frakturen im Kindesalter eine Domäne der konservativen Therapie darstellen und — bei einer zu fordernden strengen Anzeigestellung — allenfalls 10% der kindlichen Gliedmaßenbrüche einer operativen Versorgung bedürfen.

Literatur

Blount, W. P.: Knochenbrüche bei Kindern. Stuttgart: G. Thieme 1957

Boettcher, I., Palau, V.: Beitrag zur operativen Behandlung kindlicher Frakturen. Zbl. Chir. **97**, 1385 (1972)

Hackenbroch, M. H. jr.: Die Indikation zur Osteosynthese bei der frischen kindlichen Verletzung. In: Rehbein, F., Der Unfall im Kindesalter, S. 671. Stuttgart: Hippokrates 1972

Hofmann, S., Reismann, D., Dick, W., Voth, D., Emmrich, P., Lill, G.: Probleme der Mehrfachverletzungen beim Kind. In: Rehbein, F., Der Unfall im Kindesalter, S. 345. Stuttgart: Hippokrates 1972

Larena, A., Jussen, A., Reichmann, W.: Zeitpunkt der Osteosynthese bei Kombinationsverletzungen. Chirurg **43**, 116 (1972)

Reichmann, W., Larena, A.: Gelenknahe Unterschenkelfrakturen. Chirurg **40**, 208 (1969)

Reichmann, W., Larena, A., Sattel, W.: Die stabile Osteosynthese beim Kombinationstrauma. Langenbecks Arch. klin. Chir. **322**, 1092 (1968)

Reichmann, W., Larena, A., Standfuss, K., Wellmer, H.-K.: Das schwere Kombinationstrauma im Kindesalter. Kongreßbericht der Österreichischen Gesellschaft für Chirurgie, S. 297. 10. Tagung 1969

Schildberg, F. W., Larena, A.: Verletzungen der Extremitätenarterien im Zusammenhang mit Knochenbrüchen. Mschr. Unfallheilk. **74**, 301 (1971)

Vinz, H.: Operative Behandlung von Knochenbrüchen bei Kindern. Zbl. Chir. **97**, 1377 (1972)

Weller, S.: Spezielle Gesichtspunkte der Behandlung kindlicher Frakturen. In: Rehbein, F., Der Unfall im Kindesalter, S. 655. Stuttgart: Hippokrates 1972

G. Imhäuser, Köln

Brüche des coxalen Femurendes beim Kind

Frakturen des coxalen Femurendes beim Kind waren früher ausgesprochen selten und traten zumeist nach Sturz- oder Sprungverletzungen auf. Durch die Zunahme des Autoverkehrs in den letzten Jahrzehnten sind diese Knochenbrüche etwas häufiger geworden. Das Angefahrenwerden durch Kraftfahrzeuge, aber auch die Traumatisierung von Kindern als Autoinsassen haben dazu beigetragen. Stets sind schwere Traumen für diese Frakturen verantwortlich.

1. Intertrochantere Oberschenkelbrüche

Diese Frakturen sehen wir — außer nach Geburtstraumen — vorwiegend nach Straßenunfällen.

Ich möchte das an Röntgenaufnahmen von 2 Mädchen im Alter von 6 bzw. 13 Jahren zeigen, die von einem PKW angefahren wurden und intertrochantere Frakturen erlitten. Beide Frakturen wurden operativ reponiert; die Fixierung erfolgte mit Kirschner-Drähten und im Gipsverband für 6 Wochen. Die Brüche heilten optimal (Demonstration der Röntgenaufnahme vor der Bruchеinrichtung und nach der Heilung).

Ein weiteres Röntgenbild stellt den Zustand nach intertrochanterer Fraktur eines 14 Monate alten, bereits gehfähigen Kindes dar, das — auf dem Schoß der Mutter sitzend — bei einem Auffahrunfall zu Schaden kam. Die Mutter saß auf dem Beifahrersitz, so daß das Kind zwischen Mutter und Armaturenbrett gequetscht wurde. Die Fraktur wurde erst nach einigen Wochen entdeckt; sie befand sich bereits in Festigung (Röntgenbilddemonstration).

Es ist zu fordern, daß *Kinder nur im rückwärtigen PKW-Raum befördert werden.*

Die intertrochanteren Brüche haben eine gute Heilungstendenz. Voraussetzung für ein gutes Ergebnis ist jedoch die exakte Reposition und eine ausreichende Fragmentfixierung. Es ergeben sich dann bei diesen Brüchen keine nennenswerten Komplikationen, und die Gefahr der Pseudarthrose ist außerordentlich gering.

2. Schenkelhalsbrüche bei Kindern

In den vergangenen Jahrzehnten spielten die ganz lateralen (cervio-trochanteren) Frakturen die Hauptrolle. In der Gegenwart häufen sich die *transcervicalen* Brüche.

Therapie und Prognose dieser Frakturen stellen ein fortbestehendes Problem dar. Die Problematik liegt einmal in der diffizilen Gefäßversorgung des coxalen Femurendes begründet, des weiteren sind die Schwierigkeiten der exakten Frakturreposition und -retention in Optimalstellung bis zur belastungsstabilen Heilung besonders groß. Wenn man die Literatur der kindlichen Schenkelhalsfrakturen studiert, so sind die erzielten Ergebnisse — im Gegensatz zu den intertrochanteren und den Schaftfrakturen — sehr oft ungünstig.

Dislokation der Fragmente, Pseudarthrosen und aseptische Nekrosen sind die wichtigsten *Komplikationen* nach solchen Brüchen. Sie zwingen sehr häufig zu Spätmaßnahmen. Aus den gesammelten Erfahrungen kann man sagen:

a) Eine dislozierte Schenkelhalsfraktur im Kindesalter kann mit konservativen Maßnahmen *nicht* ausreichend behandelt werden.

b) Jede Dislokation der Fragmente bedarf einer exakten (evtl. operativen) Reposition und einer inneren Fixierung, um eine einwandfreie Retention der Fragmente zu gewährleisten und eine baldige Übungsbehandlung zu ermöglichen.

c) Verbleibende Dislokationen führen mit großer Häufigkeit zu *Pseudarthrosen.* Wir haben gefunden, daß die Pseudarthrosen prompt abheilen, wenn die Dislokationen beseitigt werden. Letztere stellen nur in wenigen Fällen reine

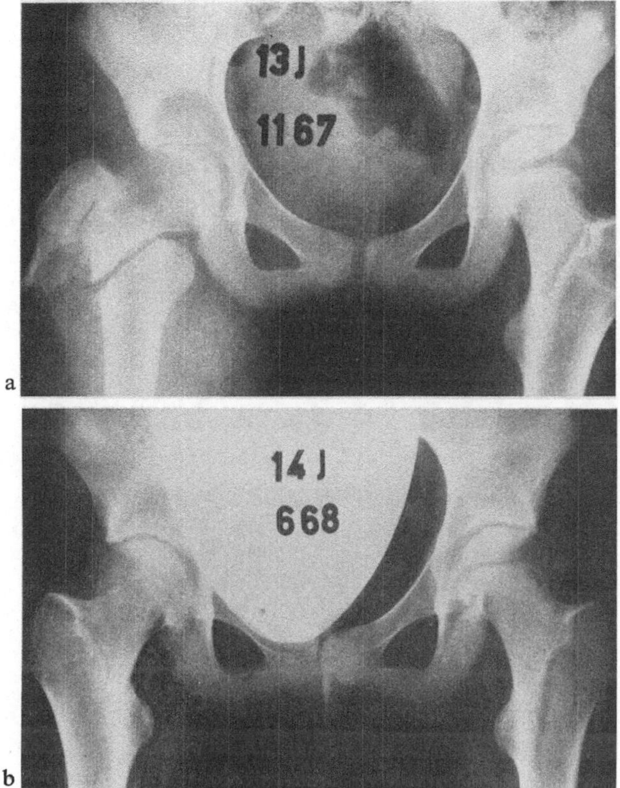

Abb. 1 a u. b. Die 13jährige Schülerin wurde auf der Straße von einem Auto erfaßt und umgeworfen. a Die eingetretene intertrochantere Fraktur wurde offen reponiert und mit Kirschner-Drähten fixiert. Zusätzlich Becken-Beingipsverband für 6 Wochen. b Abgeheilte Fraktur 7 Monate später

Varusdeformitäten dar; oft sind 3dimensionale Dislokationen nachweisbar. Korrigiert man nur in einer Ebene, so heilt die Pseudarthrose nicht. Auch aus diesem Grunde ist dem Vorschlage von Allende und Lezama nicht zuzustimmen, bei kindlichen Schenkelhalsbrüchen primär intertrochanter zu osteotomieren, um nach den Pauwelschen Grundsätzen die Frakturebene zu horizontalisieren. Wir haben neben der meist vorhandenen Varusdeformität Antekurvierungen und Rekurvierungen im Bruchbereich festgestellt sowie Dislokationen des oberen Fragmentes nach hinten-unten und nach vorn-unten. Einige Beispiele (Röntgenbilddemonstrationen) sowie Abb. 1 a u. b sollen Ihnen zeigen, daß Schenkelhalspseudarthrosen nach der 3dimensionalen Aufrichtungsosteotomie ausgezeichnet abheilen. Wir haben bisher keine Ausnahme von dieser Regel gesehen. Unsere Erfahrungen beziehen sich auf 9 Pseudarthrosen nach Schenkelhalsfrakturen im Kindesalter.

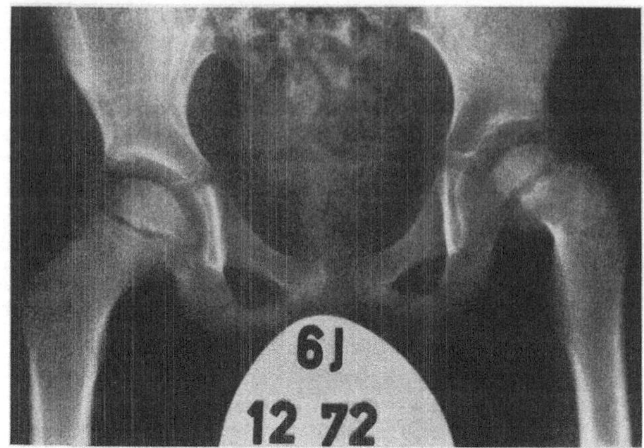

2a

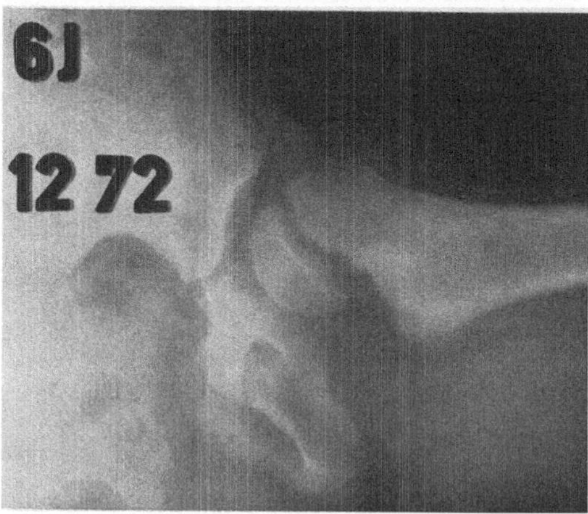

2b

Abb. 2 a—d. Der 6jährige Junge wurde von einem zurücksetzenden LKW auf dem Bürgersteig erfaßt und zu Boden geworfen. a und b Er erlitt außer einer verschmutzten Wunde an der Innenseite des linken Oberschenkels einen Abriß der Epiphyse, die nach hinten-unten dislozierte. Der Junge war gehunfähig. c und d Nach 3dimensionaler Aufrichtungsosteotomie wurde das stark bewegungsbehinderte und in fixierter Außendrehstellung stehende linke Hüftgelenk wieder frei beweglich. — In beiden Ebenen steht die Epiphyse nun wieder regelrecht

d) Die *aseptische Nekrose* (die sich auf das ganze proximale Fragment, auf die Epiphyse allein bzw. das Zwischenstück zwischen Frakturspalt und Epiphysenzone beziehen kann (Ratliff), stellt die folgenschwerste Komplikation des kindlichen Schenkelhalsbruches dar.

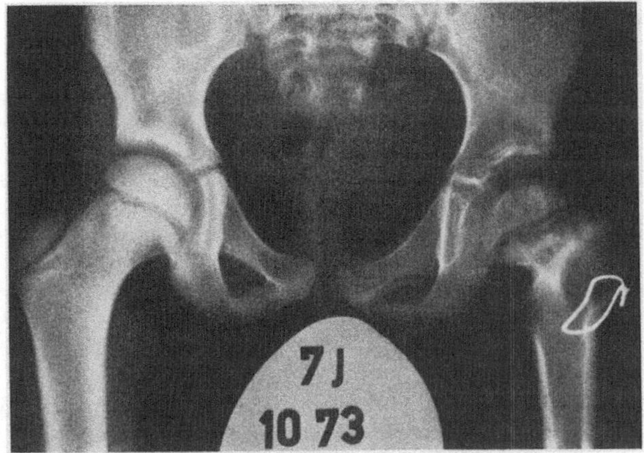

2c

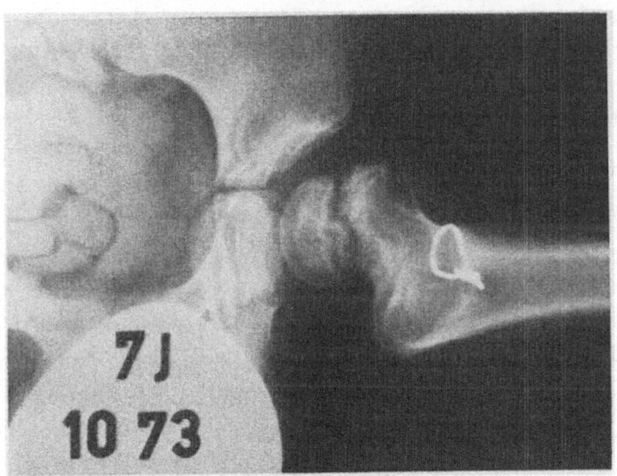

2d

Ohne Frage ist die Nekrose in einer Anzahl der Fälle unvermeidlich, weil die ernährenden Gefäße beim Trauma zerrissen wurden. Eine sicherlich größere Zahl von Nekrosen ist vermeidbar. Schonende Brucheinrichtung, innere Fixierung mit *kleindimensionierten* Nägeln, Stiften oder einer Schraube, frühe Funktion und späte Belastung ergeben eine hinreichende (wenn auch nicht sichere) Gewähr für die Verhütung der Nekrose.

Bei der Einbringung der Osteosynthesemittel kann die obere Wachstumszone des Oberschenkels (falls notwendig) ohne nachteilige Folgen für das Wachstum überschritten werden, jedoch unter der Voraussetzung, daß die *Einführung senkrecht zur Wachstumszone* erfolgt. Grobe, gedeckte Repositionsversuche, überlange oder starke Extensionen, Fixierung in Extremstellungen, wie sie z.B. der Whitman-Gips darstellt, sowie lange Immobilisationen müssen vermieden werden.

3. Traumatische Epiphysenabtrennung

Sie kommt bei Straßenunfällen im Spiel- und Schulalter vor.

Die Abb. 2 a—d zeigen die Situation am linken Hüftgelenk eines 6jährigen Jungen, der von einem zurücksetzenden LKW angefahren und zu Sturz gebracht wurde. Eine verschmutzte Wunde an der Vorderseite des linken Oberschenkels wurde sofort versorgt, die eingetretene Fraktur aber erst einige Wochen später diagnostiziert. Die Metaphyse dislozierte nach vorn-oben, so daß die Epiphyse im Verhältnis zum Schenkelhals nach hinten-unten verschoben erscheint. Diese Position entspricht der, die wir bei der Epiphysenlösung der Präpubertätszeit sehen. Wir haben die Dislokation durch eine 3dimensionale Korrekturosteotomie (nach Imhäuser) korrigiert. Die vor der Osteotomie stark behinderte Beweglichkeit in der Hüfte wurde wieder normal, und es ist zu hoffen, daß das weitere Wachstum an der proximalen Wuchszone normal verläuft.

Das größte — noch ungelöste — Problem stellt die Luxation der Epiphyse aus der Pfanne bei gleichzeitigem Abriß von der Metaphyse dar. Wir müssen in diesen Fällen davon ausgehen, daß die Epiphyse völlig aus ihrer Ernährung ausgeschaltet ist. Zwar ist ein Fall bekannt geworden (Ingram u. Bachynski), wo nach Reposition der Epiphyse und Fraktureinrichtung die Epiphyse, ohne eine Nekrose zu bekommen, anheilte und offenbar auch weiter wuchs (jedoch mit erheblicher Deformität des coxalen Femurendes). Verallgemeinern darf man dieses relativ gute Therapieergebnis jedoch nicht. Wir haben in einem solchen Falle bei einem 10jährigen Jungen die Epiphyse entfernt und die überknorpelte Metaphyse in die Pfanne eingestellt. 17 Jahre später zeigte die Röntgenaufnahme in 2 Ebenen, daß sich aus der Metaphyse ein höhenverminderter, aber die Pfanne ausfüllender, pilzförmiger Hüftkopf gebildet hatte und eine gute Beweglichkeit vorhanden war. Erst jetzt, im Alter von 27 Jahren, traten die ersten Beschwerden auf (Röntgenbilddemonstration).

Wenn ich zum Schluß noch einmal hervorhebe, daß die Frakturen des coxalen Femurendes beim Kinde eine betont sorgfältige, schonende Reposition und eine mechanisch einwandfreie, innere Fixierung benötigen, so soll das Fortbestehen von Problemen, die das Kind prognostisch erheblich berühren, deutlich ausgesprochen werden. Das geht am besten aus dem Titel eines Vortrages hervor, der für den nächstjährigen Kongreß der Amerikanischen Orthopädischen Gesellschaft angekündigt wurde; er lautet: „Der kindliche Schenkelhalsbruch; ein Desaster".

(Weitere Einzelheiten der Problematik des kindlichen Schenkelhalsbruches, Abbildungen und Literatur siehe: Imhäuser, G.: Der Schenkelhalsbruch des Kindes und seine Komplikationen. Arch. orthop. Unfallchir. **55**, 274 (1963).

Stj. Peić, Köln

Der kindliche Ellbogenbruch

Die Bedeutung des kindlichen Ellbogenbruches liegt in der engen Nachbarschaft der am Ellbogengelenk beteiligten Knochen zu den handversorgenden Blutgefäßen und Nerven, deren Verletzung durch Frakturfragmente zu erheblichen funktionellen Störungen im Handbereich führt. Daraus resultiert die Notwendigkeit, die Fraktur möglichst exakt zu reponieren. Eine unzureichende Reposition der Frakturfragmente bewirkt eine Achsenfehlstellung und einen Fehlwuchs des gebrochenen Knochens, woraus eine Gelenkfunktionseinbuße entsteht.

Durch die rapide Zunahme des Autoverkehrs haben Unfälle im Kindesalter stark zugenommen – die Zahl der kindlichen Knochenbrüche hat sich in den letzten 15 Jahren vervielfacht. Die verkehrsunfallbedingten Ellbogenfrakturen scheinen allerdings diesen Aufwärtstrend nicht erreicht zu haben; wahrscheinlich wegen des für Armbrüche ungeeigneten Unfallmechanismus.

Die Arme werden bei einem Verkehrsunfall viel seltener als die Beine einer direkten Gewalteinwirkung ausgesetzt, außerdem spielt sich ein Verkehrsunfallereignis so rasch ab, daß ein Kind beim Sturz nicht auf die Hände fallen kann, wodurch eine indirekte Kraftübertragung auf Ellbogen und Oberarm entfällt. Bei einem entsprechenden Fall auf die Hände – bzw. auf den gebeugten Unterarm – setzen sich die Schub- und Biegungskräfte auf den Ellbogen fort und verursachen eine Kontinuitätstrennung des Humerus dicht oberhalb des Gelenkes. Beim Sturz auf den überstreckten Ellbogen stemmt sich die Olecranonspitze gegen die Fossa olecrani ab. Da der Kapselapparat auf Grund seiner Elastizität den Sturz übersteht, bricht der Humerus im suprakondylären Bereich mit einer von hinten proximal nach vorn distal verlaufenden Frakturfläche (*Extensionsbruch*). Wirkt die Gewalt in umgekehrter Richtung, z.B. beim Sturz auf die Rückseite des Ellbogengelenks, so erhält der Bruchverlauf auch eine umgekehrte Richtung, von hinten distal nach oben proximal (*Flexionsbruch*); zugleich verschiebt sich das untere Bruchstück nach vorn. Beim Extensionsbruch ist das untere Fragment hingegen nach hinten proximal disloziert.

Kommt es bei einem Sturz auf den gestreckten Vorderarm zu einer seitlichen Abknickung im Ellbogenbereich – meist nach außen – so entsteht auf der konvexen (ulnaren) Seite ein Zug, und auf der konkaven Seite (radial) ein Druck, woraus die Seitenbrüche und -abbrüche unterschiedlicher Größe resultieren, die meist mit einer Luxation (Abb. 2 a) kombiniert sind. Der Radiushals bricht dann, wenn sich der gestreckte Unterarm beim Sturz in einer Pronationsstellung befindet.

Wie bereits erwähnt, sind solche Armstellungen und Kraftübertragungen bei Verkehrsunfällen selten. Verkehrsbedingte kindliche Ellbogenverletzungen erleben wir meistens, wenn die Kinder vom Fahrrad stürzen.

Allein die kurze Schilderung des Unfallmechanismus weist auf die Vielfalt der Ellbogenverletzungen hin. Es ist unmöglich, im Rahmen eines kurzen Beitrages den gesamten Komplex der Ellbogenbrüche darzustellen. Da die Behandlungsproblematik und die Behandlungsergebnisse in den letzten 15 Jahren ausführlich erörtert wurden (Blount, Baumann, Ehalt, Morger, Düben, Witt u. Mitarb., Eklöf, Rehbein, Bay u. Bulle, Driesen u. Binnendijk, Salter u. Mitarb., Bakalim u. Wippula, Smith u.a.), möchte ich nur auf einige diagnostische Fehlerquellen und Täuschungsmöglichkeiten sowie auf Behandlungsprobleme aus eigener Erfahrung hinweisen.

Die Diagnosestellung eines Ellbogenbruches wird klinisch und röntgenologisch getroffen. Dem klinischen Befund kommt ein größerer Aussagewert zu, als der ergänzenden röntgenologischen Untersuchung. Die Diagnose einer Fraktur ist hinreichend sichergestellt, wenn eine Krepitation und eine pathologische Beweglichkeit nachgewiesen werden können.

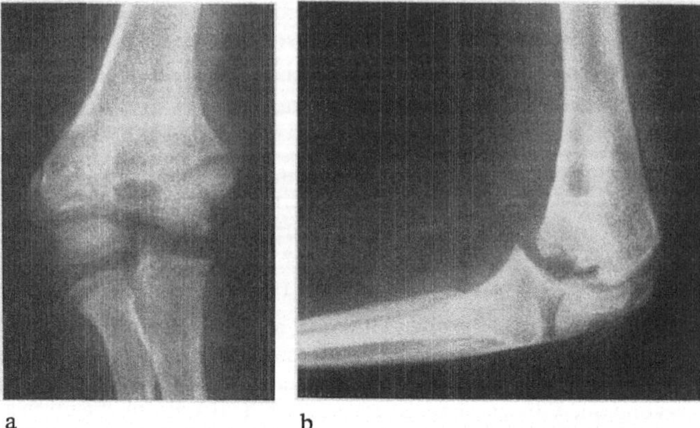

Abb. 1 a u. b 5jähriges Mädchen. Vor 2 Jahren Ellbogenbruch li. Vor 2 Monaten erneute Verletzung des Ellbogens durch Sturz. Die vorliegende Deformität des distalen Humerus-Endes wird als Folge des ersten Unfalls angesehen. Eine pathologische Beweglichkeit des abgetrennten radialen Condylus konnte in der Narkose einwandfrei nachgewiesen werden, der zweite Bruch ist zunächst unerkannt geblieben

Für ein Kind, das unter starken Schmerzen leidet, ist gerade dieser Nachweis eine zusätzliche Belastung, daher kann eine klinische Untersuchung unzureichend ausfallen. Bei Bedarf soll die Prüfung unter Narkose erfolgen. Röntgenologisch ist eine Fraktur nur dann nachweisbar, wenn sie im knöchernen Bereich stattfand. Die Brüche in den röntgenologisch nicht darstellbaren, knorpeligen Anteilen können hingegen nicht erfaßt werden.

Wegen ihres vorwiegend knorpeligen Aufbaues und ihrer späten Ossifikation bietet die distale Humerusepiphyse Anlaß zu Fehldeutungen. Ein Abbruch im knorpeligen Bereich wird entweder nicht erkannt oder ein Knochenkern mit breit angelegter Epiphysenlinie wird als abgebrochenes Stück angesehen.

Besonders schwierig ist die röntgenologische Beurteilung einer Zweitverletzung des Ellbogens. Die anatomische Deformität der Zweitfraktur kann als Folge der unzureichend reponierten Erstfraktur angesehen werden. Eine vorliegende schmerzhafte Schonhaltung wird dann als Prellung, oder Zerrung gedeutet (Abb. 1 a u. b). Aus der Erfahrung mit mehreren solcher Fälle folgern wir, daß bei der Zweitverletzung ein sofortiger Befundvergleich der früheren Röntgenaufnahme mit den neuesten erfolgen muß. Bei berechtigtem Verdacht auf eine Fraktur soll bei unzureichender Beweisführung eine Untersuchung in Narkose zum Nachweis der Crepitation und der pathologischen Beweglichkeit erfolgen. Der Informationswert dieser Untersuchung kann durch Zuhilfenahme eines Bildwandlers erhöht werden.

Röntgentäuschungen sind auch bei Kontrollen bereits ausgeheilter Frakturen möglich. Die sich in gesetzmäßiger Reihenfolge entwickelnden Knochenkerne können wegen der Variabilität der Verknöcherungsformen (insbesondere im ulnaren Humerusanteil und im Olecranon) zu dem Trugschluß verleiten, daß freie Gelenkkörper vorliegen. Nicht selten wurden uns Kinder mit solchem Befund zur operativen Behandlung überwiesen. Bei fehlenden Einklemmungen und guter Gelenkfunktion kann in solchen Fällen abgewartet werden. Durch Seitenvergleich und weitere Röntgenaufnahmen kann man klären, ob es sich um mehrkernige Ossifikation oder tatsächlich um freie Gelenkkörper handelt.

Im Hinblick auf die Behandlung soll unterschieden werden, ob es sich um Erste Hilfe oder um eine endgültige Behandlung der Fraktur handelt. Beim Anlegen einer Notschiene soll der Arm eine gute Mittelstellung und leichte Extension erhalten, damit die Durchblutung und die Nervenversorgung nicht auf längere Zeit gestört werden.

Über die *Behandlung* der einzelnen Ellbogenbrüche besteht noch keine einheitliche Auffassung. Die Diskussion darüber konzentriert sich auf die Frage, ob die Behandlung operativ oder konservativ erfolgen soll. Nach unserer Erfahrung darf ein Ellbogenbruch in keinem Falle nach starren Grundsätzen behandelt werden. Die Vielfalt der Frakturmöglichkeiten verlangt immer wieder den Einsatz der geeigneten Methode. Es ist durchaus möglich, auch schwerste Frakturformen manuell zu reponieren und in einem geeigneten Gipsverband zu fixieren. Andererseits verursacht eine anatomisch nicht absolut exakt wiederhergestellte schwere Knochenverletzung bei Kindern weit geringere posttraumatische Spätfolgen als entsprechende Verletzungen bei Erwachsenen. Kindliche Frakturen bieten deshalb einen größeren Raum für die konservative Behandlung; eine einwandfreie Reposition soll jedoch als Voraussetzung für ein gutes Spätergebnis angestrebt werden.

Vor der Behandlung muß eine genaue Orientierung über die Zirkulation und Nervenfunktion der Hand erfolgen. Streck- (Nervus radialis) und Abspreizfähigkeit (Nervus ulnaris) der Finger und das Beugenlassen des Zeigefinger-Endgelenkes bei Streckung im Mittelgelenk (Nervus medianus) orientieren uns grob über die erhaltene oder gestörte Nervenversorgung. Bei normaler Nervenfunktion und guter Durchblutung ist prinzipiell eine konservative, bei gestörter Innervation oder mangelnder Durchblutung eine operative Behandlung angezeigt.

Bei kindlichen *Radiushalsbrüchen* ist das Behandlungsverfahren einheitlich: Das abgebrochene Kopffragment darf nicht entfernt werden. Ein Behandlungsvorgehen richtet sich nach dem Grad der Achsenknickungen und Dislokationen vom Radiuskopf. Es ist zu erwägen, ob die Blutversorgung im abgebrochenen, kurzen, nekrosegefährdeten Fragment noch erhalten oder bereits ausgeschaltet ist. Kippungen von 20—30° können belassen werden. Größere Kippungen sollen konservativ (in typischer Weise durch Daumendruck), ein völlig abgetrenntes Stück hingegen sorgfältig offen reponiert werden; je schneller die Reposition erfolgt, umso besser ist das zu erwartende Ergebnis. Die Ausheilung ist anatomisch bei fünf und sechs Tage alten Brüchen noch immer möglich.

Die Behandlung der erheblich gekippten, aber stark impaktierten Radiushalsbrüche ist bisher in der Literatur wenig diskutiert worden. Diese Brüche lassen sich nicht mit Daumendruck aufrichten. Jörg Böhler schlägt vor, sie percutan mit einem Steinmann-Nagel zu reponieren. Wir bevorzugen in solchen Fällen eine schonende, offene Reposition ohne die feste Verbindung des eingestauchten

Fragmentes mit dem übrigen Radius zu lösen, die Belassung der festen Verbindung begünstigt eine schnelle Wiederherstellung der Blutversorgung. Der aufgerichtete Radiushalsbruch wird allgemein mit einem transartikulär eingeführten Kirschnerdraht fixiert. Die gelenküberbrückenden Drähte sind prinzipiell gesehen bruchgefährdet; sie dürfen daher nicht zu dünn gewählt oder nach dem Einbohren gebogen werden. Jede kalte Verformung eines metallischen Implantats begünstigt seine Korrosion, läßt die äußere Immobilisation noch eine kleine Wackelbeweglichkeit zu, kann der Bohrdraht brechen.

Bei *Kondylenbrüchen* ist die Deformierung des Ellbogens nicht groß. Die Schmerzen sind auch weit geringer als beim suprakondylären Bruch. Geringgradig dislozierte Brüche können deshalb klinisch und röntgenologisch übersehen werden, insbesondere wenn eine andere Armverletzung, z.B. eine subkapitale Fraktur, in den Vordergrund rückt. Um eine Schädigung nicht zu übersehen, soll bei Armverletzungen die gesamte Gelenkkette der oberen Extremität sorgfältig überprüft werden, denn ein übersehener, dislozierter Bruch bedingt eine pseudarthrotische Anlagerung, eine Fehlstellung des Ellbogens und eine Spätlähmung des Nervus ulnaris.

Die Behandlung der Kondylenbrüche ist deshalb schwierig, weil weder die Größe des Bruchfragmentes noch seine Lage genau beurteilt werden kann. Die unsichtbar bleibenden Knorpelanteile lassen keine wirklichkeitstreue Schätzung des abgebrochenen Fragmentes zu; schalenförmige Absprengung und Kondylenbrüche mit kleineren oder größeren Anteilen der Trochlea humeri sind als Frakturformen möglich. Das abgebrochene Stück kann ferner kaum disloziert, stark gekippt, um seine Achse gedreht oder in den Gelenkspalt verlagert sein.

Bei der Abwägung des Behandlungsverfahrens lasse man sich weder durch das röntgenologisch klein aussehende Fragmentstück, noch durch die gering erscheinende Dislokation täuschen oder zu falschen Schlüssen verleiten. Ähnlich wie bei Radiushalsbruch darf der abgebrochene Condylus lateralis nicht operativ entfernt werden, kleinere Teile des ulnaren Condylus können hingegen exstirpiert werden.

Die Entscheidung, ob ein Kondylenbruch primär konservativ oder primär operativ behandelt werden soll, ist schwer. Gering dislozierte Brüche werden sicher konservativ günstig ausheilen. Bei Dislokationsbrüchen kann eine schonende Reposition in Narkose (unter Durchleuchtungskontrolle mit Bildverstärker) versucht werden.

Die nicht reponiblen Frakturen sollte man sofort operieren, weil Frühoperationen bessere Ergebnisse bringen als Späteingriffe (Abb. 2 a u. b). Die operative Behandlung verlangt ein großes Maß an Erfahrung, um den frakturierten Knochen anatomisch korrekt wieder herzustellen. Auch bei schweren Frakturen gehen wir die Verpflichtung ein, durch die Operation eine wesentliche Verbesserung des Zustandes herbeizuführen. Die erneute Dislokation des konservativ oder operativ eingerichteten Fragmentes verhindert man durch Einbohren von Kirschnerdrähten oder Schrauben. Eine Konsolidierung kann selbst nach einer operativ erfolgten Reposition und Fixation ausbleiben (Eklöf, Driessen u. Binnendijk).

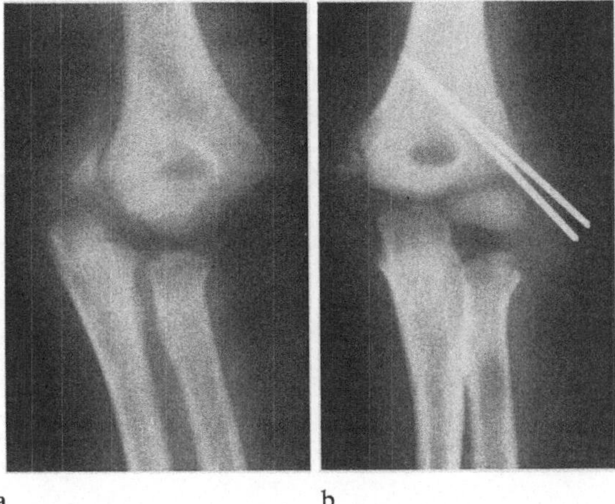

a b

Abb. 2. a Bruch des radialen Condylus und Abbruch des ulnaren Epicondylus, kombiniert mit einer Luxation des linken Ellbogens. b Offene Reposition des Condylenbruches radial und Fixation mit 2 Bohrdrähten. Nach Reposition der Luxation spontanes Aufrichten des Epicondylenabbruches ulnar

Nach Literaturangaben sind die Behandlungsergebnisse der Kondylenbrüche überwiegend gut. Die ausbleibenden Erfolge erfordern noch weitere Ausarbeitung der Behandlungsrichtlinien, vor allem soll geklärt werden, wieviel an Dislokation belassen werden darf und inwieweit der geschädigte Gelenkbandapparat für eine freie und stabile Gelenkfunktion wiederhergestellt werden soll.

Die Behandlung des *suprakondylären Bruches* ist wegen seiner bajonettförmigen Deformität und meist starken Anschwellung sowie der möglichen Mitverletzung von Nerven und Blutgefäßen voller Probleme, die nicht einheitlich gemeistert werden.

Eine Reihe von Behandlungsmethoden (konservativ, halboperativ, operativ) sind vorgeschlagen. Gerade ihre große Anzahl ist ein Beweis dafür, daß keine davon voll befriedigte. Bereits die Ansichten über die Grundstellung des Ellbogens während der Reposition — gebeugt oder gestreckt — gehen auseinander, ebenso uneinheitlich sind die Meinungen über die Fixierungsart nach der Reposition. Der noch vor 20 Jahren überall gebräuchliche Thorax-Arm-Gipsverband ist zugunsten eines Oberarmgipses verlassen worden, der letztere genügt aber nicht zur sicheren Fixierung der Bruchstelle; er verhindert die Drehbewegungen nicht, und läßt gröbere Verschiebungen bis zum Abgleiten zu.

Die Dislokationsgefahr schaltet man durch Anwendung von Bohrdrähten aus, die von einem oder von beiden Kondylen kreuzweise eingebracht werden. Die Drahtfixation ist aber nur dann gewährt, wenn die Drähte im Bruchspaltbereich weit auseinander liegen und die Corticalis des proximalen Fragmentes sicher fassen.

Die Drahtextensionsbehandlung hat sich bei suprakondylären Frakturen ebenfalls bewährt und wird vielerorts angewandt. Wir verwenden sie, wenn ein

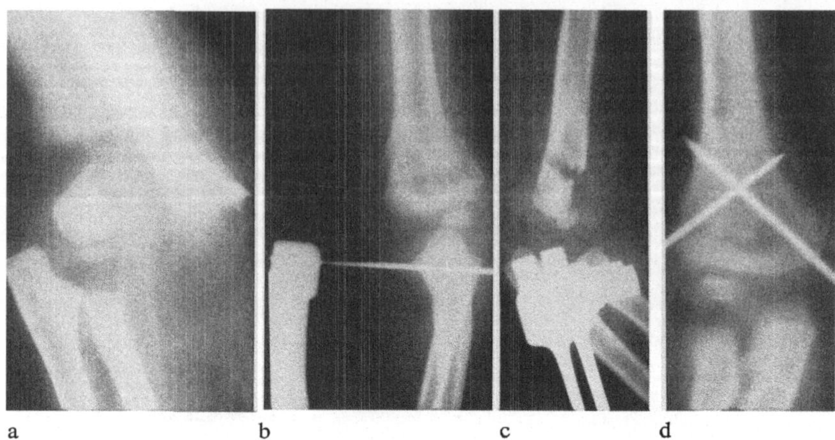

Abb. 3 a—d. Halboperative Behandlung eines supracondylären Bruches. a Starke Dislokation der Frakturfragmente und ein enormes Hämatom. b und d 2 seitliche Bilder zeigen das Endergebnis der 8 Tage andauernden Extensionsbehandlung. c Das mittlere Bild veranschaulicht den Zustand nach der Feineinstellung der Fragmente unter Einsatz des Bildwandlers. Fixation mit 2 Kirschnerdrähten

starkes Hämatom die manuelle Reposition unmöglich macht. Nach Abschwellung führen wir, wenn erforderlich, noch eine Feineinstellung der Fragmente durch und gehen auf die Gipsfixation über, die durch Bohrdrähte ergänzt wird (Abb. 3 a—d).

Vor kurzem schlugen Bay u. Bulle in Anlehnung an Blount die Fixation der suprakondylären Brüche in spitzwinkliger Beugestellung des Ellbogens vor, gehalten von einer Halsschlinge und einer Unterarmmanschette. Diese Fixation ist sicherlich für manche Frakturen geeignet. Das Verfahren erscheint aber bedenklich, weil die Voraussetzung für diese Fixation, eine exakte Reposition, nur selten erreicht werden kann. Bei stärkerer Anschwellung des Ellbogens ist durch seine betonte Beugung die Gefahr einer Gefäßkompression mit allen daraus folgenden Konsequenzen viel zu groß.

Unser Behandlungsvorgehen richtet sich nach der Symptomatologie, dem Grad der Anschwellung und dem Alter der Fraktur. Stark angeschwollene Brüche extendieren wir bis zur Abschwellung. Weniger angeschwollene Brüche hingegen richten wir sofort unter Einsatz des Bildwandlers ein. Die reponierten Fragmente werden mit zwei gekreuzten Bohrdrähten percutan fixiert und in einem gepolsterten, rechtwinkligen Oberarmgips ruhiggestellt.

Offene, veraltete oder abgerutschte Frakturen sowie die Brüche mit Nerven- und Gefäßschädigungen reponieren wir offen und fixieren sie ebenfalls mittels Kirschnerdrähten und Oberarmgipsverbänden. Die Stellung des Ellbogens passen wir der Anschwellung und dem Verhalten des Pulses an. Während des Anbeugens des Vorderarmes wird der Puls getastet; verschwindet er vor dem Erreichen der rechtwinkligen Stellung, so fixieren wir das Ellbogengelenk in einer geringen Beugung.

Zusammenfassend sei gesagt, daß suprakondyläre Brüche mit vollem Erfolg sowohl konservativ als auch operativ geheilt werden können. Die bisherigen Erfahrungen in unserem Krankengut bestätigen die in der Literatur beschriebenen Auffassungen. Wir halten daher eine Diskussion über eine nur konservative oder nur operative Behandlung dieser Brüche für überflüssig. Beide Verfahren sind gut – sie müssen sich ergänzen und nicht gegeneinander konkurrieren. Der einzige, der einen Nutzen aus der Behandlung ziehen soll, ist unser kleiner Patient.

Literatur

Bakalim, G., Wippula, E.: Supracondylar humeral fractures in children. Acta orthop. scand. **43**, 366 (1972)

Baumann, E.: Ellbogen, spezielle Frakturen und Luxationslehre. Stuttgart: G. Thieme 1965

Bay, V., Bulle, G.: Beitrag zur konservativen Behandlung der supracondylären Humerusfrakturen im Kindesalter. Z. Kinderchir. (Suppl.) **11**, 749 (1972)

Blount, W. P.: Knochenbrüche bei Kindern. Stuttgart: Thieme 1957

Böhler, J.: Frische Ellenbogengelenkverletzungen. Z. Orthop. **90**, 390 (1958)

Böhler, J.: Gedeckte Bohrdrahtosteosynthese kindlicher suprachondylärer Oberarmbrüche. Chir. Praxis **3**, 397 (1959)

Böhler, J.: Gelenknahe Frakturen des Unterarmes. Chirurg **40**, 198 (1969)

Chigot, P. L., Esteve, P.: Traumatologie Infantile, 2. ed. Paris: Expansion Scientifique Francaise 1969

Driessen, A. P. P. M., Binnendijk, B.: Frakturen des medialen Epicondylus humeri und des lateralen Condylus humeri bei Kindern. Z. Kinderchir. (Suppl.) **11**, 756 (1972)

Düben, W.: Frakturen des Ellenbogengelenkes. Z. Kinderchir. **11**, (Suppl.) 736 (1972)

Dunn, N.: Supracondylar Frakture of the elbow. Brit. med. J. **1936 II**, 663

Ecke, H.: Traumatische Veränderungen an der Wachstumsfuge, ihre Behandlung und Prognose. Z. Kinderchir. **11**, (Suppl.) 699 (1972)

Ehalt, W.: Verletzungen bei Kindern und Jugendlichen. Stuttgart: Enke 1960

Ekesparre, W. von, Übermuth, H.: Die Behandlung der supracondylären Humerusfrakturen im Kindesalter. Dtsch. med. J. **9**, 158 (1958)

El-Sharkawi, A. H., Fattah, H. A.: Treatment of displaced supracondylar fractures of the humerus in children in full extension and supination. J. Bone Jt Surg. B **47**, 273 (1965)

Hofmann, S.: Die Fraktur des Condylus radialis humeri im Kindesalter. Chir. Praxis **9**, 405 (1963)

Keyl, W.: Frakturen des Ellbogengelenkes im Kindesalter. Fortschr. Med. **91**, 136 (1973)

Lugger, L. J.: Diagnostik bei Ellbogenverletzungen des Kindes. Ärztl. Praxis (23. Juni) 1973

Madsen, E.: Supracondylar fractures of the humerus in children. J. Bone Jt Surg. B **37**, 241 (1955)

Mann, T. S.: Prognosis in supracondylar fractures. J. Bone Jt Surg. B **45**, 516 (1963)

Mittelmeier, H.: Verletzungen des Ellenbogengelenkes im Kindesalter. Orthop. Prax. **9**, 441 (1973)

Morger, R.: Verletzungen am kindlichen Ellbogen. Z. Kinderchir. **11**, (Suppl.) 717 (1972)

Morger, R.: Frakturen und Luxationen am kindlichen Ellbogen. Basel-New York: Karger 1965

Reitig, H.: Frakturen im Kindesalter. München: J. F. Bergmann 1957

Salter, R. B., Harris, W. R.: Injuries involving the epiphyseal plate. J. Bone Jt Surg. A **45**, 587 (1963)

Satter, P., Schulte, H. D., Dörr, B.: Die Ergebnisse der Behandlung supracondylärer Oberarmfrakturen bei Kindern unter besonderer Berücksichtigung der Methode nach Blount. Zbl. Chir. **96**, 125 (1971)

Smith, F. M.: Children's elbow injuries: fractures and dislocations. Clin. Orthop. **50**, 7 (1967)

Witt, A. N.: Zur operativen Behandlung der supracondylären Humerusfrakturen im Kindesalter. Chirurg **26**, 488 (1955)

Witt, A. N., Cotta, H., Mittelmeier, H.: Unfallschäden des Ellenbogengelenkes und Unterarmes. In: Handbuch der gesamten Unfallheilkunde, Bd. III. Stuttgart: Enke 1965

H. Mittelmeier, Homburg/Saar

Die ischämische Muskelkontraktur der Hand

I. Ätiologie und Pathologie

Volkmann hat 1872 erstmals eine eigentümliche Kontraktur der Hand und Finger nach kindlichen Frakturen im Ellbogenbereich als Folge einer Ischämie der Unterarmbeugemuskulatur beschrieben und auf die Schnürwirkung zirkulärer Verbände zurückgeführt. Bardenheuer wies jedoch bald nach, daß die ischämische Muskelkontraktur infolge von verletzungsbedingten Zirkulationsstörungen auch ohne Verbandsdruck entstehen kann.

Nach L. Böhler und Ottolenghi handelt es sich hauptsächlich um eine Verletzung bzw. Abklemmung der Cubitalgefäße durch die Kante des proximalen Fragmentes bei suprakondylären Überstreckungsbrüchen des Humerus infolge ungenügender Reposition. Nach Reichelt kommen als Ursache der ischämischen Muskelkontraktur der Hand nach der Literatur auch sonstige Frakturen sowie Luxationen des Ellenbogengelenkes, Frakturen des Unterarms und Monteggia-Frakturen, Armquetschungen, Schußverletzungen, protrahierte Blutleere, Hämophilie und Dauerdruck bei Bewußtlosigkeit in Frage. Wir haben sie im eigenen Krankengut auch bei Oberarmschaftfrakturen und äußerer Verletzung der Arteria cubitalis gesehen (Mittelmeier). Das vorwiegende Betroffensein der Kinder wurde von G. Hohmann und L. Böhler vor allem auf die Häufigkeit der suprakondylären Extensionsfrakturen im Kindesalter zurückgeführt. Thomas, Putti und Griffiths haben entsprechende Veränderungen auch bei älteren Menschen beobachtet.

Nach Bardenheuer spielt bei der Pathogenese der innere Hämatomdruck und die Schnürwirkung der Fascie eine bedeutende Rolle. Jahna und Poigenfürst zeigten in rheographischen Untersuchungen, daß die Zirkulationsstörung dabei insbesondere auch in der Kreislaufperipherie (Arteriolen und Capillaren) sowie am venösen Schenkel ansetzt. Nach den eigenen Beobachtungen mit erhaltenem Radialispuls müssen wir diese Auffassung bekräftigen (Mittelmeier).

Pathologisch-anatomisch entspricht die Durchblutungsstörung einem *Infarkt* der Unterarmbeuge- und evtl. Handmuskulatur mit mehr oder minder ausgedehnter Muskelnekrose und sekundärer Vernarbung. Auf diese Weise erklärt sich nicht nur der Funktionsverlust, sondern auch die zunehmende Kontraktur der betroffenen Muskeln und der von den betroffenen Muskel-Sehnenzügen überbrückten Gelenke. Die Nekrose und nachfolgende Vernarbung betrifft in leichteren Fällen hauptsächlich die mittleren Abschnitte der tiefen Beuger. In schweren Fällen dehnt sich die Nekrose nach proximal und distal aus, so daß in extremen Fällen die Muskeln in ganzer Länge betroffen sind, desgleichen werden bei zunehmender Schwere die oberflächlichen Beuger mit einbezogen.

Des öfteren werden auch *kombinierte Nervenschäden*, hauptsächlich des N. medianus und N. ulnaris, gelegentlich auch des N. radialis beobachtet. Während Henrickson, Hördegen sowie Jahna und Poigenfürst eine unmittelbare Schädigung der Nerven im Frakturbereich annehmen, wies Decker darauf hin, daß die Nervenschädigung distal im Bereich der ischämischen Muskulatur liegt. Letzteres können wir aus eigenen Beobachtungen bestätigen. Es handelt sich dabei aber offenbar nicht nur um eine ischämische Schädigung der Nerven, sondern hauptsächlich auch um eine Narbenschnürung (Mittermeier).

Ähnliche ischämische Muskelkontrakturen können auch am Unterschenkel und Fuß infolge von Zirkulationsstörungen der A. tibialis anterior bzw. A. tibialis posterior und fibularis zustande kommen. Bedeutungsvoll ist vor allem das sogenannte „Tibialis-anterior-Syndrom“ (H. Mau).

II. Erscheinungsbild

Die ischämische Kontraktur tritt hauptsächlich bei Fällen auf, bei denen die Fraktur bzw. Luxation mit einer *prallen Hämatomschwellung* im Verletzungsbereich und einer *Stauungsschwellung* der Peripherie mit Blässe und Cyanose der Haut vergesellschaftet ist. Eventuell kann auch Pulslosigkeit vorliegen.

Die primäre Symptomatik der Ischämie selbst besteht dann vor allem in einem (nach guter Reposition und Ruhigstellung der Fraktur ungewöhnlichen) *starken Ruheschmerz*, ähnlich dem „Vernichtungsschrei“ der Herzmuskulatur beim Herzinfarkt. Weitere wichtige Hinweise sind die *Funktionsschwäche* der Fingerbeugung und *Sensibilitätsstörung* der Finger. Der Bewegungsverlust und die Sensibilitätsstörungen werden leider vielfach als Nervenverletzung fehlgedeutet, während sie in Verbindung mit dem starken Schmerz vielmehr die Alarmzeichen der beginnenden Muskelnekrose sind.

Die *Spätzeichen* der Ischämie sind dann die zunehmende Beuge- und Pronationsfehlstellung der Hand und Finger und evtl. auch des Daumens, wobei die Finger hauptsächlich in starker Beugung der Mittel- und Endgelenke stehen. Bei isolierter Ischämie der Handmuskeln können ausnahmsweise auch Beugekontrakturen der Grundgelenke sowie Streckkontrakturen der Mittel- und Endgelenke auftreten (Bunnell). Infolge der fakultativen begleitenden Nerven-

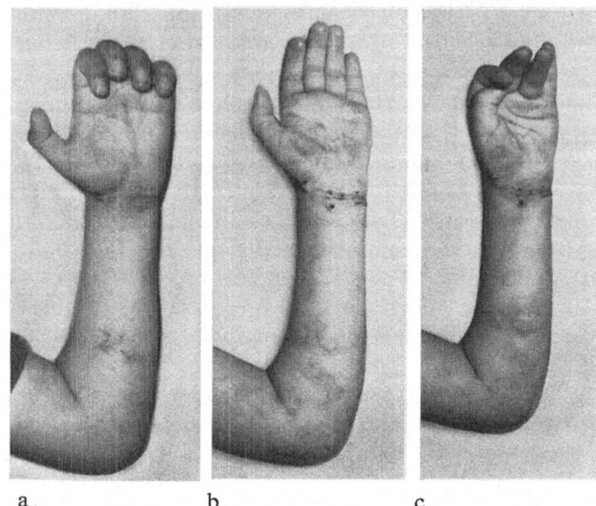

Abb. 1. a Ischämische Muskelkontraktur der Hand bei 4jährigem Jungen mit starker Flexionskontraktur der Langfinger und Repositionsstellung des Daumens bei Teilparese des N. medianis und N. ulnaris infolge Narbenschnürung. Mit den Fingern nur Wackelbewegungen möglich. Starke Sensibilitätsstörungen. b Zustand 4 Wochen nach Myo-Tendolyse der gesamten Unterarmbeuger und Medianus- sowie Ulnaris-Neurolyse in max. aktiver Streckstellung der Finger und aktiver Daumenreposition. c) Derselbe Fall zum gleichen Zeitpunkt bei max. aktiver Flexion. Gute Daumenopposition; Finger 2—4 bereits zur Hälfte bis einem Drittel beugefähig. Sensibilität deutlich gebessert

schäden können auch schlaffe Paresen der Handmuskeln sowie sensible Ausfälle und trophische Störungen, hauptsächlich an den Fingern, zustande kommen.

Bei schweren ischämischen Kontrakturen kann eine ausgesprochene *Verkrüppelung* der Hand mit weitgehender *Gebrauchsunfähigkeit* resultieren („Handruine"). Teilweise ergibt sich auch noch eine schwere Hypotrophie des Unterarms und der Hand mit mehr oder minder auffälliger *Wachstumshemmung* (Abb. 1a—c).

III. Prophylaxe und Sofortbehandlung der Ischämie

Bei der Schwere der Ischämiefolgen erscheint es wichtig, die ischämischen Muskelnekrose möglichst zu verhüten.

Hierfür wurde vor allem eine schonende und einwandfreie Reposition, die Vermeidung oder zumindest Spaltung zirkulärer Verbände empfohlen (Volkmann, L. Böhler), desgleichen Hochlagerung und aktive Fingerübungen, die vertikale Drahtsuspension (Baumann, Bürkle de la Camp) und vor allem die operative Hämatomentleerung, erforderlichenfalls Gefäß- und Nervenfreilegung sowie Fasciotomie (einschließlich

Lacertus fibrosus der Bicepssehne) und letztlich eine stabilisierende Osteosynthese, hauptsächlich mit Kirschnerdrähten (Bardenheuer, Witt u. Rettig, Daubenspek, Mittelmeier, Reichelt u.a.).

Leider wird offenbar immer noch zu häufig „abgewartet" — bis es zu spät ist! Wir vertreten hier den Standpunkt, lieber beim geringsten Verdacht auf eine beginnende Ischämie operativ vorzugehen. Nach unserer eigenen Erfahrung ist die Gefahr einer ischämischen Muskelkontraktur bei der grundsätzlichen operativen Behandlung suprakondylärer kindlicher Humerusfrakturen infolge der Hämatomentleerung und Spannungsminderung durch exakte Reposition sowie Osteosynthese wesentlich geringer als bei konservativer Behandlung. Die Verbandsspaltung, durchblutungsfördernde und abschwellende Medikamente sowie Fingerübungen zur Betätigung der Muskelpumpe sind wichtige Maßnahmen, reichen jedoch erfahrungsgemäß nicht immer aus. Im Zweifelsfall beinhaltet die Operation im Vergleich zur drohenden ischämischen Kontraktur das unvergleichlich geringere Risiko!

IV. Therapie der Kontraktur

Die Behandlung der manifesten Kontraktur hängt von der Schwere der Schädigung ab. Bei leichten Fällen kann konservative Behandlung mit aktiven Muskelübungen und passiver Dehnung, evtl. mit Quengelverbänden ausreichen. Bei schweren Fällen ist *operative* Behandlung erforderlich. Im einzelnen wurden hierfür folgende Verfahren empfohlen:

1. Weichteiloperationen

a) *Ausschneidung der nekrotischen Muskeln* (Seddon) vermag den granulomatösen Prozeß abzustoppen, bringt jedoch im übrigen als alleinige Maßnahme keine Funktionsverbesserung.

b) *Fasciektomie* (M. Lange) hat den Sinn, die Beugemuskeln aus der „Zwangsjacke" der schwielig veränderten Fascie zu befreien. Die Muskulatur wird wieder besser durchblutet und kann sich teilweise noch erholen. Sie kann sich beim Kontraktionsvorgang auch wieder besser ausdehnen und gegen das Unterhautfettgewebe besser verschieben. Vor allem wird dadurch auch die Gleitfähigkeit der Sehnen wesentlich verbessert.

c) Die *Sehnenverlängerung* kann *im distalen Unterarmbereich* en-bloque (Witt) oder auch isoliert (Düben) erfolgen. Dabei wird im allgemeinen die z-förmige Verlängerungstenotomie gewählt. Sie ermöglicht im allgemeinen eine gute Fingerstreckung, bringt jedoch bezüglich der Muskelkontraktionsfähigkeit für sich keine wesentliche Besserung. Da die Sehnennähte zur zuverlässigen Heilung einer längeren Ruhigstellung bedürfen, können auch neue Verwachsungen mit Beeinträchtigung der Verschiebbarkeit der Muskelsehnenzüge auftreten. Gleiches gilt auch für die *Sehnenverlängerung in Karpalbereich* nach Eppstein, bei der die Profundussehnen proximal des Handgelenkes und die Superficialissehnen im Bereich der distalen Hohlhandfalte durchtrennt werden. Nach Streckung der Finger werden die proximalen Superficialisstümpfe mit den distalen Profundusstümpfen im proximalen Hohlhandbereich vernäht.

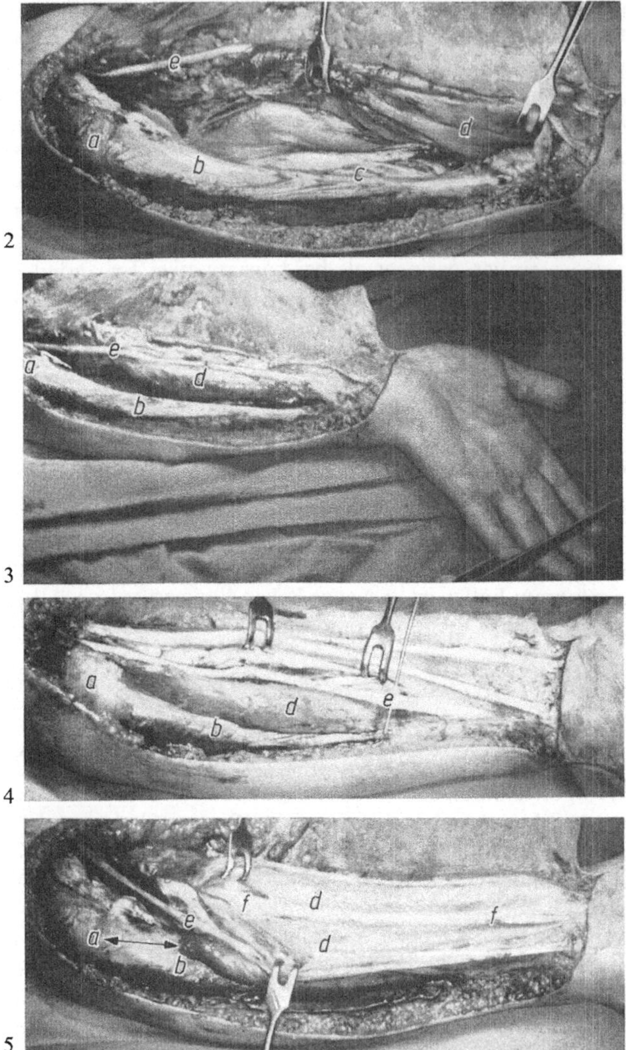

Abb. 2—5. Myotendolyse der Unterarmbeuger und Neurolyse. Gleicher Fall wie Abb. 1, Op-Situs, 3 Monate nach suprakondylärer Humerusfraktur. — *Im allgemeinen:* Beuger von Ulna und Membrana interossea abgelöst und aufgehoben (Abb. 2). Streckung der Finger, damit Distalverschiebung der Muskelgruppe (Abb. 3), Neurolyse des N. ulnaris (Abb. 4), Neurolyse des N. medianus (Abb. 5). *a* Epicondylus humeri ulnaris, *b* Ulnaschaft, *c* Membranainterossea, *d* ischämische, narbig veränderte Muskulatur, *e* N. ulnaris, *f* N. medianus. ↔ Distanz des Sehnenursprungs der Beugergruppe vom Epicondylus ulnaris nach Fingerstreckung

d) Die *Myotendolyse der gesamten Unterarmbeugemuskulatur* ist das wohl am häufigsten geübte Verfahren (Page, Scaglietti, Seyfarth) (Abb. 2–5). Obgleich es sich dabei um einen relativ großen Eingriff handelt, ergibt er bei teilweise erhaltener Unterarmmuskulatur ohne Notwendigkeit von Transplantationen der Streckmuskeln die wohl besten Ergebnisse. Der Eingriff muß mit einer Darstellung und Verlagerung der N. ulnaris auf die Beugeseite im Ellenbogenbereich begonnen werden. Dann müssen die Beuger vom Epicondylus ulnaris, der gesamten Elle, der Membrana interossea und – soweit sie dort entspringen – auch vom Radius abgelöst werden. Danach läßt sich die Kontraktur durch Supination sowie Streckung der Hand- und Fingergelenke beseitigen. Dabei rutscht die ganze Muskelgruppe mit ihrem Ursprung distalwärts, wo sie randständig mit einigen Nähten reinseriert wird. Vorteilhafterweise kann schon nach wenigen Tagen mit der funktionellen Übungsbehandlung begonnen werden. Die Verwachsungsgefahr im distalen Sehnenbereich ist hierbei nach unseren Erfahrungen wesentlich geringer.

Bei Fingerkontrakturen infolge ischämischer Nekrosen der *kleinen Handmuskeln* kann die Desinsertion der Interossei nach Bunnell zu einer Wiederherstellung der Beugefähigkeit der Mittel- und Endgelenke führen. Unterstützend kann auch eine Excision der Seitenzügel der Streckaponeurosen vorgenommen werden.

e) Die *Muskel-Sehnentransplantationen* sind für diejenigen Fälle vorzusehen, bei denen die Unterarmbeugemuskulatur so schwer geschädigt ist, daß mit anderen Maßnahmen keine Wiederherstellung der Funktion erwartet werden kann. Lexer hat vor allem die Verpflanzung des M. extensor carpi radialis auf die tiefen Fingerbeuger empfohlen, Hellum gleichzeitig die Verpflanzung des Extensor carpi ulnaris. Bunnell empfahl die Verwendung des M. brachioradialis als Kraftspender für die tiefen Beugesehen. Nach Goldener kann mit dem M. extensor carpi ulnaris unter Zuhilfenahme eines freien Sehnentransplantates auch eine Opponens-Ersatzplastik durchgeführt werden.

f) *Neurolyse* des N. ulnaris und N. medianus wurde von Hellum und M. Lange empfohlen. Sie ist in all den Fällen erfolgversprechend, bei denen die Nervenausfälle möglichst noch binnen Jahresfrist angegangen werden. Die Nerven müssen dabei von proximal aus dem gesunden Bereich heraus distalwärts verfolgt und aus der narbigen Muskulatur herausverlagert werden. Desgleichen ist im Strukturbereich eine Spaltung der meistens schwielig veränderten Nervenscheide vorzunehmen.

2. *Skeletäre Operationen*

Das Mißverhältnis zwischen Skelet und verkürzter Muskulatur wurde teilweise auch durch Verkürzung im skeletären Bereich angegangen.

a) Die *Resektion einer oder beider Handwurzelreihen* (Klapp, M. Lange, White und Stubbins) ist bei Kindern nicht sinnvoll und erscheint uns nur bei Wachstumsabschluß in Verbindung mit einer Arthrodese angebracht. Damit kann eine wesentlich günstigere Stellung der Hand und auch eine günstigere Ausgangsstellung der Finger erreicht werden. Im übrigen ist jedoch ein bessernder Effekt auf die Muskulatur nicht gegeben.

b) Die *Verkürzungsosteotomie der Unterarmknochen* (Garr , Henle) erscheint uns trotz guter Erfolgsberichte von Fontaine, Müller und Montarsi wenig günstig. Nach Witt besteht bei Osteotomie im Bereich der Muskelnekrose erhöhte Pseudarthrosengefahr.

Im übrigen haben die skeletären Verkürzungsoperationen den Nachteil, daß sie für sich die gesperrten Funktionsmöglichkeiten erhaltener proximaler und oberflächlicher Muskelanteile nicht freizusetzen vemögen, desgleichen, daß sie zu einer relativen Insuffizienz der Strecker führen.

c) Die *Handgelenksarthrodese* erscheint uns bei der ischämischen Muskelkontraktur im allgemeinen nicht angezeigt, da die Streckmuskulatur gewöhnlich intakt und nach Beseitigung der Beugekontraktur durchaus in der Lage ist, die Hand in mittlerer Gebrauchsstellung zu halten. Sie ist insbesondere im Kindesalter zu vermeiden.

Die *Daumenarthrodese* wird von Bunnell und Witt zur Erzielung einer guten Oppositionsstellung und Daumenstabilisierung empfohlen. Wenn möglich geben wir auch hier den Weichteiloperationen, evtl. Beuger- und Opponensersatzplastik, den Vorzug und verwenden sie nur bei Unmöglichkeit derselben im Erwachsenenalter.

Selbstverständlich ist bei den primären prophylaktischen und therapeutischen Eingriffen sowie den Wiederherstellungsoperationen vor allem auf eine gute *Nachbehandlung* zu achten. Die aktive Krankengymnastik und Beschäftigungstherapie stehen hier im Vordergrund. Teilweise sind noch längere Zeit Nachtschienen zur Erhaltung einer guten Gebrauchsstellung zu empfehlen, die provisorisch aus Gips oder aber durch den Orthopädiemechaniker aus den heute gebräuchlichen Werkstoffen der technischen Orthopädie gefertigt werden.

Zusammenfassend bleibt festzustellen, daß der größte Wert auf die *Vermeidung* der ischämischen Muskelnekrose zu legen ist, daß andererseits aber auch bei eingetretener Muskelkontraktur der sinnvolle Einsatz der dargelegten Wiederherstellungsoperationen im allgemeinen eine wesentliche Verbesserung der Deformation und Funktionsstörung der Hand ermöglicht.

Literatur

Böhler, L.: Technik der Knochenbruchbehandlung, 8. Aufl., Bd. I, S. 470. Wien: W. Maudrich 1942

Böhler, L.: Entstehung und Verhütung der ischämischen Muskel-Kontraktur. Z. Orthop. (Verh.-Bd.) **1970**, 277

Buck-Gramcko, D.: Die ischämische Kontraktur der Hand. Chir. Praxis **13**, 75 (1969)

Bunnell, St., Böhler, J.: Die Chirurgie der Hand. Wien-Bonn-Bern: W. Maudrich 1959

Bunnell, St., Curtis, R. M., Docherty, E. W.: Ischemic contracture local in the hand. Plast. reconstr. Surg. **3**, 424 (1948)

Daubenspeck, K.: Die ischämische Kontraktur. Z. Orthop. (Verh.-Bd.) **1970**, 273

Düben, W.: Ätiologie und Therapie ischämischer Kontrakturen des Vorderarms und der Hand. Handchir. **27**, 63 (1969)

Goldner, J. L.: Volkmann's ischemic contracture. In surgery. Baltimore: Williams & Wilkins 1966

Horwitz, T.: Significance of venous circulation about elbow in patho-mechanics of Volkmann's contracture. Surg. Gynec. Obstet. **74**, 871 (1942)

Iselin, M.: Chirurgie der Hand. Atlas der OP-Technik. Stuttgart: G. Thieme 1959

Lange, M.: Orthopädisch-chirurgische Operationslehre, 2. Aufl. München: J. F. Lehmann 1962

Lipscomb, P. R.: The etiology and prevention of Volkmann's ischemic contracture. Surg. Gynec. Obstet. **103**, 353 (1956)

Littler, J. W.: Tendon transfer and arthrodesis in combined median and ulnar nerve paralysis. J. Bone Jt Surg. **31** A, 225 (1949)

Mau, H.: Das „Tibialis-anterior-Syndrom".

Mittelmeier, H.: Die Verletzungen des Ellenbogengelenkes. Orthop. Prax. **3**, H. 4 (1967)

Mittelmeier, H.: Die Folgezustände nach kindlichen Ellenbogenverletzungen. Z. Orthop. (Verh.-Bd.) **1970**, 262

Mittelmeier, H.: Verletzungen des Ellenbogengelenkes im Kindesalter. Orthop. Prax. **9**, 441 (1973)

Reichelt, A.: Die Volkmannsche Kontraktur. Orthop. Prax. **9**, 326 (1973)

Rettig, H.: Frakturen im Kindesalter. München: J. F. Bergmann 1957

Scaglietti, O.: Chirurgische Behandlung der Volkmannschen Paralyse. Verh. dtsch. orth. Ges. **45**, 219 (1957)

Schink, W.: Volkmannsche ischämische Muskelkontraktur. In: Allgemeine und spezielle chirugische Operations-Lehre, Bd. X/3.Berlin-Heidelberg-New York: Springer 1972

Schink, W.: Die Fractura supracondylica humeri und die ischämische Kontraktur im Kindesalter. Chirurg **39**, 417 (1968)

Seddon, H. J.: Volkmann's Contracture treatment by excision of the infarct. J. Bone Jt Surg. B **34**, 192 (1956)

Seyfarth, H.: Die Desinsertionsoperationen bei der Volkmannschen Kontraktur Chir. Praxis **4**, 171 (1960)

Steindler, A.: Ischemic contracture. Surg. Gynec. Obstet. **2 L 62**, 358 (1936)

Witt, A. N.: Sehnenverletzungen und Sehnen-Muskel-Transplantationen. München: J. F. Bergmgnn 1953

Witt, A. N., Rettig, H.: Ischämische Kontraktur. Z. Orthop. **3**, 583 (1959)

Witt, A. N., Cotta, H., Mittelmeier, H.: Unfallschäden des Ellenbogengelenkes und Unterarms. In: Handbuch der gesamten Unfallheilkunde, 3. Aufl. Stuttgart: F. Enke 1965

E. Voigt und P. Löwenhielm, Lund/Schweden

„Gliding contusions" des Großhirns

Die primären Läsionen des Gehirns als Folge einer stumpfen Gewalteinwirkung gegen den Kopf sind hauptsächlich Rindenprellungsherde, perivasculäre kleine

Blutungen in der Grenzschicht zwischen grauer und weißer Substanz, gelegentlich zentrale Massenblutungen sowie mikroskopisch nachweisbare Veränderungen der weißen Hirnsubstanz.

Freytag u. Lindenberg haben 1960 erstmalig einen besonderen Typ von Hirnläsionen beschrieben, die sie als *gliding contusions* bezeichneten. Diese bestehen aus venösen Blutungen in der weißen Substanz an der Mantelkante der Großhirnhemisphären und sind im allgemeinen von Blutungen und vasculären Nekrosen der paramedialen Hirnrinde begleitet. Im Unterschied zu den Rindenprellungsherden sollen als Folge der gliding contusions keine keilförmigen Rindennekrosen auftreten. Als Ursache der gliding contusions nahmen bereits Freytag u. Lindenberg Zerrungen in den Gewebestrukturen an, die die Dura mit der Hirnoberfläche verbinden (Pacchionische Granulationen und Brückenvenen). Diese Zerrungen treten bei einer Verschiebung der Hirnoberfläche gegenüber der Dura auf und sollen besonders beim Sturz auf den Hinterkopf zu beobachten sein.

Das gleiche Trauma kann aber auch zu einem Abriß der parasagittalen Brückenvenen führen. Dabei ist von Voigt u. Saldeen, Voigt u.a. hervorgehoben worden, daß es sich um die Folge einer Winkelacceleration des Kopfes um eine transversal verlaufende Achse handelt. Obgleich Brückenvenenabrisse und gliding contusions sehr häufig im gerichtsmedizinischen Sektionsgut zu beobachten sind, haben sie in der Literatur nur wenig Beachtung gefunden. Bislang ist nicht klargelegt worden, welcher Art die Gewalteinwirkungen gegen den Kopf sind, die zu Brückenvenenabrissen und gliding contusions führen können und welches Schicksal letztere bei längerer Überlebenszeit haben.

Um hier etwas größere Klarheit zu gewinnen, wurden in den einschlägigen Fällen des laufenden Sektionsmaterials des Institutes für gerichtliche Medizin Lund jeweils die Unfallhergänge zu rekonstruieren versucht und die Gehirne besonders genau untersucht, wenn der Verunglückte längere Zeit überlebt hatte.

Sektionsgut

In den Jahren 1970—1971 kamen 641 Fälle zur Sektion, bei denen der Tod als Folge stumpfer Gewalteinwirkung sofort oder nach gewisser Überlebenszeit eingetreten war. Die Untersuchung der parasagittalen Brückenvenen geschah stets nach Entnahme des Gehirns ad modum Flechsig, d.h. der obere Teil des Großhirns wurde mit der Kalotte abgekappt und mit Hilfe eines Spatels zusammen mit der umgebenden Dura entnommen. Die Gehirne wurden zumeist vor der Zerlegung in Formalin fixiert.

Nach Ausschluß der Fälle mit groben Schädelzertrümmerungen konnten in diesem Untersuchungsgut bei 150 Fällen Brückenvenenabrisse und/oder gliding contusions nachgewiesen werden. Nach Analyse des Unfallherganges ergab sich unter Berücksichtigung der äußeren Verletzungen bezüglich der Richtung der auf den Kopf einwirkenden Gewalten folgendes Bild:

In 86 Fällen waren die Verletzungen die Folge eines Traumas *von vorn*, wobei in 50 Fällen Schädelfrakturen vorhanden waren (20 komplette oder inkomplette

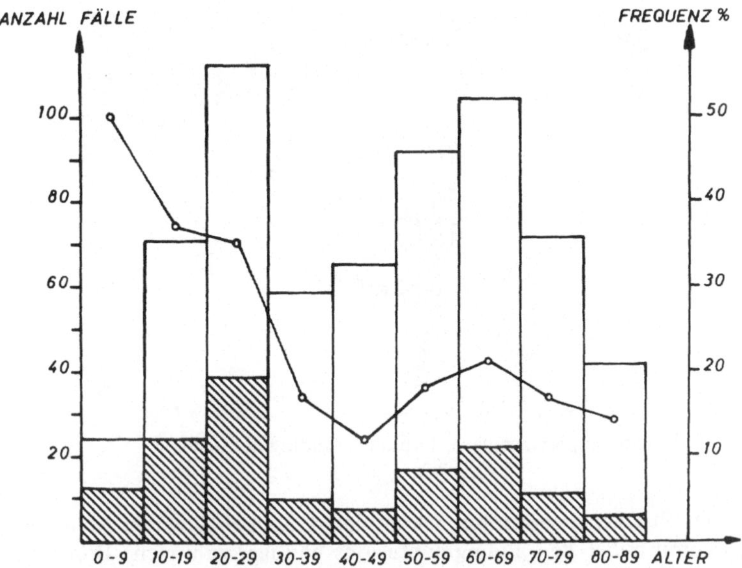

Abb. 1. Alter der als Folge von stumpfen Gewalteinwirkungen Umgekommenen. Schraffiert: Fälle mit gliding contusions oder Brückenvenenabrisse. o— o prozentuelle Verteilung dieser Fälle

Ringfrakturen der Schädelbasis als Folge einer Retroflexion des Kopfes und in den übrigen Fällen Frakturen des Gesichtsschädels). In 14 dieser 50 Fälle waren außerdem Verletzungen der Halswirbelsäule (Abrisse des vorderen Längsbandes, Zerfetzungen der Zwischenwirbelscheiben) vorhanden. Bei den Fällen ohne Schädelbrüche waren Verletzungen der Halswirbelsäule in 19 Fällen nachzuweisen.

In 24 Fällen waren Brückenvenenabrisse bzw. gliding contusions die Folge einer Gewalteinwirkung *von hinten* gegen den Hinterkopf, wobei in 18 im wesentlichen lineäre Frakturen der Squama ossis occipitale nachzuweisen waren, die bei 8 bis in die vordere Schädelgrube fortsetzten, und bei 8 Verletzungen der Halswirbelsäule.

Brückenvenenabrisse und gliding contusions waren in 40 Fällen durch ein Trauma von der Seite oder schräg von vorn oder hinten seitlich hervorgerufen worden. Dabei waren Schädelfrakturen in 29 Fällen vorhanden (19 inkomplette oder komplette Ringfrakturen der Schädelbasis als Folge eines Torsionseffektes (Voigt und Sköld) und 10 Impressionsfrakturen der Seitenpartie des Schädels. In 11 Fällen eines Traumas schräg von der Seite lagen bei 9 Verletzungen der Halswirbelsäule vor.

Das Alter der Verletzten ergibt sich aus Abb. 1.

In dem vorliegenden Material waren gliding contusions bei mehr als 40 Jahre alten Personen doppelt so häufig ohne Brückenvenenabrisse oder mit nur

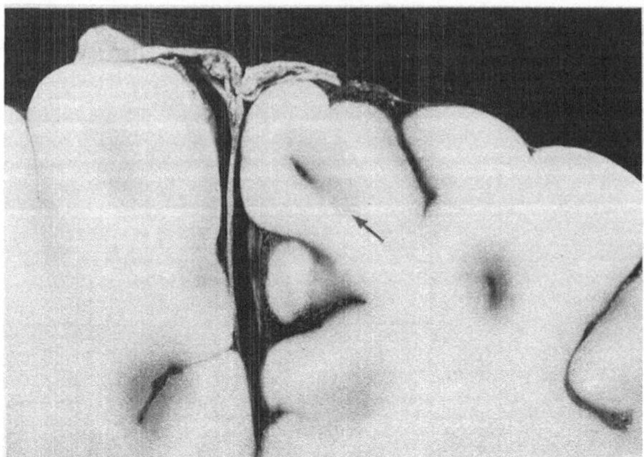

Abb. 2. Subcorticale perivasculäre Blutung= Gliding contusions

einzelnen Brückenvenenrupturen kombiniert als bei jüngeren Menschen, bei denen somit außer den gliding contusions häufiger zahlreiche Brückenvenenabrisse nachgewiesen werden konnten. In der Altersgruppe bis zu 11 Jahren kamen am häufigsten Brückenvenenabrisse vor (50%) und bei 12 dieser 13 Fälle lagen Abrisse zahlreicher oder sämtlicher Brückenvenen vor.

Auffallend ist weiterhin, daß bei nur 40% der Kinder unter 11 Jahren Schädelfrakturen vorlagen, während in dem übrigen Material bei 77% der Fälle Schädelfrakturen nachgewiesen wurden. Bei älteren Personen treten mitunter auch Zerfetzungen der parasagittal gelegenen Pia mater auf.

Das pathologisch-anatomische Bild

Abrisse von parasagittalen Brückenvenen sind in der Regel von gliding contusions begleitet. Im akuten Stadium wird die gliding contusion von parasagittalen, subarachnoidalen Blutungen und von perivasculären Blutungen in der subcorticalen weißen Substanz sowie kleinen corticalen Blutungen in der Tiefe der Windungstäler charakterisiert (Abb. 2). Letztere können mitunter fehlen. Die typischen subcorticalen Blutungen können tief in die weiße Hirnsubstanz hinein fortsetzen und mit spontanen Massenblutungen verwechselt werden (Abb. 3). An den Axonen in der Nähe der Blutungen sind im akuten Stadium nach Anwendung von Versilberungsmethoden keine speziellen Veränderungen nachzuweisen.

Überlebt der Verletzte einige Zeit, zeigt sich folgendes:

In der Umgebung der Blutungen kommt es rasch zu einem Ödem mit Schädigung der Markscheiden und danach zu einer Nekrose. Diese Nekrose kann einen bedeutenden Umfang annehmen und mehrere Zentimeter tief in die Hirnsubstanz hinein verlaufen. Dabei wird — wenn auch nicht stets — die Hirnrinde engagiert, doch kann mitunter ein schmaler peripherer Saum Hirngewebe an den Windungskuppen bestehen bleiben.

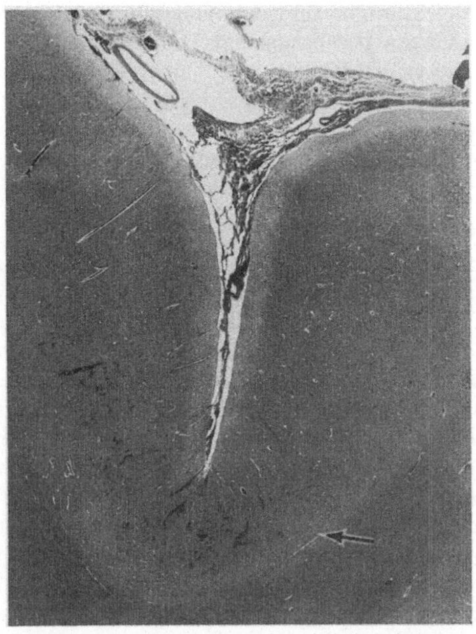

Abb. 3. Primäre corticale in den Windungstälern gelegene Blutungen bei „Gliding contusions"

Mikroskopisch unterscheidet sich das Bild nicht von einer zirkulatorisch bedingten Malacie. Allerdings sieht man nach mindestens einer Woche Überlebenszeit reichlich Eisenablagerungen in den Wandungen der – von Pacchionischen Granulationen umgebenen – Gefäße und in deren Umgebung in Makrophagen aber auch frei im Bindegewebe liegend.

In Fällen bei denen außer den gliding contusions Hirnstammverletzungen und eine massive Hirnnekrose eingetreten war (Respirator-Behandlung), ließ sich in dem nekrotischen Gewebe in der Umgebung der Blutungen (aber auch im Hirnstamm) eigentümliche, an Digestionskammern des peripheren Nerven erinnernde, bizarre Auftreibungen der Axone mit Hilfe einer Versilberungsmethode nachweisen. Die Nekrosen werden in üblicher Weise organisiert und der Restzustand ist eine hauptsächlich aus lockerem Bindegewebe bestehende Narbe.

Fast regelmäßig findet man bei genauer Untersuchung des Gehirns bei Fällen in denen ein Restzustand nach einer Subduralblutung (sogenannte chronische Subduralblutung) nachzuweisen ist (besonders bei Alkoholikern) auch Reste von kleineren gliding contusions, d.h. von einer Glianarbe umgebene subcorticale Gefäße, wobei häufig perivasculär noch eisenpigmenthaltige Phagocyten nachzuweisen sind.

Die gliding contusions kommen vorzugsweise im hinteren Teil des Gyrus frontalis superior, selten im Bereich der Zentralwindungen vor. Aus der Lokalisation ergibt sich das klinische Bild: Kleine gliding contusions brauchen keine klinischen Erscheinungen hervorzurufen. Umfangreiche Läsionen dieser Art sind meist mit primären Hirnstammverletzungen kombiniert. Es ist aber auch möglich, daß das lokale Hirnödem im Bereich der parasagittalen Verletzungen zu einem generellen Hirnödem und auf diese Weise zu einer sekundären Hirnstammverletzung und Tentoriumeinklemmung führen kann.

Diskussion

Gliding contusions können isoliert, d.h. ohne Brückenvenenabrisse auftreten, sind aber auch fast regelmäßig nachzuweisen, wenn Brückenvenenabrisse vorliegen. Brückenvenenabrisse und gleichzeitige gliding contusions sind in erster Linie bei jüngeren Menschen zu beobachten, während bei älteren Personen häufiger nur gliding contusions nachzuweisen sind. Dies dürfte auf die mit dem Alter zunehmende Bindegewebsproliferation im Bereich der Pacchionischen Granulationen zurückzuführen sein (=größere Festigkeit). Verletzungen dieser Art treten in erster Linie als Folge einer Winkelacceleration des Kopfes um eine transversale Achse auf, d.h. Gewalteinwirkung von vorn oder von hinten. Derartige Verletzungen kommen aber auch nach einem Trauma von der Seite gegen den Kopf vor und sind dann in erster Linie die Folge einer Impression des Os parietale und der dadurch bedingten Deformierung und Dislokation der Oberfläche des Gehirns. Schließlich können auch im Zusammenhang mit einer durch Torsion hervorgerufene Ringfraktur der Schädelbasis (Trauma von vorn seitlich gegen die Schläfe), Brückenvenenabrisse und gliding contusions erzeugt werden.

Da die gliding contusions sich vorzugsweise in einem klinisch weniger bedeutungsvollen Teil des Gehirns (Gyrus frontalis sup.) befinden, haben sie vermutlich bislang kein größeres Interesse gefunden. Aus dem eigenen Material ergibt sich jedoch, daß diese Verletzungen aus sehr umfangreichen Blutungen bestehen oder zu sekundären großen Nekrosen führen können. Diese Verletzungen können von primären oder möglicherweise auch sekundären Hirnstammverletzungen begleitet werden.

Die besondere Gefahr der Winkelacceleration des Kopfes um eine transversale Achse besteht somit einmal in der Möglichkeit des Auftretens von subduralen Blutungen aus einzelnen abgerissenen Brückenvenen, zum andern in primären Hirnstammverletzungen und Abrissen zahlreicher oder sämtlicher Brückenvenen (Voigt u. Saldeen) und schließlich im Auftreten von gliding contusions mit großen subcorticalen Blutungen oder großem subcorticalen und corticalen Nekrosen.

Bei Kindern sind bedeutend häufiger Abrisse zahlreicher oder sämtlicher parasagittaler Brückenvenen zu beobachten als bei Erwachsenen. Dies mag darauf beruhen, daß die Brückenvenen bei Kindern von einer geringeren Menge Bindegewebe umgeben sind als bei Erwachsenen.

Verletzungen dieser Art sind besonders häufig bei Insassen frontal kollidierender Kraftfahrzeuge nachzuweisen, die mit dem Kopf gegen die Lenkung, die Windschutzscheibe und die nach oben ausgebeulte Motorenhaube, aber auch gegen die Seitenpfosten der Windschutzscheibe schlugen. Diese Verletzungen sind bei derartigen Unfällen vermeidbar. Nach eigenen Beobachtungen treten sie nicht bei Insassen auf, die — durch Gurte geschützt — nicht mit dem Kopf gegen Karosserieteile schlagen.

Brückenvenenabrisse sind an nicht einbalsamierten Leichen bei Simulationen von frontalen Zusammenstößen an Katapultschlitten erzeugt worden (Voigt, Lange, Dotzauer). Eine Auswertung der dabei aufgenommenen Highspeedfilme durch Löwenhielm hat ergeben, daß man bei einer frontalen Kollision mit etwa 50 km/h mit Brückenvenenabrissen rechnen muß, da der Kopf beim Aufschlag auf das Armaturenbrett eine Winkelacceleration erhalten kann, die die bei 4000—5000 rad/sec^2 liegende Toleranzgrenze überschreitet.

Literatur

Lindenberg, R., Freytag, E.: The mechanism of cerebral contusions. Arch. Path. **69**, 440 (1960)

Lindenberg, R.: Trauma. In: Pathology of the nervous system, vol. 2. New York: McGraw-Hill 1971

Löwenhielm, P.: Unveröffentlichte Untersuchung

Voigt, G. E., Saldeen, T.: Über den Abriß zahlreicher oder sämtlicher Vv. cerebri sup. mit geringem Subduralhämatom und Hirnstammläsion. Dtsch. Z. ges. gerichtl. Med. **64**, 9 (1968)

Ulrike Puyn, Köln

Verhalten von Kindern nach Unfall

Der Unfall ist zur häufigsten Todesursache im Kindesalter geworden. Beginnen wir mit den erschütternden Zahlen des statistischen Bundesamtes in Wiesbaden: 1972 verunglückten auf den Straßen der Bundesrepublik Deutschland 73493 Kinder unter 15 Jahren, davon 2114 tödlich und 27455 schwer. So wird verständlich, daß sich auch die Kinderärzte in zunehmendem Maße vor eine neue Aufgabe gestellt sehen, die Betreuung des im Verkehr unfallverletzten Kindes.

Die entscheidende Erstversorgung am Unfallort und in der Klinik, die neurochirurgische, chirurgische und internistische Behandlung des akuten und posttraumatischen Krankheitsbildes nimmt in der modernen Medizin und Forschung einen breiten Raum ein. Nicht weniger intensiv arbeiten Forschungsgruppen an neuen Wegen der Unfallverhütung und Verkehrserziehung im Kindesalter.

Die Auswirkung eines Verkehrsunfalls auf die Psyche des Kindes und die sich daraus ergebenden Möglichkeiten und Notwendigkeiten einer entsprechenden Therapie zur Vermeidung späterer psychogener Störungen und Neurosen nach dem Traumaerlebnis wird unseres Wissens zu wenig beachtet. Die psychischen Schäden sind ja auch nach außen nicht so sichtbar und eindrucksvoll wie eine körperliche Behinderung. Zudem sind sie meist erst Monate oder sogar Jahre nach dem Unfall in vollem Maße nachweisbar.

Aus dieser Überlegung heraus begannen wir im Februar 1972 mit der psychodiagnostischen Untersuchung von Kindern, die während der letzten 5 Jahre einen Verkehrsunfall erlitten hatten.

Das sind insgesamt 112 Kinder vom 6.—14. Lebensjahr, die ein Schädel-Hirn-Trauma unterschiedlichen Schweregrades erlitten und zum Zeitpunkt der Untersuchung keine klinisch sichtbaren posttraumatischen organischen Schädigungen aufwiesen. Bewußt ausgeschlossen aus diesem auslesefreien Kollektiv wurden lediglich Kinder, die nach Angaben ihrer Eltern vor dem Unfall in ihrer geistigen Entwicklung einer Imbezillität oder einer schweren geistigen Behinderung entsprachen.

Eine weitere Gruppe von 21 Kindern im Alter von 6—14 Jahren wurde in gleicher Weise untersucht. Diese Kinder erlebten den Verkehrsunfall eines Elternteils, eines Geschwisters oder Freundes mit, ohne selbst verletzt zu werden.

Bei jedem Kind wurden Intelligenzteste und mehrere projektive Testverfahren angewandt (HAWIK, Scenotest, CAT oder TAT, Familien-Zeichen-Test nach Gräser und Kos, Mensch-Zeichen-Test nach Goodenough und Machover. Gelegentlich kam auch der Düss-Fabeltest, der Baumtest und der Rohrschach-Test zur Anwendung).

Das *Ergebnis:* 70 Kinder der ersten Gruppe, also der Unfallverletzten und 13 Kinder der zweiten Gruppe, nämlich der Unfallbeobachter, wiesen keinerlei psychische Spätschäden auf; das bedeutet etwa $^2/_3$ der Kinder in beiden Gruppen. Dagegen mußten wir bei 42 Unfallverletzten und bei 8 der nur indirekt am Unfall beteiligten Kinder psychisch reaktive Störungen feststellen; das sind mehr als $^1/_3$ der Kinder in jeder Gruppe. Bei 12 der 42 unfallverletzten Kinder bestand zudem ein exogenes hirnorganisches Psychosyndrom im Sinne der Hirnleistungsschwäche und der psychischen Verhaltensstörung.

Aus der Gegebenheit, daß der Unfall das Kind gerade in der Zeit seiner psychischen Entwicklung und Reifung trifft, erklärt sich eine große Unterschiedlichkeit und Vielfalt der einzelnen Symptome.

Ähnlich wie Laux, Bläsig, Schomburg u.a. fand sich bei unseren Unfallkindern jedoch ein besonders häufiges Symptom, die *Angst*, nicht im Sinne eines akuten Angstzustandes, sondern im Sinne einer bleibenden ängstlichen Lebensgrundhaltung. Das erlittene Trauma, auch dann, wenn es als lebensbedrohlich erlebt wurde, kann unseres Erachtens nicht die alleinige Ursache der Angst sein, da wir völlig unerwartet dieses Symptom auch bei allen psychisch geschädigten Kindern der nicht am Unfall Beteiligten fanden, mit nur einer Ausnahme.

Laux u.a. beschrieben als angsterzeugende Faktoren neben dem Unfallgeschehen und dem Klinikaufenthalt ganz bestimmte ungünstige Umweltbedingungen: An erster Stelle die „overprotection" der Eltern und die Überforderung des unfallgeschädigten Kindes in der Schule. Diese Ergebnisse können wir nur bestätigen.

Jeder von Ihnen wird aus eigener Erfahrung Kinder kennen, die durch übersorgte Eltern vom Sport und Spiel auf der Straße, von jeder Balgerei als Ausdruck altersmäßiger Durchsetzungsfähigkeit mit Gleichartigen ferngehalten und, dadurch verunsichert, zu Außenseitern werden oder zu Kindern, die sich regressiv verhalten. Auch jene Kinder, die durch minimale Hirnschädigungen

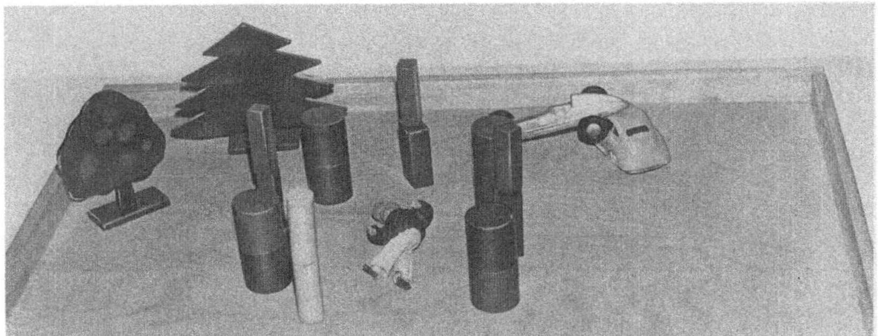

Abb. 1

in ihrem Antrieb, ihrer Wahrnehmung und in ihrem Erleben, aber auch in ihrer Denkfähigkeit beeinträchtigt sind und so zur verminderten Frustrationstoleranz neigend, den Anforderungen der Schule und der sozialen Umwelt nicht gewachsen sind, dürfen jedem Arzt, Pädagogen und Psychologen bekannt sein. Bessere Information und Beratung der Eltern und Lehrer vor der Entlassung des Kindes aus dem Krankenhaus könnte hier wesentlich zur Verhinderung bleibender seelischer Schäden beitragen.

Neben diesen, sicherlich wesentlichsten angsterzeugenden Faktoren beobachteten wir zusätzlich ein bemerkenswertes Phänomen, das mit dem Unfallgeschehen selbst verbunden ist. Dieses möchte ich näher erläutern. 9 Kinder von 42 Unfallkindern und 8 Kinder der anderen Gruppe haben bis heute noch nicht ihre Hilflosigkeit und Verlassenheit unmittelbar nach dem Unfall verarbeitet.

Der *Scenotest* eines 12jährigen Jungen soll Ihnen das Problem verdeutlichen. Hans Peter kam wegen nächtlicher Angstträume, einer Enuresis und wegen Schulversagens zu uns. 5 Jahre nach seinem Unfall baute der scheue, fast debil wirkende, spontan nicht sprechende Junge diesen Test (Abb. 1): Ein Kind auf dem Boden liegend, umgeben von starren, ihn einmauernden Säulen. Sein Kommentar zum Test: „Das ist ein Unfall", mehr sprach er nicht.

Abb. 2 zeigt den Scenotest des gleichen Jungen nach 18monatiger Therapie. Aus dem Eingemauertsein durch starre Säulen ist nun ein ebenso hilfloses Eingeschlossensein durch eine starre Menschenmenge geworden. Die Köpfe der Leute sind vom Kinde abgewandt, die jetzt lebhaft gestaltete weitere Umgebung nimmt keine Verbindung mit dem kranken Kinde auf. Als Ausdruck seiner ehemaligen Gedanken ist die Arzt-Kind-Gruppe zu deuten. Der Arzt deckt ein zweites Kind mit einem Tuch zu.

Der jetzt wesentlich offenere, in der Schule wieder erfolgreiche und in der sozialen Gruppe seiner Altersgefährten wieder normal integrierte Junge erzählt zu seinem jetzigen Test: „Da habe ich einen Unfall aufgebaut. Zwei Autos sind zusammengeknallt und zwei Kinder aus dem VW auf die Straße geschleudert worden. Es hat furchtbar geknallt und alle Leute sind zusammengelaufen. Sie

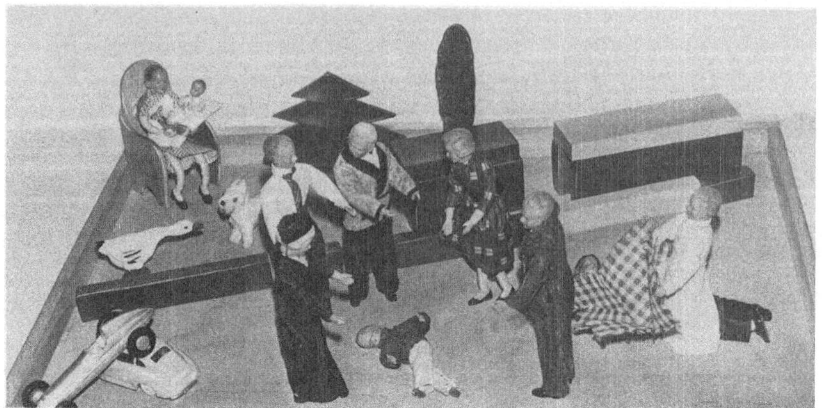

Abb. 2

stehen da und gaffen und diskutieren, wer Schuld hat. Das kleine Mädchen ist tot, der Arzt deckt es zu. Der Junge, der ist 4 Jahre, der lebt noch. Der Arzt wird gleich zu ihm gehen, und der Krankenwagen wird kommen, aber dann ist der Junge auch tot." Auf die Frage: „Wo sind denn die Eltern der Kinder?", antwortet Hans Peter: „Die sind zuhause, die Kinder sind mit Nachbarn mitgefahren". Dann sieht Hans Peter noch einmal auf seine Szene und fragt: „Ob der Hund da, wenn er angefahren wird und noch ein bissel lebt auch denkt, warum hilft mir keiner?"

Diese Thematik wurde in ganz ähnlicher, fast untereinander austauschbaren Weise bei den übrigen 17 Kindern zum Ausdruck gebracht. Um zu erfahren, wie Kinder der gleichen Altersstufe unserer Patienten über Unfälle denken, ließen wir, dank der freundlichen Mitarbeit Kölner Schulen, 482 Kinder einen Schulaufsatz über den Unfall schreiben und, falls die Kinder es gern wollten, auch zu diesem Thema malen.

Bei 201, d.h. bei etwa 42% der Kinder, wurde die gleiche Thematik in oft erschütternder Weise angesprochen oder gezeichnet. Einige Bespiele wörtlich: „Ich war wie versteinert. Viele Leute standen am Unfallort, doch keiner half, alle schrieen durcheinander, und eine alte Frau fragte: Ist das Kind tot?"

Ein anderes Kind: „Die Menschen standen und gafften, aber niemand half mir" — oder — „Ich lag da und mein Bein tat höllisch weh und mein Kopf blutete. Da sagte einer von den Leuten, die da rumstanden: Wenn der da noch am Leben bleibt, dann hat er Glück; aber so Kopfverletzungen sind schon schlimm, das werden später alles Deppen. Armer Kerl! Ich heulte vor Angst und schrie nach meiner Mutti".

Ein weiteres Beispiel: „Um meine Schwester standen furchtbar viele Menschen und Kinder. Ich schie: So helft ihr doch, aber alle starrten nur".

Ein letztes Beispiel: „Ich konnte nicht verstehen, warum keiner der Frau half, aber alle wollten nur schnell nach Hause und waren wütend, daß die Straßenbahn nicht weiterfahren konnte. Sie schimpften und sagten, die hätte ja auch aufpassen können".

Als Illustration einige Bilder. Auch hier die Mauer, dort das hilflos zusehende, weinende und zitternde Kind. Die beiden letzten Bilder zeigen dagegen das tröstlichere Bild der Hilfe: Dem verunglückten Kinde ist ein gesunder Mensch nahe.

Wenn sich selbst bei Kindern, die „nur" Zeuge eines Unfalls waren, deutliche psychoreaktive Schäden über lange Zeit, verbunden mit einer angstbeladenen Grundhaltung zum Leben beobachten lassen, müssen wir meines Erachtens, auch auf Grund unserer Untersuchungen, feststellen, daß das seelische Erlebnis eines vom Unfall betroffenen Kindes weitgehend vernachlässigt wird.

Wenn wir darüber hinaus aus der Psychologie gelernt haben, daß gerade die Angst des Kindes eine ganz wesentliche Ursache unvollkommener Lebensbewältigung ist, und nach Ch. Bühler zu einem „Zerfall des inneren Gleichgewichtes" führt, mit allen sich daraus ergebenden seelischen Fehlentwicklungen, möchte dieses Referat ein Appell sein an alle, die dem Kinde in einer Unfallsituation begegnen. Neben der gewiß lebensnotwendigen ärztlichen Hilfe mit den notwendigen Untersuchungen und ärztlichen Maßnahmen müßte es möglich sein, dem Kinde in gleicher Weise seelische Hilfe zu bringen, und es nicht allein inmitten eines ärztlichen Beschäftigtseins allein zu lassen in einer „Mauer menschlicher Unbeteiligtheit".

v. Weizsäcker schreibt einmal, ich zitiere: „Wenn die kleine Schwester den kleinen Bruder in Schmerzen sieht, so findet sie vor allem Wissen einen Weg, schmeichelnd findet den Weg ihrer Hand, streichelnd will sie ihn dort berühren, wo es ihm wehtut. So wird die kleine Samariterin zum ersten Arzt, ein Vorwissen um eine Urwirkung waltet unbewußt in ihr, es leitet ihren Drang zur Hand und führt die Hand zur wirkenden Berührung", Ende des Zitates.

Vielleicht können wir alle durch persönlichen Einsatz, aber auch besonders durch Aufklärung der Laien den unfallbetroffenen Kindern eine solche helfende Hand reichen, indem wir Zeit finden, das Kind zu trösten, ihm unsere Maßnahmen zu erklären und vor allem, ihm zu sagen, daß die Mutter bald da sein wird. Dann könnten sicherlich einige psychische Schäden unserer Unfallkinder vermieden werden.

Literatur

Bläsig, W., Schomburg, E.: Das unfallgeschädigte Kind. Stuttgart: G. Thieme 1971

Dallmeyer, H. J.: Verhaltensauffälligkeiten nach früherworbener Hirnschädigung bei Kindern aus einer Erziehungsberatungsstelle. Prax. Kinderpsychol. **18**, 273 (1969)

Laux, W.: Zur Pathogenese und Therapie abnormer Erlebnisreaktionen nach Hirntraumen im Kindesalter. Mschr. Kinderheilk. **110**, 7 (1962)

Laux, W.: Zur Genese der Angst nach Hirntraumen bei Kindern. Z. Psychother. med. Psychol. **15**, 31 (1965)

Laux, W.: Katamnesen von Kindern mit Hirntraumen. In: Jahrbuch für Kinderpsychiatrie und ihre Grenzgebiete, Bd. 5, S. 161 (1967)

K.-A. Jochheim, Köln

Rückgliederung unfallgeschädigter Kinder ins schulische und häusliche Milieu unter Einschluß der Verkehrstauglichkeit

Die Aufnahme von Kindergarten-Kindern, Schülern und Studenten in die gesetzliche Unfallversicherung im Jahre 1971 hat ein neues Problem in die sozial-politische Diskussion gerückt, das sich zuvor hinter einer Vielzahl von großen und kleinen Krankenversicherungsträgern versteckt hatte.

Nunmehr erhalten auch die durch die Unfallversicherung geschützten Kinder die erforderliche kontinuierliche sachgerechte Förderung, die sich bei unfallverletzten Erwachsenen seit Jahrzehnten bewährt hat.

In unserem Arbeitsgebiet werden besonders häufig hirnverletzte Kinder mit zum Teil — gegenüber den Verletzungsformen von Erwachsenen — ungewöhnlich schweren neurologischen Ausfällen vorgestellt, die sich vor allem dadurch erklären, daß Kinder unter den erweiterten Behandlungsmöglichkeiten einer modernen Intensivpflege selbst eine tiefe Bewußtlosigkeit doppelt so lange wie Erwachsene überleben.

Bei derartig protrahierten Comata zwischen 10 und 20 Tagen ist die Sorge um die Reanimation derartig vordergründig, daß die Probleme der Lagerung und der frühzeitigen physikalischen Therapie oft weit zurücktreten.

Die Folge ist allerdings nicht selten die Neigung zu Kontrakturen im Bereich der Gliedmaßen und die Entwicklung von periartikulären Verkalkungen in ungünstigen Stellungen, die später die rehabilitativen Bemühungen erheblich erschweren und verzögern.

Die klinischen Bilder lassen häufiger als beim Erwachsenen eindrucksvolle cerebellare und tetraplegische Syndrome erkennen, die auch das Sprachvermögen und die Erlernung der Kulturtechniken erheblich beeinträchtigen.

Häufig sieht man mit Abklingen des Durchgangssyndroms ein erneutes Durchlaufen der frühkindlichen Entwicklung, sowohl hinsichtlich des Wortschatzes, der Kontrolle über Blase und Darm, als auch in der motorischen Entwicklung. In dieser Phase haben sich neurophysiologische Behandlungsmethoden, die inzwischen bei frühkindlichen Hirnschäden eine breite Anwendung gefunden haben, auch bei der Reedukation des Bewegungsmusters gut bewährt.

Periartikuläre Verkalkungen müssen allerdings über viele Monate geduldig kontrolliert werden, bis die Umbauaktivität, gemessen an der alkalischen Phosphatase und mit radioaktivem Strontium 87 soweit abgeklungen ist, daß operative Maßnahmen aussichtsreich erscheinen und die Rezidivgefahr weitgehend gebannt ist. Langfristige klinische Behandlungen beinhalten im Kindesalter immer die Gefahr des Hospitalismus und damit des Abreißens des engen Kontaktes zum Elternhaus und zu Gleichaltrigen.

Wir bemühen uns daher durch frühzeitige Beurlaubung und durch möglichst frühe Eingliederung in Sonderkindergärten, Sonderschulen und eventuell auch in eine nahegelegene Grundschule, die Motivation zur Mitarbeit zu stimulieren und sowohl die Eltern als auch die vorschulischen und schulischen Einrichtungen zur Mitverantwortung für den Rehabilitationsplan zu gewinnen.

Eine häufige Schwierigkeit liegt in der anfänglich noch erheblich eingeschränkten Merk- und Konzentrationsleistung sowie im veränderten Antrieb, der manchmal nur noch für 5—10 min eine kontinuierliche Leistung zuläßt. Diese Leistung mittels Fremdantrieb im Einzelunterricht schrittweise zu steigern, ist eines der schwierigsten personellen Probleme in unseren, von der Routine des Alltags oft recht gehetzten Einrichtungen.

Auch im Kindesalter sehen wir ähnlich wie bei Erwachsenen eine relativ rasche Rückbildung neurologischer Ausfälle und eine erfreulich gute Kompensationsleistung, bzw. Umstellung auf die weniger behinderte Hand und durch Benutzung kleiner Hilfsmittel, wie des Schederades, zur Rückgewinnung der Mobilität.

Auch bei Kindern bilden sich die psychopathologischen Ausfälle sehr viel langsamer zurück und zwingen zuweilen bei ausgesprochen erethischen Verhaltensmustern zu vorsichtiger Dämpfung je nach den EEG-Befunden mit Anti-Epileptika oder Psychopharmaka in kleiner Dosierung.

Auffällige Verschlechterungen in der Rechtschreibe- oder Rechenleistung gegenüber dem Zustand vor dem Unfall weisen nicht selten auf Werkzeugstörungen hin, die anfänglich durch die massive Bewußtseinsstörung nicht richtig zugeordnet werden konnten.

Sobald das Kind innerhalb des klinischen Alltags relative Selbständigkeit zurückgewonnen hat, ist es dringend notwendig, auch die familiäre Umgebung mit der Gefahr der „Overprotection" vertraut zu machen. Besorgte Mütter und Hausärzte verlängern oft die Phase der Regression unnötig durch Richtlinien der Schonung, die vom Schaden selbst aus kaum gerechtfertigt erscheinen. Auch das Kind sollte seine Expansionsgelüste, soweit dies ohne erneute Gefahr möglich ist, schrittweise verwirklichen können und kann sicherlich durch die größere Aktivierung keinerlei nachteilige Rückwirkung auf die Traumafolgen erwarten.

Bei der schulischen Eingliederung muß man berücksichtigen, daß die Auswirkungen des Durchgangssyndroms das normale Lerntempo deutlich beeinträchtigen. Von Rückversetzungen mit der Möglichkeit der Wiederholung des Lernstoffes sollte daher ruhig Gebrauch gemacht werden, bis mit der Erreichung der 2-Jahresgrenze die vorläufige Lernkapazität exakt bestimmbar wird und der entsprechende Schulzweig gewählt werden kann.

Besondere Schwierigkeiten ergeben sich oft aus dem Abriß der Kontakte zum Freundeskreis. Regelmäßig wendet sich das behinderte Kind jüngeren Kindern zu, denen es sich durch Alter und Erfahrung überlegen fühlt und in deren Kreis die Aufrichtung des eigenen Selbstwertgefühls etwas leichter gelingt.

Solche Bemühungen sollte man ruhig unterstützen, um das Ausmaß der Verunsicherung so klein wie möglich zu halten. Dies gilt auch für die kontrollierte Rückführung in den Verkehr.

Die Benutzung der Verkehrswege zu Fuß und mit dem Fahrrad ist allerdings erst wieder möglich, wenn die Funktion der Sinnesorgane, und insbesondere die Merk- und Konzentrationsleistung, durch hinreichend klare Befunde überprüft und durch sorgfältige Beobachtungen bestätigt worden ist.

Diskussion

W. Krenkel, Köln

Schädel-Hirn-Traumen im Kindesalter

Nach einer dpa-Meldung vor wenigen Tagen verunglückten im Jahre 1972 auf den Straßen Nordrhein-Westfalens 22672 Kinder unter 15 Jahren, davon verstarben 634, was einem Prozentsatz von 2,8% entspricht. Erfahrungsgemäß gehen diese letalen Ausgänge vor allem zu Lasten der schweren Schädel-Hirn-Verletzungen.

Eine Zusammenstellung der in der Neurochirurgischen Klinik Köln in einem Zeitraum von 3 Jahren behandelten unfallverletzten Kinder zeigt einmal, daß in der Altersgruppierung eine deutliche Gipfelbildung nachweisbar ist (Abb. 1a). Die Unfallgefährdung ist für Kinder des 4.—10. Lebensjahres eindeutig größer als bei den jüngeren und älteren Jahrgängen. Die höchste Quote ergibt sich im 8. Lebensjahr. Die Aufschlüsselung des Unfallzeitpunktes führt ebenfalls zu einer Gipfelbildung, die in den späten Nachmittagsstunden liegt (Abb. 1b).

Die erhöhte Exposition der Kinder im frühen Schulalter durch Spiel und Aufenthalt auf der Straße gegenüber den Kleinkindern einerseits und die ungenügende Kenntnis und Abschätzung der Gefahren bei ungebremsten, impulsiven Handlungen gegenüber den älteren Jahrgängen führen zu diesen speziellen Unfall-Maxima.

Von den 110 im Straßenverkehr verunglückten Kindern unseres Krankengutes waren $^2/_3$ — nämlich 71 — als Fußgänger betroffen (Abb. 2). Der Anteil je Altersgruppe ist gleich, während die Fahrradunfälle erwartungsgemäß bei den Kindern im frühen Schulalter ins Gewicht fallen. Stellen wir die Schul- den Freizeitunfällen gegenüber, so läßt sich unschwer erkennen, daß die eigentlichen Schulwegunfälle nur einen geringen Prozentsatz ausmachen, nur sechs von 66 als Fußgänger oder Radfahrer verunglückten Kinder traf dieses Ereignis auf dem Schulweg. Ein weiteres Kind verunglückte als Insasse eines Schulbusses, zwei wurden während einer Schulpause beim Spurt zum benachbarten Büdchen verletzt und 1 Junge erlitt in der Pause durch Sturz von einem Baum des Schulhofes eine tödliche Hirnverletzung.

Die schweren Hirnverletzungen, die sich außerhalb des Straßenverkehrs ereigneten, sind Folge von Abstürzen aus Fenstern oder Treppenhäusern bei jüngeren Kindern, von Bäumen, Dächern und Brückengeländern bei älteren Jahrgängen. Innerhalb der Gruppe der nicht verkehrsbedingten Unfälle finden sich die Todesfälle allein nach

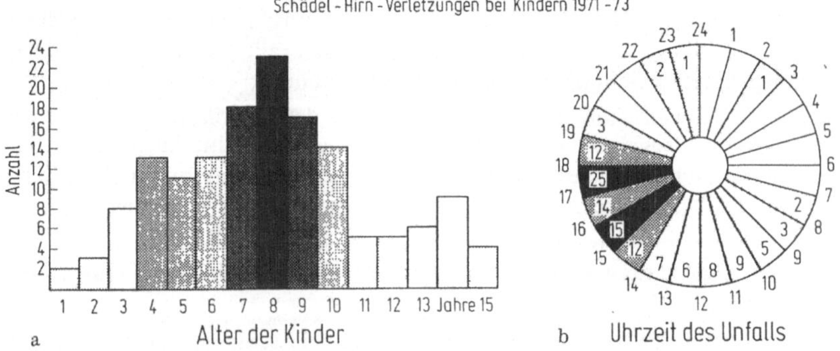

Abb. 1. a (oben) Die Altersverteilung der Schädel-Hirnverletzungen zeigt einen Gipfelpunkt im 8. Lebensjahr. b (unten) Die Schädel-Hirntraumen zeigen ein Maximum in den Nachmittagsstunden mit einem absoluten Gipfel zwischen 17.00 und 18.00 Uhr

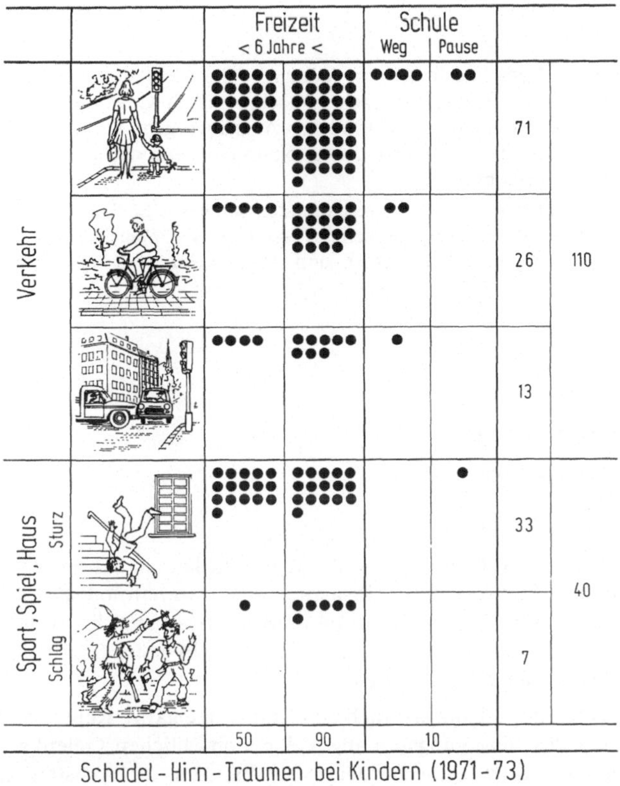

		Freizeit < 6 Jahre <		Schule Weg	Pause		
Verkehr						71	110
						26	
						13	
Sport, Spiel, Haus	Sturz					33	40
	Schlag					7	
		50	90	10			

Schädel-Hirn-Traumen bei Kindern (1971-73)

Abb. 2. Ursachen der Schädel-Hirntraumen bei Kindern im Vorschul- (50 Kinder) bzw. Schul-Alter (100 Kinder)

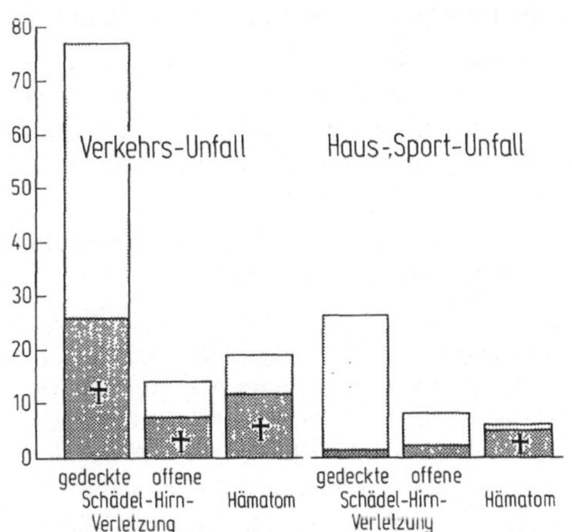

Abb. 3. Die prozentual höhere Mortalität nach Verkehrsunfällen geht vor allem zu Lasten der gedeckten Schädel-Hirnverletzungen

einem derartigen Unfallmechanismus. Jedoch ist die Mortalität bei den im Straßenverkehr verunglückten Kindern doppelt so hoch, nämlich 41%, als bei den Haus- und Sportunfällen. Dieser hohe Anteil tödlicher Ausgänge geht zu Lasten der schweren gedeckten Hirn-Schädigungen, bei denen operative neurochirurgische Maßnahmen nicht möglich sind (Abb. 3).

Will man die Zahl der oft tödlich verlaufenden schweren Schädel-Hirn-Verletzungen bei Kindern im Straßenverkehr senken, so erscheint die Intensivierung des Verkehrsunterrichtes in den ersten Schuljahren und die Schaffung verkehrsfreier Spielzonen dringlich.

H. Hess, Homburg/Saar

Die Neutral-0-Methode

(Erläuterungen zum Film)

Die Zunahme der Gutachtertätigkeit hat in den letzten Jahren zu erheblicher Mehrarbeit und bürokratischer Belastung der traumatologisch tätigen Ärzte geführt. Nur durch Rationalisierung und Normierung kann diese ständig zunehmende Formularflut eingedämmt werden. Ein erster Schritt hierzu ist die *Vereinheitlichung der Meßverfahren.*

Zur Zeit existieren im deutschsprachigen Raum eine ganze Reihe von Methoden zur Messsung des Bewegungsumfanges der menschlichen Gelenke. Nicht nur von Klinik zu Klinik sondern sogar von Assistent zu Assistent in ein und derselben Klinik werden unterschiedliche Meßmethoden gehandhabt. Dies hat zur Folge, daß die durchgeführten Messungen nur schwer miteinander vergleichbar sind, und daß vor allem bei Nachuntersuchungen, insbesondere bei Gutachten, umständliche Rückrechnungen notwendig sind.

Mit der *Neutral-0-Methode* jedoch scheint sich endgültig ein Wandel in dieser Hinsicht anzubahnen. Die Methode ist dank der Vorarbeit von Debrunner und Russe seit mehreren Jahren in den Schweizerischen und Österreichischen Chirurgischen und Orthopädischen Kliniken *verbindlich als Meßmethode* eingeführt.

Es ist unser Bestreben auch ab Anfang 1974 in der Bundesrepublik Deutschland, diese Meßmethode zur Anwendung zu empfehlen.

Bei der *Neutral-0-Methode* wird als Ausgangsstellung die sogenannte Normal- oder Neutralstellung genommen, die bereits der Anatom Fick im Jahre 1910 beschrieben hat. Es ist die mit 0 bezeichnete Ausgangsstellung, von der aus der Bewegungsausschlag der Gelenke bemessen wird. Sie entspricht der Haltung, wie sie der gesunde aufrechtstehende Mensch mit hängenden Armen und nach vorne gehaltenen Daumen mit parallelen Füßen einnehmen kann.

Der *gemessene Winkel* entspricht direkt dem abgelesenen Bewegungsausschlag und zwar für alle Bewegungen, gleichgültig ob sie in der Sagittal-, der Frontal-, der Transversal- oder der Rotationsebene stattfinden.

Als *Meßinstrument* haben sich durchsichtige Plastikwinkelmesser mit einer Gradeinteilung von 360° am besten bewährt.

Die *Messung* muß so genau wie möglich durchgeführt werden. Da jede Einzelmessung von Natur aus mit systematischen Fehlern belastet ist, sollten wenigstens die zufälligen Fehler, welche durch Präzisionsmangel der Meßinstrumente, ungenaues Anlegen und Ungenauigkeit bei der Beobachtung und Ablesung entstehen, vermieden werden. Die *Notierung* erfolgt unter Aufrundung auf die nächste fünfer Stelle.

Zur *Protokollierung* werden immer 3 Zahlen eingetragen. In der Regel steht die 0 zwischen beiden Ziffern, da üblicherweise die Gelenke über die 0-Stellung hinaus in beiden Richtungen zu bewegen sind.

Kann bei *Kontrakturen* ein Gelenk von der 0-Stellung nur nach einer Richtung hinbewegt werden, so wird die Zahl 0 vor oder nach der Angabe der Bewegungsendstellung gesetzt. Die 0 definiert in diesem Fall, ob es sich um eine Kontraktur in Beuge- oder in Streckstellung handelt.

Bei *Ankylosen* werden nach der 0 oder vor der 0 zwei gleiche Zahlen eingesetzt, um anzuzeigen, daß eine Bewegung nicht möglich ist.

Ein *Meßprotokoll* sieht folgendermaßen aus:

	rechts	links
Hüftgelenk		
Extension/Flexion	10—0—130	0—20—90
Abduktion/Adduktion	40—0— 30	30— 0—20
Außenrotation/Innenrotation	30—0— 40	0— 0— 5
Kniegelenk		
Extension/Flexion	10—0—150	0—20—20
Oberes Sprunggelenk		
Dorsalflexion/Plantarextension	20—0— 45	10— 0—30

Auf Anregung des „Arbeitskreis für Dokumentation" der DGOT habe ich zusammen mit Herrn Arens von der BG-Klinik Ludwigshafen und den Vertretern der einzelnen Fachrichtungen mit Unterstützung der gewerblichen Berufsgenossenschaften *Meßbögen* entwickelt, die sich in ihrer Gliederung an die bisherigen, den Gutachtervordrucken beiliegenden „Murnauer-Meßbögen" von Probst anlehnen.

Nachdem die Erprobung abgeschlossen ist, sollen diese Bögen ab 1. 1. 1974 in den Gutachten Verwendung finden und schließlich auch der Krankenbefunddokumentation dienen.

Beim *Ausfüllen der Meßbögen* ist darauf zu achten, daß in jedem der 3 Kästchen eine Zahl steht, da andernfalls eine sichere Dokumentation nicht gewährleistet ist. Dem Untersucher bleibt es überlassen, ob er beim Messen der Gelenkbeweglichkeit sowie der Längen und der Umfänge alle vorhergesehenen Meßdaten einträgt. Er muß jedoch alle Meßwerte angeben, die für die Beurteilung des Gelenkzustandes notwendig sind. Insbesondere sind von ihm all die Werte nachzumessen, die vom Voruntersucher bereits festgestellt wurden.

Für die Messung der Bewegungsausschläge an der *Wirbelsäule* und an den *Fingern* sind noch entsprechende Meßbögen in Vorbereitung. Es ergeben sich jedoch gerade hier einige Schwierigkeiten, die noch ihrer Lösung harren.

Mit einer geradezu seltenen Einmütigkeit haben sich die angesprochenen Fachgesellschaften für Chirurgie, Unfallheilkunde sowie für Orthopädie und Traumatologie in ihren Arbeitskreisen untereinander in Verbindung gesetzt und zusammengearbeitet. Sie haben erkannt, daß wir erst durch die Einführung einer einfachen allgemein verbindlichen Meßmethode, wie es die Neutral-0-Methode ist, zu einer einheitlichen Dokumentation gelangen und die Möglichkeit haben, auf nationaler oder internationaler Basis Aussagen zu machen, die statistisch haltbar sind und über Wert oder Unwert einer Behandlungsmethode entscheiden können.

Ganz wesentlich unterstützt wurden wir in diesem Bestreben von den gewerblichen Berufsgenossenschaften, denen ich an dieser Stelle für ihre Aufgeschlossenheit besonders danken möchte. Es bleibt zu hoffen, daß die hier bewiesene Einmütigkeit für die zukünftige Zusammenarbeit wegweisend ist.

V. Schäden durch diagnostische Maßnahmen

W. Perret, München

Über die Haftpflicht des Arztes bei Schäden durch diagnostische Maßnahmen

Was sich bei diagnostischen Maßnahmen anbietet, erscheint unerschöpflich. Mit Kontrastmitteln kann man Gefäße, Lymphbahnen, die meisten Hohlräume des Körpers und Gelenke darstellen. Die Biopsie und Punktion erstreckt sich schon lange nicht mehr in der Diagnostik oberflächlicher Schwellungen, Tumoren und Drüsen, sie ist fast an allen Organen möglich, an Lunge, Pleura, Leber, Milz, Prostata, Nieren, der Darmschleimhaut, am Knochenmark, selbst am Myocard. Dies alles hat in Verbindung mit den verschiedensten endoskopischen Untersuchungen (Laparoscopie einschließlich Kuldoskopie, gastroenterologischer Endoscopie, Arthroscopie u.a.) infolge ihres hohen technischen Standortes eine erhebliche Ausbreitung erfahren. Sie alle sind teils schon zu Routinemaßnahmen im Rahmen der allgemeinen Diagnostik wie die verschiedenen blutchemischen Analysen geworden.

Es besteht kein Zweifel, daß dies alles in der Diagnostik, zur Behandlungskontrolle, zur Erforschung von Ätiologie, Pathogenese und Krankheitsverlauf, vor allem für frische Gewebsproben bei elektronen-optischen und histochemischen Analysen von ganz besonderer Bedeutung ist.

Mit allen diesen Methoden sind aber auch Gefahren infolge unkritischer Anwendung oder falscher und unkontrollierter Ausführung oder Mißachtung spezifischer Kontraindikationen verbunden. Aber selbst unter günstigsten Bedingungen, reicher Erfahrung, hoher manueller Fähigkeit, modernster Instrumente, strengster Beachtung von Indikation und Gegenindikation, verbleibt trotzdem eine kleine Zahl unvermeidbarer, leichter und auch schwerer Komplikationen.

Reichenbach erwähnte (im Referat auf unserem Kongreß in Nürnberg), daß Vorwürfe in Zusammenhang mit Untersuchungen — diagnostischen Maßnahmen — sich mit leichter Dominanz hinsichtlich Verletzungen bei instrumentellen Untersuchungen (Rectoscopie, Leberblindpunktion, Oesophascopie, Laparoscopie, Bronchoscopie u.a.) etwa gleich häufig auf Medikamentenreaktionen anläßlich Testuntersuchungen einschließlich der Kontrastmittel bei Röntgenuntersuchungen, Angiographien, Herzkatheterisierung, sowie letztlich auch auf einfache Blutentnahme, Temperaturmessungen beziehen. Stürze vom Untersuchungstisch bei verschiedenen diagnostischen Maßnahmen machten im gesamten Material 5% aus.

Also nicht nur bei modernen diagnostischen Maßnahmen kann es zu Schäden kommen, normale, gängige, tägliche Maßnahmen sind auch schon Anlaß zu einem Haftpflichtanspruch geworden. Teils waren es vermeidbare, also schuldhafte, teils unvermeidbare, nicht schuldhafte Komplikationen.

Es sollen nun *nur* die unvermeidbaren Komplikationen hinsichtlich der Haftpflicht des Arztes erörtert werden. Es bleiben also die Komplikationen außer Betracht, die infolge falscher Technik und Indikation, mangelnder Erfahrung auftreten, also alles was in kritischer, gutachtlicher Sicht als Verstoß gegen die erforderliche Sorgfalt qualifiziert werden muß, als Verschulden.

Die Experten, die über diese und jene, neue oder frühere, nun ausgeweitete diagnostische Maßnahmen berichten, gehen alle meist davon aus, daß wohl diese oder jene unvermeidbaren Komplikationen vorkommen, diese jedoch gemessen an der diagnostischen Ausbeute „durchaus erträglich", „nicht bedeutsam" sind, „ertragen werden müssen". Ob auch der Patient diese oder jene Komplikation als „erträglich" hinnimmt, das ist die Frage. Der Diagnostiker sollte davon jedenfalls nicht immer ohne weiteres ausgehen.

Es hat auch den Anschein, daß nicht selten die Aussagekraft bei speziellen diagnostischen Maßnahmen überschätzt wird. Die Aussagekraft, d.h. die Leistungsfähigkeit, nicht weniger diagnostischer Maßnahmen ist ja nicht 100%. Wenn z.B. bei der Lungen-Pleurabiopsie Punktionsversager und uncharakteristische Gewebsveränderungen bis zu 25% ausmachen, muß man sich fragen, ob eine solche, nur bedingte Aussagekraft vertretbar ist. Der diagnostische Nutzen sollte in jedem Fall gegen das zu erwartende Risiko einer unvermeidbaren Komplikation kritisch abgewogen werden.

Haftpflichtrechtlich gilt, daß jeder Behandler nur mit Einwilligung des Kranken handeln darf — und dazu gehören auch alle diagnostischen Maßnahmen. Fehlt diese Einwilligung, ist Rechtswidrigkeit gegeben, die nur entfällt, wenn ein Rechtfertigungsgrund vorliegt und dieser ist die Einwilligung.

Als allgemeine *Richtlinie* kann gelten, daß eine den Arzt entlastende Einwilligung vorliegt, wenn der Kranke aus klarer Einsicht einer diagnostischen Maßnahme zustimmt. Diese klare Einsicht kann aber dem Kranken nur der Behandler verschaffen und das bedeutet, daß diesem eine *Aufklärungspflicht* obliegt.

Voranzustellen ist, daß Unterschiede im Ausmaß dieser Aufklärungspflicht bestehen — *bei diagnostischen Maßnahmen ist weitgehender aufzuklären*, was nicht allgemein bekannt ist.

Schon 1964 hatte Kleinewefers betont, daß „im allgemeinen über die Gefahren einer diagnostischen Maßnahme eher zu unterrichten ist, weil es sich ja nur um eine zu vermutende Erkrankung handelt". Der BGH sagte später im Urteil vom 22. 6. 1971.: „Hinsichtlich der Gefahren von Eingriffen, welche nicht unmittelbar der Heilung, sondern nur der ärztlichen Erkenntnis — also der Diagnose — dienen, an die Aufklärung besonders strenge Anforderungen zu stellen sind".

Beim Ausmaß der Aufklärungspflicht gilt auch heute noch die Auffassung des BGH vom Urteil 16. 10. 1962: „Eine Aufklärung ist entbehrlich, wenn die möglicherweise ungünstigen Nebenwirkungen der Behandlung so viel weniger gravierender sind, als die Folgen des Unterbleibens der Behandlung, daß sie ein vernünftiger Mensch in der Lage des Patienten für die Willensentschließung sich der Behandlung zu unterziehen oder sie abzulehnen, nicht als bedeutsam ansähe".

Davon wurde auch im Urteil des BGH vom 19. 11. 1964 ausgegangen.

Es handelte sich um den dringenden Verdacht auf eine Lymphogranulomatose, die eine Probeexcision einer Halsdrüse als diagnostische Maßnahme erforderlich machte. Dabei kam es unter Berücksichtigung der lokalen Verhältnisse ohne Verschulden des Behandlers zu einer Accessoriuslähmung.

Eine Aufklärungspflicht für eine solche unvermeidbare Folge der diagnostischen Maßnahme wurde vom BGH verneint, ausgeführt, „daß die Probeexcision unerläßlich war, die Übernahme fast jeden Risikos gerechtfertigt war, denn in vielen Fällen solcher Lymphdrüsenvergrößerungen bösartige Geschwülste ursächlich wären, bei denen die rechtzeitige Erkennung und Behandlung dem Kranken oft jahrelang beschwerdefreies Leben erlaube. Die Gefahr der ärztlichen Diagnostik also weitaus geringer war als die ihrer Unterlassung".

Ist eine Punktion, Biopsie, diese oder jene endoscopische Untersuchung, eine der verschiedenen Vasographien indiziert, genügt es jedenfalls nicht, wenn der dafür übliche Fachausdruck dem Patienten als erforderliche Maßnahme genannt wird. Die Mehrzahl der Patienten wird die klinische Fachsprache, in der das Gespräch geführt wird, nicht oder nicht in allen Punkten verstehen. Fragen wagen die meisten Patienten nicht, sie empfinden die Distanz als unüberbrückbar, sind auch intellektuell allem nicht gewachsen. Den Patienten interessiert es, ob etwas „passieren" kann und das ist eine Frage, die in der Regel nicht einfach verneint werden kann.

Einer Mutter wurde vor der beabsichtigten Kleinhirnarteriographie ihrer Tochter auf die ausdrückliche Frage, ob etwas passieren könne, dies uneingeschränkt verneint. Der BGH hat im Urteil vom 22. 5. 1971 dies dem Behandler nicht abgenommen.

Bei verschiedenen, neueren diagnostischen Maßnahmen, auch wenn sie schon seit Jahren üblich sind, zeigen große Statistiken und Veröffentlichungen Quoten unvermeidbarer Komplikationen. Wird z.B. dabei von einer Letalität von 0,2% berichtet, sollte sich der Diagnostiker vor Augen halten, daß dies bedeutet, daß jeder 500. an der diagnostischen Maßnahme stirbt. Und so etwas sollte im Gespräch mit dem Patienten nicht unerwähnt bleiben.

Nach einer Renovasographie kam es zu einer vollen Querschnittslähmung. Im Urteil des OLG Frankfurt v. 10. 7. 1972 wurde u.a. ausgeführt: „Unter den gegebenen und für die Entscheidung zu berücksichtigenden Umständen hätte der Patient aber darauf hingewiesen werden müssen, daß der beabsichtigte Eingriff, wenn auch mit geringer Wahrscheinlichkeit, auch zu ernsteren Gesundheitsstörungen führen könne. Dafür steht noch die im Schrifttum angegebene Prozentzahl spinaler Komplikationen von 0,2—1,02% im Raum (eine Mortalität von 0,38—3%), die wegen der in Betracht kommenden Dunkelziffer an der unteren Grenze liegen kann und nach den übrigen Berichten nicht widerlegt ist". Im weiteren „... deshalb hätte der Kläger darauf hingewiesen werden müssen, daß der beabsichtigte Eingriff, wenn auch mit geringer Wahrscheinlichkeit, auch zu ernsteren Gesundheitsschädigungen führen könne" — „es ist nicht angängig, ein festes Zahlenverhältnis zwischen Komplikationsdichte und der ärztlichen Hinweis-Aufklärungspflicht aufzustellen.

In diesem Zusammenhang ist zu bedenken, daß der Hinweis auf eine ganz entfernte Gefahr den Patienten u.U. von einer notwendigen Operation abschrecken kann, eine Konsequenz, die zu einem unverhältnismäßig größeren gesundheitlichen Risiko führen könne. Dieser Gesichtspunkt greift aber hier nicht durch, weil die Renovasographie nicht zwingend erforderlich war, um eine unmittelbar drohende Gesundheitsgefahr abzuwenden. Der Eingriff diente lediglich diagnostischen Zwecken, zielte also nicht auf Heilung von einem gefährlichen Leiden ab".

Wenn man im speziellen Arbeitsgebiet, nicht nur als Einzelfall, eine Vielzahl von Komplikationen bei diagnostischen Eingriffen kennenlernt, aus großen Statistiken mutige Bekenntnisse über die unvermeidbaren Komplikationen erfährt, kann die Schlußfolgerung nur sein, daß man die unbestrittenen diagnostischen Vorteile vieler moderner Diagnostikverfahren vielleicht doch überwertet, auch die zum Teil durch erhebliche Komplikationen erkauften Informationen unterschätzt — so lange man nicht mit einer schlaffen Lähmung oder anderem konfrontiert wird!

Zusammengefaßt: Es kommt bei diagnostischen Maßnahmen der Aufklärungspflicht des Behandlers über mögliche, unvermeidbare Komplikationen eine besondere Bedeutung zu. Diese Pflicht darf nicht vernachlässigt werden. Starre Regeln lassen sich nicht geben, wie der Behandler im Einzelfall sich verhalten muß, damit die Einwilligung auch rechtswirksam wird. Bockelmann hat einmal die Ärzte gebeten, sich immer an die sogenannte goldene Regel zu halten, nach welcher man dem anderen nicht zumuten soll, was man selbst nicht erleiden möchte — also auch dem Patienten nicht das zumuten, was man, wenn man einmal als Arzt auf der Passivseite beteiligt wäre, seinerseits nicht haben möchte. Ich schließe mich dieser Bitte an.

Medizinische Probleme

H. Rettig, Gießen

Schäden durch diagnostische Maßnahmen aus medizinischer Sicht

Diagnostische Maßnahmen haben zwei grundsätzliche Ziele.

1. Sie dienen der *Abklärung eines bislang unbekannten Krankheitsbildes* und damit zur Einleitung einer zweckgerichteten Therapie.

2. Sie können aus *versicherungsrechtlichen Gründen* indiziert sein.

Gleich welchem Ziele diagnostische Maßnahmen dienen, werfen sie, seltener im ersten, für den Betroffenen meist einleuchtenden Fall, häufiger unter dem zweiten Gesichtspunkte zwangsläufig die Frage der *Zumutbarkeit* mit ihrer negativen Seite auch der Haftungsforderung auf.

Schon die übliche ärztliche *klinische Untersuchung* stellt streng genommen einen diagnostischen Eingriff dar. Mit einer Schädigung ist jedoch im allgemeinen nicht zu rechnen, es sei denn, das Ergebnis endet in einem Fehlurteil mit unkorrekter therapeutischer Konsequenz.

Die Ungeschicklichkeit eines noch unerfahrenen Arztes oder vermeidbare Schmerzauslösungen, z.B. bei schmerzhaft destruierenden Prozessen, werden auch bei anderer Gelegenheit offenbar und spielen in unserer Thematik eine untergeordnete Rolle. Dennoch ist der Hinweis von Probst auf die Verweigerung einer klinischen Untersuchung, die erst durch obergerichtliches Urteil geklärt werden mußte, nicht ohne Interesse (s. LSG Schleswig, 7. 5. 1954).

Tatsächlich diagnostische Eingriffe, die medizinische Probleme und rechtliche Folgen nach sich ziehen können, sind nachfolgend angeführt:

1. Röntgenaufnahmen
2. Kontrastdarstellungen

a) von Gefäßen

b) Gelenken — Arthrographien

c) Fistelgängen

d) Darstellungen des Rückenmarkkanals (Myelographien)

e) Nucleographien

f) Darstellungen von Weichteilen und Hohlräumen jeglicher Art

3. Untersuchungen in Narkose
4. Probeentnahmen von Gewebe jeglicher Art.

Schädigungsmöglichkeiten durch die vorausgenannten Untersuchungsverfahren ergeben sich aus einer Reihe entscheidender Faktoren.

1. Sie beruhen in dem einer Untersuchungstechnik anhaftenden *spezifischen Risiko*.
2. In technischen Fehlern bei Anwendung einer bestimmten Untersuchungsmethode.
3. In fehlerhafter Auswertung der Ergebnisse eines oder mehrerer Untersuchungsgänge.

Auf die Gefahren durch ionisierende Strahlen — Strahlenschutz — wird gerade in den letzten Jahren, vor allem aus Kenntnis der Folgen von Strahlenunfällen immer wieder hingewiesen. Die daraus resultierende „Strahlenangst" wird leider in einer nicht immer verständlichen Weise auch auf die *Strahlenbelastung* diagnostischer Maßnahmen ausgedehnt. Der Schaden einer unterlassenen Röntgenaufnahme kann aber weit denjenigen einer Strahlenbelastung durch ein diagnostisches Röntgengerät bei sachgemäßer Anwendung überwiegen. Nutzen und Risiko der Röntgenuntersuchung müssen daher in eine vernünftige Relation gebracht werden.

Die Möglichkeit der Strahlenschädigung des Röntgenpersonals soll nur erwähnt werden. Sie ist, wie die oben angeschnittene Frage, Gegenstand unter anderem der „Strahlenschutzverordnung".

Und doch gibt es eine Reihe grundsätzlicher Situationen, die bei der Anwendung ionisierender Strahlen im diagnostischen Einsatz berücksichtigt und im Schadenrisiko bewertet werden müssen.

Schwangere sollte man nur in lebensbedrohlichen Situationen einer Röntgenuntersuchung unterziehen. Durch „Heranziehung aller Beweismittel", also einer klinisch exakten Diagnostik, empfiehlt es sich, eine Röntgenuntersuchung bis nach dem Partus aufzuschieben. Es sei an die bei Schwangeren z.B. so häufigen Kreuzschmerzen gedacht. Oft erlauben vorausgehend durchgeführte Röntgenaufnahmen in Verbindung mit einem neu erhobenen klinischen Befund eine Abklärung.

Es ist mir bewußt, welche Last dem untersuchenden Arzt mit dieser Feststellung und seiner darauf fußenden Untersuchung aufgebürdet wird. Denn auch der übersehene destruierende Prozeß in der Gravidität wiegt schwer.

Schäden durch *falsche* Einstellung des Röntgengerätes oder die Auswahl falscher Strahlenrichtungen bzw. das Unterlassen einer Aufnahme in der zweiten Ebene sind schon immer Gegenstand der Erörterung diagnostischer Fehler gewesen. Wie Kontrastdarstellungen das persönliche Geschick des Untersuchenden ansprechen, vermindern sie sich mit besserem Ausbildungsstand und zunehmender Erfahrung des untersuchenden Arztes.

Kenntnisse über die Anwendungsart und vor allem Indikation und Kontraindikationen von Kontrastmitteln — es sei nur an die Reaktion jodhaltiger Mittel bei thyreotoxisch reagierenden Patienten, an die Belastung der Ausscheidungsorgane, z.B. bei Nierenerkrankungen oder an allergische Reaktionen gedacht — müssen dem untersuchenden Arzt geläufig sein.

Auch die Technik der Kontrastmittelinjektion kann gewisse Schwierigkeiten mit sich bringen. Bei über 420 Kontrast- und Doppelkontrastdarstellungen (Arthrographien) großer Gelenke, vorwiegend an Hüft-, Knie-, Ellenbogen- und Schultergelenken, wurden weder mit Luft noch Kontrastmittel schwere Komplikationen an unserer Klinik beobachtet. Vereinzelt wurden am Knie- oder Ellenbogengelenk Reizzustände gesehen. Sie waren vorübergehend und führten nach wenigen Tagen zur normalen Gelenksituation. Da aber Luftembolien und Gelenkinfektionen beschrieben wurden, muß auf diese, wenn auch atypische Komplikation und Schädigungsmöglichkeit verwiesen werden.

Andere Kontrastdarstellungen, wie die Myelographie und Nucleographie sind hingegen doch von etwas mehr Risiken belastet, wenn auch hier die Schadensmöglichkeit in der Hand des Erfahrenen gering ist.

Wenn A. W. Fischer (1939) und A. Hübner (1951) die Beweglichkeitsprüfung einer Gliedmaße in Narkose als zumutbar ansehen, um z.B. gutachtliche Unterlagen zu erhalten, so ist damit zweifellos zum Ausdruck gebracht, daß dieser Untersuchungsvorgang an einer Gliedmaße und bei Anaesthesie durch einen erfahrenen Facharzt auch allgemein nicht mit wesentlichen Schädigungsrisiken belastet ist. Voraussetzung ist selbstverständlich eine eingehende allgemeine und örtliche klinische Untersuchung, die Entzündungen und Destruktionen an der zu untersuchenden Extremität ausgeschlossen hat. Bei Verdacht darf die Untersuchung nicht zur Gelenkmobilisation ausgedehnt werden.

Die Probeexcision stellt einen operativen Eingriff dar. Ihren quantitativen und qualitativen Einfluß auf den Patienten mit all dem, was eine Operation an abwägbaren und unwägbaren Risiken (Thrombose, Embolie, Blutung, Heilungsstörung und Nekrose sowie Narkosestörung) mit sich bringt, ist schon häufig Gegenstand von Erörterungen gewesen.

Unter dem Ziele einer gutachtlichen Abklärung müssen den Risiken besondere Gewichte beigemessen werden, die die Zumutbarkeit von manchem Eingriff durchaus in Frage stellen können.

Sieht man als Ziel des Eingriffs jedoch die diagnostische Abklärung, so werden unter der Voraussetzung der Anwendbarkeit von Schäden durch eine nicht erkannte Erkrankung, die Klarheit der Prognose und der Therapie zweifellos alle vorgenannten Risiken und Schädigungsmöglichkeiten eines diagnostischen Eingriffs nicht nur objektiv, sondern auch subjektiv überwiegen. Dem Betroffenen wird die Entscheidung zur Bejahung des Eingriffs mit seinen Konsequenzen wesentlich erleichtert.

Technische Fehler und Risiken bei der Probeentnahme von Gewebe können jedoch nicht verneint werden. Sie betreffen:

a) den falschen Ort der Gewebsentnahme,

b) eine falsche Voraussetzung,

c) technische Unzulänglichkeiten, ganz besonders aber unzureichende Materialentnahme.

An dieser Stelle muß auch dem Pathologen, der das Material untersucht, die Bitte vorgetragen werden, daß er nur an Hand ausreichender Schnittserien seine Aussagen macht.

„Junger Mann — Fußballer". Klinikeinweisung wegen Oberschenkelschmerzen unter dem Verdacht eines Muskelrisses. Klinisch und röntgenologisch Verdacht der Myositis ossificans, die nach Probeentnahme durch den Pathologen bestätigt wurde. 4 Wochen nach Klinikentlassung erneute Einweisung unter den Symptomen einer Meningitis-Tbc. Weitere Schnitte aus dem zuvor gewonnenen Oberschenkelmaterial ergeben, daß es sich bei dem Oberschenkelbefund um einen tuberculösen Absceß gehandelt hatte.

Dieses Beispiel, Ausdruck einer unvollkommenen Ausnutzung diagnostischer Möglichkeiten und entsprechender Fehlbeurteilung, zwingt, noch ein weiteres Kapitel der Schädigungsmöglichkeiten aus medizinischer Sicht anzusprechen.

In einer Zeit, in der mit Faszination auf technische Entwicklungen gestarrt wird, und sich so manches, meist fachfremde politische Gremium mit dem Gedanken befreundet, das diagnostische Können des Einzelarztes anzuzweifeln und der Technik den Vorrang zu geben, um sich damit den Notwendigkeitsbeweis der gesellschaftlichen Umwandlung unseres ärztlichen Versorgungswesens zu beschaffen, sollte man trotz der Anwürfe, ein Gestriger zu sein, manche moderne Entwicklungen mit Skepsis und Kritik betrachten.

Ich bin mir der Leistung technischer Geräte, wie der des Computers, bewußt. Mancher Fortschritt ist ohne ihn nicht mehr denkbar, und doch bieten sich in seinem Einsatz in der Diagnostik Schädigungsmöglichkeiten durch Fehlbeurteilungen und Fehldiagnosen an, da ja nur wiedergegeben werden kann, was letztlich von Menschen, also mit deren Fehlermöglichkeiten, programmiert wurde.

Denkt man an den Wert so mancher früheren Laborbefundung, so ist Jakob von Uexküll zu Recht zuzustimmen: „Wissenschaft von heute ist der Irrtum von morgen".

Wir sollten uns dessen bewußt sein und mit der notwendigen Kritik unsere derzeitigen Kenntnisse einsetzen, um in der Diagnostik und konsequent auch Therapie den Risikofaktor für unsere Patienten auf ein Minimum herabzusetzen.

G. Rücker, Berlin

Schäden bei Angiographien

Die Punktion und Katheterisierung von Arterien und Venen mit der Applikation von trijodierten Kontrastmitteln haben für die Diagnostik zahlreicher Erkrankungen und die Überprüfung gestörter vasculärer Funktionszustände in vielen Gebieten der Medizin größte Bedeutung erlangt.

Angiokardiographie, selektive Arteriographie parenchymatöser Organe, die Kontrastmitteldarstellung extra- und intrakranieller Gefäßprovinzen, die abdominelle und thorakale Übersichtsaortographie stellen heute allgemein anerkannte und unersetzbare Untersuchungsmethoden dar.

Mit der rapid ansteigenden Zahl angiographischer Untersuchungen ist zwangsläufig eine absolute Zunahme von Komplikationen zu erwarten.

In den folgenden Ausführungen wird versucht, auch unter dem Gesichtswinkel des Gefäßchirurgen mehr oder weniger schwerwiegende Schäden und die fatal verlaufenden Zwischenfälle nach Angiographien darzu legen.

Wegen ihrer zum Teil anders gelagerten Problematik bleiben die Komplikationen bei Kontrastmitteluntersuchungen des Herzens, der Herzkranzgefäße und die der Venen unberücksichtigt. Prinzipiell lassen sich zwei Untersuchungstechniken unterscheiden:

1. die Aorten- und Arterien-Punktion
2. die transcutane Arterienkatheterisierung.

Die Punktionstechnik hat als translumbale Aortographie einen hohen diagnostischen Wert zur Erkennung arterieller Verschlußerkrankungen und Aneurysmen für den Bereich der unteren Extremitäten erlangt. In Übereinstimmung mit DeBakey wird sie nach wie vor durch ihre technische Einfachheit und Schnelligkeit von den meisten Chirurgen geschätzt und befürwortet.

Die einfache Arterienpunktion der A. femoralis gestattet eine exakte Diagnostik mehr peripher gelegener Gefäßerkrankungen und ermöglicht die risikoarme Überprüfung postoperativer Befunde.

Angewendet wird heute ebenfalls noch die direkte Punktion der A. carotis zum Nachweis intra- oder auch extrakranieller Krankheitsprozesse.

Die Katheterangiographie ist seit ihrer Einführung durch Seldinger 1953 immer häufiger angewandt worden und gilt in ihren Modifikationen bei vielen Angioradiologen als die Methode der Wahl. Neben der Übersichtsdarstellung können nur mit der Kathetertechnik allein selektive Untersuchungen z.B. an parenchymatösen Organen optimal vorgenommen werden.

Der transaxilläre — oder transbrachiale Zugang ermöglicht eine detaillierte Darstellung von Aortenbogen und der supraaortischen Arterien.

Aorten- und Arterienpunktion sind im Vergleich zur Katheterisierung etwa ausgeglichen mit Komplikationen behaftet, wenn sie auch bei der Analyse Unterschiede aufweisen.

In einer größeren Untersuchungsgruppe von McAfee kam es bei 13200 abdominellen Aortographien bei 135 Patienten zu Komplikationen (1,02%), davon bei 37 mit letalem Ausgang (0,28%). Es dominierten die Nierenschäden mit 12 und die Paraplegien mit 5 Todesfällen.

In einer Sammelstatistik von Lang fanden sich nach percutaner Katheterangiographie bei 11402 Fällen 7 Todesfälle (0,06%) und 81 schwere Komplikationen (0,7%). Bei den schweren Schäden dominierten die Arterienthrombosen mit 47, davon 6mal mit konsekutiver Extremitätenamputationsfolge.

Ähnlich verhalten sich die Zahlenangaben anderer Autoren (J. Folin; H. Diemel; A. Belán; H. Saur; St. Baum; B. Seidenberg; N. Heger). In Diskrepanz dazu stehen allerdings Angaben von McGraw mit 4,3% und Kottke mit 5,7% bis zu 12% bei Paulin an Komplikationen. Die Unterschiede erklären sich aus vielerlei Gründen, aber eine befriedigende Interpretation ist nicht möglich.

Schädigungen durch Kontrastmittel sind nach Einführung der Methylglukaminatverbindungen sehr viel seltener und weniger ernst geworden. Allgemeine Reaktionen, wie Urticaria, Hypotension, Schweißausbruch und Erbrechen werden nur noch gelegentlich beobachtet und können durch Anwendung der Allgemeinnarkose bei der Untersuchung weitgehend ausgeschaltet werden. Gelegentlich beobachtete Organreaktionen auf den Kontraststoff stehen wohl in Relation von Infusionsmenge und Infusionsgeschwindigkeit.

Am häufigsten wurden die Zwischenfälle bei den Angiographien des Zentralnervensystems beschrieben. Es ist nicht gesichert, ob nicht eine osmotische Hypertonie und Gewebshypoxie für die Schäden in Betracht gezogen werden müssen und weniger die Toxizität des Kontrastmittels selbst.

Während der reine Kontrastmittelzwischenfall immer mehr in den Hintergrund getreten ist, sind die durch den technischen Vorgang selbst ausgelösten Schäden an der Gefäßwand von größerer Bedeutung. Den schweren Komplikationsformen, die mit einer permanenten Defektbildung einhergehen, sollten mittelschwere und leichtere Schäden gegenübergestellt werden, da letztere oft mit einer Reversibilität einhergehen.

Unsere Beobachtungen beziehen sich auf ein Krankengut von etwa 7500 arteriographischen Untersuchungen und 3400 arteriellen Gefäßrekonstruktionsoperationen, die in der Zeit von 1959—1973 an dem Strahleninstitut der FU Berlin, der Chirurgischen Klinik der FU Berlin und am Martin Luther-Krankenhaus in Berlin durchgeführt wurden.

Auf eine statistische Auswertung wurde bewußt verzichtet, da eine größere Anzahl von Patienten mit angiographisch ausgelösten Zwischenfällen aus anderen Kliniken überwiesen wurden und andererseits zahlreiche Patienten anderer Krankenhäuser unmittelbar nach der Untersuchung wieder in ihre Krankenanstalten zurückkehrten und somit eine exakte Nachuntersuchung nicht immer möglich war.

Durch die Verletzungen der Arterienwand am Punktionsort werden besonders bei Patienten mit arterieller Hypertension und fast ausnahmslos bei der Kathetertechnik falsche Aneurysmen beobachtet. Sie lassen sich relativ einfach operativ korrigieren, wenn sie nur rechtzeitig erkannt worden sind. In unserem Krankengut mußten insgesamt 15 pulsierende Hämatome resp. falsche Aneurysmen der A. femoralis chirurgisch behandelt werden.

Flächenförmige, sich subcutan ausbreitende Hämatome, die nicht pulsieren, können als eine normale Begleiterscheinung aufgefaßt werden.

Die Nachblutungsmenge aus dem Stichkanal der Aorta nach translumbaler Aortographie beträgt meist nicht mehr als 150 ml und wird als retroperitoneales Hämatom gut toleriert. Größere Nachblutungen werden nur selten angetroffen und der hypovolämische Schock kann durch eine Infusionstherapie erfolgreich konservativ bekämpft werden. Bei etwa 3000 translumbalen Aortographien wurden wir nicht einmal zum operativen Eingreifen gezwungen.

Ortsferne Verletzungen der Gefäßwand werden bei der Kathetertechnik gefunden. Wandperforationen können zu lebensbedrohlichen Blutungen führen. Zweimal mußte wegen dieser Art von Gefäßwandschaden operiert werden. Nur selten wird durch die Perforation der Arterienwand die Begleitvene mit verletzt, so daß eine arteriovenöse Fistel entstehen kann. Wir sahen solche iatrogenen a.-v. Fisteln in zwei Fällen, einmal in der Beckenetage und einmal nach Katheterarteriographie am Arm zwischen der A. brachialis und Vena cephalica.

Die Dissektion der Aortenwand durch eine intramurale Kontrastmittelinjektion oder auch nur durch die Traumatisation von Kanülen- oder Katheterspitze ausgelöst, stellt eine nicht ganz ungefährliche Komplikation dar. Nach translumbaler Angiographie war es in unserem Krankengut neunmal zu einer umschriebenen Dissektion der Aorta abdominalis gekommen, die nur dreimal vor dem restaurativen Eingriff im Angiogramm erkannt wurde. Es kann daher angenommen werden, daß besonders bei der translumbalen Punktionstechnik mit einer weit höheren Zahl von Dissektionsvorgängen der Aorta zu rechnen ist, die klinisch stumm bleiben. Die Aortendissektion kann vorwiegend beim nicht sklerotisch-degenerativ veränderten Gefäß einen fatalen Verlauf nehmen, wenn wichtige Seitenäste verlegt werden.

Intimale Schäden an den Abgangsstellen der Nierenarterien, mit Nephrektomiefolge sind bekannt geworden (P. Holzhey).

Große Aufmerksamkeit muß der thromboembolischen Komplikation geschenkt werden, da sie weitaus am häufigsten angetroffen wird. Gefördert wird der thromboembolische Vorgang durch den Schweregrad des pathologischen Gefäßwandbefundes. Zu erwähnen sind hier die stenosierende Arteriosklerose, das Aneurysma mit wandständiger Thrombenauskleidung, die Elongation mit und ohne Knickstenosen.

Eine wichtige Rolle bei der Entstehung einer Thrombose spielt das *Kathetermaterial* mit seiner Oberflächenbeschaffenheit, Stabilität und Flexibilität, der *Ort der Katheterisation*, Katheterliegezeit, Katheterlänge etc.

Erwähnt sei hier nur, daß auch Kathetermaterial durch Fraktur embolisiert und als Fremdkörperembolus operativ entfernt werden muß (V. Schlosser).

Durch die Katheterspitze kann ein atheromatöses Beet abgelöst werden und embolisieren, oder ein Dissektionsverschluß mit Konsekutivthrombose provoziert werden.

Ausgehend vom Punktionsort kann durch die Verletzung selbst, unter Umständen durch einen Arterienspasmus begünstigt, sehr schnell eine ausgedehnte Appositionsthrombose entstehen. Bei einem jungen 21jährigen Mann konnten wir eine Appositionsthrombose des gesamten Stammes der A. iliaca, der Ober- und Unterschenkelarterien 2 Std nach der Katheteruntersuchung nachweisen und operativ durch Thrombektomie entfernen.

Die Arterienthrombose als angiographischer Zwischenfall, welcher Ursache auch immer, sollte ohne Verzug chirurgisch behandelt werden, da heute dem Gefäßchirurgen eine Reihe wertvoller Rekonstruktionsoperationen zur Verfügung stehen.

Bei der arteriellen Embolie ist ein operatives Vorgehen mit dem Fogarty-Ballonkatheter oder dem Ringstripper fast immer von Erfolg gekrönt. Wegen thromboembolischer Komplikationen haben wir 17mal operieren müssen.

Anhand einer Umfrage auf dem 2. Angiologischen Symposium der Aggertalklinik im September 1969 wurden an 11 Kliniken der Bundesrepublik und Westberlins bei 20638 Katheterangiographien 48 (0,23%) Thrombosen und 14 (0,06%) Embolien gefunden.

Neben der Tatsache, daß die thromboembolische Komplikation durch verbesserte Technik heute wesentlich seltener angetroffen wird, bleibt festzustellen, daß darüber hinaus die moderne Gefäßchirurgie noch sehr erfolgreich korrigierend eingreifen kann.

Andere schwerwiegende und auch von uns beobachtete Folgen der Angiographie sind, neben den bereits erwähnten renalen Störungen, intestinale Komplikationen mit Gangrän von Dünn- und Dickdarm. Organverletzungen von Magen, Niere und Darm, Zwerchfell, Herz — und Pleura mit Pneumo-, Hämato- und Chylothorax sind bekannt geworden.

Als schwerster aortographischer Zwischenfall muß die Schädigung des Rückenmarks angesehen werden, die als permanente Form nicht selten tödlich verläuft. Auch wir haben einen Fall gesehen.

Die toxische Myelitis ist bis heute nicht befriedigend in ihrer Entstehung erklärt. Die Überflutung mit Kontraststoff bei Abgang der A. spinalis aus einer tiefen Lumbalarterie, die Gewebshypoxie bei unveränderter Hämodynamik und eine zunehmende Gefäßanomalie des Truncus arteriosus spinalis anterior lassen ein komplexes Geschehen vermuten.

Gleichermaßen katastrophal sind die Halbseitenlähmungen nach cerebraler Angiographie. Bei der direkten Punktion der A. carotis muß der Kontrastmittelzwischenfall unbedingt von der traumatischen Wandläsion der A. carotis durch die Punktionsnadel abgegrenzt werden, damit der Patient unverzüglich, ohne Duldung eines zeitlichen Aufschubs, dem Gefäßchirurgen zugeführt werden kann.

Die weitverbreitete Anwendung gefäßdiagnostischer Maßnahmen mit der Injektion von Kontrastmitteln ist heute nachweislich mit einem geringen und durchaus vertretbaren Risiko verbunden. Die Komplikationsrate liegt um etwa 1% und die Letalität um 0,05%. Die Kenntnisse um die sehr unterschiedlichen Komplikationsmöglichkeiten und ihrer chirurgischen Korrektur sind wichtig. Der schwere spinale und cerebrale Schaden zwingt zu einer strengen und ausgewogenen Indikationsstellung und verpflichtet uns zur unbedingten Aufklärung des Patienten.

Literatur

Angiologisches Symposium Aggertalklinik, 19. und 20. 9. 1969 in Engelskirchen. Die Gefäßthrombosen nach Katheterangiographie, S. 86, Hrsg. E. Zeitler. Bern: H. Huber 1970

Baum, St., Stein, G. N., Kuroda, K. K.: Complications of "No arteriography". Radiology **86**, 835 (1966)

Belán, A., Koncandrle, V., Pospichal, J., Beránek, I.: Komplikationen bei verschiedenen arteriographischen Untersuchungsmethoden. Fortschr. Röntgenstr. **110**, 57 (1969)

DeBakey, M.: Persönliche Mitteilung

Diemel, H., Schmitz-Dräger, H. G.: Komplikationen der abdominellen Aortographie. Vergleichende Gegenüberstellung der translumbalen und transfemoralen Technik. Radiologe **8**, 54 (1968)

Folin, J.: Complications of percutaneous femorla catheterisation for renal angiography. Radiologe **8**, 190 (1968)

Heger, N., Bayindir, S., Steckenmesser, R., Hehrlein, F.: Komplikationen bei Katheterarteriographien nach Seldinger-Technik. Fortschr. Röntgenstr. **111**, 124 (1969)

Holzhey, P., Kotscher, E., Kux, M., Piza, F., Unger, F.: Intimadissektion der A. renalis nach selektiver Nierenangiographie. VI. Jahrestagung der Österreichischen Gesellschaft für Gefäßchirurgie vom 21.—24. 6. 1973 in Klagenfurt, Vortrag Nr. 5

Kottke, B. A., Fairbairn, J. F., Davis, G. D.: Complications of aortography. Circulation **30**, 843 (1964)

Lang, K. K.: Survey of complications of percutaneous retrograde arteriography—Seldinger technic. Radiology **81**, 257 (1963)

McAfee, J. G.: A survey of complications of abdominal aortography. Radiology **68**, 825 (1957)

McAfee, J. G., Wilson, J. K.: A review of the complications of translumbal aortography. Amer. J. Roentgenol. **75**, 956 (1956)

McGraw, J. Y.: Arteriography of peripher vessels. A review with report of complications. Angiology **14**, 306 (1963)

Paulin, S., Jacobsson, B., Schlossman, D.: Thromboembolische Komplikationen bei perkutaner Arterienkatheterung. Angiographie und ihre Leistungen. S. 108, Hrsg. K. E. Loose. Stuttgart: G. Thieme 1968

Saur, H. Th.: Komplikationen bei der indirekten (perkutanen Katheter-) Methode der Aortographie. Z. Kreisl.-Forsch. **53**, 314 (1964)

Schlosser, V.: Diskussionsbemerkung. Die Gefäßthrombosen nach Katheterangiographie, S. 87, Hrsg. E. Zeitler. Bern: H. Huber 1970

Seidenberg, B., Hurwitt, E. S.: Retrograde femoral (seldinger) aortography. Surgical complications in 26 cases. Ann. Surg. **163**, 221 (1966)

Seldinger S. J.: Catheterreplacement of needle in percutaneous arteriography: a new technique. Acta radiol. (Stockh.) **39**, 368 (1953)

Diskussion

W. Perret, München

Jungmichel schließt sich den Schlußfolgerungen von Perret an, betont, daß man auch die mehr volkstümliche Warnung bringen könnte: „Was Du nicht willst, das man Dir tu, das füg auch keinem anderen zu".

Zur Frage von Humperdinck, wie es um die Haftpflichtansprüche bei Spätfolgeschäden durch diagnostische Maßnahmen, z.B. beim Thorotrast, bestellt ist, wird von Perret auf die bisherige Rechtsprechung des Bundesgerichtshofes verwiesen. Danach war es für den Diagnostiker zur Zeit der Verabreichung nicht voraussehbar, daß es zu diesen Schäden kommt, Verschulden wurde nicht angenommen. Im Einzelfall ist aber den Geschädigten ein sogenannter Aufopferungsanspruch zugebilligt worden, ähnlich wie es bei Impfschäden der Fall sein kann.

Rücker antwortet zur Frage von Perret, wie die unterschiedlich angegebenen Komplikationsdichten nach Angiographien zu erklären sind, daß diese nur aus der unterschiedlichen Wertung zu erklären sei, die Autoren unter dieser Komplikationsdichte alle jeweils etwas anderes verstanden haben wollen. Je eingehender man das Material untersucht, je höher werde der Prozentsatz der Komplikationen. Grundsätzlich werde eingehend und auch laienhaft verständlich bei allen Patienten über die Risiken der beabsichtigten diagnostischen Maßnahme aufgeklärt, nur ein geringer Prozentsatz der Patienten lehne dann ab.

Die Frage nach der Verantwortlichkeit des Klinikleiters bei Blutentnahmen, die Contzen stellt, wobei Erfüllungs- und Verrichtungsgehilfen gemeint sein sollen, also vor allem MTA und Arzthelferinnen, betont Perret, daß das geltende Recht keine Regelungen über die Zulässigkeit solcher Maßnahmen durch ärztliche Hilfskräfte enthält. In der Praxis bestehen sehr unterschiedliche Meinungen, obwohl festzuhalten ist, daß Blutentnahmen nicht zum üblichen Aufgabenbereich des ärztlichen Hilfspersonals zählen. Ausbildungsvorschriften und Prüfungsordnungen sehen Blutentnahmen nicht vor, obwohl teilweise in der Ausbildung gezeigt wird, wie und wo Blutentnahmen erfolgen, welche Gefahren dabei bestehen, was beachtet werden muß. Das kann dann im Einzelfall in der Praxis dieser ärztlichen Hilfskräfte eine Grundlage bilden, nachträglich unter ärztlicher Anleitung und Aufsicht die erforderlichen Kenntnisse und Erfahrungen zu erwerben. Das bedeutet, daß der Arzt einer Hilfskraft, die dies erlernt hat und praktisch beherrscht, übertragen darf. Nur solche Personen können eigenverantwortlich ohne Anwesenheit des Arztes Blutentnahmen vornehmen. Voraussetzung ist die ärztliche Anordnung einer Blutentnahme und die ständige Kontrolle und Überwachung durch den Arzt, aber auch das Einverständnis dieser Hilfskraft. Nicht wenige der Hilfskräfte weigern sich, Blutentnahmen zu übernehmen, weil dies nicht zu ihrer Tätigkeit gehört, dem Arzt vorbehalten bleiben müsse. Im Klinik-Krankenhausbetrieb sind in der Regel ausreichend Ärzte vorhanden, die allein die Blutentnahmen vornehmen. In der freien Praxis hat es sich aber eingebürgert, daß bestimmten Hilfskräften, wenn sie dafür geeignet sind, damit auch einverstanden sind, Blutentnahmen übertragen werden. Die Rechtsprechung hat sich zu allen diesen Fragen in den letzten Jahren nicht mehr geäußert.

Arens betont, daß unter Berücksichtigung der vielen, teils prekären Komplikationen, die bei diagnostischen Maßnahmen beobachtet worden sind, es erforderlich sei, im Krankenhaus die jüngeren Ärzte immer darauf hinzuweisen, bei allen diagnostischen Maßnahmen die notwendige Zurückhaltung zu beachten.

Hirschberg fragt, von welcher Komplikationsdichte an der Arzt eingehend aufklären müsse. Perret verweist dazu auf das, was im Referat dazu schon gesagt wurde, das

Ausmaß der Aufklärungspflicht ist jedenfalls nicht allein von der Komplikationsdichte abhängig.

Rettig hebt besonders hervor, daß die klinische Untersuchung in Verbindung mit der Vorgeschichte in der Kniegelenk-Diagnostik an erster Stelle stehen müsse, die röntgenologische Kniegelenk-Kontrastdarstellung erst danach im Einzelfall zu erwägen ist. Rehn betont, daß dies jedoch den Gepflogenheiten der Praxis widerspreche, dort sogar solche diagnostischen Maßnahmen ambulant vorgenommen werden und auch nicht selten kurzerhand die Anerkennung eines Meniscusschadens allein auf das Ergebnis der Arthrographie gestützt wird, solches aber nicht gebilligt werden könne. Mollowitz bekennt, daß reiche Erfahrung an vielen Arthrographien ergeben habe, daß in 95% der Fälle das Ergebnis der Arthrographie mit dem Befund bei der Operation übereinstimme, nicht in 100%.

Abschließend hebt Perret hervor, daß auch allein mit eingehender klinischer Untersuchung und Berücksichtigung der Vorgeschichte in 95% der Fälle die richtige Diagnose gestellt werden könne, die nicht absolut gefahrlose, auch nicht zumutbare oder duldungspflichtige Arthrographie nur im Einzelfall als indiziert gelten dürfe.

VI. Beteiligung peripherer Nerven bei Verletzungen

H. Schliack, Berlin

Die Verletzungsformen peripherer Nerven, ihre Erkennung und Beurteilung

Wenn man sich über die Verletzungsformen peripherer Nerven unterhalten will, muß man sich zunächst darüber klar werden, wieweit man den Begriff „Verletzung fassen will. Diese Frage erscheint mir gerade im Bereich der Läsionen peripherer Nerven wichtig. Denn wir haben gelernt, daß die überwältigende Mehrzahl aller spontan auftretender, monoloculärer Nervenläsionen, die man früher fast ausnahmslos als Entzündungen ansah und als „Neuritis" bezeichnete, tatsächlich durch mechanische Schädlichkeiten verursacht werden, daß man sie also als akute, subakute oder chronische Verletzungen bezeichnen darf.

Mumenthaler prägte hierfür den Begriff: Nicht unmittelbar traumatische Nervenläsionen – nicht unmittelbar, aber eben doch traumatisch. Eine scharfe Grenze solcher Läsionen zu den evident akut traumatischen ist gar nicht zu ziehen.

Und die Form der Schädigung eines peripheren Nerven ist unter Umständen auch durchaus gleichartig, wenn etwa Fingernerven unter den Griffringen einer Schere beim Schneiden harter Pappe gequetscht und sich erst nach Monaten, d.h. über den komplizierten Vorgang der Regeneration erholen, wenn ein Nervus thoracicus longus nach langem Marsch mit einem schweren Rucksack geklemmt oder wenn irgendein Hautnervenast oder gar der Nervus radialis durch einen kurzen derben Schlag kontusioniert, d.h. eben auch gequetscht wird.

Es können bei peripheren Nervenläsionen, deren Funktionsausfälle schließlich, ganz unabhängig von der Art der Schädigung, natürlich immer gleichartig, entsprechend den typischen Einflußarealen sind, aber ganz unterschiedliche biomechanische Faktoren wirksam sein; so zum Beispiel Zerrungen und Reibebewegungen über rauhen Oberflächen wie bei der sogenannten Ulnarisspätlähmung Jahrzehnte nach Ellenbogenfrakturen oder – ein anderes Beispiel – neben chronischer Kompression fibröse Verwachsungen mit stark beweglichen Nachbarstrukturen, wie beim Karpaltunnel-Syndrom.

Solche Differenzierungsversuche haben durchaus auch praktische Bedeutung. Bei den zuletztgenannten Mechanismen kommt es meist zu einer starken endoneuralen bindegewebigen Proliferation, die den Erfolg einer einfachen operativen Dekompression oder, wie im Falle des Nervus ulnaris, eine Verlagerung problematisch machen. Unter Umständen kann in solchen Fällen die frühe Resektion und Autotransplantation sinnvoll sein. Derartige Indikationen konnten allerdings bis heute noch nicht genügend klar erarbeitet werden, weil die verschiedenartigen biomechanischen Aspekte und die damit zusammenhängenden histologischen Veränderungen noch nicht genügend untersucht worden sind.

Nach dem Vorschlag von Seddon (1943) unterscheidet man drei Typen von peripheren Nervenverletzungen:

1. Die Neuropraxie;
2. Die Axonotmesis;
3. Die Neurotmesis.

Die leichteste Form ist die *Neuropraxis*, eine gutartige und stets vollständig reversible Alteration des Nerven, deren klinische Auswirkungen meist nur wenige Tage anhalten.

Dieser Funktionsstörung liegt eine umschriebene Schwellung des Nerven zugrunde, gelegentlich eine segmentale Veränderung der Markscheiden der großen Fasern. Ein vollständiger Sensibilitätsverlust tritt nicht ein, höchstens unangenehme Paraesthesien. Eine Muskelatrophie kommt nicht zustande. Elektromyographische Denervierungspotentiale treten nicht auf. Eine operative Indikation stellt sich nicht.

Bei der *Axonotmesis* kommt es zu einer Unterbrechung der Nervenfasern, einschließlich Axone, die Hüllstrukturen der Nerven bleiben hingegen in ihrer Kontinuität erhalten. Die Wiederherstellung der Funktion ist nur über eine Regeneration der degenerierten peripheren Abschnitte möglich. Im allgemeinen sind die Regenerationschancen insofern optimal, als die intakten Hüllstrukturen das spontane Aussprießen der regenerierenden Axone in die richtige Richtung leiten. Nervennähte sind nicht erforderlich.

Allerdings kann das geschädigte Gebiet so schwer narbig verändert sein, daß die aussprießenden Axone das Gebiet nicht überwinden können. In solchen Fällen beobachtet man das Ausbleiben der Funktionswiederkehr distal der Läsionsstelle, dann ist eine operative Revision, unter Umständen eine Nervenresektion und Transplantation erforderlich.

Die *Neurotmesis* bezeichnet die vollständige Unterbrechung eines peripheren Nerven durch Schnitt oder Riß, wobei unter Umständen das Epineurium als „leerer Schlauch“ noch erhalten sein kann. Hierbei ist mit Spontanregeneration nicht zu rechnen. Klinisch findet man einen Totalausfall aller Funktionen und nach den entsprechenden Zeiten alle elektrophysiologischen Kriterien einer Denervierung. Hier kann nur eine Nervennaht die Chancen für eine Regeneration herstellen.

Der Versuch, verschiedene standardisierbare Formen von Nervenverletzungen festzulegen, ist also kein Selbstzweck esoterischer Neuropathologen oder Neurologen. Er impliziert vielmehr die Absicht, klare Richtlinien für operative Indikationen verständlich zu machen. Und damit ergibt sich die Notwendigkeit, die verschiedenen Verletzungsformen so früh wie möglich und zugleich mit möglichst einfachen klinischen Untersuchungsmethoden zu unterscheiden. Und hier geraten wir bereits in ein bemerkenswertes Dilemma:

Im frühesten Stadium einer peripheren Nervenlähmung kann man nämlich weder am Funktionsverlust noch mit komplizierten elektrophysiologischen Mitteln eindeutig unterscheiden, ob die Kontinuität eines Nerven unterbrochen ist, oder ob nur ein reversibler Funktionsblock vorliegt. Selbstverständlich berechtigen eindeutige Funktionsreste distal von der Verletzungsstelle zu der Annahme, daß der Nerv nicht total zerstört sein kann. Allerdings gibt es ziemlich selten partielle, scharfe Schnittverletzungen größerer Nerven, bei denen ein Teil der Axone verschont, ein anderer Teil aber zerschnitten ist. Bei derartigen Verletzungen ist natürlich auch eine operative Revision unumgänglich.

Sehr unübersichtlich ist die Situation meist bei *Plexusläsionen.* Hier sind sehr genaue neurologisch-anatomische Kenntnisse und eine exakte Defektanalyse erforderlich, wenn man nicht Totalläsionen bestimmter Faszikel und Funktionsreste in geschädigten Kabeln verwechseln will.

Abgesehen von diesen Ausnahmefällen genügt aber die Feststellung eines eindeutigen Funktionsrestes vor allem bei peripheren Nervenstämmen und bei stumpfen Verletzungen, um eine günstige Prognose zu ermöglichen.

Bei allen totalen Funktionsstörungen distal der Läsionsstelle bleiben die abhängigen Muskeln zwar total gelähmt, sie sind elektrophysiologisch aber für 5–7 Tage lang noch normal erregbar, und zwar, ich betone dies ausdrücklich, selbst bei totalen Durchschneidungen. Erst dann treten allmählich zunehmend die bekannten Kriterien einer peripheren Denervierung auf oder aber sie bleiben aus, wenn es sich nur um einen passageren Funktionsblock handelt. In solchen Fällen darf man dann mit rascher Wiederherstellung in Tagen oder Wochen rechnen.

Bei allen Schnitt- oder Stichverletzungen sind Nervenläsionen stets mit Wahrscheinlichkeit als Totaldefekte anzusehen, die frühzeitig revidiert werden müssen – selbstverständlich unter optimalen technischen Voraussetzungen. Ein Zeitaufschub um Wochen ist besser als eine Operation mit mangelnden technischen Voraussetzungen für eine optimale Nervennaht.

Doch dies ist im allgemeinen nicht das Problem der Chirurgie peripherer Nerven. Schwierigkeiten entstehen bei der Beurteilung stumpfer oder durch Zerrung entstandener Nervenschäden und bei der Beurteilung der Erfolge von Nervennähten. – Die Schwierigkeiten nämlich, wann man eine steckengebliebene oder unmöglich gewordene Regeneration anzunehmen hat und konsequenterweise dann operativ explorieren muß.

Hierzu ist zunächst die Kenntnis der *Regenerationszeiten* Voraussetzung. Ist eine Degeneration eines infraläsionellen Nervenabschnittes eingetreten, so tritt eine gesetzmäßig ablaufende Regeneration ein, deren Zeiten bekannt sind: Man darf annehmen, daß das zur Peripherie hin aussprießende Axon täglich $1-1^1/_2$ cm bewältigen kann, d.h. 10–15 cm in 100 Tagen. Man kann demnach den Verlauf einer Regeneration und die Prognose einer Funktionswiederkehr sozusagen mit einem Bandmaß messen.

Da verständlicherweise die proximaler liegenden Elemente früher von den aussprießenden Axonen erreicht werden als die distalen, hat man sich an den anatomischen Verhältnissen der Einflußgebiete der betroffenen Nerven zu orientieren, d.h. man muß die Astfolge der Einzelnerven kennen.

Wenn zum Beispiel etwa 3–4 Monate nach einer Radialisnaht oder nach einer Radialislähmung ohne operative Versorgung der Musculus brachioradialis erkennbar funktionstüchtig wird, darf man die gesetzmäßig ablaufende Regeneration zunächst als gesichert ansehen. Diese Feststellung — und auch das möchte ich hier ausdrücklich betonen – ist bei entsprechender neurologischer Untersuchungstechnik in wenigen Sekunden in jeder Sprechstunde möglich. Dazu braucht man nicht das aufwendige Untersuchungsverfahren der Elektromyographie. Diese neurophysiologische Untersuchungsmethode liefert uns in bestimmten Bereichen unentbehrliche Hilfen, aber das darf nicht zu der Meinung verleiten, daß man ohne Elektromyographie heute eine Regeneration eines peripheren Nerven nicht mehr beurteilen könnte.

Es gibt viele klinische Indizien für die in Gang befindliche Regeneration eines Nerven. Das wichtigste Indiz ist die von proximal nach distal fortschreitende Wiederkehr der willkürlichen motorischen Funktion. Fehlinterpretierte EMG-Befunde können zuweilen in die Irre führen. Wir haben dies eben sehr anschaulich erlebt bei der Kommissionsuntersuchung der Deutschen Gesellschaft für Neurochirurgie, die die Ergebnisse der Leichennerventransplantate prüfte. Falsch kommentierte EMG-Befunde induzierten hier einen überschäumenden Optimismus. Die nüchterne klinische Kontrolle zeigte, daß lyophilisierte Leichennerven als Transplantate unbrauchbar sind.

Das sogenannte Hoffmann-Tienelsche Klopfzeichen ist ein interessantes, aber nicht immer zuverlässiges Zeichen. Bleibt es nach entsprechender Zeit bei Nerven, die auch oberflächensensible Elemente enthalten, aus, so muß man annehmen, daß die Regeneration steckengeblieben ist, ist es positiv, so kann es gelegentlich verfälscht sein.

Bei der Beurteilung von peripher-neurologischen Verletzungsfolgen spielt neben der Art der Verletzung (Stich, Schnitt, Zerrung, Schlag oder Druck) und der exakten Analyse der Funktionsstörung der *Zeitfaktor* eine besondere Rolle: Eine totale Radialislähmung am Morgen nach einer durchzechten Nacht hat alle Chancen für eine baldige Spontanrestitution ohne jegliche Behandlung. Ein gleicher Funktionsdefekt kann nach 2 bis 3 Monaten noch eine komplikationsfreie Regeneration erwarten lassen. Bleibt nach 4 Monaten die Wiederherstellung der Funktion auch im Musculus brachio-radialis aus, also im proximalsten Muskel, so stimmt etwas nicht im Ablauf der Regeneration: Nun muß revidiert werden.

Selbstverständlich wird man den Nervus radialis bei einer operativen Revision eines Humerusschaftbruches stets sorgfältig revidieren und gegebenenfalls sofort operativ versorgen.

Mutatis mutandis kann man alle anderen Nervenverletzungen gleichfalls beurteilen.

Schließlich will ich die Problematik bei der Beurteilung von peripheren Nervenverletzungen noch an zwei konkreten Beispielen darstellen.

1. Sie alle kennen jene schrecklichen und leider nicht seltenen „Armplexuslähmungen", wie sie zum Beispiel bei Motorradunfällen entstehen, wenn die Schulter gegen eine Bordschwelle oder einen Baum prallt, u.U. mit Frakturen von Clavicel und/oder Akromion. Hier stellt sich die Frage, ob es sich um eine Kompression des Plexus durch Frakturteile oder durch ein Hämatom handelt oder ob Wurzelausrisse aus der Medulla spinalis vorliegen.

Bei reinen Plexusläsionen ist eine operative Revision mit dem Ziel der Dekompression oder auch der Nervennaht sinnvoll, bei Wurzelausrissen ist jeder operative Versuch ohne Chance.

Wie kann man diese beiden Möglichkeiten voneinander unterscheiden?

Dazu eine kurze Darstellung der anatomisch-physiologischen Voraussetzungen. Wir unterscheiden Wurzelläsionen von Defekten peripherer Nerven oder Plexus unter anderem recht zuverlässig durch die Beachtung der vegetativen Funktionen: Der Vasomotorik, der Piloarrektion und besonders der Schweißsekretion.

Die Fasern der vegetativen Elemente verlassen das Rückenmark ausschließlich zwischen Th 3 und L 2 über die vorderen Wurzeln. Sie werden im Grenzstrang umgeschaltet und begleiten von hier aus die sensiblen Nerven zur Haut.

Die Arminnervation wird versorgt aus den Cervicalsegmenten C 4 bis Th 1. Diese Wurzeln enthalten keine vegetativen Efferenzen.

Reine Wurzelläsionen würden also zu einer totalen peripheren motorischen Lähmung mit Muskelatrophien, mit Arreflexie und einer totalen Sensibilitätsstörung führen. Da aber die vegetativen Efferenzen erst über den Grenzstrang außerhalb der Wirbelsäule den Plexus erreichen, müßten die Pilomotoren, die Vasomotoren und die Schweißsekretion dabei intakt bleiben.

Ein Beispiel aus der Pathologie der Sacralregion, wo diese Verhältnisse entsprechend sind, soll das Gesagte anschaulich machen.

Bei diesem Cauda-Tumor bestand eine totale Sensibilitätsstörung beider Fußsohlen, dennoch war die Schweißsekretion intakt.

Auch im Cervicalbereich darf man also mit diesen Kriterien rechnen.

In der älteren Literatur wurde wiederholt darauf aufmerksam gemacht, daß man mit bestimmten Tests Wurzelausrisse von Plexusläsionen unterscheiden könne: Der Histamin-Quaddel-Test soll die Denervierung der Vasomotoren anzeigen und Schweißuntersuchungen prüfen, eben die Innervierung der Schweißdrüsen. Leider hat sich herausgestellt, daß diese theoretisch wohl begründeten Kriterien bei der Differentialdiagnose der traumatischen Plexusläsion gegenüber Wurzelausreißungen im entscheidenden Primärstadium unzuverlässig sind! Das liegt wohl daran, daß bei Wurzelausreißungen erhebliche Zerrungsschäden im Plexus gesetzt werden, und zwar auch dann, wenn keine offensichtlichen Plexusverletzungen durch Trümmerfrakturen des Schulterskeletes oder durch Hämatome vorliegen. Die akute Zerrung des relativ rißfesten Nervengeflechtes führt zu Membranschäden an der Markscheide oder auch zu Unterbrechungen des Axoplasmas, womöglich auch zu endoneutralen Mikroblutungen, so daß klinisch Funktionsstörungen resultieren können, die einer peripheren Plexusblockierung mit allen Zeichen der vegetativen Denervierung entsprechen.

Entscheidend sind im akuten Stadium also für die Annahme von Wurzelläsionen

Blutiger Liquor,

evtl. Rückenmarksymptome vom Brown-Séquard-Typ,

später leere Wurzeltaschen im Pantopaquemyelogramm.

In Kürze noch das zweite Beispiel.

Ein 50jähriger Mann war dabei, zusammen mit einem anderen, eine schwere Kiste zu tragen. Er stürzte rückwärts und wurde von der fallenden Kiste mit der Kante im linken Unterbauch getroffen. Sofort entstanden heftige Schmerzen in der Leistengegend, die im Laufe von Stunden zunahmen und die noch provoziert wurden durch Streckung des Beines im Hüftgelenk. Das Schmerzsyndrom wurde offensichtlich fehlerhaft als Leistenhernie interpretiert, die Herniotomie änderte nichts an den Schmerzen, es erfolgten noch zwei weitere Eingriffe am Nervus ilioinguinalis.

Zwei Jahre nach dem Ereignis kam der Mann zu uns, inzwischen zusätzlich alteriert durch ein zunächst erfolgloses Sozialgerichtsverfahren. Noch immer bestanden die Schmerzen in der linken Leiste, die verstärkt wurden durch Streckung des Hüftgelenks; außerdem konnten die Schmerzen isoliert provoziert werden durch Druck in die Gegend des linken Musculus psoas.

In der Annahme, daß es sich um eine traumatisch-bedingte (Hämatom, narbige Strikturen) Läsion des linken oberen Plexus lumbalis gehandelt hat, führten wir eine Radikotomie li. von L 1 und L 2 durch. Seither sind die Schmerzen endgültig verschwunden.

Ich fasse zusammen: Die Beurteilung von Verletzungen peripherer Nerven setzt voraus:

1. Die Kenntnis der Anatomie der jeweiligen Strukturen,

2. Eine exakte neurologische Untersuchungstechnik und spezielle Erfahrung,

3. Die Kenntnis der spontanen Heilungsvorgänge an verletzten peripheren Nerven und der dazu erforderlichen Zeitabläufe.

Mit diesem, eigentlich recht bescheiden anmutenden Rüstzeug wird der erfahrene Neurologe in der Lage sein, auf diesem, ärztlich höchst wirkungsvollen und interessanten Gebiet allen Anforderungen zu entsprechen.

H. Millesi, Wien

Operative Behandlung verletzter peripherer Nerven

In den Jahren vor und nach dem 2. Weltkrieg erreichte eine Entwicklung ihren Höhepunkt, die 1871 mit Hueter begonnen hatte. Auf Hueter geht die Technik der *epineuralen* Nervennaht zurück, die immer mehr und mehr vervollkommnet wurde und immer bessere Ergebnisse lieferte (Foerster, Tönnis, Maurer).

Sedon hatte Gelegenheit, während des 2. Weltkrieges zahlreiche Nervenläsionen zu operieren und konnte über langfristige Nachuntersuchungsergebnisse berichten. Die zunehmenden Erfolge verbreiteten eine optimistische Betrachtungsweise des Problems. 1957 veröffentlichten Nicholson u. Sedon die Ergebnisse größerer Serien von Nervennähten. Bei Defekten von weniger als 2,5 cm konnte beispielsweise beim N. medianus in 70% der Fälle eine nützliche Funktion erreicht werden. Handelte es sich allerdings um längere Defekte, sank die Erfolgsquote auf 50% herab. Sakellarides (1962) konnte auf ähnliche Erfolgszahlen hinweisen.

In der zweiten Hälfte der 50iger Jahre schlug der Optimismus in das Gegenteil um. Man war auf einmal mit den erzielbaren Resultaten nicht mehr zufrieden. Den Anstoß zu dieser Entwicklung gab Moberg, der (1955) auf die Bedeutung der *Sensibilität* für die Funktion der Hand hinwies, die bisher kaum beachtet wurde, und gleichzeitig zeigte, daß eine brauchbare Sensibilität nach Nervennähten zumindest bei Erwachsenen nur sehr selten zurückkehrt. Diese Ansicht wurde durch die sorgfältigen Untersuchungen von Önne (1961) bestätigt.

Auch hinsichtlich der motorischen Regeneration wurden ungünstige Prognosen gestellt, was darin zum Ausdruck kommt, daß frühzeitige muskuläre Ersatzoperationen empfohlen wurden.

Diese Entwicklung wurde zweifellos dadurch verstärkt, daß durch die Elektromyographie Innervationsanomalien in großer Zahl aufgedeckt wurden, deren Nichterkennung vielfach zu einer günstigeren Beurteilung der postoperativen Ergebnisse geführt hatte. Wenn man bedenkt, daß in annähernd einem Drittel der Fälle wesentliche Teile der Thenarmuskeln auch vom N. ulnaris her innerviert werden, so daß kein motorischer Ausfall bei kompletter Läsion des N. medianus im Bereich der Thenarmuskeln entsteht, muß man zugeben, daß damit eine beträchtliche Fehlerquelle bei der Beurteilung postoperativer Ergebnisse gegeben ist. Krenkel (1967) wies unter Bezugnahme auf die Statistik von Nicholson u. Seddon darauf hin, daß es nur wenige Operationen gibt, die auch unter günstigen Bedingungen eine Versagerquote von 30% aufweisen.

Der geschilderte Stimmungsumschwung führte zu zahlreichen Versuchen, durch Änderung bzw. Verfeinerung der Operationstechnik eine Besserung der Ergebnisse zu erreichen.

1961 berichteten Campbell u. Mitarb. über die Verwendung von Mikrofiltermembranen (Millipore) zur Einscheidung von Nahtstellen, um das Einwachsen von Bindegewebe bzw. das Aussprossen von Axonen zu verhindern. Böhler (1962) berichtete über günstige vorläufige Ergebnisse mit dieser Methode. Die Spätergebnisse waren allerdings enttäuschend (Böhler, 1966).

Die gleichen Überlegungen führten zu dem Vorschlage, die Nahtstellen mit Kollagenmembranen bzw. Silastikmembranen einzuscheiden. Eigene tierexperimentelle Ergebnisse haben gezeigt, daß durch die Einscheidung eine wesentliche Verbesserung der Resultate nicht erreicht werden kann. Die Nahtstellen sehen bei makroskopischer Betrachtung gleichmäßig aus und weisen eine glatte Oberfläche auf. Die Bindegewebsproliferation und damit die Narbenbildung im Bereich der Nahtstelle wird aber nicht verhindert, da die große Masse des Bindegewebes vom Epineurium ausgeht, welches innerhalb der Einscheidung verbleibt. Man sieht breite Bindegewebsstreifen zwischen den zur Einscheidung verwendetem Material und dem Nervengewebe, wodurch sogar eine Kompression des Nervengewebes zustande kommen kann.

Ein weiterer Versuch, durch Verringerung des Operationstraumas bessere Ergebnisse zu erreichen, bestand darin, daß zur Aufrechterhaltung der Vereinigung der Stümpfe des durchtrennten Nerven Klebstoffe herangezogen wurden. (Heiss u. Faul, 1965). Da die verwendeten Klebstoffe (Cyanoacrylate) gewebsschädigend wirkten, muß man besonders darauf achten, daß der Klebstoff mit dem Nervengewebe selbst nicht in Berührung kommt.

Eine experimentelle Studie (Berger u. Millesi, 1969) zeigte, daß anfangs relativ günstige Ergebnisse bei den als Versuchstiere verwendeten Kaninchen zu bemerken waren. Wenn die Versuchsdauer aber über mehr als 2 Monate ausgedehnt wurde, verschlechterte sich die Regenerationstendenz bei den durch Klebung vereinigten Nerven beträchtlich, so daß schließlich nur in etwa 50% der Tiere eine Nervenleitung nachweisbar war. Dieser Funktionsverlust geht auf eine starke Bindegewebsproliferation in der Umgebung der Klebstoffdepots zurück, die Kompressionserscheinungen am Nerven verursacht.

Edshage (1964) wies auf die Unmöglichkeit der exakten Vereinigung der einzelnen Faszikel des Nervenquerschnittes bei epineuraler Naht hin. Auch wenn die epineurale Nervennaht äußerlich sehr gut aussieht, besteht doch meistens eine Verwerfung der einzelnen Faszikel gegeneinander. Er versuchte, durch ein besonderes Instrument eine besonders glatte Schnittfläche an den Stümpfen zu erreichen. Andere Autoren (Gosset; Wilhelm; Stellbrink) entwickelten ebenfalls Methoden, die bei der Erzielung einer glatten Schnittfläche helfen sollten.

Das Nervengewebe innerhalb der Perineuralrohre steht unter einem höheren Druck und weist die Tendenz zum Herausquellen auf. Auch wenn eine glatte Schnittfläche erreicht wurde, kommt es durch Hervorquellen von endoneuraler Substanz früher oder später doch wieder zu einer unregelmäßigen Schnittfläche, wodurch alle diese Bemühungen in Frage gestellt werden.

Durch die Verwendung des Operationsmikroskopes (J. Smith, 1964) will man geschädigtes Nervengewebe besser erkennen, ein exakteres Aneinanderlegen der Nervenstümpfe erreichen und gewebsschonender operieren. Das Problem wird allerdings durch die optische Hilfe, die die Vergrößerung des Operationsmikroskopes bietet, allein nicht gelöst. Um ein exaktes Aneinanderliegen der Faszikel zu gewährleisten, wurden Leitnähte empfohlen, die entweder zwischen den einzelnen Faszikeln liegen (Michon u. Masse, 1964) oder durch die Faszikel selbst geführt werden (Hakstian, 1968).

Das Ergebnis einer Nervennaht läßt sich dadurch verbessern, daß die Bindegewebsproliferation und damit die Narbenbildung an der Nahtstelle auf ein Minimum reduziert wird. Das Ausmaß der Bindegewebsproliferation kann durch 3 Faktoren im Sinne einer Reduzierung beeinflußt werden.

1. Durch besonders gewebsschonendes Operieren und durch Vermeidung jedes unnötigen Traumas.

2. Durch Resektion des Epineuriums in unmittelbarem Bereich der Nahtstelle, um so eine der Hauptquellen der Bindegewebsproliferation auszuschalten.

3. Durch Verminderung der an der Nahtstelle herrschenden Spannung.

Nach diesen Grundsätzen durchgeführte Wiedervereinigungen durchtrennter N. ischiadici des Kaninchens führten mit Abstand zu den besten funktionellen Ergebnissen (Millesi, Meissl u. Berger, 1972).

Besteht ein auch nur geringer Substanzdefekt im Nerven, können die Stümpfe nur unter beträchtlicher Spannung einander genähert werden. Diese Spannung kann durch Beugung der benachbarten Gelenke vorübergehend ausgeschaltet werden.

Von dieser Beugung wurde auch in den zurückliegenden Jahrzehnten ausgiebig Gebrauch gemacht und in den alten Lehrbüchern findet man Tabellen, die die Überwindung von Defekten zwischen 10 und 16 cm durch einfache Beugung der benachbarten Gelenke beschreiben. Wirklich brauchbare Ergebnisse wurden aber dadurch nicht erzielt (Boyes u. Mitarb., 1971).

Es konnte gezeigt werden (Seitelberger, Sluga, Meissl u. Millesi, 1969), daß die im Bereich der Nahtstelle sich abspielenden Vorgänge der Narbendehnung und Narbenschrumpfung zu einer Schädigung bereits regenerierter Axone führen können. Wenn demnach ein Nervendefekt besteht, der nicht durch Verlagerung des Nerven ausgeglichen werden kann, läßt sich eine Vereinigung der Kontinuität bei Vermeidung jeglicher Spannung nur durch die Verwendung von *Nerventransplantaten* überwinden.

Es wäre natürlich ideal, wenn man zur Überbrückung von Nervendefekten allogene, konservierte Nerventransplantate verwenden könnte. Jacoby u. Mitarb. (1971) behaupteten, mit solchen lyophilisierten Nervenstücken bei gleichzeitiger Einscheidung in lyophilisierte Dura ausgezeichnete Ergebnisse erzielt zu haben. Einer strengen Prüfung durch eine Kommission der Deutschen Gesellschaft für Neurochirurgie (Kuhlendahl u. Mitarb., 1972) konnte diese Methode aber nicht standhalten.

Die Verwendung autologer Nerventransplantate stellt derzeit die Methode der Wahl dar. Am häufigsten wird der N. suralis als Spendernerv herangezogen. In zweiter Linie folgen der N. cutaneus antebrachii medialis, der N. cutaneus femoris lateralis und der N. saphenus.

Der Vorschlag, dünne Hautnerven als Transplantate zu verwenden, geht auf Bielschofsky u. Unger (1917) zurück. Die Hautnerven sind beträchtlich dünner als ein gemischter Nerv. Dies bedeutet, daß die Überlebensaussicht bei freier Transplantation größer ist, als wenn ein gemischter Nerv als freies Transplantat verwendet werden würde.

Die Sorge, daß bei freier Transplantation eines gemischten Nerven wegen des größeren Durchmessers die zentralen Anteile einer Fibrose anheimfallen könnten, führte zur Entwicklung der gestielten Nerventransplantation (Strange, 1947). Diese Methode kann allerdings nur dann angewendet werden, wenn 2 parallel verlaufende Nerven verletzt sind und nur einer auf Kosten des anderen wiederhergestellt wird.

Der Kaliberunterschied zwischen dem als freie Transplantate verwendeten, dünnen Hautnerven und dem wiederherzustellenden Nerven kann man auf zwei verschiedene Arten ausgleichen: Seddon vereinigte dünne Hautnerven zu Kabeln desselben Kalibers wie der wiederherzustellende Nerv. Diese Kabel wurden dann durch epineurale Naht mit den Nervenstümpfen verbunden.

Die eigene Technik (Millesi; Ganglberger; Berger, 1967) weicht davon grundsätzlich ab: Das Epineurium der Nervenstümpfe wird unmittelbar an der Nahtstelle reseziert. Durch schonende mikrochirurgische Präparation wird der Nervenstumpf in mehrere Faszikelgruppen zerlegt, die das Kaliber des als Transplantat verwendeten Nerven aufweisen. Die Transplantate werden nun mit diesen Faszikelgruppen direkt vereinigt. Die Transplantate müssen länger als der Defekt sein, so daß sie völlig spannungslos mit den entsprechenden Faszikelgruppen in Kontakt gebracht werden können. Unter diesen Umständen genügt die natürliche Fibringerinnung, um eine Vereinigung zu erreichen. Wir begnügen uns daher mit einer einzigen 10×0 oder 11×0 Nylonnaht pro

Faszikelende. Unter günstigen Umständen wird auch auf diese einzige Naht verzichtet.

Ein besonderes Problem stellt die *Identifizierung der korrespondierenden Faszikelgruppen* dar. Bei Läsionen im distalen Abschnitt des Nerven sind die funktionell zusammengehörenden Fasern bereits entsprechend der späteren Aufteilung des Nerven angeordnet, so daß die Identifizierung von entscheidender Bedeutung ist. Im proximalen Abschnitt des Nerven sind die Fasern noch mehr oder weniger diffus auf den Nervenquerschnitt verteilt, so daß auf jeden Fall die Aussicht besteht, daß zumindest ein gewisser Prozentsatz der Fasern in die richtige periphere Bahn gelangen.

Zur *Erkennung der entsprechenden Faszikel* im distalen Abschnitt des Nerven bedienen wir uns folgender Methode:

Der Nerv wird bis zu seiner Aufteilungsstelle freigelegt. Am N. medianus wird auf diese Weise der motorische Thenarast eindeutig identifiziert. Dieser motorische Thenarast läßt sich nun ein beträchtliches Stück nach proximal verfolgen, so daß man bei einer Verletzung in Handgelenksnähe mit großer Sicherheit den motorischen Anteil des Nerven im distalen Nervenstumpf identifizieren kann. Es wird nun eine Skizze beider Nervenquerschnitte angelegt. Durch sorgfältigen Vergleich von Größe und Anordnung der Faszikel beider Nervenquerschnitte versucht man, nun auch im proximalen Stumpf den entsprechenden Anteil im distalen Stumpf zu erkennen.

Die Operation wird in Blutleere begonnen, die während der Freilegung der Nervenstümpfe, der Aufbereitung der Stümpfe und der Identifizierung der Faszikel aufrecht erhalten bleibt. Hierauf wird der Tourniquet geöffnet und die Wunde komprimiert, um die reaktive Hyperämie abklingen zu lassen. Diese Zeit kann man für die Entnahme der Transplantate ausnützen. Die eigentliche Nerventransplantation wird ohne Blutleere ausgeführt.

Die geschilderte Technik hat sich in mehr als 300 Fällen bewährt. Es wurden Ergebnisse erzielt, die wesentlich besser sind als die Resultate, die wir mit klassischen Methoden erreichen konnten. Darüberhinaus wurden aber neue Indikationen erschlossen, auf die im Einzelnen in den folgenden Vorträgen eingegangen werden wird.

Literatur

Ashworth, C. R., Boyes, H. J., Stark, H. H.: A method of overcoming a gap in the median nerve. 26th Anniversary Annual Meeting American Society of the Hand, March 5.—6. 1971

Berger, A., Millesi, H.: Verwendung von Klebstoffen zum Verschluß von Hautwunden und zur Vereinigung durchtrennter peripherer Nerven. Kunststoffe in der Chirurgie, Symposium 13.—16. 2. 1969 Innsbruck, S. 173

Bielschowsky, M., Unger, E.: Überbrückung großer Nervenlücken. Beiträge zur Kenntnis der Degeneration und Regeneration peripherer Nerven. J. Physiol. Neurol. **22,** 267 (1916)

Böhler, J.: Nervennaht und homoioplastische Nerventransplantation mit Milliporeumscheidung. Langenbecks Arch. Klin. Chir. **301,** 900 (1962)

Böhler, J.: Vortrag am X. Kongreß der SICOT in Paris 6.—9. 9. 1966

Campbell, J. B., Andrew, C. L., Husby, J., Thulin, C., Feringa, E.: Microfilter sheatshin peripheral nerve surgery. J. Trauma **1**, 139 (1961)

Edshage, S.: Peripheral nerve suture. Acta chir. scand. (Suppl.) **331** (1964)

Foerster, O.: Die Schußverletzung der peripheren Nerven und ihre Behandlung. Z. orthop. Chir. **36**, 310 (1917)

Gosset: Zit. nach Nichon. In: Die Nervennaht unter dem Mikroskop. Handchirurgie **2**, 75 (1969)

Hakstian, R. W.: Funicular orientation by direct stimulation. An aid to peripheral nerve repair. J. Bone Jt Surg. A **50**, 1178 (1968)

Heiß, W. H., Faul, P.: Nervennaht mit Klebstoff. Langenbecks Arch. klin. Chir. **313**, 710 (1965)

Hüter, E.: Zit. nach H. Nigst. In: Die Chirurgie der peripheren Nerven. Stuttgart: S. 12. G. Thieme 1955

Jacoby, W., Fahlbruch, R., Mackert, B., Braun, B., Rolle, J., Schnell, J.: Überbrückung peripherer Nervendefekte mit lyophilisierten und desantigenisierten Transplantaten. Münch. med. Wschr. **112**, 586 (1970)

Krenkel, W.: Möglichkeiten und Grenzen der operativen Behandlung peripherer Nervenschädigung. Chir. Plast. Reconstr. **3**, 21 (1967)

Kuhlendahl, H., Mumenthaler, M., Penzholz, H., Röttgen, P., Schliack, H., Struppler, A.: Behandlung peripherer Nervenverletzungen mit homologen Nervenimplantaten. Z. ges. Neurol. Psychiat. **202**, 251 (1972)

Maurer, G.: Leistungen und Ergebnisse der neuzeitlichen Chirurgie. Zur operativen Behandlung und deren Erfolgsaussichten bei peripheren Nervenverletzungen. E. K. Frey z. 70. Geb. Stuttgart: G. Thieme 1958

Michon, J., Masse, P.: Le moment optimum de la suture nerveuse dans les paies du membre superieur. Rev. Chir. orthop. **50**, 2 (1964)

Millesi, H., Berger, A., Meissl, G.: Experimentelle Untersuchungen zur Heilung durchtrennter peripherer Nerven. Chir. plast. **1**, 174 (1972)

Moberg, E.: Objective methode for determining functional value of sensibility in the hand. J. Bone Jt Surg. **40**, 3 (1958)

Nicholson, O. R., Seddon, H. J.: Nerve repair in civil practice. Results of treatment of median and ulnar nerve lesions. Brit. med. J. **1957**II, 1065

Önne, L.: Recovery of sensibility and sudomotor activity in the hand after nerve suture. Acta chir. scand., Suppl. **30**, (1962)

Sakellarides, H.: A follow up study of 173 peripheral nerve injuries in the upper extremity in cevilians. J. Bone Jt Surg. A **44**, 140 (1962)

Seddon, H. J.: Peripheral nerve injuries in Great Britain during World War II. A review. Arch. Neurol. Psychiat. (Chic.) **63**, 171 (1950)

Seitelberger, F., Sluga, E., Millesi, H., Meissl, G.: Vortrag gehalten am 21. 11. 1969 in der Gesellschaft der Ärzte in Wien

Smith, J. W.: Microsurgery of pheripheral nerves. Plast. reconstr. Surg. **33**, 317 (1964)

Stellbrink, G.: Modifizierter Stenström'scher Nervenhalter für die Chirurgie der peripheren Nerven. Chirurg **40**, 424 (1969)

Strange, F. G. St. C.: Case report on pedicle nerve graft. Brit. J. Surg. **37**, 331 (1950)

Tönnis, D., Delank, H. W., Nikolai, N.: Zur Behandlung peripherer Nervenlaesionen. Med. Welt **23**, 1249 (1960)

Wilhelm, A.: Rekonstruktive Eingriffe an der Hand nach Verletzungen. Chirurg **39**, 393 (1968)

M. Samii, Mainz

Verletzungen der Hirnnerven und des Plexus brachialis

Die befriedigenden Ergebnisse der autologen Nerventransplantation in Zusammenhang mit der mikrochirurgischen Technik, wie Millesi diese im einzelnen beschrieben hat, haben auch in den letzten Jahren die Indikationsstellung zur Anwendung von Nerventransplantaten im Bereich der Hirnnerven und des Plexus brachialis erweitert.

Von den Hirnnerven wird der N. facialis bei Schädelhirnverletzungen am meisten betroffen. Die Chirurgie des N. facialis hat durch Eröffnung des inneren Gehörganges nach William House von der Pyramidenvorderfläche her einen entscheidenden Fortschritt erfahren. Es ist auf diese Weise möglich geworden, den gesamten Facialisverlauf vom Meatus internus bis zur Gesichtsmuskulatur freizulegen und zu versorgen.

Eine latero-basale Schädelbasisfraktur mit Pyramiden-Quer- und Längsbruch kann eine Facialisschädigung verursachen. Die Röntgen-Übersichtsaufnahmen des Schädels lassen nicht immer diese relativ feinen Frakturlinien im Bereich der Pyramide erkennen. Deshalb sind bei Facialislähmungen nach Schädeltraumen gezielte Röntgenschichtuntersuchungen in verschiedenen Ebenen erforderlich, um den Schädigungsort zu lokalisieren.

Bei Verletzungen des N. facialis im Verlaufsabschnitt vom inneren Gehörgang bis zum Kuppelraum der Paukenhöhle, wird der Nerv auf subtemporalem, extraduralem Weg und bei Verletzungen im tympanalen und mastoidalen Verlaufsabschnitt von retroauriculär über das Mastoid freigelegt. Gegebenenfalls können beide Zugänge kombiniert werden. Im inneren Gehörgang ist bei Kontinuitätsunterbrechung des Nerven wegen der Liquorzirkulation eine Vereinigung der Nervenstümpfe miteinander oder mit dem Transplantat durch Naht unumgänglich, während bei der Versorgung des Nerven distal davon bis zum Foramen stylomastoideum auf eine Nervennaht verzichtet werden kann.

Abb. 1 zeigt ein Operationsphoto nach Interposition eines 2,5 cm langen Transplantates unterhalb des Ganglion geniculi im tympanalen und mastoidalen Abschnitt des N. facialis bei einer 53jährigen Frau.

Auf der Abb. 2 sieht man den Zustand mit Rückkehr der motorischen Funktion $1^1/_2$ Jahre nach der Operation.

Durch direkte Gewalteinwirkung auf den N. facialis bei den vielfältigen Verletzungsmechanismen kann es zur umfangreichen Zerstörung am Gesichtsnerven kommen. In solchen Fällen wird der Nervendefekt ebenfalls durch *Nerventransplantate* überbrückt. Als Transplantat ist der distale Abschnitt des N. suralis mit seinen Aufzweigungen sehr geeignet. Nach Vereinigung des proximalen Stumpfes mit dem zentralen Stumpf des N. facialis können die einzelnen Aufzweigungen mit den peripheren Ästen des N. facialis, welche etwa die gleichen Kaliber haben, vereinigt werden.

Die Abb. 3 zeigt die vollständige Rückkehr der motorischen Funktion $1^1/_2$ Jahre nach Nerventransplantation des N. facialis im Bereich der linken Gesichtshälfte.

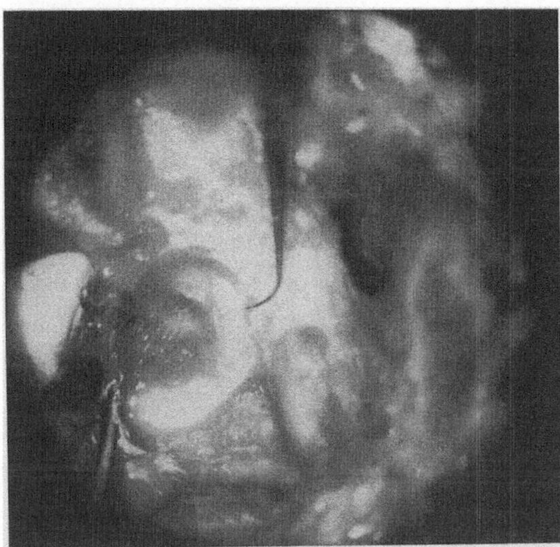

Abb. 1. Operationsphoto nach Interposition eines $2^1/_2$ cm langen Transplantates unterhalb des Ganglion geniculi im tympanalen und mastoidalen Abschnitt des N. facialis bei einer 53jährigen Frau

Ist die direkte Versorgung des N. facialis, bedingt durch nucleäre bzw. intrakranielle Schädigung, nicht möglich, dann halte ich die Technik der faciofacialen Anastomose als Methode der Wahl.

Bei dieser Technik werden nach einem Hautschnitt vor dem Ohr die einzelnen peripheren Äste des N. facialis sowohl auf der gesunden als auch auf der kranken Seite dargestellt. Dann erfolgt die Anastomose zwischen den zentralen Stümpfen der intakten Seite und den peripheren Stümpfen der geschädigten Seite mit Transplantaten aus dem N. suralis (Abb. 4).

Bei einer sehr lang zurückliegenden Facialislähmung mit fibröser Umwandlung der betroffenen Muskulatur kann eine Nervenversorgung nicht mehr zum gewünschten Erfolg führen. In diesen Fällen hat die von Thomson (1970) angegebene Methode der freien, prädenervierten Muskeltransplantation einen sicheren Platz in der Facialischirurgie gefunden. Thomson hat gezeigt, daß die prädenervierten freien Muskeltransplantate nicht nur überleben, sondern darüber hinaus auch vom innervierten benachbarten Muskel reinnerviert werden.

Eine freie Muskeltransplantation mit dazugehörigen Nerven zur Anastomose mit dem intakten N. facialis mittels eines Nerventransplantates wurde von Millesi mit zufriedenstellendem Ergebnis durchgeführt.

Durch gezielte chirurgische Versorgung können auch im Bereich anderer verletzter Hirnnerven, z.B. N. glossopharyngeus, N. vagus, N. accessorius und N. hypoglossus gute Ergebnisse erzielt werden.

Als Beispiel soll eine durch Glassplitterverletzung entstandene Lähmung des N. hypoglossus mit Abweichen der Zunge nach links erwähnt werden. Bei der Operation fand

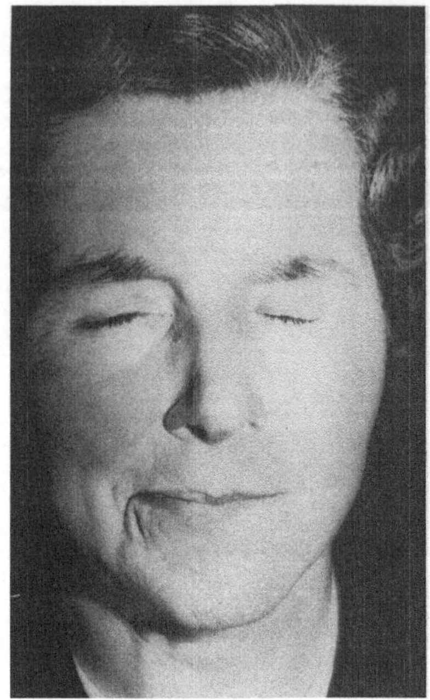

Abb. 2

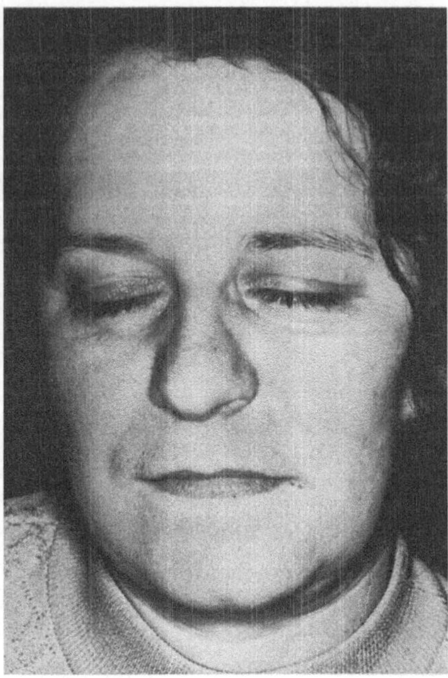

Abb. 3

Abb. 2. Rückkehr der motorischen Funktion $1^1/_2$ Jahre nach der Nerventransplantation im tympanalen und mastoidalen Abschnitt des N. facialis (derselbe Fall wie Abb. 1)

Abb. 3. Rückkehr der motorischen Funktion $1^1/_2$ Jahre nach Überbrückung eines großen Defektes des N. facialis durch Nerventransplantate im Bereich der linken Gesichtshälfte bei einer 41jährigen Patientin

sich eine ausgedehnte Narbenbildung um den N. hypoglossus mit fibrotischen Veränderungen des Epineuriums ohne Kontinuitätsunterbrechung des Nerven. Nach mikrochirurgischer fasciculärer Neurolyse kam es zur Rückbildung der motorischen Funktion.

Völlig neue Indikationen zur Nerventransplantation stellen die Verletzungen des N. trigeminus dar. Bei schweren Gesichtsverletzungen mit ausgedehnten Unterkieferfrakturen kann der geschädigte N. alveolaris inferior durch Nerventransplantation wieder hergestellt werden. Die Abb. 5 demonstriert eine Nerventransplantation im Bereich des N. alveolaris inferior. 5 Monate später kam es zur Rückkehr der Sensibilität im Bereich der Lippen, der Mundschleimhaut sowie des Kinns.

Bei einer retroganglionären Schädigung des N. trigeminus durch Schädelbasisfraktur kann es zum totalen Ausfall des N. trigeminus und damit zu trophischen Störungen an der Hornhaut kommen. Die Entwicklung einer Hornhauttrübung

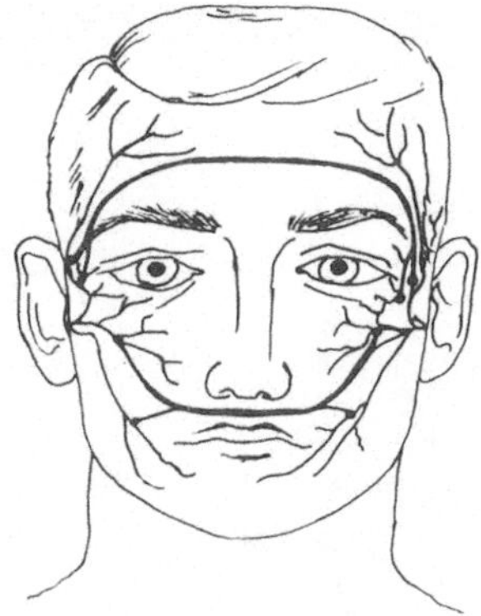

Abb. 4. Schematische Darstellung der facio-facialen Anastomose durch Nerventransplantation

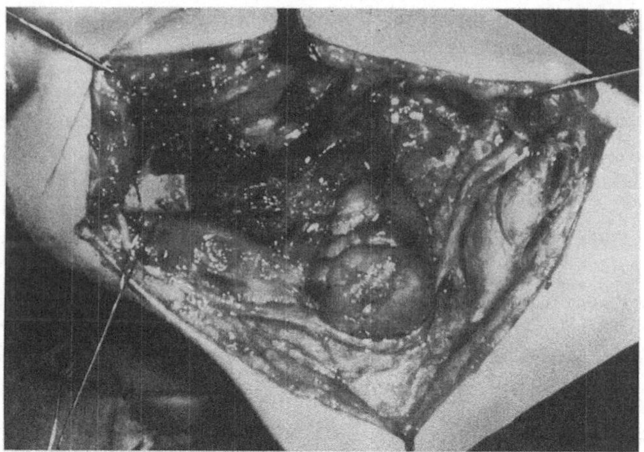

Abb. 5. Nerventransplantation im Bereich des N. alveolaris inferior

führt letzten Endes zur Erblindung des Auges. Die Wiederherstellung der Sensibilität am Auge wird durch eine Anastomose zwischen dem N. occipitalis major und dem N. ophthalmicus, d.h. dem ersten Trigeminusast, erreicht (Abb. 6).

Die routinemäßige Anwendung der Nerventransplantation im Bereich des Plexus brachialis hat neue operative Wege auch in dieser Region eröffnet. Es kann hier nicht auf die gesamte Problematik dieses Gebietes eingegangen werden. Es sei nur kurz darauf hingewiesen, daß heute der myelographische Nachweis eines Wurzelausrisses durchaus keine Kontraindikation mehr für die chirurgische Versorgung des Plexus brachialis bedeutet.

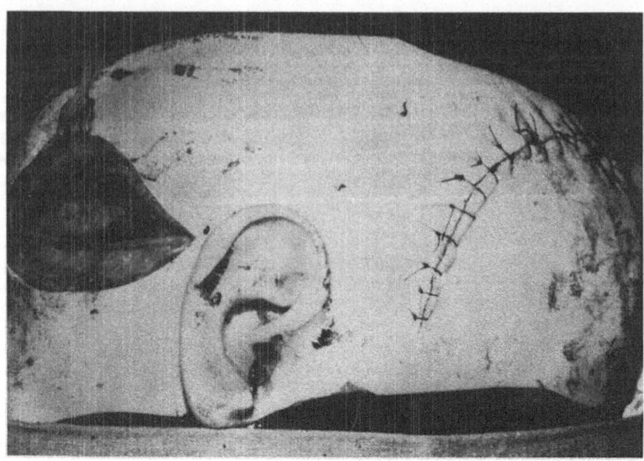

Abb. 6. Zustand nach Anastomose zwischen dem N. occipitalis major und dem N. ophthalmicus mittels einer 17 cm langen Transplantates zur Wiederherstellung der Sensibilität am Auge

Liegt eine vollständige Armlähmung nach traumatischer Schädigung des Plexus brachialis mit einem Wurzelausriß in Höhe C_7, C_8 und Th_1 vor, dann kann eine Anastomose zwischen dem oberen, noch intakten Primärstrang, d.h. also zwischen C_4, C_5 und C_6 und dem für den Arm wichtigsten Nerven, nämlich dem N. musculocutaneus, N. medianus, N. axillaris und schließlich dem N. radialis, durch Kabeltransplantate hergestellt werden.

Als Transplantat können die Nerven ulnaris, cutaneus brachii medialis und cutaneus antebrachii medialis dienen. Nützliche Funktionen im Bereich des Armes können sogar bei totalem Wurzelausriß des gesamten Plexus brachialis durch Anastomosen zwischen den Intercostalnerven oder dem N. accessorius und den funktionell wichtigsten Armnerven erreicht werden.

In den letzten 5 Jahren hatte ich Gelegenheit, bei über 400 mikrochirurgischen Eingriffen an Hirn- und peripheren Nerven, 71 Operationen im Bereich des Plexus brachialis durchzuführen.

Bei 211 Transplantationen wurden 30 Nerventransplantate zwischen 3 und 15 cm im Bereich des Plexus brachialis eingesetzt.

Von 157 Mikroneurolysen wurden 41 Neurolysen am Plexus brachialis vorgenommen.

Auf die einzelnen Ergebnisse kann nicht eingegangen werden, zusammenfassend sei jedoch erwähnt, daß die vorliegenden Resultate uns weiterhin ermutigen, diese schweren Verletzungen in jedem Fall zu versorgen, vorausgesetzt, daß die Indikation zur Operation rechtzeitig gestellt wird.

E. Trojan, Wien

Nervenverletzungen durch Frakturen

Nervenverletzungen stellen immer eine ernste Komplikation bei Frakturen dar. In der Mehrzahl der Fälle kommt es durch den Druck eines Bruchstückes auf einen Nerven zum Auftreten der Lähmung. Wenn dieser schädigende Druck rasch durch eine frühzeitige Reposition beseitigt wird, bildet sich die Lähmung in der Regel vollständig zurück. Bei länger anhaltendem Druck wird der Nervenschaden irreversibel. Lähmungen bei frischen Frakturen erfordern daher eine rasche und vollständige Reposition, sie sind nicht selten die Indikation für eine Frühosteosynthese.

Wesentlich seltener kommt es bei Frakturen zu Nervendurchtrennungen. Mitunter kann auch ohne Durchtrennung des Nerven ein so schwerer Dehnungsschaden vorliegen, daß trotz frühzeitiger Reposition eine spontane Wiederkehr der Nervenfunktion nicht eintritt.

Obere Extremität

Plexusläsionen bei frischen Schlüsselbeinbrüchen sind außerordentlich selten. Gelegentlich kann es durch eine Fehlstellung des Schlüsselbeines und eine starke periostale Callusbildung sekundär durch Druck auf den Plexus zu Lähmungserscheinungen kommen. Nach Korrektur der Fehlstellung mit Resektion des überschüssigen Callus und entsprechender Osteosynthese pflegen sich diese Paresen rasch zurückzubilden.

Bei subkapitalen Oberarmbrüchen sind Nervenläsionen gar nicht so selten. Blom und Dahlbäck fanden bei 29 Fällen 11mal Nervenausfälle, vorwiegend im Bereiche des N. axillaris. In allen Fällen wurde eine spontane Remission der Lähmung beobachtet. Bei stark verschobenen Bruchstücken kann es auch erst sekundär wenige Tage nach dem Unfall zu Drucklähmungen im Bereiche anderer Nerven kommen, z.B. des N. radialis und N. ulnaris. Eine offene Reposition mit Osteosynthese ist dann angezeigt. Mitunter ist auch noch eine sekundäre Neurolyse notwendig, falls eine spontane Erholung der Nervenfunktion nicht eintritt. Bei einem solchen Vorgehen pflegt die Prognose dieser Lähmungen gut zu sein (Abb. 1a und b).

Die häufigste Nervenverletzung bei Frakturen ist die Lähmung des N. radialis beim Oberarmschaftbruch. Eine primäre komplette Radialislähmung ist für uns eine Indikation zur sofortigen operativen Revision des Nerven und Osteosynthese. Man findet dabei den N. radialis nicht selten im Bruchspalt eingeklemmt. Von einem radialen oder dorsalen Zugang wird der Nerv freigelegt, aus dem Bruchspalt befreit und anschließend wird eine Osteosynthese des Oberarmes ausgeführt (meist Plattenosteosynthese). Im Operationsbefund muß genau festgehalten werden, wo der Nerv am Ende der Operation im Verhältnis zur Platte liegt. Die Plattenentfernung ist oft eine schwierige Operation und erfordert ebenso wie die Primäroperation eine sorgfältige Präparation des Nerven. Sie sollte zweckmäßigerweise von dem selben Operateur ausgeführt werden, der die erste Operation gemacht hat

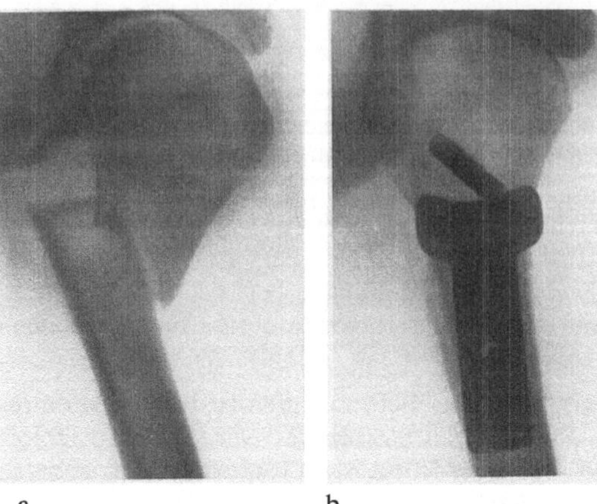

a b

Abb. 1. a 15jähriger Lehrling, Mopedsturz, subkapitaler Oberarmbruch li. mit starker Verschiebung ohne primäre Lähmung. Das periphere Schaftbruchstück ist stark in die Axilla verschoben. Behandlung: Reposition, Ruhigstellung im Desaultverband. Am 2. Tag nach dem Unfall Auftreten einer Radialislähmung und einer teilweisen Lähmung des N. ulnaris. Deshalb am 11. Tag nach dem Unfall: Offene Reposition, Osteosynthese mit T-Platte. Wundheilung komplikationslos. b Kontrolle 15 Wochen nach der Operation: Bruch in anatomischer Stellung geheilt, die Ulnarisparese hat sich vollkommen zurückgebildet. Die komplette Radialislähmung ist unverändert. Es wurde nunmehr eine Neurolyse des N. radialis ausgeführt, der im Narbengewebe eingewachsen war. Gleichzeitig wurde das Osteosynthesematerial entfernt. — Nachuntersuchung nach 20 Monaten. Normaler klinischer Befund, sämtliche Lähmungserscheinungen haben sich vollkommen zurückgebildet. Die elektrische Untersuchung zeigte nur geringfügige Störungen. Bruch in achsengerechter Stellung geheilt

15jähriges Mädchen, schwerer Verkehrsunfall, frischer geschlossener Drehbruch des rechten Oberarmes im distalen Drittel mit primärer kompletter Radialislähmung. Sofortige Operation: von einem radialen Zugang wird zunächst der N. radialis peripher im Ellenbogenbereich zwischen M. brachialis und M. brachio-radialis aufgesucht. Er wird nach proximal freipräpariert. Der Nerv ist im Bruchspalt eingeklemmt und wird aus dieser Umklammerung befreit und an die richtige Stelle gebracht. Die Bruchstücke des Oberarmes werden zunächst mit einer Zugschraube in anterior-posteriorer Richtung fixiert. Anschließend Plattenosteosynthese an der Radialseite des Oberarmes. Anatomische Stellung, der Nerv kreuzt die Platte am proximalen Plattenende. Wundheilung komplikationslos

Kontrolle nach 6 Monaten. Die komplette Radialislähmung war 4 Monate nach dem Unfall klinisch unverändert. Nach dem 4. Monat allmähliche spontane Wiederkehr der Radialisfunktion, 6 Monate nach dem Unfall ist die Radialislähmung fast vollständig verschwunden. Sämtliche Gelenke aktiv frei beweglich

Kontrolle 14 Monate später. Völlige Wiederkehr der Radialisfunktion. Bruch einwandfrei geheilt, Entfernung des Osteosynthesemateriales. Die Operation war schwierig, wie bei der ersten Operation wurde der Nerv wiederum distal zwischen den beiden Muskeln aufgesucht und vorsichtig nach proximal auspräpariert. Erst nach vollständiger Identifizierung des N. radialis wurde das Osteosynthesematerial entfernt. Postoperativ keine Radialislähmung (Rö.-Bild-Demonstration)

Wenn man in dieser Situation konservative Behandlungsversuche unternimmt, kann es durch Druck der Bruchstücke auf den Nerven zu irreparablen Schädigungen kommen, die später eine Nerventransplantation erforderlich machen. Daran sollte man auch bei Mehrfachverletzten denken und den frischen Oberarmbruch mit kompletter Radialislähmung als eine dringende Operationsindikation ansehen.

Bei primären Teillähmungen des N. radialis ist ein sofortiges operatives Vorgehen nicht erforderlich. Nach guter konservativer Reposition und Ruhigstellung im Gipsverband kommt es meist zur spontanen Wiederherstellung. Wenn primär keine Radialislähmung vorhanden ist und erst sekundär nach konservativer Behandlung wenige Tage nach dem Unfall auftritt, sollte man ebenfalls sofort operieren. Man findet dann nicht selten eine Druckschädigung des Nerven, die eine operative Entlastung erfordert.

Selten findet man bei Oberarmschaftbruch eine primäre Nervendurchtrennung. Je nach Lage des Falles wird man sich bei der Operation entweder zur Nervennaht oder zu einer sekundären Transplantation entschließen.

Suprakondyläre Überstreckungsbrüche der Kinder zeigen ebenfalls nicht selten primäre Nervenlähmungen. Jahna fand unter 73 stark verschobenen Fällen nicht weniger als 19 Lähmungen (26%). Die Medianuslähmung tritt häufig bei starker Verschiebung des peripheren Bruchstückes nach dorsal auf, wobei der N. medianus an der vorderen Kante des proximalen Bruchstückes gequetscht wird. Die Radialislähmung findet sich hingegen bei einer starken primären Verschiebung des peripheren Bruchstückes nach ulnar. Dabei wird der N. radialis über die radiale Kante des proximalen Bruchstückes gespannt.

Bei primärer vollständiger Reposition und guter Fixation ist die Prognose dieser Lähmung gut. Jahna fand bei 17 nachuntersuchten Fällen völlig normale Nervenfunktionen. Wir pflegen in solchen Fällen in Allgemeinnarkose zu reponieren und die Bruchstücke mit zwei gekreuzten Bohrdrähten zu fixieren. Die Lähmungen bilden sich dann meist sehr rasch zurück. Bei verspäteter Reposition kommt es zur irreversiblen Schädigung des Nerven, welche eine spätere Nerventransplantation erforderlich macht.

Im Bereiche der Handwurzel sieht man Medianuslähmungen bei der De Quervainschen Luxationsfraktur. Jahna fand bei 47 Fällen 11 Lähmungen (23%). Wenn die Reposition bald erfolgt, ist die Prognose der Lähmung gut. Auch bei veralteten Fällen kann oft mit einer spontanen Wiederherstellung gerechnet werden.

Bei einem eigenen Fall konnte aus verschiedenen Gründen die stabilisierende Operation des Handgelenkes erst am 52. Tag nach dem Unfall ausgeführt werden. Bei der Nachuntersuchung nach 2 Jahren hatte sich die Medianusparese spontan vollkommen zurückgebildet.

Auch bei typischen Speichenbrüchen, die mit starkem, dorsal offenen Winkel geheilt sind, sieht man mitunter Medianusstörungen, ähnlich einem *Karpal-Tunnelsyndrom.* Durch eine korrigierende Osteotomie mit Einfügen eines keilförmigen Darmbeinspanes an der Dorsalseite und Stabilisierung mittels einer kleinen T-Platte kann man diese Nervenstörungen sehr rasch zum Verschwin-

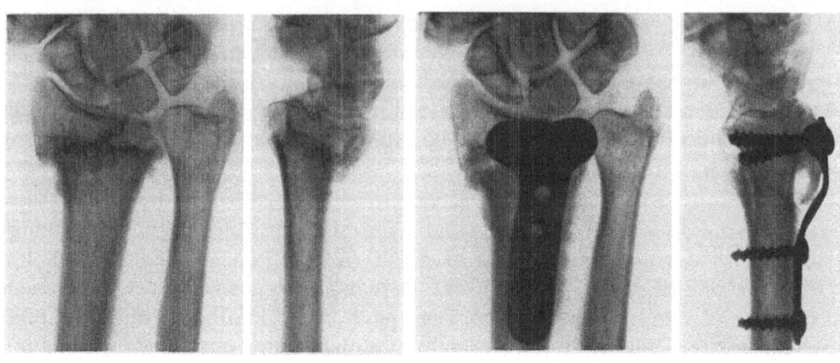

Abb. 2. a und b 60jährige Schneiderin, 3 Monate alter Speichenbruch an typischer Stelle re., der mit starkem dorsal offenen Winkel geheilt ist. Medianusparese in der Art eines Karpal-Tunnelsyndroms. Von einem dorsalen Zugang Osteotomie der Speiche in der alten Bruchstelle, Einfügen eines autologen keilförmigen Darmbeinspanes, Osteosynthese mit einer T-Platte und 4 Schrauben. Wundheilung komplikationslos. Dorsale Gipsschiene. c und d Kontrolle bei Abnahme des Gipsverbandes. Der eingesetzte Knochenspan ist gut zu erkennen, gute Lage des Osteosynthesemateriales. Neuerdings dorsale Gipsschiene für weitere 3 Wochen. Die Medianusstörungen sind in den ersten Wochen nach der Operation sehr rasch zurückgegangen.— Kontrolle 10 Monate nach der Operation. Normale Nervenfunktion, keine Sensibilitätsstörung. Osteotomie in guter Stellung geheilt, Entfernung des Osteotomiemateriales. Die Handgelenkbeweglichkeit ist nur wenige Grade eingeschränkt, die übrigen Armgelenke sind aktiv frei beweglich

den bringen (Abb. 2a—d). Auch Einzelfälle von Lähmungen des N. ulnaris bei schweren Trümmerbrüchen am distalen Vorderarmende sind in der Literatur beschrieben worden.

Untere Extremität

An der unteren Extremität sind in erster Linie die kompletten und teilweisen Ischiadicuslähmungen bei hinteren Hüftverrenkungen und Hüftverrenkungsbrüchen bedeutungsvoll. Wir haben sie unter 131 Fällen 13mal beobachtet (10%). Die Lähmungen sind häufiger nach Hüftverrenkungsbrüchen als nach reinen Verrenkungen.

Zwei Faktoren sind für das Zustandekommen dieser Lähmungen bedeutungsvoll:

1. Wenn die Verrenkung aus irgendeinem Grunde nicht sofort eingerichtet werden kann, kann es durch den lang anhaltenden Druck des Oberschenkelkopfes auf den N. ischiadicus zu Lähmungserscheinungen kommen, wobei meist nur der laterale Anteil betroffen ist (N. fibularis). Nach konservativer oder operativer Reposition der Verrenkung und Entlastung des Nerven, pflegen sich diese Lähmungen meist wieder vollständig zurückzubilden.

2. Die häufigere Ursache einer Ischiadicuslähmung ist der Druck eines Pfannenbruchstückes bei schweren Trümmerbrüchen der Hüftpfanne auf den Nerven. Der N. ischiadicus verläuft in unmittelbarer Nachbarschaft an der Medialseite der Hüftpfanne, er kann dort bei schweren Trümmerbrüchen leicht durch stark verschobene Bruchstücke gequetscht werden. Eine primäre Ischiadicus- oder Fibularislähmung ist daher bei solchen Fällen eine dringende Indikation zur Freilegung des Nerven, exakter Reposition der Hüftpfanne und Osteosynthese. Es gibt allerdings Fälle, bei denen es trotz frühzeitiger Reposition der Hüftpfanne und Entlastung des Nerven zu keiner spontanen Erholung kommt. Der Dehnungsschaden des Nerven ist dann so groß, daß die Lähmung irreversibel ist. Man muß daher bei den Hüftverrenkungsbrüchen die Prognose der Lähmung immer mit Vorsicht stellen.

Zusammenfassend soll festgestellt werden, daß das Vorliegen einer Lähmung bei einer Fraktur immer eine dringende Anzeige zur sofortigen Reposition darstellt, wobei in vielen Fällen die operative Revision mit entsprechender stabiler Osteosynthese als Methode der Wahl angesehen werden kann. Je früher man den Nerven von seinem schädigenden Druck befreit, um so eher wird man mit einer völligen Wiederherstellung rechnen können.

M. Sarvestani und M. Samii, Mainz

Zum Problem der Radialisläsion bei Oberarmschaftbrüchen

Die Oberarmschaftfraktur, kombiniert mit einer Verletzung des Nervus radialis, stellt den Behandler vor verschiedene Probleme. Für die Therapie der Nervenschädigung ist grundsätzlich die Einteilung nach Seddon maßgebend.

Bei einer Neurapraxie kommt es erfahrungsgemäß nach kurzer Zeit zur völligen Rückbildung der Parese. Im Falle einer Axonotmesis kann es zur partiellen, aber auch vollständigen Restitution der ausgefallenen Funktion kommen. Hier ist das Zeitintervall aufgrund der Axonenschädigung länger als bei der Neurapraxie. Nach Ablauf der Wallerschen Degeneration muß das Wachstum der Axonen von der Schädigung bis zum Erfolgsorgan abgewartet werden. Bei völliger Durchtrennung des Nervus radialis ist mit einer Spontanheilung nicht mehr zu rechnen. Hier wird unter der konservativen Behandlung und nach der Frakturheilung eine intensive physikalische Therapie durchgeführt. Bleibt die Reinnervation nach etwa 10–12 Wochen aus, besteht die Indikation zur Operation.

Ursache der fehlenden Reinnervation kann eine partielle oder totale Kontinuitätsunterbrechung des Nervenstranges oder eine Strangulation durch Narben bzw. überschüssige Callusbildung sein (Abb. 1).

Ist die Indikation zur primären Osteosynthese der Humerusfraktur (z.B. bei breit offenen Frakturen und der Zerreißung großer Gefäße) gegeben, so sollte gleichzeitig die Versorgung des Nerven erfolgen. Nach Darstellung des Nervus radialis führen wir die Stabilisierung der Fragmente, anschließend die Neurolyse bzw. Nerventransplantation durch.

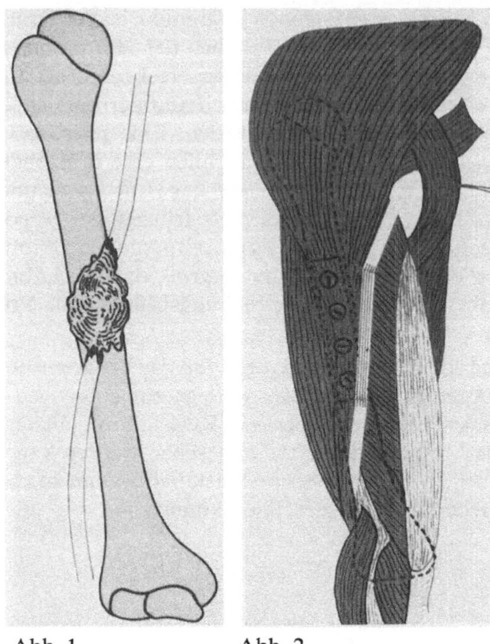

Abb. 1 Abb. 2

Abb. 1. Schematische Darstellung einer Nervus radialis-Schädigung bei Oberarmschaftfraktur

Abb. 2. Schematische Darstellung der Osteosynthese bei einer Oberarmschaftfraktur und interfasciculäre autologe Nerventransplantation, wobei das Transplantat fern von Platte und Knochen über dem Musculus triceps liegt

Die End-zu-End-Vereinigung der Nervenstümpfe, auch bei kürzeren Defekten, führt wegen der Zugbelastung zu unbefriedigenden Ergebnissen. Die *interfasziculäre autologe Nerventransplantation* hat sich inzwischen als Methode der Wahl bewährt (H. Millesi; M. Samii).

Die Lage der A.O.-Platte über dem Sulcus nervi radialis nach Druckosteosynthese gefährdet das Transplantat, seine Blutversorgung und seine Ernährung. Es droht die Spätkompression infolge Callusbildung sowie die iatrogene Läsion aufgrund der später vorzunehmenden Metallentfernung. Eine Verlagerung des gesamten Transplantates zwischen Muskeln und Subcutangewebe ist erforderlich (Abb. 2).

Aus unserem unfallchirurgischen Krankengut wurden in der Zeit von 1964 bis 1973 136 Oberarmschaftfrakturen stationär behandelt. In 19 Fällen lag eine Kombination mit Radialisläsion vor. Bei 9 dieser Patienten kam es zur Spontanheilung, die restlichen 10 Fälle machten eine operative Behandlung der Radialisschädigung in Zusammenarbeit mit der Neurochirurgischen Universitätsklinik Mainz nötig. 6mal lag eine Kompression durch eine massive narbige Fibrosie-

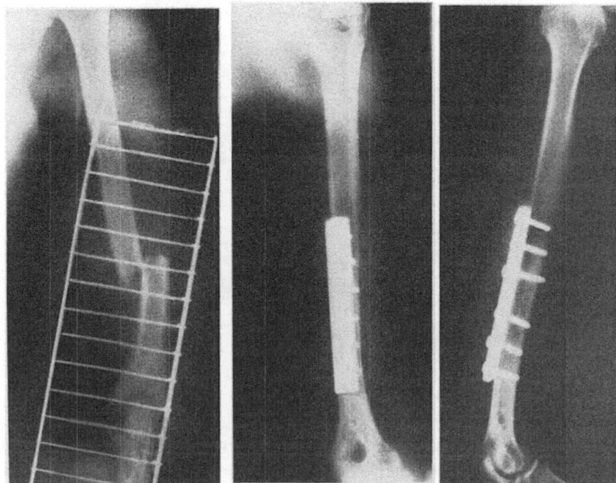

Abb. 3. Prä- und postoperative Röntgenaufnahme der Oberarmschaftfraktur von Fall 1

rung bzw. Callusbildung vor. Die mikrochirurgische Neurolyse brachte eine völlige Wiederherstellung der Funktion. Die in den 4 übrigen Fällen vorgenommene autologe Transplantation führte zur vollständigen bzw. ausreichenden Wiederherstellung der motorischen Funktion.

Hier nun zwei Beispiele:

Fall 1. 25jährige Patientin mit Oberarmschaftfraktur, vollständige Radialislähmung (Abb. 3). Druckosteosynthese mit A.O.-Platte. Überbrückung eines 5 cm langen Nervendefekts durch 4 autologe Transplantate aus dem Nervus suralis (Abb. 4). Das Transplantat liegt über dem Musculus triceps. Rückkehr der motorischen Funktion 1 Jahr post op. (Abb. 5).

Fall 2. Bei diesem Fall handelt es sich um einen 23jährigen Patienten mit Oberarmquerfraktur im Dezember 1970. Druckosteosynthese mit A.O.-Platte in einem auswärtigen Krankenhaus. Dort zu frühe Metallentfernung wegen Infekts. Hierbei Durchtrennung des Nervus radialis, dann Ausbildung einer Infektpseudarthrose. Bei uns Stabilisierung durch Druckplatte, gleichzeitige autologe Nerventransplantation. 3 Monate später anläßlich eines Autounfalls Fraktur distal der Platte. Ruhigstellung im Thoraxabduktionsgips. Nach Überbrückung beider Frakturen Metallentfernung. Danach Abheilung des Infekts. Trotz Infektpseudarthrose und zweiter Fraktur schritt die Nervenregeneration fort, so daß die Funktion wiederkehrte.

Die Erfahrungen der letzten Jahre lassen die Aussage zu, daß die gezielte chirurgische Versorgung der Radialisverletzung bei Oberarmschaftfrakturen zu einem sicheren Erfolg führen kann. Wichtige Faktoren sind: Stabile Osteosynthese, die rechtzeitige Indikation zum Eingriff am Nerven, die spannungsfreie Naht und die Verlagerung von Nahtstellen und Transplantat, so daß die Gefahr der Sekundärschädigung durch Narben, Callusbildung oder iatrogen

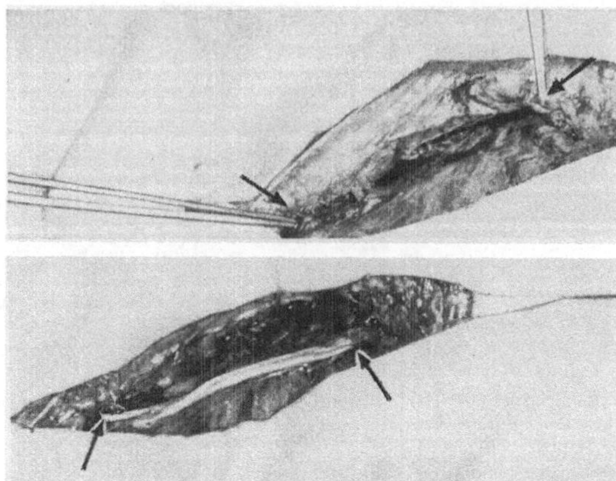

Abb. 4. Intraoperative Aufnahme von Fall 1. Oben: Darstellung des proximalen und distalen Nervenstumpfes bei einem 5 cm langen Nervendefekt. Unten: Zustand nach autologer interfasciculärer Nerventransplantation, wobei das Transplantat zwischen Musculus triceps und subcutanem Gewebe liegt

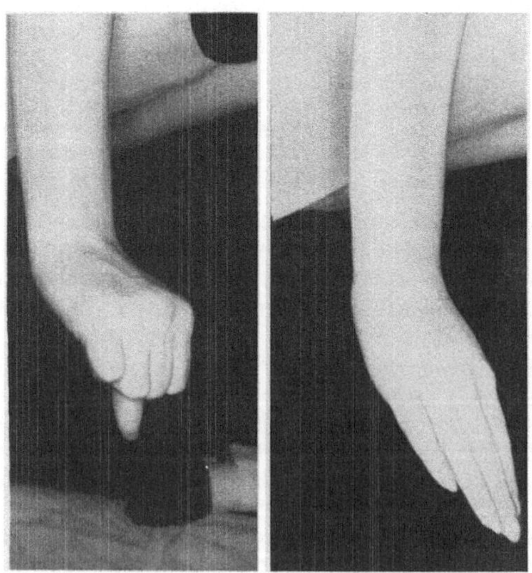

Abb. 5. Zustand nach Rückkehr der motorischen Funktion bei Fall 1, ein Jahr post. op.

bei der Metallentfernung vermindert wird. Voraussetzung für ein gutes Ergebnis ist die moderne mikrochirurgische Technik für die fasziculäre Neurolyse bzw. die interfasciculäre autologe Transplantation.

J. Mockwitz und M. Gottschalk, Erlangen

Oberarmschaftbrüche mit Speichennervläsionen (Ergebnisse)

50% aller Verletzungen peripherer Nerven entfallen nach wie vor auf den Speichennerven. Bei Oberarmschaftbrüchen muß bei ca. 10—15% mit einer gleichzeitigen Verletzung des Nervus radialis gerechnet werden.

An der Chirurgischen Universitätsklinik Erlangen wurden in einem Zeitraum von 11 Jahren (1961—1972) insgesamt 431 Oberarmschaftbrüche behandelt bzw. nachbehandelt, in 51 Fällen (11,8%) lag eine gleichzeitige Läsion des Speichennerven vor.

Folgende allgemeingültige ursächliche Mechanismen waren für die Radialisläsion verantwortlich zu machen:

1. Zur Fraktur führende direkte Gewalteinwirkung bzw. Dislokation der Bruchfragmente.
2. Fesselung im Septum intermusculare.
3. Repositionsmanöver bei manueller Einrichtung.
4. Extramedulläre Osteosynthesen.
5. Verwachsungen im Narbengewebe nach Operation.
6. Calluseinmauerungen.
7. Unsachgemäße Entfernung des extramedullären Osteosynthesemateriales.

An unserem Krankengut wurde ein Überwiegen männlicher Verletzter mit traumatischer Radialisläsion (37 Patienten) gegenüber weiblichen Verletzten (14 Patienten) festgestellt, also ein Verhältnis von fast 3:1

Bezüglich der Verletzungshäufigkeit von rechter und linker oberer Extremität ergab sich kein signifikanter Unterschied, 23mal zeigte sich der rechte und 28mal der linke Arm betroffen.

Die zahlenmäßig größte Patientengruppe mit Oberarmschaftbrüchen bei gleichzeitiger Radialislähmung lag um das 40. Lebensjahr, während die Verletzungshäufigkeit darunter- und darüberliegender Altersgruppen stark abnahm.

Bei 44 der 51 Fälle von Oberarmschaftbrüchen mit gleichzeitiger Speichennervenläsion handelte es sich um geschlossene und in 7 Fällen um offene Frakturen. Bei 25 Patienten (50%) lagen Begleitverletzungen vor, davon handelte es sich bei 14 Verletzten um sogenannte Polytraumatisierte.

Folgende Verletzungsursachen konnten eruiert werden:

Verkehrsunfälle	28	(54,9%)
Stürze	11	(21,6%)
Arbeitsunfälle	5	(9,8%)
unbekannt	4	(7,8%)
Sportunfälle	3	(5,8%)

Bei 26 Patienten trat die Nervenläsion primär mit dem Unfallgeschehen auf und konnte unmittelbar danach diagnostiziert werden. Bei den restlichen 25 Patienten wurde die Nervenläsion erst nach operativen Maßnahmen oder Repositionsmanövern erkannt. Dabei ist es bei 10 Patienten wegen fehlender bzw. mangelhafter anamnestischer Angaben unklar, ob nicht doch schon primär die Nervenläsion bestanden hat. Bei den

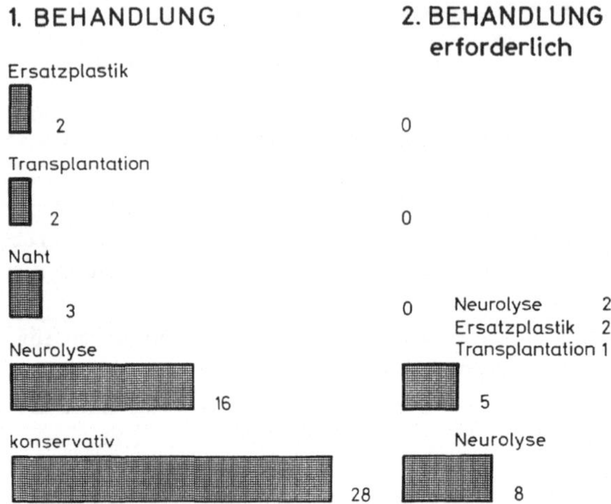

Abb. 1. Behandlung der Radialisnervenläsion bei 51 Fällen nach Oberarmbruch (Chirurgische Universitätsklinik Erlangen)

restlichen 15 Patienten trat die Nervenläsion jedoch eindeutig nach der Behandlung auf, davon 6 nach Markraumnagelungen, 4 nach konservativen Repositionsmanövern (Gips, Verbände etc.), 3 nach auswärts durchgeführter extramedullärer Osteosynthese (Verplattung); bei 2 Patienten trat eine spontan vorübergehende Radialisteillähmung erst nach dem Klinikaufenthalt auf.

Bei 29 der 51 an der Chirurgischen Universitätsklinik Erlangen behandelten bzw. nachbehandelten Patienten konnte die Ursache der primären und sekundären Nervenlähmung durch operative Freilegung gesichert werden:

7 irreversible traumatische Schädigungen (Durchtrennung, Quetschung);

6 Calluseinmauerungen;

5 Einklemmungen im Bruchspalt;

4 ohne feststellbare Läsion;

4 Abknickungen über der Fraktur bei teilweiser Fesselung im Septum intermusculare;

2 Verwachsungen im Bruchfragment;

1 direkte Druckplattenschädigung (nach auswärts durchgeführter Verplattung).

65% der Oberarmbrüche wurden primär konservativ behandelt, 35% primär operativ. Von den primär konservativ Therapierten mußten 25 Patienten operiert werden, bei 2 Patienten war ein zweiter operativer Eingriff notwendig. Die Art der Behandlung ist in Abb. 1 dargestellt.

Von den 51 betroffenen Patienten konnten 27 (53%) klinisch und fachneurologisch (einschließlich Elektromyographie) nachuntersucht werden. Bei allen Patienten war der Oberarmbruch knöchern fest verheilt. Die Hälfte der Nachuntersuchten zeigte keine Muskelminderung auf, während bei dem Rest weniger oder stärkere Umfangsdifferenzen festzustellen waren. 11 Patienten hatten keinerlei Bewegungseinschränkungen, nur 2 hatten stärkere Bewegungseinbußen im Ellenbogengelenk, der Rest zeigte leichtere, hauptsächlich auf dieses Gelenk lokalisierte Einschränkung bezüglich der Bewegung.

Bezüglich der Nervenfunktion wurde klinisch die Kölner Einteilung in 6 Paresegrade (0 = völlige Lähmung bis 6 = normale Kraftentfaltung) verwendet. Bei insgesamt 14 Patienten (= 51,7% der nachuntersuchten Fälle) war die Nervenfunktion normal (Paresegrad 6 und 5), 9 Patienten waren der Paresegruppe 1, 3 und 4 zuzuordnen, während es sich bei 4 Patienten um eine völlige Lähmung (Paralyse) handelte.

Die 13 zur Paresegruppe 0–4 gehörenden Patienten wurden elektromyographisch nachuntersucht, wobei man das Ausmaß des Schadens in Grade 0–4 (4 = völlige Restitutio des Nerven) einteilte.

4 = völlige Restitutio des Nerven;

3 = Reinnervationsreste + Spontanaktivität;

2 = nur Spontanaktivität;

1 = keine Aktivität mehr;

0 = gelichtete Interferenzen.

Bei 53% dieser Gruppe (7 Patienten) konnte immerhin eine völlige Restitutio bzw. Reinnervationsreste und Spontanaktivitäten, bei 2 Patienten nur eine Spontanaktivität, bei 4 Patienten keinerlei Aktivitäten mehr nachgewiesen werden (bei diesen 4 Patienten handelte es sich um Zustände nach Radialisersatzplastik).

Es resultiert die Erkenntnis, daß jeder Oberarmschaftbruch mit klinisch erkennbaren Nervenausfällen sofort neurologisch untersucht werden muß. Nur der Neurologe kann in den meisten der Fälle sagen, ob ein Totalausfall oder erwartungsgemäß restituierbare Teilschädigungen des betreffenden Nerven vorliegen.

Aus dem neurologischen Befund resultiert die Indikation zur Freilegung des Nerven und damit die Wahl des Osteosyntheseverfahrens; nach dem intra operationem erhobenen Befund muß das operative Vorgehen am Nerven (Entfesselung, Verlagerung, Adaptation oder Nervennaht bzw. freie Nerventransplantation oder Radialisersatzplastik) abhängig gemacht werden. Nur bei eindeutig neurologisch nachgewiesenen Armplexusschädigungen kann bezüglich des Nerven konservativ vorgegangen werden.

Bei der Nachbehandlung nach Nervenläsionen hat sich uns eine 3mal wöchentlich durchzuführende krankengymnastische Übungsbehandlung mit Reizstromtherapie sowie das Tragen einer angepaßten sogenannten Radialisschiene in den Übungspausen zur Vermeidung einer Gelenkkontraktur und Erhaltung einer kontraktionsfähigen Muskulatur bewährt.

K. Chakour, Gießen

Zum Problem der Verletzung des Nervus ischiadicus bei traumatischen Hüftluxationen

Die Verletzung der Nerven im Beckenbereich kommt durch Brüche und Verrenkungen im Bereiche der Hüft- und Iliosacralgelenke und durch Brüche des Sitz- und Steißbeines zustande. Bei den traumatischen Hüftgelenksluxationen ist vorwiegend der Nervus ischiadicus und oft sein fibularer Anteil verletzt. Neben der direkten Verletzung kann dieser Nerv durch Hämatom, Vernarbung, Einschnürung und Callusbildung sowie durch einen Hakendruck während der Operation geschädigt werden.

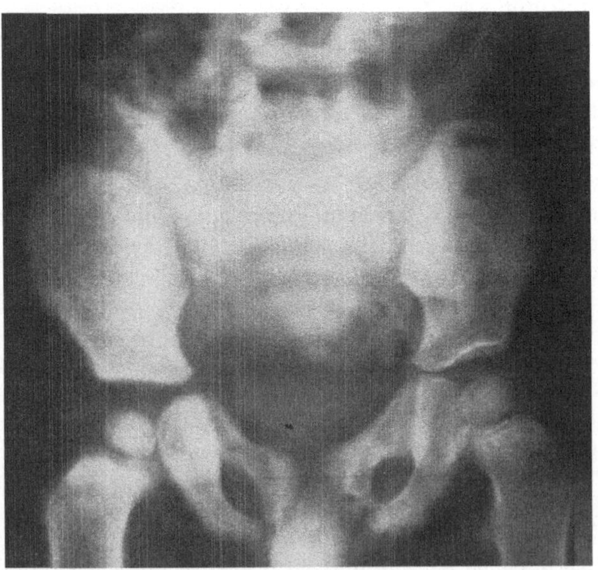

Abb. 1. $1^1/_2$jähriges Kind mit Luxationsfraktur des rechten Ileosacralgelenkes und Abriß des Plexus lumbosacralis

Wird der Nervus ischiadicus an irgendeiner Stelle verletzt, werden motorische und sensible Ausfälle entsprechend der Höhe der Verletzung eintreten.

Eine wichtige Auskunft für den Nervenschaden ergibt die *Elektromyographie*. Wiederholte elektromyographische Untersuchungen können uns über das Ausmaß der Regeneration und Degeneration des Nerven informieren.

An der Orthopädischen Universitätsklinik Gießen sind in den Jahren 1964—1973 59 traumatische Luxationsfrakturen des Hüftgelenkes behandelt worden. Darunter befanden sich 10 Fälle mit Ischiadicusschädigung, 8 davon waren posttraumatisch und 2 Fälle post. op. entstanden. Diese Verletzten kamen nicht frisch, sondern verspätet in unsere Klinik.

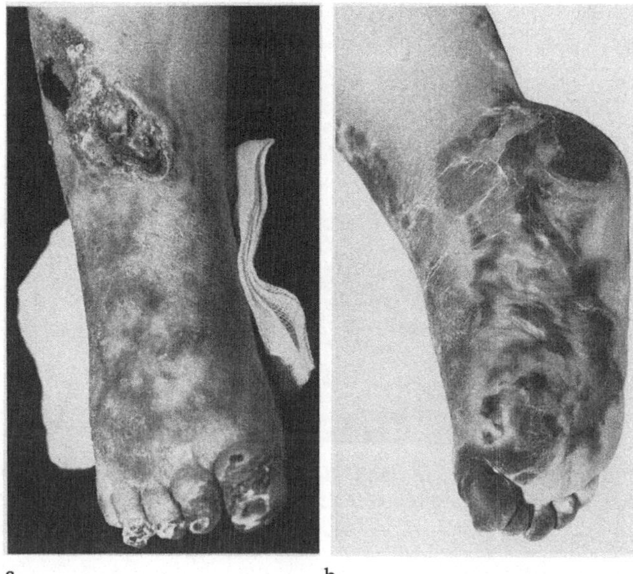

a b

Abb. 2. a und b Schwere trophische Störung an Fuß und Unterschenkel bei dem $1^{1}/_{2}$jährigen Kind

Die Behandlung besteht in der schnellen Reposition der Luxation und der stabilen Rekonstruktion der Fraktur, vorausgesetzt, daß der Allgemeinzustand des Verletzten dies erlaubt.

Zusätzlich ist die intensive krankengymnastische und elektrotherapeutische Behandlung der ausgefallenen Muskeln erforderlich. Die offene Reposition ist in diesen Fällen vorteilhafter, damit der Nervus ischiadicus freigelegt und unter Sicht von jedem Druck befreit werden kann.

Bei 8 dieser Patienten wurde eine Nervus ischiadicus-Revision durchgeführt; bei 2 davon 14 Tage und bei den andern $5^{1}/_{2}$—18 Monate nach dem Unfall.

Bei einem davon handelt es sich um ein $1^{1}/_{2}$jähriges Kind (Abb. 1), das von einem Lastwagen überrollt worden war. Dabei kam es zu einer schweren Luxationsfraktur des rechten Iliosacralgelenkes mit Abriß des Plexus lumbosacralis. Wegen schwerer trophischer Störungen (Abb. 2a und b) mußte später die Unterschenkelamputation vorgenommen werden.

In einem anderen Fall handelte es sich um einen 26jährigen Patienten (Abb. 3), der an einem anderen Ort wegen einer Hüftgelenksluxationsfraktur konservativ behandelt worden war und dann zur Weiterbehandlung der Peronaeusparese zu uns verlegt wurde. Wir haben die Ischiadicusrevision damals 10 Monate nach dem Unfall operativ vorgenommen. Dabei wurde der Nerv aus den umgebenden Vernarbungen befreit. Nach Ablauf von 14 Monaten hatte sich die

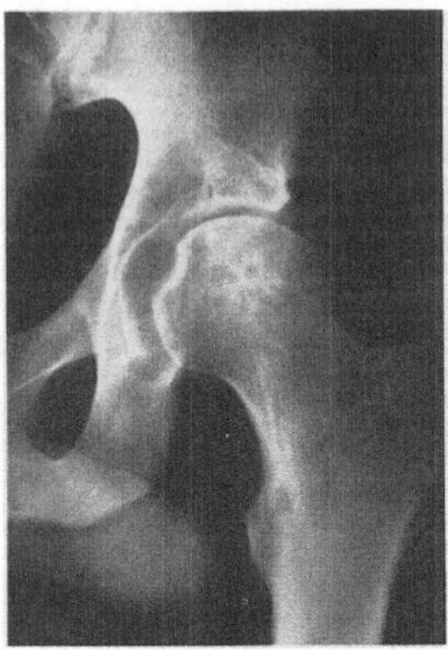

Abb. 3. 26jähriger Patient, Zustand nach konservativ behandelter Hüftgelenkluxationsfraktur mit Abriß am hinteren Pfannenrand und Peronaeuslähmung

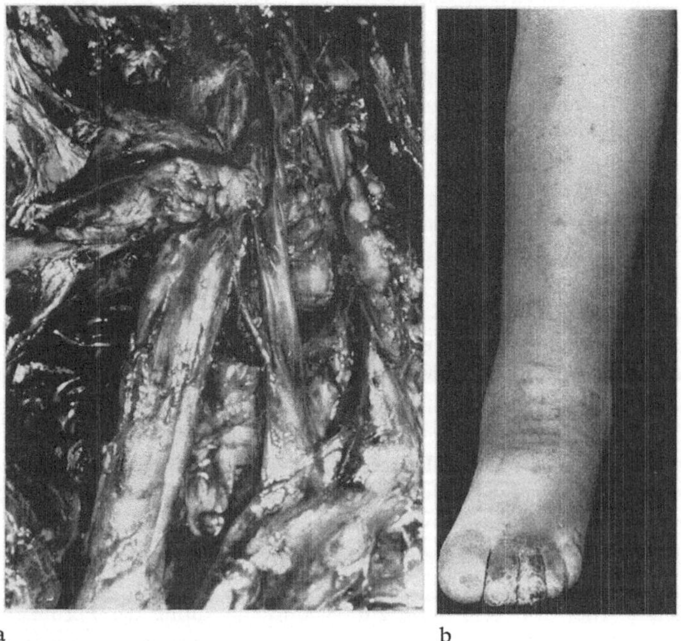

a b

Abb. 4. a Schwer beschädigter Nervus ischiadicus bei traumatischer Hüftgelenksluxationsfraktur. b Trophische Störung am Fuß nach Ischiadicusparese

Peronaeuslähmung vollkommen zurückgebildet und der Patient konnte regelrecht ohne Hilfsmittel laufen.

In einem dritten Fall einer traumatischen Hüftgelenksluxationsfraktur mit Ischiadicusparese (Abb. 4a) fand sich bei der offenen Reposition, daß der Nerv zwischen Femurkopf und Pfanne eingeklemmt und schwer beschädigt war. Später mußte der Unterschenkel wegen schweren trophischen Störungen amputiert werden (Abb. 4b).

Das Gesamtergebnis der 8 operierten Fälle ergab, daß sich die Ischiadicusfunktion in 3 Fällen fast normalisiert hatte, in 5 Fällen war keine Besserung erreichbar.

Die Meinungen über den Zeitpunkt der Durchführung der Ischiadicusrevision sind geteilt. Brinkmann ist der Ansicht, daß bei Reposition nach 4–9 Tagen schon mit Dauerlähmungen zu rechnen ist. Ficat, Utheze u. Horeau erzielten dagegen noch in 2 Fällen nach 2 bzw. 3 Monaten durch Neurolyse eine weitgehende Wiederherstellung der Nervenleitung.

Zusammenfassend kann gesagt werden, daß anhand unserer Fälle eine Ischiadicusrevision bei traumatischer Hüftgelenksluxation auch nach mehreren Monaten noch gute Ergebnisse bringen kann. Es ist offensichtlich, daß das Hauptproblem der Wiederherstellung der Leitfähigkeit des Nervus ischiadicus in dessen Regenerationsfähigkeit liegt.

Literatur

Böhler, L.: Die Technik der Knochenbruchbehandlung, Bd. 2, T. 1, 12. u. 13. Aufl. Wien-Bonn: W. Maudrich 1954

Brinkmann, W. H.: Über die Hüftverrenkung mit Bruch der Hüftpfanne. Mschr. Unfallheilk. **70**, 273 (1967)

Bürkle de la Camp, H., Rostock, P. (Hrsg.): Handbuch der gesamten Unfallheilkunde, Bd. 3., 2. Aufl. Stuttgart: F. Enke 1956

Ficat, P., Utheza, G., Horeau, M.: Rev. Chir. orthop. **54**, 565 (1968)

Friedebold, G.: Schwere Frakturen des Beckens und der Zeitpunkt der Versorgung. Mschr. Unfallheilk. **74**, 408 (1971)

Junge, H.: Neurologische Komplikationen bei Beckenbrüchen. Mschr. Unfallheilk. **55**, 1 (1952)

Kienzler, G.: Komplikationen und Spätfolgen reponierter traumatischer Luxationen und Luxationsfrakturen der Hüfte und deren Behandlungsergebnisse. Arch. orthop. Unfall-Chir. **64**, 151 (1968)

Müller, E. M., Allgöwer, M., Willenegger, H.: Manual der Osteosynthese. Berlin-Heidelberg-New York: Springer 1969

Rettig, H.: Die traumatische Hüfte. Act. traumatol. **2**, 37 (1972)

Richter, J.: Ein Beitrag zu den Spätfolgen von Frakturen des Beckenringes. Mschr. Unfallheilk. **67**, 307 (1964)

Scherer, H.: Ergebnisse der Behandlung von Beckenfrakturen und deren Nebenverletzungen. Mschr. Unfallheilk. **72**, 349 (1969)

D. Buck-Gramcko, Hamburg

Nervenläsionen bei Weichteilverletzungen

Verletzungen mit offenen Wunden stellen die häufigste Ursache von Schädigungen peripherer Nerven dar. Die Verteilung auf die einzelnen Nerven ist dabei sehr unterschiedlich. In den kombinierten Sammelstatistiken von Sunderland und Seddon ist unter fast 20000 Nervenverletzungen die obere Extremität mit 67,8% beteiligt; fast die Hälfte aller Nervenschädigungen entfallen auf die beiden Nerven, die für Sensibilität und Motorik der Hand von entscheidender Bedeutung sind, nämlich auf *Medianus* und *Ulnaris*. Dies ist einer der Hauptgründe dafür, daß sich besonders die handchirurgisch tätigen Chirurgen und Orthopäden mit der Chirurgie peripherer Nerven befaßt haben und hierbei sowohl in der Diagnostik als auch in der operativen Technik bedeutende Fortschritte verzeichnen konnten.

Diagnostik

Bei *frischen Verletzungen* ist immer dann an eine Nervenschädigung zu denken, wenn die Wunde im Bereich des normalen Verlaufes eines peripheren Nerven liegt. Im Ausbreitungsgebiet dieses Nerven muß eine genaue Untersuchung der Sensibilität sowie eine Kontrolle der Funktion der von diesem Nerven versorgten Muskeln erfolgen. Daß hierzu eine Kenntnis der normalen Anatomie erforderlich ist, ist eigentlich selbstverständlich, muß jedoch aufgrund vielfacher negativer Erfahrungen noch einmal besonders betont werden. Finden sich bei der Untersuchung Funktionsausfälle, so müssen die nervenbedingten von sehnenbedingten abgegrenzt werden, da infolge des engen Nebeneinanderliegens von Sehnen und Nerven häufig beide Strukturen verletzt sind.

Die *Diagnose* soll *prae op.* festgestellt werden, damit entsprechende Vorbebereitungen zur sachgemäßen Versorgung getroffen werden können und man vor unangenehmen Überrachungen innerhalb der Operation oder gar vor dem Übersehen von Verletzungen in der Tiefe der Wunde bewahrt bleibt.

Selbstverständlich muß dann während der Wundversorgung jede im Bereich der Wunde liegende Struktur aufgesucht und inspiziert werden, damit absolute Klarheit darüber besteht, ob ein Nerv intakt, ganz oder teilweise durchtrennt ist.

Auch bei *sekundärer Wiederherstellung* von Sehnen und Nerven muß die Diagnostik mit gleicher Sorgfalt ausgeführt werden. Hierbei lassen sich die motorischen Ausfälle nicht nur an der Bewegungsstörung, sondern auch an der inzwischen eingetretenen Atropie der gelähmten Muskeln erkennen.

Bei einem ungenügend erhobenen Befund anläßlich der Erstversorgung treten jedoch zusätzliche Schwierigkeiten in der Beurteilung auf, ob ein Nerv ganz oder teilweise durchtrennt ist und ob nach einer eventuell ausgeführten Primärnaht eine ausreichende Regeneration erfolgt. Hierzu sind neben den klinischen Untersuchungen (Zweipunkteunterscheidungsvermögen, Muskeltest, evtl. Ninhydrin-Test und Aufsammelprobe) auch eine *Elektromyographie* und eine *Elektroneurographie* erforderlich.

Man muß sich aber bei der Beurteilung darüber im Klaren sein, daß Innervationsanomalien und Trickbewegungen eine scheinbar intakte Muskelinnervation vortäuschen können: So kann dieser Patient nach einer Schnittverletzung am Handgelenk fast normal opponieren; auch die palmare Abduktion ist nur wenig schlechter als links, obwohl bei der Operation dann eine vollständige Durchtrennung des Medianus gefunden wurde.

Indikation

Bei der Behandlung frischer Weichteilverletzungen mit Nervendurchtrennung spielt neben den operativ-technischen Problemen, über die Millesi berichtet hat, die Frage der *primären oder sekundären Naht* die größte Rolle. Sie hängt einmal von der Schwere und der Ausdehnung der Wunde sowie der Art der Begleitverletzungen ab: Liegen ausgedehnte Weichteilverletzungen vor wie bei dieser Quetschung eines Beines mit erheblicher Muskelschädigung oder eine Kreissägenverletzung mit Fingeramputationen, multiplen offenen Frakturen und zahlreichen Hautwunden mit Sehnendurchtrennungen, so steht die exakte operative Wundversorgung mit dem Ziel einer primären Wundheilung im Vordergrund; durchtrennte Nerven sollten adaptiert und sekundär wiederhergestellt werden.

Handelt es sich dagegen um Schnittverletzungen mit glatter Wunde, ist die Entscheidung schwieriger. Sie wird unter anderem auch davon beeinflußt, welche Erfahrung der Operateur besitzt und ob ihm das erforderliche feinste Instrumentarium mit Lupenbrille oder Mikroskop und das entsprechende Nahtmaterial in einer Stärke von 10×0 zur Verfügung steht. Ist dieses nicht der Fall, so ist lediglich die Wundversorgung mit Hautnaht zu empfehlen und die Nervennaht sekundär an einer entsprechend eingerichteten Abteilung durchzuführen.

Sind jedoch die personellen und instrumentellen Voraussetzungen gegeben, so ist trotzdem nicht grundsätzlich eine Primärnaht durchtrennter Nerven angezeigt. Das hauptsächliche *Gegenargument* ist neben der verringerten Infektionsgefahr bei Sekundäreingriffen die Tatsache, daß primär auch unter dem Mikroskop das Ausmaß der Schädigung an den Nervenstümpfen nicht zu erkennen ist. Man ist bei Wiederherstellungsoperationen immer wieder überrascht von der Ausdehnung der Neurombildung und der Fibrose in beiden Nervenenden, auch bei scheinbar glatten Schnittverletzungen, die eben doch häufig eine Quetschkomponente aufweisen. Würde in solchen Fällen eine primäre Nervennaht durchgeführt worden sein, wäre mit ziemlicher Sicherheit nicht genügend geschädigtes Nervengewebe reseziert worden; es wäre dann eine Naht im später fibrotisch veränderten Teil des Nervenstumpfes durchgeführt worden, die dadurch erfolglos geblieben wäre.

Wir zielen daher mit Ausnahme wirklich glatter Schnittverletzungen insbesondere der sensiblen Fingernerven die *frühe Sekundärnaht* eines durchtrennten Nerven der primären Naht vor. Der günstigste Zeitpunkt liegt bei etwa 4–6 Wochen; jedoch lassen sich auch noch bis zu 6 Monate vergleichbar gute Ergebnisse erreichen, während bei späterer Wiederherstellung die Erfolgsquote eine abnehmende Tendenz zeigt.

Therapie

Abschließend noch einige Bemerkungen zur allgemeinen Operationstechnik, deren spezielle Details wir bereits von Millesi vorgetragen bekamen. Sie beziehen sich auf Grundsätze, die in der Handchirurgie ganz allgemein Gültigkeit haben.

Neben adäquater Anästhesie, bei der jede Form außer der Lokalanästhesie zulässig ist, sollten Benutzung feiner Instrumente und zarten Nahtmaterials Selbstverständlichkeit sein. Ein blutleeres Operationsfeld ist eine absolute Voraussetzung für eine atraumatische Technik. Würde diese Forderung bei jeder Erstversorgung tieferer Weichteilverletzungen beachtet, würden sich bei der Sekundäroperation nicht solche Befunde wie z.B. die Naht einer oberflächlichen Beugesehne an den distalen Medianusstumpf oder ein Glassplitter im durchtrennten Medianus finden lassen.

Zur speziellen Technik nur soviel, daß wir die End-zu-End-Naht als perineurale Naht so durchführen, daß wir das Epineurium um einige Millimeter abpräparieren und nach Anfrischen der Faszikel bis in gesundes, unvernarbtes Gewebe eine *Naht des Perineuriums einzelner Faszikel* vornehmen. Liegt eine Spannung vor, sodaß die 10 × 0-Naht reißt, verzichten wir auf die End-zu-End-Naht und führen eine Transplantation in der interfasciculären Technik durch.

Echte Erfolge lassen sich nur mit sorgfältiger Technik erreichen; dieses ist besonders in der Nervenchirurgie von Bedeutung, bei der gerade die verfeinerte Technik der Mikrochirurgie eine Verbesserung der Ergebnisse erbracht hat.

A. Berger, Wien

Nervenläsionen durch elektrischen Strom und thermische Schädigung

Periphere Nerven können sowohl bei thermischen als auch bei elektrischen Unfällen mitbetroffen sein. Als erstes sollen die Verletzungen peripherer Nerven im Rahmen von Kälte- und Erfrierungsschäden abgehandelt werden.

Es können hier verschiedene Mechanismen auftreten, die zu einem *Kälteschaden* führen.

1. Längeres Eintauchen einer Extremität von mehr als 12 Std in Flüssigkeiten unter 10° Temperatur.

2. Die sogenannte trench-feet (Clarkson u. Pelly), die durch eine längere Exposition von Extremitäten bei Temperaturen entstehen, die knapp über dem Gefrierpunkt liegen, bei gleichzeitig herrschender Feuchtigkeit und relativer Unbeweglichkeit der Extremität.

3. Die Ausbildung von Nekrosen durch die Kristallisation der Gewebsflüssigkeiten im Bereiche der Haut und tieferer Gewebsanteile. Hierbei spielt die tiefere Temperatur und die Zeit des Kontaktes oder das Verweilen in dieser Temperatur eine große Rolle.

Diese hier aufgezählten Mechanismen können Schädigungen der Nerven hervorrufen, die später zu Paraesthesien und Neuralgien führen können und die möglicherweise durch kältebedingte multiple Neurome verursacht werden.

Kommt es jedoch zu einer Erfrierung dritten Grades, so kann auch eine Nekrose des im Erfrierungsgebiet liegenden Nerven auftreten. Konsequenzen in Richtung auf eine Wiederherstellung ergeben sich bei den letztgenannten Möglichkeiten selten, da sie meistens zur Amputation führen.

Im Rahmen von *Verbrennungen* kommt den Verletzungen der Nerven eine besondere Bedeutung zu (Heim u. Johnson). Es müssen hier Unterscheidungen getroffen werden zwischen direkten und indirekten Schädigungen peripherer Nerven. Kommt es zu Verbrennungen ersten und zweiten Grades, so ist in den meisten Fällen keine Ausfallserscheinung im Bereiche der peripheren Nerven zu finden. Dies ist darauf zurückzuführen, daß, wenn es sich um eine erst- oder oberflächlich zweitgradige Verbrennung handelt, die Wärmeausdehnung, also die schädigende Wirkung der Verletzung, relativ rasch im Hinblick auf die Tiefe abklingt, d.h. größere Nervenstämme praktisch von der Hitzewirkung nicht erreicht werden. Sind sie dennoch einmal betroffen, so handelt es sich höchstens um eine sogenannte Neuropraxie, also um Veränderungen, die sich in kurzer Zeit spontan wieder zurückbilden.

Ist nun aber der periphere Nerv direkt in eine drittgradige Verbrennung miteinbezogen, so kann es zu verschiedensten Verletzungen kommen, wobei als diagnostisches Hilfsmittel, ja gerade zur Feststellung der drittgradigen Verbrennung, die Veränderung im Bereiche der peripheren Nerven herangezogen wird. Ich erinnere hierbei an Sensibilitätsverlust. Wenn nun ein peripherer Nerv durch eine tiefe drittgradige Verbrennung total geschädigt ist und dies mit Hilfe von diagnostischen Methoden, auf die ich später noch zurückkommen werde, bewiesen ist, so ergibt sich die Notwendigkeit einer eventuellen Resektion dieses erkrankten Nervenanteiles und spätere Wiederherstellung durch autologe Nerventransplantation (Millesi, Berger u. Meissl).

Bei ausgedehnten Verbrennungen z.B. über 30% der Körperoberfläche (Heim u. Johnson; O'Brien, Silverstein u. Palm) kommt es in einem Prozentsatz von 7—10% zur Ausbildung von peripheren Neuropathien auch in Gebieten, die nicht von der Verbrennung betroffen waren. Diese müssen sehr oft als eine Folge der Verbrennung anerkannt werden. Jedoch sind Nekrosen der Nerven bei Verbrennungen eher selten, im Gegensatz zu den elektrischen Unfällen und Schädigungen. Hier kommt es durch die spezifische Wirkung des Stromes (Elektrolyse etc.) und durch die Hitzewirkung (Joulesche Wärme) relativ häufig zur Miteinbeziehung auch großer peripherer Nervenstämme in die elektrische Schädigung. Hierbei spielt Feuchtigkeit der Haut und der spezifische Widerstand der einzelnen Gewebe, sowie die Art des Stromes und die Dauer der Einwirkung eine große Rolle. Auf diese speziellen Probleme soll hier nicht näher eingegangen werden.

Es kann durch die Einwirkung von elektrischem Strom zu vorübergehenden Schädigungen von peripheren Nerven kommen, die nur einen Funktions-

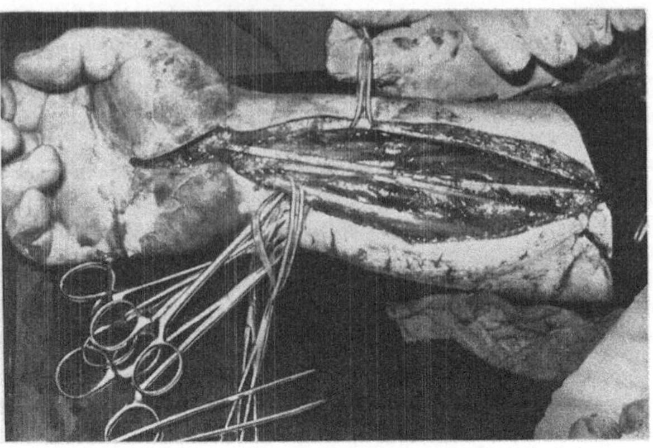

Abb. 1. 50jähriger Pat. Schädigung des Nervus medianus mit Nekrose (Starkstromunfall)

ausfall bedingen, der sich rasch wieder erholen kann, also die Schädigung im Sinne einer Neuropraxie abläuft, ohne daß eine Wallersche Degeneration am Nerven stattfindet. Kommt es jedoch durch die Lichtbogenbildung oder durch den elektrischen Strom zu hohen Temperaturwerten im Bereiche der Nerven, die sich im Stromfluß oder in der Nähe der Strommarken befinden, und zu ausgedehnten Schädigungen der Nerven, so kann dieser Schaden bis zu einer totalen Nekrose großer Nervenstämme führen (Jellinek; Millesi; Wells).

Diese Möglichkeiten sollen hier kurz mit 3 Fällen belegt werden.

1. Es handelt sich hier um einen 13jährigen Knaben, der durch Kontakt mit einer Starkstromleitung der Eisenbahn tiefreichende elektrische Verbrennungen erlitt. Es bestand außerdem im Bereiche der linken Hand eine Parese des Nervus medianus. Die Läsion jedoch war oberflächlich und wurde durch freie Hauttransplantation behandelt. Die Medianusparese bildete sich nach einigen Wochen spontan zurück, so daß es sich in diesem Fall um eine Neuropraxie gehandelt hat.

2. Im Gegensatz dazu bei einem Starkstromunfall eines 50jährigen Patienten (Abb. 1) war die Diagnose, ob der Nervus medianus noch vital oder nicht mehr vital war, nicht zu stellen. Es zeigte sich jedoch, daß der Nerv auch in die Verbrennung miteinbezogen war und nekrotisch war, denn der totale Verlust der Funktion und die lange Wundheilungsstörung unter einer Lappenplastik ergaben die Abstoßung des nekrotisch gewordenen Nerven.

Aus den hier aufgezeigten 2 Fällen zeigt sich die Notwendigkeit zu einer *frühzeitigen* Excision des nekrotischen Gewebes, wobei Schwierigkeiten in der Differenzierung zwischen nekrotischem und nichtnekrotischem Gewebe sich ergeben. Wir verwenden daher zur Unterscheidung des nekrotischen und nicht nekrotischen Gewebes eine *Fermentmethode*, wie sie von Lechner u. Millesi (Berger u. Sponer) angegeben wurde.

Beim nächsten Fall handelte es sich um einen 25jährigen Mann, wobei durch einen Starkstromunfall sowohl der Nervus medianus als auch der Nervus ulnaris in der Stromverbrennung frei dalag. Mit Hilfe der Fermentmethode konnten in den Hüllen

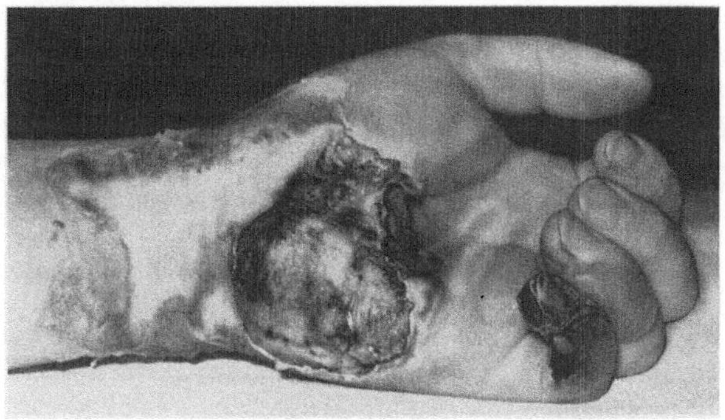

Abb. 2. 25jähriger Patient, Starkstromunfall mit Funktionsausfall im Nervus medianus und Nervus ulnaris-Bereich

beider Nerven vitales Gewebe nachgewiesen werden. Es wurde daher auf eine Resektion der Nerven verzichtet und der Defekt durch eine Lappenplastik verschlossen. Postop. kam es zu einer Regeneration im Bereiche beider Nerven (Abb. 2). Die mit Hilfe der DPN-D-Methode getroffene Entscheidung wurde dadurch bestätigt.

Auch im Rahmen elektrischer Unfälle sind Spätschäden, die bis zur Querschnittsläsion führen können, in der Literatur beschrieben (Levine, Atkins u. Pruitt).

Abschließend kann somit festgestellt werden, daß bei den verschiedenen thermischen wie elektrischen Schädigungen der Nerven klinisch und mit Hilfe von Untersuchungsmethoden die Entscheidung zu treffen ist, ob es sich um eine vorübergehende, also Neuropraxie, oder um eine dauernde Schädigung, also Nekrose peripherer Nervenanteile handelt. Während die Neuropraxie keiner weiteren chirurgischen Therapie bedarf, ist nach unserer Meinung zur Wiederherstellung nach drittgradigen Erfrierungen oder Verbrennungen oder elektrischen Schäden die autologe Nerventransplantation mit interfasciculärer Naht die Methode der Wahl (Millesi, Berger u. Meissl).

Literatur

Berger, A., Sponer, D.: Markierungsmethoden bei Verbrennungen zweiten und dritten Grades. Akt. Chir. **6**, 285 (1971)

Clarkson, P., Pelly, A.: The general and plastic surgery of the hand. Oxford: Blackwell scientific 1962

Heim, H. A., Johnson, E. R.: Neurologic deficits and EMG findings in over 30% TBS burns. Proc. Amer. Burn Ass. Conf. **18**, (1972)

Jellinek, S.: Der elektrische Unfall, 3. Aufl. Leipzig-Wien: F. Deuticke, 1931

Lechner, G., Millesi, H.: Fermentreaktion zur Bestimmung der Tiefe des Gewebsschadens bei Verbrennungen. Akt. Chir. **2**, 221 (1967)

Levine, N. S., Atkins, A., Pruitt, B. A. jr.: Spinal cord injury, following electrical accidents. Proc. Amer. Burn Conf. **17** (1972)

Lick, R. F., Schläfer, H., Baker, D.: Der Elektrounfall. Anaesth. Prax. **5**, 85 (1970)

Millesi, H.: Operative Behandlung tiefgreifender elektrischer Verbrennungen der Hand. Z. Orthop. **101**, 130 (1966)

Millesi, H., Berger, A., Meissl, G.: Fascicular nerve grafting using a microsurgical technique. 14th International Congress, Melbourne 1971

O'Brian, W. J., Silverstein, P., See, D. H., Palm, L.: Peripheral neuropathy in the thermally injured patient. Proc. Amer. Burn Ass. Conf. **63** (1972)

Wells, D. B.: The treatment of electrical burns immedial resection and skin graft. Amer. Surg. **90**, 1069 (1929)

W. Düben, Hannover

Ischämische Schädigung peripherer Nerven

Eine genaue Differenzierung ischämischer Nervenschäden nach ätiologischen Gesichtspunkten fällt insofern schwer, weil darüber herrschende Meinungen teilweise auseinandergehen oder strittig sind. Das gilt insbesondere für Nervenschäden in Verbindung mit Muskelischämien.

Klar und eindeutig ist die Situation nur bei vollständiger Unterbrechung der arteriellen Gefäßbahn mit Ischämie einzelner oder mehrerer Nervenstämme in Bereichen, die peripherwärts von der Verletzungsstelle liegen. Ebenso lassen partielle Einengungen des arteriellen Blutflusses nach Gefäßnaht die Gefahr ischämischer Nervenschäden aufkommen. Besonders groß ist diese bei unliebsamen Zwischenfällen versehentlicher intraarterieller Injektionen bestimmter Medikamente, die über Wandschäden zur Obliteration des Gefäßlumens führen. Durch Ausfall oder Drosselung der arteriellen Zufuhr entstanden, bleiben die ischämischen Nervenschäden in der Regel örtlich begrenzt.

Kommen wir zu den Nervenschäden durch *Kompressionswirkung*, häufig in Kombination innerer und äußerer Druckkräfte entstanden. Dabei ablaufende pathogenetische Vorgänge sind gleichförmig und führen zur *Volkmannschen* und *Hand-Kontraktur*, an der unteren Gliedmaße zur *ischämischen Kontraktur*, zum *Tibialis-anterior-* und seltenen *Peronealsyndrom*.

Volumenzunahme in starrwandigen, subfascialen Räumen durch Blutaustritt und Ödem steigert den extravasalen Druck, der zunächst den venösen Rückfluß behindert. Sobald weitere, die Zirkulation drosselnde Kräfte hinzukommen, steigt der Binnendruck an, komprimiert schließlich die Arteriolen und der Zufluß stagniert.

Kein Zweifel, daß der pathologischen Steigerung des extravasalen Binnendruckes dominierende Bedeutung zukommt. Offen bleibt allerdings, ob diese allein oder erst auf dem Umweg über die Muskelischämie am Nervengewebe Schaden stiftet. So gesehen, müssen die neurologischen Ausfälle peripherer Nerven primär als *Drucklähmung* interpretiert werden. Vorstellbar ist allerdings, daß sich vaso-zirkulatorische Störungen des Nervenstammes sekundär hinzugesellen ausgelöst durch mechanische Kräfte.

Hat man die unterschiedlichen makroskopischen Befunde freigelegter Nerven vor Augen, so kommt schließlich die kaum beweisbare Vermutung auf, daß bisweilen auch Durchblutungsstörungen des Nerven selbst von Anbeginn mit im Spiele sind. Die Skala der Gewebeschäden — hauptsächlich bei Volkmannschen Kontrakturen beobachtet — reicht von Verdoppelung des ursprünglichen Kalibers des Nervenstammes über mehr seichte, aber auch taillenförmige Einschnürungen bis zur völligen Abplattung des Nerven.

Bestimmte Bereiche der Nervenstämme werden davon bevorzugt betroffen. So ist der N. medianus da besonders gefährdet, wo er durch ein starres Loch ein- und austritt, in engem Raum durch den M. pronator teres zieht und am Ursprung der oberflächlichen Fingerbeuger. Am N. ulnaris findet man diese proximal und peripher der Knochenrinne hinter dem Epicondylus medialis.

Welche Kräfte lösen die intraneurale Fibrose aus? Es leuchtet ein, daß anfangs allein Hämatom und Ödem und später narbige Einmauerung durch Schrumpfung der Muskelnarben der nervösen Substanz Schaden zufügen, sei es allein durch Kompression oder gekoppelt mit vasozirkulatorischen Störungen.

Rekonstruktive Maßnahmen bei der Volkmannschen Kontraktur bestanden ursprünglich in muskulärer Desinsertion und Neurolyse des N. ulnaris. Auf Sichtbarmachung des N. medianus verzichtete man überhaupt. Davon abweichend, legen wir den N. medianus im mittleren und peripheren Drittel des Unterarmes generell frei, hülsen ihn aus seinen Narben und isolieren die Faszikel in schadhaften Bereichen nach Spaltung des Epineuriums.

Faßt man die *Ergebnisse* unserer 36 operativ behandelten Volkmannschen Kontrakturen global zusammen, so läßt sich sagen, daß diese umso *besser* waren, je *frühzeitiger* eingegriffen wurde. Das trifft sowohl für Wiederkehr von Motorik als auch Sensibilität zu.

Die sensiblen Störungen bei Handkontrakturen variieren; mal haben einzelne Fingernerven, mal mehrere gleichzeitig gelitten. Hyp- und Paraesthesien in den Versorgungsgebieten von Medianus und Ulnaris sind häufiger als völlige Anaesthesie. Druckmarken über dem distalen Speichenende lassen darauf schließen, daß der Ramus superficialis des N. radialis funktionslos ist.

Immer bildet die am meisten störende Adduktionskontraktur des Daumens den primären Angriffspunkt für rekonstruktive Eingriffe mit Erweiterung des 1. Zwischenknochenraumes und Positionsverbesserungen des Daumens. Dabei werden die Fingernerven aus Narben isoliert. Häufig bessert sich danach das gestörte Gefühlsempfinden.

Von operativen Möglichkeiten bei ischämischen Kontrakturen des Unterschenkels interessiert uns hier nur die *Neurolyse.* Darauf sollte nicht verzichtet werden, falls man ohnehin gezwungen ist, die narbig umgewandelten Muskeln abzulösen oder zu resezieren.

Nach erfolgter Neurolyse ischämisch geschädigter Nerven muß man sich häufig mit Teilerfolgen begnügen, während optimale Ergebnisse mit völliger Rückbildung gestörter motorischer Funktionen und Gefühlsqualitäten selten sind. Umso mehr sollte unsere ganz besondere Aufmerksamkeit im chirurgischen Alltag allen präventiven Maßnahmen gelten, die, rechtzeitig durchgeführt, eine völlige Restitution gestörter Motorik und Sensibilität erhoffen lassen.

Solche Entlastungsoperationen können daher nicht ernst genug genommen werden. Sie haben eine Reduzierung der pathologischen Volumenzunahme in den subfascialen Räumen zum Ziel, um die venöse und arterielle Zirkulation zu normalisieren. Im Zusammenhang damit seien die unverzüglich einzuleitende Bruchreposition, Verzicht auf zirkuläre Gipsverbände und Spaltung der Fascie mit Ausräumung des Hämatoms genannt.

Häufiger als an der Ellenbeuge sind solche Dekompressionen bei posttraumatischen Schwellungen der Hand und drohender ischämischer Kontraktur des Unterschenkels sowie beim Tibialis-anterior-Syndrom notwendig.

Das unverkennbare Äußere solcher Tatzenhände kündigt die drohende Gefahr an. Dann ist Eile geboten, um nach großzügiger Freilegung der Hohlhand und Spaltung des Retinaculum flexorum das Hämatom zu entleeren, devitalisiertes Gewebe zu entfernen und die Wundhöhle zu drainieren.

Die Zugänge beim Tibialis-anterior-Syndrom und bei der ischämischen Unterschenkelkontraktur sind auf den folgenden Diapositiven schematisiert dargestellt.

Die *Indikation* zur Dekompressionsoperation sollte eher weitherzig gestellt werden. Selbst wenn die Grenzen einmal überschritten werden, resultieren daraus keine nachteiligen Folgen, so daß gegenüber Entlastungsoperationen noch gehegte Scheu völlig unbegründet ist.

H. Nigst, Basel

Chronische Nervenirritation als Verletzungsfolge

Chronische Nervenirritationen kommen als Verletzungsfolge hauptsächlich dort vor, wo sie auch ohne vorgängiges Trauma auftreten können.

Die Abb. 1 gibt eine Übersicht über diese Kompressionen oder „entrapments" an der oberen Gliedmaße.

Sie können aber auch an anderer Stelle entstehen, wenn nämlich ein Trauma oder eine Operation eine Veränderung des Nervenverlaufes durch fixierende Narbenzüge oder verdrängende Knochenvorsprünge bewirkt hat. Schließlich kann eine chronische Nervenirritation auch *iatrogen* entstehen, wenn beispielsweise anläßlich der prophylaktischen vorderen Verlagerung des N. ulnaris bei Ellbogenfrakturen das Septum intermusculare ulnare nicht reseziert wurde und der Nerv über dessen scharfe Kante verlaufen muß.

Die chronische Irritation kann bereits mit dem angeschuldigten Unfall beginnen. So wird die Irritation des Medianus nach einer Lunatumluxation durch die Reposition behoben, bleibt jedoch bestehen, wenn die Einrenkung ausbleibt oder unvollständig gelingt. Gewöhnlich aber tritt die chronische Irritation erst einige Zeit nach dem Ereignis klinisch in Erscheinung. Neuropathien des N. ulnaris nach Ellbogenfrakturen im Kindesalter machen oft erst Jahre nach dem Unfall Symptome.

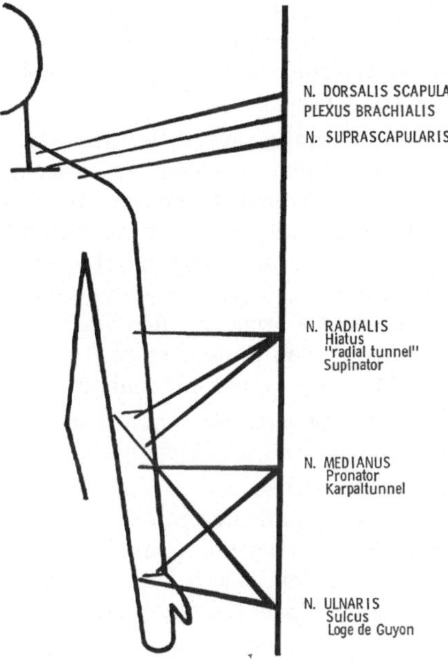

Abb. 1. Die häufigsten „entrapments" an der oberen Gliedmaße

Anstatt auf alle chronischen Nervenirritationen als Verletzungsfolge einzugehen, sei mir gestattet, zwei Beispiele herauszugreifen: Das *Entrapment des N. suprascapularis*, weil es oft unerkannt bleibt, und das *Radialistunnel-Syndrom* als Ursache der therapieresistenten Epicondylitis radialis, weil es noch nicht lange bekannt ist.

Der N. supracapularis entstammt aus den Wurzeln C_5 und C_6, zieht lateralwärts durch die Incisura scapulae in die Fossa supraspinata und hinter dem Collum scapulae in die Fossa infraspinata. Er versorgt die Mm. supra- und infraspinatus und gibt Äste an das Schulter- und das Acromioclaviculargelenk ab. Es wird kein Hautbezirk von ihm innerviert.

Das Entrapment des N. suprascapularis entsteht nach Schulterprellungen, Frakturen und Luxationen im Schulterbereich (Frakturen des Tuberculum majus, des proximalen Humerusendes, Acromioclavicularluxationen usw.), aber auch indirekt, bei Stürzen auf die ausgestreckte Hand, welche Frakturen des Scaphoids oder des Radius an typischer Stelle zur Folge haben. Chronisch sich wiederholende Adduktionsbewegungen des Armes können dazu führen, ebenso wie eine Synovitis des Schultermantels, wenn die Bewegungen der Scapula wegen der schmerzhaften Einschränkung der Beweglichkeit des Schultergelenkes kompensatorisch ausgiebiger durchgeführt werden.

In allen diesen Situationen kommt es zu einer übertriebenen Anspannung und chronischen Reizung des N. suprascapularis, der in der Incisura scapulae nicht ausweichen kann. Unter 7 von uns operierten Patienten erlitten 6 ein Schultertrauma anläßlich eines Verkehrsunfalles, einer davon mit Scapulafraktur. Nur bei einem Patienten entwickelte sich die Symptomatologie ohne vorheriges Trauma im Laufe von $1^1/_2$ Jahren.

Das *Hauptsymptom* dieses Entrapments ist der *Schmerz*. Er wird seitlich und hinten an der Schulter, manchmal über dem Acromioclaviculargelenk und in der Tiefe angegeben. Er ist gewöhnlich schlecht lokalisierbar. Charakteristischerweise tritt er in der Ruhe auf, Schulterbewegungen können ihn indessen auslösen oder verstärken. Neben dem Spontanschmerz wird ein Schmerz bei Druck auf die Incisura scapulae sowie bei Bewegungen der Scapula angegeben. Zieht man den Arm vor dem Körper auf die Gegenseite, trittt ebenfalls ein starker Schmerz auf. Mit der Zeit kommt es zu Atrophie der vom N. suprascapularis innervierten Mm. supra- und infraspinatus.

Durch die mit Cortison kombinierte Nervenblockade kann der Schmerz ausgeschaltet werden. Die *Diagnose* wird elektromyographisch verifiziert.

Die *Operation* besteht in der Excision des in der Regel ligamentären Daches der Incisur. Bei einem unserer Patienten trat der Nerv durch ein allseits von Knochen umgebenes Foramen. Hier mußte die knöcherne obere Umrandung mit dem Rongeur entfernt werden. Wie bei allen Kompressionssyndromen ist die *Prognose abhängig von der Dauer* der Symptome.

Angelsächsische Autoren (Capener, 1960; Somerville, 1963; Kopell und Thompson, 1963) haben darauf hingewiesen, daß die Ursache der *therapieresistenten Epicondylitis radialis* möglicherweise eine Kompression des N. radialis im Radialtunnel sei. Roles und Maudsley haben 1972 eine diesbezüglich interessante Arbeit veröffentlicht, in welcher sie ihre Ergebnisse bei 38 Dekompressionen des N. radialis mitteilen: nur ein Mißerfolg gegenüber 18 ausgezeichneten, 17 guten und 2 mäßigen Resultaten. Diese Ergebnisse sind überzeugender als jede Theorie und sollten uns zumindest zur Überprüfung veranlassen.

Das „*radial tunnel syndrom*", wie es von Roles und Maudsley genannt wird, entsteht durch direktes Trauma, etwa einen Schlag auf den Unterarm in der Nähe des Ellbogens, als Folge einer dislozierten Radiusköpfchenfraktur, einer subcapitalen Radiusfraktur oder einer Subluxation des Radiusköpfchens. Häufiger tritt es aber auf nach einem indirekten Trauma, etwa einer einmaligen oder wiederholten kräftigen Supination, Dorsalflexion oder Radialduktion des Handgelenkes gegen Widerstand.

Unter den *Symptomen* steht auch hier der *Schmerz* im Vordergrund: Schmerz über dem Epicondylus radialis, im Ursprungsbereich der Strecker bei passiver Dehnung derselben.

Was aber das „radial tunnel syndrome" von der auf die übliche Behandlung, z.B. mit Corticosteroiden, reagierenden Epicondylitis unterscheidet, sind der Schmerz bei Druck auf den Stamm des N. radialis distal der Beugefalte des Ellbogens sowie der Schmerz bei Extension des Mittelfingers gegen Widerstand bei gestrecktem Ellbogen. Dabei wird der M. extensor carpi radialis brevis zur Stabilisierung des Handgelenkes angespannt und sein fibröser Rand gegen den Radialnerven gepreßt. Die Schmerzen treten oft im Verlauf des N. radialis auf. Als weitere Symptome finden wir die Kraftverminderung der Hand und manchmal Paraesthesien im Radialisgebiet und eine Verzögerung der motorischen Reizleitungsgeschwindigkeit des Nervs.

Die Dekompression wird von einem vorderen Zugang aus durchgeführt: bajonettförmiger Hautschnitt mit querem Schenkel in der Ellenbeuge und Aufsuchen des N. radialis zwischen den Mm. brachioradialis und brachialis. Der Nerv wird dann distalwärts freigelegt. Adhäsionen und Stränge auf Höhe des Radiusköpfchens werden durchtrennt, ebenso wie der Rand des M. extensor carpi radialis brevis, die A. recurrens radii mit ihren Begleitvenen und der fibröse Rand des oberflächlichen Anteiles des M. supinator. Roles und Maudsley durchtrennen noch zusätzlich das Dach des Canalis supinatorius.

Wir haben diese Operation bei 11 therapieresistenten Epicondylitiden durchgeführt.

Literatur

Kopell, H. P., Thompson, W. A. L.: Peripheral entrapment neuropathies. Baltimore: William & Wilkins 1963

Roles, N. C., Maudsley, R. H.: Radial tunnel syndrome. J. Bone Jt Surg. B **54**, 499 (1972)

D. Wessinghage, Mainz

Periphere Nervenkompressionssyndrome als Verletzungsfolgen

Nervenkompressions-Syndrome der unteren Extremität werden nicht selten durch traumatische Schädigungen hervorgerufen. Im Gegensatz dazu sind an der oberen Extremität — ich erinnere an das Carpaltunnelsyndrom — vorwiegend krankheitsbedingte Veränderungen verantwortlich. Diese werden — dank einer Flut von Publikationen gerade im letzten Jahrzehnt — häufiger erkannt und deswegen in zunehmendem Maße einer adäquaten — der *operativen* Therapie zugeführt.

Möglicherweise ist es die mangelnde Kenntnis der diagnostischen Problematik, die für dieses Mißverhältnis zwischen oberer und unterer Extremität verantwortlich ist. Ich möchte in diesem Zusammenhang M. Mummenthaler erwähnen, der in zahlreichen Einzelarbeiten und in mehreren Monographien sich der Nervenkompressionssyndrome besonders annahm. Er wies u.a. darauf hin, daß: „Jede Mononeuritis Folge einer mechanischen Beeinträchtigung des betreffenden peripheren Nerven oder der betreffenden Nervenwurzel ist".

Im Anschluß an Weichteilverletzungen kann es direkt und indirekt zu einer Nervenkompression kommen. Der direkten Einwirkung einer Prellung muß die Kompression durch einen frakturierten oder luxierten Knochen gegenübergestellt werden. Ein Hämatom in der Umgebung oder intraneural ist in der Lage, primär, aber auch sekundär während der Narbenbildung den Nerv zu beeinträchtigen. Zum anderen wird aber eine Kompression bei der Frakturheilung durch Fehlstellung oder Callusbildung hervorgerufen.

Naturgemäß kommt es an einem Nerven mit dünnen Fascikeln und reichlichem Epineuralgewebe seltener zu einer Schädigung als bei großen Fascikeln, die in wenig Bindegewebe eingelagert sind, wo zudem die Kompression zu einer Lumenbeeinträchtigung ernährender Gefäße führt.

Nicht nur die traumatische Schädigung, sondern auch der Versuch zur Wiederherstellung normaler Verhältnisse, so bei der Reposition einer Fraktur oder Luxation mit ausgedehnter Dislokation können den Nerv beeinträchtigen. Ich denke hierbei an die heute ständig steigende Zahl der Brisanzunfälle, die Becken und Hüftgelenke treffen und kombiniert mit zahlreichen anderen Verletzungen an Stamm und Extremitäten einhergehen. Nicht in jedem Einzelfall vor allem auch bei mangelnder Kommunikation mit dem Patienten infolge eines Schädel-Hirn-Traumas, ist zu differenzieren, ob Trauma, Repositionsmanöver, Extension bzw. Lagerung oder ein sekundäres Geschehen zur Beeinträchtigung eines Nerven geführt haben.

Schließlich sind noch die rein *iatrogenen* Ursachen zu erwähnen, hervorgerufen durch Eingriffe bei atypischen anatomischen Verhältnissen oder ausgedehnten pathologischen Veränderungen. Die Kenntnis der normalen Anatomie und ihrer verschiedenen Variationen, oft auch nur das „Darandenken“ sind die besten Möglichkeiten zur Verhinderung dieser Schädigung. Trotz allem läßt sich aufgrund extrem pathologischer Verhältnisse nicht in allen Fällen die direkte oder indirekte Nervenschädigung vermeiden.

Als Folge eines Nervenkompressionssyndroms findet sich folgende *Symptomatik*:

Subjektiv lassen sich feststellen:

1. Schmerzen

a) lokal im Kompressionsbereich,

b) Ausstrahlung nach distal entsprechend der Ausbreitung des Nerven,

c) Ausstrahlungen nach proximal über afferente Bahnen;

2. Paraesthesien, Hyperaesthesie.

3. Hypo- und Anaesthesie.

Objektiv zeigen sich:

1. Deformierungen am Ort der Nervenschädigung (diskrete Schwellung bis schwerste Destruktionen);

2. im Innervationsgebiet:

a) Muskelatrophien mit Funktionsausfällen und EMG-Veränderungen,

b) Herabsetzung der Schweiß-Sekretion,

c) trophische Störungen.

Frakturen von Beckenring und Kreuzbein können primär und sekundär zu einer Läsion, aber auch Kompression des Plexus lumbalis und sacralis führen. Auch der N. obturatorius kann durch eine Beckenfraktur geschädigt werden.

Die Nn. iliohypogastricus, ilioinguinalis, genitofemoralis, femoralis und cutaneus femoris lateralis werden gelegentlich durch Naht oder Narbe bei oder nach der operativen Versorgung einer Leistenhernie beeinträchtigt. Der seitliche Hautnerv kann eine Schädigung ebenfalls durch die Entnahme eines Knochenspans vom vorderen Anteil des Beckenkamms, bei der Hüftendoprothesen-Implantation aber auch bei Osteotomien im proximalen Femuranteil erfahren. Ebenso wie sämtliche von seitlich-ventral vorgenommenen Hüfteingriffe können auch gynäkologische Operationen direkt oder durch Lagerung auf den Femoralisnerv einwirken.

Als Folge einer Hüftluxation, einer Pfannendachfraktur, als Folge von Repositionsmanövern und operativer Behandlung, aber auch der verschiedensten Kombinationen ist eine Kompression des N. ischiadicus möglich. Ebenso kann durch Oberschenkelfrakturen, deren Marknagelung, durch Verlängerungsosteotomien, schließlich aber auch durch intraglutaeale Injektionen eine Ischiadicusdrucksymptomatik hervorgerufen werden. Schädigungen bei der Implantation einer Hüftgelenksendoprothese, vorwiegend durch eine Überdehnung, wie auch Kompressionen bei Repositionsmanövern, Hakenzug oder -druck können auftreten.

Der N. peronaeus, hinter dem Fibulaköpfchen oberflächlich liegend, wird häufig geschädigt. Eine Kompression kann aufgrund einer Bewußtlosigkeit, durch das Anlegen eines Gipsverbandes oder durch Schienenlagerung erzeugt werden. Frakturen im proximalen Bereich von Fibula und Tibia, die Luxation des Kniegelenkes, auch des Fibulaköpfchens, die Fibulaosteotomie sind geeignet, primär und sekundär den Nerv zu beeinträchtigen. Ein Ganglion, ausgehend vom proximalen tibio-fibularen Gelenk kann ebenfalls einen Dauerdruck erzeugen. Die traumatischen Schädigungen dieses Nerven dürften wohl die häufigsten der unteren Extremität sein.

Auch der N. tibialis zeigt gelegentlich eine Kompressionssymptomatik. Traumatische Ursachen wie Weichteil- oder Knochenverletzungen im Innenknöchel- und Fersenbereich sollen die Ursache sein. Häufiger jedoch ist eine Tenosynovitis der Zehenbeuger, die ein Tarsaltunnelsyndrom mit Druckschädigung des N. tibialis, ähnlich der des N. medianus (Karpaltunnelsyndrom), hervorruft.

Die *Diagnose* der Kompressionssyndrome traumatischer wie nichttraumatischer Genese ist nicht problemlos. Ihre Abgrenzung gegenüber Wurzelkompressionen sowie Überdehnungen des peripheren Nerven verursacht gelegentlich auch dem erfahrenen Neurologen Schwierigkeiten. Der isolierte oder gleichzeitige Ausfall sensibler und motorischer Nervenanteile eines bestimmten Inervationsgebiets, die gezielte Erhebung der Anamnese vor allem in Hinsicht auf ein traumatisches Geschehen oder einen operativen Eingriff, schließlich der klinische und röntgenologische Befund dürften die Diagnose erleichtern. Das EMG ist zwar ein wertvolles Hilfsmittel, aber in manchen Fällen doch nicht so verläßlich, wie es u.U. die genaue Exploration des Patienten sein kann. Bestehen keine Zweifel über das Vorliegen eines peripheren Nervenkompressionssyndroms, so sollte die operative Behandlung, die Dekompression, nicht hinausgezögert werden.

Diskussion

H. Millesi, Wien

May, Detmold, stellt fest, daß man auf Grund des in den Vorträgen Gesagten sich mehr und mehr auf die Zusammenarbeit mit einem Neurologen wird einstellen müssen, da man bei Vorliegen einer Epikondylitis radialis an ein Kompressionssyndrom des N. radialis denken müßte bzw. auch bei Schultergelenksverletzungen das Supracapsularissyndrom in die Differentialdiagnose einbezogen werden muß. Diese Feststellungen werden auch auf die Begutachtungen Auswirkungen haben. Es wird an Samii die Frage gestellt, ob das für die peripheren Nerven Gesagte auch für den N. facialis gilt, nämlich, daß die beste Aussicht auf Wiederherstellung einige Wochen nach der Verletzung bis max. 6 Monate nach der Verletzung gegeben ist, während dann die Regenerationsaussicht deutlich abnimmt. Es wird eine weitere Frage an Millesi gerichtet, ob die epineurale Naht heute noch ihre Berechtigung hat.

Samii Mainz, antwortet, daß man zwischen Verletzungen im köchernen und im Weichteilbereich unterscheiden muß. Im knöchernen Bereich sollte man die Operation sobald wie möglich durchführen, während man im peripheren Anteil eine frühe sekundäre Wiederherstellung anstreben soll.

Millesi, Wien, stellt fest, daß die epineurale Naht nach wie vor ihre Berechtigung habe. Mit dieser Methode wurden ja beträchtliche Erfolge erzielt. Die epineurale Naht hat vor allem ihren Platz im Rahmen der Primärversorgung. Wenn man sich zur Primärversorgung entschließt, so ist es sicher kein Fehler, die epineurale Technik anzuwenden. Die einzige Bedingung, die man stellen muß, liegt darin, daß der Patient in ständiger Kontrolle bleiben muß, damit man bei Ausbleiben der Befunde rechtzeitig, d.h. vor Ablauf des mehrfach zitierten halben Jahres, eine sekundäre Wiederherstellung durchführen kann. Der Nachteil für den Patienten liegt darin, daß bei Ausbleiben des Erfolges der primär durchgeführten epineuralen Naht die günstigste Zeit für die sekundäre Wiederherstellung versäumt würde. Bei Vorliegen von Defekten gibt die epineurale Naht zweifellos schlechtere Ergebnisse.

Bei Beantwortung dieser Frage muß noch ein weiterer Gesichtspunkt berücksichtigt werden. Handelt es sich um eine hohe Läsion, kann man annehmen, daß die Fasern ziemlich diffus über den Nervenquerschnitt verteilt sind. Unter diesen Umständen hat auch die epineurale Naht gute Erfolgsaussichten. Je weiter peripher die Läsion gelegen ist, um so größer ist die Gefahr, daß die bereits nach funktionellen Gesichtspunkten angeordneten Fasern bei einer epineuralen Naht nicht mit den korrespondierenden distalen Faszikeln in Kontakt treten können, so daß also beispielsweise beim N. medianus die motorischen Fasern nicht mit den motorischen Fasern des distalen Stumpfes verbunden werden.

Hühnerbeck, Berlin: Schliack, Berlin, ging in seinem Vortrag auf die Differentialdiagnose der Plexusläsionen ein und hat aber die Methode der Bestimmung der sensiblen Leitungsgeschwindigkeit im peripheren Nerven bzw. ihre Nichtbestimmbarkeit nicht erwähnt. Es wird gefragt, ob diese mit einer bestimmten Absicht geschehen ist.

Schliack hat diese Methode nur wegen Zeitmangel nicht erwähnt und aus dem Grund, weil dieses Untersuchungsverfahren nur an bestimmten Stellen durchgeführt werden kann.

Millesi weist darauf hin, daß sich das Ausmaß der Verletzung meist nicht an anatomische Grenzen hält und daher häufig ein Wurzelausriß auch mit einer Schädigung der infraganglionären Anteile der Wurzel sein kann. Unter diesen Umständen verlieren die auf anatomischen Gegebenheiten beruhenden Untersuchungsmethoden ihre Aussagekraft. Es wäre aber besonders wichtig, den Wurzelausriß frühzeitig zu erkennen, weil man dann von vornherein einen Nerventransfer unter Verwendung der Intercostalnerven ins Auge fassen würde.

Rettig, Gießen, weist auf die Besonderheiten der Dehnungsschäden insbesondere beim N. peronaeus im Rahmen von Seitenbandläsionen des Kniegelenkes hin und fragt, wie man sich bei einer solchen Verletzung verhalten soll. Es wird vor allem danach gefragt, wie man das Ausmaß der Schädigung erkennen könne und wie weit man resezieren solle.

Millesi: Bei diesen Fällen steht man vor einem schwierigen Problem. Durch die Einführung der mikrochirurgischen Technik wird aber die Beantwortung der verschiedenen Fragen erleichtert. Der Nerv wird in ganzer Länge freigelegt, so daß man sowohl proximal wie distal sicher im Gesunden ist. Nach Spaltung des Epineuriums wird vom Gesunden her fasciculär präpariert bis man auf die Fibrose stößt, die durch den Traktionsschaden entstanden ist. Die interfasciculäre Präparation wird unter Schonung der nervösen Strukturen fortgesetzt. Das ganze fibrotische Gewebe wird excidiert. Kommt man auf diese Weise durch die Länge der Schädigung, wird der Eingriff als intraneurale Neurolyse beendet. Stößt man aber auf einen Abschnitt, in dem sich die fasciculären Strukturen verlieren und der Nerv weitgehend fibrotisch umgewandelt ist, wird dieser Abschnitt reseziert und der entstandene Defekt durch Nerventransplantation überbrückt. Es wurden bei solchen Fällen Defekte bis zu 15 cm Länge überbrückt.

Witt, München, gibt der Meinung Ausdruck, daß an dem Begriff der Epikondylitis humeri radialis festzuhalten sei und daß es sowohl die Epikondylitis wie den Kompressionsschaden des N. radialis gibt. Beide Zustände lassen sich klinisch unterscheiden. Zur Frage der Volkmannschen Ischämie wird festgestellt, daß die frühzeitige Fasciektomie und Neurolyse von größter Bedeutung sind. Die rasch schrumpfende Fascie legt sich wie eine Zwangsjacke um das Gewebe (M. Lange) und würgt Gewebe ab, das unter Umständen noch erhalten werden könnte. Daher muß die Fasciektomie rasch durchgeführt werden. Die beiden, in ganzer Länge neurolysierten Nerven sollen in das Subcutangewebe verlagert werden. Wenn es gelingt, die Gelenksbeweglichkeit zu erhalten, kann man durch Ersatzoperationen primitive Greiffunktionen wiederherstellen. Leider ist aber meistens die Sensibilität verlorengegangen und läßt sich nicht mehr wiederherstellen.

Nigst, Basel, ist selbstverständlich auch der Meinung, daß es eine Epikondylitis humeri radialis gibt und daß diese vom Radial-Tunnel-Syndrom zu trennen sei. Bei Fällen von langandauernden, therapieresistenten Epikondylitiden sollte man aber an das Radialis-Tunnel-Syndrom denken.

Millesi meint, daß man gerade bei Fällen, wo nach Volkmannscher Ischämie die Muskulatur zugrunde gegangen ist, aber durch Ersatzoperation eine primitive Greiffunktion wiederhergestellt wurde, bei fehlender Sensibilität eine Resektion der fibrös veränderten Nerven mit Überbrückung durch Nerventransplantate durchführen soll, auch wenn man weiß, daß eine motorische Regeneration nicht in Frage kommt. Es besteht jedoch die Hoffnung, daß zumindest eine protektive Sensibilität zurückkehrt und damit der Erfolg der Ersatzoperation bedeutend verbessert wird.

Hirschberg, Berlin, fragt, wie man sich verhalten soll, wenn nach einer frühen Sekundärnaht oder nach einer Transplantation ein Mißerfolg eintritt. Soll man dann nochmals operieren?

Millesi: Grundsätzlich ist die Regenerationsfähigkeit der peripheren Nerven sehr gut. Wenn eine Nervenwiederherstellung innerhalb der Zeit ausgeführt wurde, in der eine motorische Regeneration vom Muskel aus gesehen möglich ist, und diese Regeneration ausbleibt, so muß dafür eine Ursache vorliegen. Nach einer Nervennaht unter Spannung kann es zu einem Dehnungsschaden im Bereich des Nerven kommen. In solchen Fällen kann man durch Resektion der Nahtstelle und Nerventransplantation doch noch einen Erfolg erzielen. Wenn man eine Nerventransplantation ausgeführt hat und die Regeneration ausbleibt, muß man an die Möglichkeit denken, daß es zur Narbenbildung an der distalen Nahtstelle gekommen ist, durch die die weitere Regeneration verhindert wird. Durch Resektion der distalen Nahtstelle und neuerliche End-zu-End-Vereinigung kann dieser Zustand dadurch erkannt werden, daß das Tinel-Hoffmannsche Zeichen entlang des Transplantates nach distal wandert, an der distalen Nahtstelle aber stehenbleibt.

Samii unterstreicht nochmals die Bedeutung der Spannung für die Nervenregeneration. In exakten Experimenten, die klinisch funktionell, elektromyographisch und durch quantitative Zählung der regenerierten Axone kontrolliert wurden, konnte die Bedeutung der Spannung für die Nervenregeneration eindeutig nachgewiesen werden. Bei Vorhandensein eines luxierbaren N. ulnaris kann es durch Anlegen eines Oberarmgipses zu einer Kompressionsschädigung dieses Nerven kommen. Ferner wird über einen Fall berichtet, bei dem es im Laufe von 15 Jahren zu einer Kompression des N. axillaris knapp nach dem Abgang aus dem dorsalen Faszikel gekommen ist. Es hat sich an der Stelle der Kompression ein Neurom entwickelt. Die entsprechende Stelle wurde reseziert und eine End-zu-End-Vereinigung mit gutem Ergebnis ausgeführt. Eine Erklärung für diesen Zustand konnte nicht gefunden werden.

XY, Homburg, richtete eine Fage an Buck-Gramcko, Hamburg, wie die Zeit zwischen Verletzung und Nervenwiederherstellung am besten therapeutisch überbrückt werden kann. Ist eine dreimal wöchentlich durchgeführte Galvanisierung effektvoll? Weitere Frage an Millesi: Kann durch eine ausgedehnte Neurolyse ein ischämischer Schaden des Nerven gesetzt werden?

Buck-Gramcko: Durch Schienenbehandlung muß die Überdehnung der gelähmten Muskulatur verhindert werden. Eine elektrische Behandlung hat nur dann einen Sinn, wenn sie häufig genug durchgeführt wird und zwar mindestens 3mal in der Woche. Jeder Muskel muß für sich 10mal täglich gereizt werden. Man kann dadurch das Ausmaß der Atrophie etwas vermindern, die Atrophie aber nicht verhindern.

Millesi: Die longitudinale Gefäßversorgung der Nerven ist ausgezeichnet. Man kann Nerven auf einer Länge von 20 cm und mehr freilegen und trotzdem wird es aus dem distalen Stumpf ausreichend bluten. Diese Beobachtungen führten dazu, daß man meinte, Neurolysen in beliebiger Länge ausführen zu können. In letzter Zeit wies James Smith (1966) auf die Bedeutung der segmentalen Blutversorgung des Nerven hin. Diese segmentale Blutversorgung wird bei der Neurolyse unterbrochen. Trotzdem kommt es aber sicher nicht zu einem ischämischen Schaden des Gewebes mit Nekrose. Es ist aber sehr wahrscheinlich, daß durch eine Unterbrechung der segmentalen Blutversorgung die Blutzirkulation unter das für eine Regeneration günstige Ausmaß gesenkt wird. Bei einer ausgedehnten Lösung des Nerven könnte die Aussicht auf eine günstige Regeneration vermindert werden.

H. Contzen, Frankfurt a.Main

Bericht über die Mitgliederversammlung am 22. 11. 1973

Um 14,30 Uhr eröffnete der Präsident, Prof. Dr. G. Friedebold, Berlin, die termingerecht einberufene Mitgliederversammlung.

In seinem Geschäftsbericht erläuterte der Präsident den Mitgliedern die schriftlich vorgelegten Änderungsvorschläge für die Satzung, über die dann im Verlauf der Sitzung abgestimmt wurde.

Er berichtete weiterhin über die Tätigkeit einer laut Präsidiumsbeschluß vom 4. 5. 1973 gegründeten Strukturkommission und insbesondere über deren Vorschlag, die Gesellschaft in „Deutsche Gesellschaft für Unfallheilkunde e.V. mit Sektionen für Verkehrsmedizin, Berufskrankheiten und Versicherungsmedizin" umzubenennen. Dieser Vorschlag, der eine Satzungsänderung erforderlich macht, wird der Mitgliederversammlung 1974 zur Entscheidung vorgelegt werden.

Vom Kassenführer, Dr. Dorka, Berlin, wurde dann der Haushalt 1972/73 erläutert. Bei insgesamt 1015, davon 780 zahlenden Mitgliedern, betrug das Vermögen der Gesellschaft am Stichtag, dem 30. 10. 1973, DM 89600,33. Für das Haushaltsjahr 1973/74 sind demnach keine finanziellen Schwierigkeiten zu erwarten.

Da von den Proff. Weller, Tübingen und Dürr, Koblenz, die Bücher und Konten der Gesellschaft geprüft und in Ordnung befunden worden sind, konnte von der Mitgliederversammlung die beantragte Entlastung des Vorstandes erfolgen.

Bei der anschließenden geheimen Abstimmung über eine Änderung der Satzung, die im einzelnen jedem Mitglied vorher mitgeteilt worden war, haben 81 von 84 anwesenden, stimmberechtigten Mitgliedern für die vorgeschlagene Satzungsänderung gestimmt. Diese Satzungsänderung betrifft im wesentlichen den § 3, Ziffer 4 und 5, sowie den § 11, Ziffer 2 unserer Satzung.

Der zweite geheime Wahlgang betraf die Wahl des zweiten stellvertretenden Präsidenten (= designierter Präsident 1975). Bei dieser Wahl wurde von 59 der anwesenden 61 stimmberechtigten Mitgliedern Prof. Faubel, Hamburg, zum zweiten stellvertretenden Präsidenten, damit zum designierten Präsidenten 1975 gewählt.

In einem dritten Wahlgang folgten die Mitglieder dem Vorschlag des Präsidiums, Prof. Weller, Tübingen, Priv.-Doz. Dr. Probst, Murnau, und Priv.-Doz. Dr. Pannike, Tübingen, in den nichtständigen Beirat zu wählen.

Die anwesenden, gewählten Herren erklärten sich damit einverstanden.